现代实用口腔科疾病诊断与治疗

主　编　李睿敏　石　磊　丰秋婧　刘　芳
　　　　魏竹亮　赵香萍　麻燕芝　张　璐

U0257843

中国海洋大学出版社
·青岛·

图书在版编目(CIP)数据

现代实用口腔科疾病诊断与治疗 / 李睿敏等主编. 一青岛:中国
海洋大学出版社,2020.10

ISBN 978-7-5670-2602-5

Ⅰ.①现… Ⅱ.①李… Ⅲ.①口腔疾病—诊疗 Ⅳ.①R78

中国版本图书馆 CIP 数据核字(2020)第 198456 号

出版发行	中国海洋大学出版社			
社　　址	青岛市香港东路 23 号	**邮政编码**	266071	
出 版 人	杨立敏			
网　　址	http://pub.ouc.edu.cn			
电子信箱	369839221@qq.com			
订购电话	0532－82032573(传真)			
策划编辑	韩玉堂			
责任编辑	赵　冲　韩玉堂	**电　　话**	0532－85902349	
印　　制	蓬莱利华印刷有限公司			
版　　次	2020 年 10 月第 1 版			
印　　次	2020 年 10 月第 1 次印刷			
成品尺寸	185 mm×260 mm			
印　　张	20			
字　　数	484 千			
印　　数	1～1000			
定　　价	106.00 元			

《现代实用口腔科疾病诊断与治疗》编委会

前　言

随着口腔医学事业的迅速发展，新知识、新技术、新器械不断涌现；同时口腔医务工作者队伍也在不断壮大，急需一部既有全新理论、又有实际操作技术的图书为广大临床医师所参考。

本书较系统地介绍了口腔科疾病的临床特征，各种专科检查方法、治疗方法、技术操作、常用药物等。为使本书具有科学性、先进性和实用性，我们结合国内外的最新学术进展，对口腔医学常见疾病的诊断要点、标准及规范化治疗等进行了较为全面的论述，对相关的诊治指南和共识意见进行了必要的解读，内容较全面而简洁，并且尽量将我们的临床经验全部融会其中，着重于临床应用，是一部很有价值的参考书。

本书可作为口腔住院医师培训的指导教材，亦可供临床研究生、进修医师和医学院校学生使用。

限于作者编写水平，本书尚有不尽完善之处，祈盼广大读者不吝指正。

编者

2020 年 5 月

目 录

第一章　口腔斑纹类疾病

第一节　口腔扁平苔藓

口腔扁平苔藓(oral lichen planus,OLP)是一种常见口腔黏膜慢性炎性疾病,是口腔黏膜病中仅次于复发性阿弗他溃疡的常见疾病,患病率为 0.1%～0.4%。该病好发于成年人,女性多于男性,多数患者有口腔黏膜疼痛、粗糙不适等症状。皮肤与黏膜可单独或同时发病,虽然两者在临床表现上不同,但其病理改变非常相似。因口腔扁平苔藓长期糜烂病损可恶变,恶变率为 0.4%～2.0%,WHO 将其列为癌前状态(precancerous condition)。

一、病因

OLP 的病因和发病机制尚未明确,可能与多种致病因素有关,其中细胞介导的局部免疫应答紊乱在 OLP 的发生发展中具有重要作用。

(一)免疫因素

OLP 上皮固有层内大量淋巴细胞呈带状浸润是其典型病理表现之一,可见 OLP 与免疫因素相关。浸润的淋巴细胞以 T 淋巴细胞为主,提示 OLP 可能是一种由 T 细胞介导的免疫反应性疾病。临床上使用免疫抑制药治疗有效,也证明本病与免疫因素有关。

(二)内分泌因素

女性 OLP 患者月经期或绝经期血浆雌二醇(estradiol,E_2)及睾酮含量低于对照组,而男性患者血浆中已下降,同时在 OLP 组织切片中雌激素受体表达也显著低于对照组。对某些患者采用性激素治疗取得一定疗效。

(三)感染因素

病毒感染可能是致病因素之一。病损内可发现包涵体存在,但也有学者报道未发现任何病毒感染的迹象。国内有学者提出,OLP 发病与幽门螺杆菌感染有关。有学者发现,OLP 患者外周血中丙型肝炎 RNA 较对照组显著增高。

(四)心理因素

50%左右的 OLP 患者有精神创伤史等,以致患者机体功能紊乱,促使 OLP 发病或病情加重。对这类患者进行心理辅导,病情常可缓解,甚或痊愈。

(五)微循环障碍因素

OLP 患者微血管形态改变明显,其扩张、淤血者显著高于正常组;其微血管血流的流速亦较正常组明显减慢。患者的红细胞电泳时间、全血比黏度、还原黏度、红细胞聚集指数均高于正常组。提示微循环障碍及高黏血症与 OLP 有关。

(六)遗传因素

有些患者有家族史。一些学者发现,OLP 的 HLA 抗原的 A3、B5、B8 位点有异常,频度增高。但也有学者持相反意见。

（七）其他

有学者认为,高血压、糖尿病、消化道功能紊乱、肝炎与 OLP 发病有关。也有报道称镁、锌、碘等微量元素的异常可能与 OLP 发病有关。

二、病理

OLP 的典型病理表现为上皮过度不全角化、基底层液化变性以及固有层见密集的淋巴细胞呈带状浸润。颗粒层明显,棘层肥厚者居多;上皮钉突不规则延长。基底细胞排列紊乱,基底膜界限不清,基底细胞液化变性明显者可形成上皮下疱。棘层、基底层或固有层内可见嗜酸性红染的胶样小体。

三、临床表现

（一）口腔黏膜病损

OLP 病损大多左右对称,可发生在口腔黏膜任何部位,以颊部最常见（87.5%）。病损为小丘疹连成的线状白色或灰白色花纹,类似皮肤损害的威肯姆线（Wickham straie）。花纹可呈网状、树枝状、环状或半环状等,也可表现为斑块状。多样病损可交互共存,可伴充血、糜烂、溃疡、萎缩和水疱等。愈后可留色素沉着。

OLP 患者自觉黏膜粗糙、木涩感、烧灼感,口干,偶有虫爬、痒感。遇辛辣、热、酸、咸味食物刺激时症状加重。

分型

根据病损局部黏膜状况分型。

(1)非糜烂型:黏膜上白色、灰白色线状花纹,无充血、糜烂。患者多无症状,或偶有刺激痛。①网状。花纹稍隆起于黏膜表面,交织成网,多见于双颊、前庭沟、咽旁等部位。②环状。微小丘疹组成细条纹,稍隆起,呈环形、半环形,可发生于唇红、双颊、舌缘、舌腹等部位。③斑块。多发生在舌背,大小不一,形状不规则,为略显淡蓝色的白色斑块,微凹下,舌乳头萎缩致病损表面光滑。④水疱。上皮与下方的结缔组织分离,导致水疱形成。疱为透明或半透明状,周围有斑纹或丘疹,疱破溃后形成糜烂面。可发生在颊、唇、前庭沟及翼下颌韧带处。

(2)糜烂型:白色病损伴有充血、糜烂、溃疡。患者有自发痛、刺激痛。常发生于唇、颊、前庭沟、磨牙后区、舌腹等部位。

口腔黏膜不同部位　　病损的表现特征

(1)唇部:下唇唇红多见,多为网状或环状白色条纹,伴有秕糠状鳞屑。唇部 OLP 病损通常不会超出唇红缘而累及皮肤,该特征是与慢性盘状红斑狼疮的鉴别要点。唇红黏膜乳头层接近上皮表浅部分,基底层炎症水肿常导致水疱发生,黏膜糜烂、结痂。

(2)舌部:多发生在舌前 2/3 区域。常表现为萎缩型、斑块型损害。舌背丝状及菌状乳头萎缩,上皮变薄,红亮光滑,常伴有糜烂。糜烂愈合后,形成缺乏乳头的平滑表面。舌背病损亦可呈灰白色透蓝的丘疹斑点状,或圆形或椭圆形灰白色斑块状,常与舌背白斑难以区别。舌缘及腹部充血糜烂病损并伴有自发痛者,应注意观察并进行活体组织检查。

(3)牙龈:萎缩、糜烂型多见,龈乳头及附着龈充血,周边可见白色花纹,牙龈表面常发生糜烂,似上皮缺失,四周的白色细花纹可与良性黏膜类天疱疮相鉴别。

(4)腭部:较为少见,病损常位于硬腭龈缘附近,多由龈缘或缺牙区黏膜蔓延而来。中央萎缩发红,边缘色白隆起。软腭病损呈灰白色网状花纹,多局限于部分黏膜,亦可波及整个软腭,多无糜烂。

(二)皮肤病损

典型的皮损为紫红色多角形扁平丘疹,表面有细薄鳞屑,有光泽,0.5~2 cm大小,微高出皮肤表面,边界清楚。单个散布或排列成环状、线状和斑块状。四周皮肤可有色素减退、色素沉着或呈正常肤色。有的小丘疹可见点或浅的网状白色条纹,即为Wickham纹。

病损多左右对称,以四肢伸侧多见。患者感瘙痒,皮肤上可见抓痕。溃疡性损害可伴疼痛。发生在头皮时,破坏毛囊可致脱发。皮损痊愈后可有褐色色素沉着或淡白色斑点。

(三)指(趾)甲病损

指(趾)甲病损常呈对称性,多见于拇指。甲体变薄、表面出现细鳞、纵沟、点隙、切削面,严重者形成纵裂。一般无自觉症状,继发感染时可引起疼痛,严重时可发生溃疡、坏死、脱落。

四、诊断

一般根据病史及典型的口腔黏膜白色损害即可做出临床诊断。典型的皮肤或指(趾)甲损害可作为诊断依据之一。建议结合组织活检,必要时辅以免疫病理等实验室检查进行确诊。

五、鉴别诊断

(一)盘状红斑狼疮

OLP唇红部病损不会超出唇红缘,不累及唇周皮肤。

(二)口腔白斑病

斑块型OLP与白斑有时很难鉴别,特别是舌背部病损。舌背部OLP病损灰白而透蓝色,舌乳头萎缩或部分舌乳头呈灰白色小斑块状突起,触之柔软。而舌白斑为白色或白垩状斑块,粗糙稍硬。病理检查对鉴别有重要意义。

(三)黏膜天疱疮、类天疱疮、剥脱性龈炎

OLP表现为糜烂溃疡或水疱时,缺少明显的白色条纹,易与天疱疮、类天疱疮、剥脱性龈炎相混淆。天疱疮临床检查尼氏征阳性,镜下可见棘层松解,上皮内疱形成,脱落细胞检查可见天疱疮细胞。类天疱疮上皮完整,棘层无松解,上皮下疱形成。剥脱性龈炎牙龈充血水肿,上皮剥脱形成糜烂出血,轻微触之疼痛明显,上皮下有散在炎细胞浸润,而非密集的带状。OLP的牙龈病损充血,四周有白色细网纹,触之疼痛较轻。

(四)口腔红斑病

间杂型红斑有时与OLP易混淆。其表现为在红斑的基础上有散在白色斑点,常需依靠组织病理检查确诊。

(五)多形性红斑

疱型OLP有时与多形性红斑相类似,但依据多形性红斑的唇部厚血痂、皮肤"虹膜"或"靶环"红斑等可做鉴别。

(六)苔藓样反应

某些患者服用甲基多巴、米帕林、氯喹等药物后,或进行口腔治疗后,与充填材料、修复体材料相对应的口腔黏膜出现呈放射状白色条纹或白色斑块,类似OLP样病损。有时皮肤上亦伴有丘疹、脱屑及湿疹等苔藓样皮疹,发病机制尚不清楚。停用可疑药物,或去除引起病变处

的充填物后,苔藓样病变明显减轻或消失。临床上为确诊应作"斑贴试验",停止使用可疑药物或更换充填物进行试验性治疗。

(七)迷脂症

迷脂症为异位的皮脂腺,呈淡黄色颗粒,可丛集或散在。表浅光滑,无自觉症状。多位于颊部及唇红部。组织病理表现为上皮固有层内可见小的、成熟的正常皮脂腺,腺体小叶包绕着自腺体中央一直伸向黏膜表面的皮脂腺导管。

六、治疗

(一)心理治疗

加强医患沟通,帮助患者调楚心理状态。对病损区无充血、糜烂,患者无明显自觉症状者,可在身心调节的情况下观察,一些患者可自愈。同时注意调节全身状况。

(二)局部治疗

去除局部刺激因素

消除感染性炎症。

维　酸类药物

0.1%维 A 酸软膏对于病损角化程度高的患者适用。

肾上腺皮质激素

0.05%氟轻松醋酸酯、0.05%氯倍他索凝胶局部应用安全性高、疗效好。病损区基底部注射对糜烂溃疡型有较好疗效。

抗真菌药物

对迁延不愈的 OLP 应考虑有白念珠菌感染可能,可使用制霉菌素含漱液或碳酸氢钠含漱液、氯己定漱口液。

环孢素　他克莫司等免疫抑制药

他克莫司具有与环孢素相似的作用特点,但其作用强度是环孢素的 10～100 倍。可使用他克莫司含漱液或复方环孢素含漱液。

(三)全身治疗

免疫抑制药

①口服肾上腺皮质激素。对急性大面积或多灶糜烂型 OLP,可慎重考虑采用小剂量、短疗程方案。成人可每日口服泼尼松 20～30 mg,服用 1～3 周。②雷公藤与昆明山海棠。雷公藤总苷片的剂量和疗程为 0.5～1 mg/(kg・d),2 个月为 1 个疗程。昆明山海棠片不良反应小,可较长期服用,每次 0.5 g,每日 3 次。③羟氯喹(氯喹)。羟氯喹较氯喹的不良反应小。羟氯喹每次 100～200 mg,每日 2 次。孕妇忌用。在用药期间,每 3～6 个月应做眼科检查 1 次。氯喹的剂量为每次 125 mg,每日 2 次。治疗过程中注意血常规变化。④硫唑嘌呤或环磷酰胺。用于个别对糖皮质激素不敏感的顽固病例。

免疫调节药

可根据患者自身的免疫状况适当选用口服免疫调节药。如胸腺素肠溶片、左旋咪唑、转移因子和多抗甲素等。

中医中药治疗

①阴虚有热型,予以养阴清热佐以祛风利湿之品;②脾虚夹湿型,则清热利湿,健脾和胃;

③血淤型,则理气疏肝,活血化瘀。

其他

灰黄霉素对疱型扁平苔藓效果较好。也可口服维 A 酸。

第二节　口腔白色角化症

口腔白色角化症(leukokeraiosis)又称为口腔白角化病、良性角化病(benign hyperkeratosis)、前白斑。为长期机械性或化学性刺激所造成的口腔黏膜局部白色角化斑块或斑片。

一、病因

白色角化症是由长期的机械性或化学性刺激所引起,以残根、残冠、不良修复体或吸烟等刺激因素最为常见。刺激因素去除后,病损可逐渐变薄或消退。

二、临床表现

白色角化症可发生在口腔黏膜的任何部位,以颊、唇、舌部多见。为灰白色、浅白或乳白色的边界不清的斑块或斑片,不高出或略高于黏膜表面,表面平滑、基底柔软无结节。

发生在硬腭黏膜及其牙龈,呈弥散性分布的伴有散在红色点状的灰白色或浅白色病损,多是由于长期吸烟所造成的,因而又称为烟碱性(尼古丁性)白色角化病或烟碱性(尼古丁性)口炎(nicotinic stomatitis),其上的红色点状物为腭腺开口。患者可有干涩、粗糙等自觉症状。

三、病理

上皮过度角化或部分不全角化,上皮层轻度增厚,上皮钉伸长,基底层细胞正常,基底膜清晰完整,固有层无炎细胞浸润或少量浆细胞和淋巴细胞浸润。

四、诊断

口腔黏膜局部白色或灰白色斑块、斑片,患者有长期吸烟史或相对应的区域发现不良修复体、残根、残冠、龋齿或牙折后的锐利边缘、过陡牙尖等,即可诊断。通常去除刺激 2~4 周后,白色损害颜色变浅,范围缩小,甚至消失。对可疑者进行组织活检,病理检查明确诊断。

五、鉴别诊断

(一)白色水肿(leukoedema)

白色水肿好发于双颊黏膜咬合线附近,为灰白色或乳白色半透明斑膜,扪之柔软。有时出现皱褶,拉展黏膜,斑膜可暂时性消失。患者无自觉症状。本病为良性损害,原因不明。组织病理检查,上皮增厚,上皮细胞内水肿,空泡性变,胞核固缩或消失。

(二)颊白线(linea alba buccalis)

颊白线位于双颊部与双侧后牙咬合线相对应的黏膜上,为水平状纵向延伸的白色或灰白色线条,与牙列外形相吻合。多因咀嚼时牙齿持续刺激所引起,患者无自觉症状。组织病理为上皮正角化。

(三)灼伤(burns)

为急性创伤,有明确的创伤史。病损为灰白色假膜,去除假膜后可见出血糜烂面。多因不慎接触腐蚀性药物造成黏膜灼伤。

六、治疗

去除刺激因素,观察;角化严重者可局部使用维 A 酸制药。

第三节　口腔白斑病

口腔白斑病是发生于口腔黏膜上以白色为主的损害,不能擦去,也不能以临床和组织病理学的方法诊断为其他可定义的损害,属于癌前病变或潜在恶性疾病(potentially malignant disorders,PMD),不包括吸烟、摩擦等局部因素去除后可以消退的单纯性角化病。白斑癌变率为 3%～5%。

一、病因

口腔白斑病的发病与局部因素的长期刺激以及某些全身因素有关。目前仍有相当数量的白斑未能查及明显的病因。

(一)烟草等理化刺激因素

烟草是口腔白斑病发病的重要因素。喜饮烈酒、食过烫或酸辣食物、嚼槟榔等局部理化刺激也与口腔白斑病的发生有关。

(二)念珠菌感染

除白念珠菌外,星形念珠菌和热带念珠菌可能与口腔白斑病的发生也有密切关系。

(三)人乳头瘤病毒感染

多数学者发现口腔白斑组织中人类乳头瘤病毒(human papilloma virus,HPV)DNA 含量增高,认为 HPV 感染是其发病的危险因素。但也有相当一部分研究认为 HPV 与白斑发病无确切关联。

(四)全身因素

全身因素包括微循环改变、微量元素、易感的遗传素质、脂溶性维生素缺乏等。

二、病理

白斑的主要病理变化是上皮异常增生,可分为轻、中、重度;粒层明显,棘层增厚;上皮钉突伸长变粗,固有层和黏膜下层中有炎细胞浸润。

三、临床表现

白斑病好发于 40 岁以上的中、老年男性,可发生在口腔的任何部位,龈、舌、颊部为白斑高发部位。患者可无症状或自觉局部粗糙、木涩,较周围黏膜硬。伴有溃疡或癌变时可出现刺激痛或自发痛。

口腔白斑病可分为均质型与非均质型两大类;前者如斑块状、皱纹纸状;而颗粒状、疣状及溃疡状等属于后者。

(一)斑块状

白色或灰白色均质型斑块,边界清楚,触之柔软,平或稍高出黏膜表面,其表面可有皲裂,不粗糙或略粗糙,周围黏膜多正常。患者多无症状或有粗糙感。

(二)皱纹纸状

病损呈灰白色或白垩色,边界清楚,表面粗糙,但触之柔软,周围黏膜正常。患者除粗糙不适感外,亦可有刺激痛等症状。多发生于口底及舌腹。

(三)颗粒状

白色损害呈颗粒状突起,致黏膜表面不平整,病损间杂黏膜充血,似有小片状或点状糜烂,患者可有刺激痛。本型白斑多数可查到白念珠菌感染。颊黏膜口角区多见。

(四)疣状

损害呈灰白色,表面粗糙呈刺状或绒毛状突起,明显高出黏膜,质稍硬。疣状损害多发生于牙槽嵴、口底、唇、腭等部位。

(五)溃疡状

在增厚的白色斑块上,有糜烂或溃疡,可有或无局部刺激因素。患者感觉疼痛。

四、诊断

口腔白斑病的诊断需根据临床表现和病理表现做出综合性判断才能完成。脱落细胞检查和甲苯胺蓝染色可辅助判断口腔白斑的癌变情况。

五、鉴别诊断

(一)白色角化症

长期受机械或化学刺激而引起的黏膜白色角化斑块。表现为灰白色或白色的边界不清的斑块或斑片,不高于或微高于黏膜表面,平滑,柔软。去除刺激因素后,病损逐渐变薄,可完全消退。组织病理为上皮过度角化,固有层无炎细胞或轻度炎细胞浸润。

(二)白色海绵状斑痣

白色海绵状斑痣又称白皱褶病,为一种原因不明的遗传性或家族性疾病。表现为灰白色的水波样皱褶或沟纹,有特殊的珠光色,表面呈小的滤泡状,形似海绵,具有正常口腔黏膜的柔软与弹性,无发硬粗糙。皱褶有时可以揭去,揭去时无痛、不出血,下面为类似正常上皮的光滑面。病理变化为过度角化和不全角化,棘细胞增大、层次增多,结缔组织中少量炎细胞浸润。

(三)白色水肿

白色水肿表现为透明的灰白色光滑的"面纱样"膜,可以部分刮去,晚期则表面粗糙有皱纹。白色水肿多见于前磨牙及磨牙的咬合线部位。组织病理变化为上皮增厚,上皮细胞内水肿,胞核固缩或消失,出现空泡性变。

(四)口腔扁平苔藓

注意鉴别斑块型扁平苔藓与白斑,必要时可行病理检查。

(五)黏膜下纤维化

早期为小水疱与溃疡，随后为淡白色斑纹，似云雾状，可触及黏膜下纤维性条索，后期可出现舌运动及张口受限，吞咽困难等自觉症状。以颊、咽、软腭多见。病理检查可见过度不全角化，上皮萎缩，钉突消失，有时上皮增生及萎缩同时存在。部分患者伴有上皮异常增生，上皮下胶原纤维增生及玻璃样变。

(六)梅毒黏膜斑

二期梅毒患者颊部黏膜可出现"梅毒斑"。初期为圆形或椭圆形红斑，随后表面糜烂，假膜形成不易揭去，乳白色或黄白色，直径 0.5～1 cm，稍高出黏膜表面，中间凹陷，表面柔软，基部较硬。同时伴有皮肤梅毒疹——玫瑰疹的出现。实验室检查，血浆反应素环状卡片快速试验(RPP)及梅毒螺旋体血凝素试验(TPHA)可确诊。

六、防治

目前尚无根治的方法。治疗原则为卫生宣教、去除局部刺激因素、去角化治疗、监测和预防癌变。

(一)卫生宣教

卫生宣教是口腔白斑早期预防的重点，进行卫生宣传及健康保健，以早期发现口腔白斑病患者。对发现口腔黏膜角化异常者，应嘱其尽早去专科医院检查确诊。

(二)去除刺激因素

如戒烟酒、停止咀嚼槟榔、少食刺激性食物；去除残根、残冠、不良修复体等。

(三)维生素 A 和维生素 A 酸(维 A 酸)

维生素 A 缺乏时会出现上皮干燥、增生和角化。成年人每日 3 万～5 万单位，分 2～3 次口服，症状改善后减量。

维生素 A 酸可促进上皮细胞增生分化及角质溶解作用，仅用于角化程度较高的口腔白斑病。常使用维生素 A 酸的局部制药治疗口腔白斑病。对于非充血、非糜烂型的病损可用 0.1%～0.3%维 A 酸软膏或 1%维 A 酸衍生物——维胺酸局部涂搽。亦可用口腔消斑膜等局部敷贴，鱼肝油涂搽等。

(四)维生素 E

不但与维生素 A 有协同作用，能防止维生素 A 在消化道内氧化而利于吸收，还可延长维生素 A 在肝内的储存时间。因此，可单用或配合维生素 A 类药物治疗白斑，其剂量为 10～100 mg，每日 3 次，口服，也可采用局部敷贴。

(五)手术治疗

对活检发现有重度不典型增生者，应及时手术，轻、中度不典型增生者，建议每 3～6 个月复查 1 次，但临床有恶变倾向或位于危险区时，也可手术，特别是当除去可能的刺激因素及非手术治疗 3～6 周仍未见明显好转者，应做手术。

在观察、治疗过程中如有增生、硬结、溃疡等改变时，也应及时手术切除并活检。界线清晰的局限性小范围病变，手术条件较好，病变区过大或周界不清，将影响手术的彻底性和治疗效果。总之，手术治疗应权衡各种条件进行综合考虑。此外，也可考虑冷冻疗法和 CO_2 激光治疗。

(六)中医中药治疗

(1)气滞血瘀型:予以活血化瘀,消斑理气。

(2)痰湿凝聚型:健脾化痰消斑。

(3)正气虚弱型:采取补气益血,健脾化湿。

(七)定期随访

监测和预防癌变的重要手段是组织病理活检和定期随访。病理检查有无异常增生及异常增生程度是目前预测白斑癌变风险的重要指标。口腔白斑患者伴有以下情况者癌变倾向较大,应严密随访,必要时可行多次组织活检。①病理表现伴有上皮异常增生者,程度越重者越易恶变;②疣状、颗粒型、溃疡或糜烂型及伴有念珠菌感染、HPV感染者;③白斑位于舌缘、舌腹、口底及口角部位者;④病程较长者;⑤不吸烟患者;⑥女性,特别是不吸烟的年轻女性患者;⑦白斑病损面积>200 mm² 的患者。

第四节 口腔红斑病

口腔红斑病(oral erythroplakia)又称增生性红斑(erythroplakia of Queyrat)、红色增生性病变(erythroplastic lesion)等,是指口腔黏膜上鲜红色斑片,似天鹅绒样,边界清晰,在临床和病理上不能诊断为其他疾病者。本病由奎来特(Queyrat)于1911年提出,故也称为奎来特红斑。口腔红斑不包括局部感染性炎症所致的充血面,如结核及真菌感染等。

口腔红斑比口腔白斑少见,发病率为0.02%~0.1%。红斑属于癌前病变。口腔红斑的恶变风险是所有口腔癌前病变中最高的,恶变率为20%~68%。

一、病因

口腔红斑病因不明。目前研究认为,口腔红斑的发生与烟酒的摄入以及在此过程中发生的遗传事件有关。

二、临床表现

口腔红斑多见于中年患者,男性略多于女性。以舌缘部最好发,龈、龈颊沟、口底及舌腹、腭部次之。通常无症状,有些患者有灼烧感或疼痛。临床上分为3种类型。

(一)均质性红斑

天鹅绒样鲜红色表面,光滑、发亮,状似"上皮缺失",质软,边界清楚,为0.5~2 cm大小,平伏或微隆起。红斑区内有时也可看到外观正常的黏膜。

(二)间杂型红斑

病损内散在白色斑点,红白相间。

(三)颗粒型红斑

病损内有红色或白色颗粒样微小结节,似桑葚状或颗粒肉芽状,稍高于黏膜表面。有时其外周亦可见散在的点状或斑块状白色角化区(有学者认为,此型即颗粒型白斑),此型往往是原位癌或早期鳞癌。

三、病理

上皮不全角化或混合角化。上皮萎缩,角化层极薄甚至缺乏。上皮钉突增大伸长。钉突之间的乳头区棘细胞萎缩变使乳头层非常接近上皮表面,结缔组织乳头内的毛细血管明显扩张,故使病损表现为鲜红色。

颗粒形成的机制就是钉突增大处的表面形成凹陷,而高突的结缔组织乳头形成红色颗粒。上皮异常增生,有时可见角化珠形成。固有层内炎细胞浸润明显,主要为淋巴细胞和浆细胞。

四、诊断

去除可能的致病因素并观察 1～2 周。如果病损无明显改善则进行活检术以明确诊断。可采用甲苯胺蓝染色来判断上皮细胞状态及指导临床确定组织活检部位。

五、鉴别诊断

(一)糜烂型扁平苔藓

中年女性多见,病损多左右对称。在充血糜烂区周围有白色条纹组成的病损,稍高于黏膜表面,边界不清。充血糜烂病损经常发生变化。红斑病损相对稳定,不易愈合。病理检查可做鉴别。

(二)白斑

稍高出黏膜表面的白色斑块。颗粒状病损往往需与红斑相鉴别。红斑为鲜红色的病损上出现白色斑点。病理检查可做鉴别。

六、治疗

一旦确诊后,立即做根治术。手术切除较冷冻治疗更为可靠。

第五节　盘状红斑狼疮

盘状红斑狼疮(discoid lupus erythematosus,DLE)是一种慢性皮肤-黏膜结缔组织疾病,病损特点为持久性红斑,边缘隆起,中央萎缩微凹呈盘状。主要累及头面部皮肤及口腔黏膜,皮肤病损表面有黏着性鳞屑,黏膜病损周边有呈放射状排列的细短白纹。盘状红斑狼疮是结缔组织病的典型代表,发病率为 0.4%～0.5%,较其他结缔组织病为高。女性患者约为男性的 2 倍,以 20～40 岁的中、青年人最为好发。DLE 亦属于癌前状态。

红斑狼疮临床上可分为 6 种亚型:盘状红斑狼疮、系统性红斑狼疮(systemic lupus erythematosus,SLE)、深在性红斑狼疮、亚急性皮肤型红斑狼疮、红斑狼疮综合征和新生儿红斑狼疮。各型红斑狼疮在临床表现上各有其特点,但也有一些共同或相似之处,约有 15% 的 SLE 患者可有临床和组织学上典型的盘状病损。SLE 可涉及肝、肾、肺、神经系统等多个重要脏器、系统及皮肤、黏膜、关节、肌肉等组织。头面部及口腔病损多属于 DLE,为狼疮病中最轻的一种。有关 SLE 和 DLE 的相互关系长期存在着争议,有学者认为,是两种不同的疾病,也有学者认为,两者是同一疾病的不同表现。国内报道约 5％DLE 可转变成 SLE,而 SLE 有 6％～20％以盘状皮疹为初发症状,且 1/4 有口腔损害。

一、病因

DLE 病因尚未明确,多认为是一种自身免疫性疾病,其发病可能与免疫学改变、紫外线、创伤、感染、药物等多因素相关。

(一)免疫学改变

DLE 显著的特点是在活动期可出现各种免疫调节失常。B 细胞反应性过高。免疫球蛋白生成增多,伴有可与多种物质(特别是核蛋白)起反应的自身抗体。除体液免疫功能改变外,细胞免疫也有损害。

(二)紫外线、创伤

紫外线主要通过直接损伤角质形成细胞,导致"隐蔽抗原"释放或者诱导"新抗原"表达等机制诱发 DLE。此外,创伤(包括较大的外科手术)等亦可诱发 DLE。

(三)感染因素

在真皮血管内皮细胞、血管周围成纤维细胞中,发现直径为 20 nm、类似于副黏病毒状结构,但其意义尚不清楚。此外,有的患者在 DLE 发病前曾有结核菌、链球菌等感染或其体内存在某种感染病灶。

(四)其他因素

某些药物、食物(如苜蓿芽)、寒冷刺激、精神紧张等因素均可诱发 DLE。

二、病理

上皮过度角化或不全角化,角化层可有剥脱,颗粒层明显。皮肤病损有时可见角质栓。上皮棘层萎缩变薄,有时也可见上皮钉突增生、伸长。基底细胞显著液化变性,上皮与固有层之间可形成裂隙和小水疱,基底膜不清晰。

固有层毛细血管扩张,血管内可见玻璃样血栓。血管周围有密集淋巴细胞(T 细胞为主)及少量浆细胞浸润,可见到类纤维蛋白沉积,苏木素伊红染色标本上呈粉红色,过碘酸雪夫反应(periodic acid schiffreaction,PAS)染成红色。结缔组织内胶原纤维玻璃样变、水肿、断裂。

直接免疫荧光检查,在上皮基底膜区有一连续的、粗细不均匀的翠绿色荧光带,呈颗粒状、块状,称为"狼疮带"(lupus band)。

三、临床表现

临床上,DLE 可分为局限型和播散型。局限型损害仅限于颈部以上的皮肤黏膜,而播散型则可累及颈部以下部位。

(一)黏膜损害

下唇唇红黏膜是 DLE 的好发部位。初起为暗红色丘疹或斑块,随后形成红斑样病损,片状糜烂,中心凹下呈盘状,周边有红晕或可见毛细血管扩张,在红晕外围是呈放射状排列的白色短条纹。病变区亦可超出唇红缘而累及皮肤,唇红与皮肤界限消失,此为 DLE 病损的特征性表现。

唇红糜烂易发生溢血而形成血痂，常继发细菌感染而合并有灰褐色脓痂，导致局部炎症加剧，掩盖了病损的特征。长期慢性病损可导致唇红及唇周皮肤色素沉着或有状似"白癜风"的脱色斑。唇红病损自觉症状少，有时有微痒、刺痛和烧灼感。

口腔黏膜损害易累及颊黏膜，亦可发生在舌背舌腹（缘）、牙龈及软、硬腭。多不对称，边界较清晰，较周围黏膜稍凹陷，其典型病损四周有放射状细短白纹。另外，约5％的患者在阴道和肛周发生红斑性损害。

（二）皮肤损害

好发头面部等暴露部位，初始为皮疹，呈持久性圆形或不规则的红色斑，稍隆起，边界清楚，表面有毛细血管扩张和灰褐色附着性鳞屑覆盖。去除鳞屑可见扩张的毛囊孔，而取下的鳞屑状似"图钉"，即"角质栓"。其典型病损常发生在鼻梁和鼻侧以及双侧颧部皮肤所构成的、状似蝴蝶形的区域，故称为"蝴蝶斑"。除面部外，头皮、耳郭、颈部、胸背部以及四肢皮肤亦常累及，耳郭病损酷似冻疮，手部病损似皮癣。病程发展缓慢，中心部位逐渐萎缩呈盘状，常伴有色素减退，而四周有色素沉着。

（三）全身症状

部分患者伴有全身症状，如胃肠道症状、关节酸痛或关节炎、不规则发热、淋巴结大、肾病变、心脏病变、肝脾大等。

（四）儿童 DLE

不常见，其临床特征与成人相似，但无女性发病较高的趋势，光敏感性不明显，发展成SLE 的可能性较高。

四、实验室检查

（一）常规检查

有55％的患者出现红细胞沉降率加快、血清 γ-球蛋白升高等。有时 Coomb's 试验可为阳性，血清中可检出冷球蛋白和冷凝集素。

（二）抗核抗体及其他免疫指标

20％～35％的患者出现抗核抗体，其中均质型抗核抗体出现的频率是斑点型的 2 倍。抗双链 DNA 抗体的发生率低于5％，这些患者无任何系统受累的证据，但更有可能发展为 SLE。20％的患者检查见抗单链 DNA 抗体，经氯喹治疗后，其抗体滴度可下降。42％的患者检查见抗 RNA 抗体。1％～10％的患者检查见低滴度的抗 Ro(SS-A)抗体。低于 5％的患者检查见抗 Sm 抗体。

在 DLE 患者，尤其女性中，抗甲状腺抗体的发生率高。

五、诊断

一般根据皮肤黏膜的病损特点和实验室检查即可做出诊断。

黏膜病损好发下唇唇红，呈圆形或椭圆形红斑或糜烂，中央凹陷，边缘暗红稍隆，病损四周有白色放射状细纹。唇部病损常超出唇红边缘而累及皮肤，使黏膜-皮肤界限模糊。病损区周围有色素沉着或色素减退。

皮肤病损好发于头面部，特征为红斑、鳞屑、毛细血管扩张、毛囊角质栓、色素沉着和（或）色素减退和瘢痕形成。鼻部周围"蝴蝶斑"为其典型表现。

实验室检查表现为血沉加快、γ-球蛋白增高、类风湿因子阳性、抗核抗体阳性、CD4/CD8比率增加等。抗双链 DNA 抗体是 SLE 患者的标志性抗体，其抗体平均结合率＞30％，最高可达 65％，对 SLE 的诊断有一定特异性。有学者报道，DLE 患者该抗体平均结合率最高为 10％（正常值＜5％），对诊断有一定参考价值。

组织活检具有重要意义。取病变组织时间应选择在糜烂愈合后 2 周左右较为适宜。

免疫荧光检查虽不是 100％阳性，但对诊断及鉴别诊断有意义。

六、鉴别诊断

DLE 应注意与以下几种疾病相鉴别。

（一）慢性唇炎

特别是慢性糜烂型唇炎也好发于下唇，与唇红部位的 DLE 易混淆。DLE 在唇红部的损害可超过唇红缘，四周有白色放射状细纹。慢性唇炎有时也有白色纹，但不呈放射状排列，病损不超出唇红缘。DLE 有皮肤损害，而唇炎无皮肤损害。必要时可行病理检查。

（二）扁平苔藓

皮肤损害呈对称性，发生于四肢伸侧或躯干，为紫色多角形扁平丘疹，患者自觉瘙痒。口腔黏膜损害为呈不规则形状的白色条纹或斑块，唇红部病损不会超出唇红缘。DLE 的皮肤损害多发生在头面部、耳郭等，可表现为"蝴蝶斑"，唇红部病损往往超过唇红缘。病理检查对鉴别有重要意义。

（三）多形性红斑

依据多形性红斑的唇部厚血痂、皮肤"虹膜"或"靶环"红斑等可做鉴别。必要时可行病理检查。

（四）良性淋巴组织增生性唇炎

良性淋巴组织增生性唇炎为好发于下唇的以淡黄色痂皮覆盖的局限性损害，其典型症状为阵发性剧烈瘙痒。组织病理表现为黏膜固有层淋巴细胞增生。

七、防治

目前，对于 DLE 虽无根治性疗法，但恰当的治疗可使大多数患者的病情明显缓解。强调早期诊断、早期治疗，以避免转型、毁容以及癌变的发生。

（一）尽量避免或减少日光照射

外出或户外工作时戴遮阳帽并涂抹遮光剂。避免寒冷刺激，积极治疗感染病灶，调整身心健康，饮食清淡。

（二）局部治疗

（1）局部使用糖皮质激素：可单独或联合用药，对 DLE 的疗效较肯定，①下唇唇红有血痂或脓痂时，首先用 0.2％呋喃西林液湿敷，去除痂皮后，外涂糖皮质激素局部制剂。如单纯糜烂无明显感染时，可用局部麻醉药物（如 2％利多卡因）与曲安奈德等体积混合，行病损局灶封闭。②口内黏膜病损处可涂敷含糖皮质激素、抗生素、局部麻醉药、中药等的各种口内制剂。对局灶性的充血糜烂，也可考虑采用糖皮质激素的局部封闭疗法。对广泛的糜烂性损害，可辅以超声雾化治疗。

（2）环孢素、他克莫司等免疫抑制药：有报道采用环孢素或他克莫司局部治疗顽固、难治性

DLE,有一定疗效。可使用他克莫司含漱液或复方环孢素含漱液。

(三)全身治疗

(1)羟氯喹:是治疗 DLE 的一线药物。推荐治疗剂量为每 次 100～200 mg,每日 2 次。

(2)雷公藤和昆明山海棠:昆明山海棠片不良反应小,可较长期服用,每次 0.5 g,每日 3 次。雷公藤总苷片,0.5～1 mg/(kg·d),分 3 次服用。

(3)糖皮质激素:在服用氯喹、雷公藤效果不明显时,如无糖皮质激素禁忌证,可联合使用泼尼松每日 10 mg。

(4)沙利度胺:可用于羟氯喹、糖皮质激素等常规治疗无效的难治性或复发加重的 DLE。每日 100 mg,可加大剂量达每日 400 mg。沙利度胺的不良反应除使胎儿致畸外,总量达40～50 g时,可能出现神经损害、感觉异常或丧失,有些患者后不能恢复。孕妇禁用。

(5)细胞毒药物:常用药物有环磷酰胺、硫唑嘌呤、氨甲蝶呤等,对于常规药物治疗效果不佳的病例可选用,但由于该类药物的毒性不良反应较大,应用受到限制。

(6)中医中药:①心脾积热型。予以养阴凉血,祛风解毒通便。②脾虚夹湿型。则清利湿热、健脾和胃。③血瘀型。则活血化瘀,清利湿热。

八、预后

通常 DLE 的预后较好,全身系统受累者较少见。

(一)病程

未治疗的 DLE 皮损倾向于持续存在。经过治疗,伴有少许鳞屑的损害可在 1 个月或 2 个月内完全消失,伴有较多鳞屑的慢性损害和一些瘢痕消退较慢。

(二)转型

DLE 发展成 SLE 的危险性约有 6.5%,而播散型 DLE 的患者发展成 SLE 的危险性(22%)高于局限型 DLE(1.2%)。在 40 岁以前罹患 DLE 的女性,若伴组织相容性类型为HLAB8 者,其向 SLE 发展的危险性增高。

(三)癌变

有报道 DLE 可能发生癌变,但其癌变率低,为 0.5%～4.83%。因此,WHO 也将 DLE 归入癌前状态。癌变部位多位于下唇唇红边缘,男性多于女性。如怀疑有恶变倾向时,应及时取病理活检,如发现异常增生应及时手术切除,并长期追踪观察。

第六节　口腔黏膜下纤维性变

口腔黏膜下纤维性变或称口腔黏膜下纤维化(oral submucous fibrosis,OSF)是一种慢性进行性具有癌变倾向的口腔黏膜疾病。临床上常表现为口干、灼痛、进食刺激性食物疼痛、进行性张口受限、吞咽困难等症状。主要病理表现为结缔组织胶原纤维变性。OSF 被列为癌前状态,可伴有口腔白斑、口腔扁平苔藓等多发性口腔癌前病损。OSF 主要发生于印度、巴基斯坦等东南亚国家与地区,我国主要见于湖南、台湾两省。该病好发于中年人。

一、病因

病因不明，与下列因素关系密切。

（一）咀嚼槟榔

咀嚼槟榔是 OSF 主要的致病因素，OSF 患者都有咀嚼槟榔习惯。槟榔提取物可通过刺激口腔角质形成细胞、血管内皮细胞等分泌产生与纤维化有关的细胞因子，促进成纤维细胞（fibroblast，FB）的增生等，胶原合成增加。同时槟榔碱能减少 FB 对胶原的吞噬作用，使胶原降解减少。以上研究提示槟榔提取物或槟榔碱在 OSF 的发病机制中起重要作用。

（二）免疫因素

部分 OSF 患者血清免疫球蛋白、抗核抗体等自身抗体明显高于正常人。OSF 结缔组织中 T 淋巴细胞、巨噬细胞和肥大细胞明显增加。OSF 血清中促纤维化细胞因子 IL-1α、IL-1β 等水平明显增高，抗纤维化的细胞因子明显减少。

（三）刺激性食物

进食辣椒、吸烟、饮酒等因素可以加重黏膜下纤维化。

（四）营养因素

维生素 A、B 族维生素、维生素 C 的缺乏，低血清铁、硒与高血清锌、铜是 OSF 易感性增高的重要因素。

（五）遗传因素

研究发现，OSF 患者中 HLAA10、DR3、DR7、B76 表型，外周血淋巴细胞姐妹染色体交换频率显著高于对照组。

（六）其他因素

部分患者存在微循环障碍及血液流变学异常等。

二、临床表现

口腔黏膜渐进性出现苍白或灰白色病损，患者逐渐感到口腔黏膜僵硬、进行性张口受限、吞咽困难等。

最常见的症状为口腔黏膜灼痛感，遇刺激性食物时加重，也可表现为口干、唇舌麻木、味觉减退等。颊、软腭、唇、舌、翼下颌韧带、牙龈等处黏膜皆可发病。

颊部常对称性发生，黏膜苍白，可扪及垂直向纤维条索。

腭部主要累及软腭，黏膜出现板块状苍白或灰白色病损，严重者软腭缩短、腭垂变小，舌、咽腭弓出现瘢痕样条索，常伴有水疱、溃疡与吞咽困难。

唇部可累及上下唇黏膜，表面苍白，沿口裂可扪及环形、僵硬的纤维条索。

舌背、舌腹、口底黏膜出现苍白，舌乳头消失，严重时舌系带变短、舌活动度减低。

病损累及咽鼓管时可出现耳鸣、耳聋，咽部声带受累时可产生音调改变。

部分患者口腔黏膜可并存有扁平苔藓、白斑、良性黏膜过角化、癌性溃疡等。

三、病理

病理主要表现为结缔组织胶原纤维出现变性。包括上皮组织萎缩、胶原纤维堆积、变性和血管闭塞、减少。上皮各层内出现细胞空泡变性，以棘细胞层中较为密集。部分患者伴有上皮异常增生。

四、诊断

患者一般有咀嚼槟榔史。口内可见黏膜苍白或灰白色病损,颊部、唇部或翼下颌韧带等处可触及瘢痕样纤维条索,舌乳头萎缩,可伴有水疱、溃疡。患者有口腔黏膜烧灼痛,遇刺激性食物时加重,可伴有口干、味觉减退、唇舌麻木等自觉症状,严重时出现张口受限、吞咽困难、舌运动障碍。病理检查胶原纤维变性,上皮萎缩或增生,上皮层出现细胞空泡变性。

五、鉴别诊断

(一)扁平苔藓

斑块型扁平苔藓触之柔软,无板块状或纤维条索。可有充血、糜烂,伴刺激性疼痛。有时因咽部病损溃疡、糜烂而影响吞咽,但不会出现张口受限、牙关紧闭、吞咽困难等严重症状。病理检查有助于诊断。

(二)白斑

口腔白斑为白色或灰白色斑块,触之柔软,无板块或纤维条索。白斑可无症状或轻度不适,不伴有牙关紧闭、张口受限、吞咽困难等症状。病理检查有助于鉴别诊断。

(三)白色角化病

白色角化病为灰白色、浅白色或白色斑块,平滑、柔软。触之不会有板块状或纤维条索,更不会有张口受限、吞咽困难等。局部有明显的机械或化学因素刺激,去除刺激因素后,病损可减轻甚或消失。

六、防治

(一)卫生宣教

加强人们对咀嚼槟榔危害性的认识,对出现临床症状者,应尽早去专科医院检查。

(二)去除致病因素

戒除嚼槟榔习惯,戒烟、酒,避免辛辣食物刺激。

(三)糖皮质激素联合丹参局部注射

激素具有抑制炎性反应和增加炎性细胞的凋亡来发挥抗纤维化作用;丹参能扩张血管,诱导病变区毛细血管增生,抑制 FB 增生和胶原合成,促进 FB 凋亡和胶原降解。可使用黏膜下注射糖皮质激素加丹参注射液。

(四)中药治疗

活血化瘀,主药为丹参、玄参、当归、生地黄、黄芪、红花等。

(五)透明质酸酶

通过降解透明质酸基质来溶解纤维团块,从而减轻张口受限,可局部注射透明质酸酶。若将透明质酸酶与曲安奈德等中长效糖皮质激素联合局部注射,疗效更快、更好。

(六)高压氧治疗

高压氧能提高血氧含量,促进病损区新生血管形成和侧支循环建立。

(七)干扰素治疗

干扰素-γ 能抑制 FB 增生和胶原合成。可使用黏膜下注射干扰素-γ。

（八）手术治疗

适应于严重张口受限者。手术切除纤维条索,创面用带蒂颊脂垫、前臂游离皮瓣或人工生物膜修复,可取得较好疗效。

（九）其他

口服维生素 A、B 族维生素、维生素 C、维生素 E、铁剂、锌剂、叶酸等。

第七节　韦格纳肉芽肿病

一、定义

韦格纳肉芽肿病(Wegener granulomatosis,WG)由 Wegener 1936 年首先报道,是一种坏死性肉芽肿性血管炎,病因不明。病变累及小动脉、静脉及毛细血管,偶尔累及大动脉,主要侵犯上、下呼吸道和肾。开始为局限于上、下呼吸道黏膜的肉芽肿性炎症,但往往发展成全身坏死性肉芽肿性炎症、恶性脉管炎,最后导致肾衰竭而死亡。

二、病因

病因不明,可能与下列因素有关。

（一）免疫介导损伤机制

患者产生自身抗中性粒细胞胞质抗体(ANCA),作用于中性粒细胞嗜天青颗粒中蛋白酶3(PR3),两者结合后可能诱发血管炎的产生。

（二）遗传易感性

有研究表明,人类白细胞抗原基因与本病的发生有一定关联;转化生长因子 B1 基因上第25 位密码子的多态性是具有遗传危害的一个因素。

（三）其他

有人认为,可能是链球菌伴过敏样紫癜导致脉管炎,也可能是药物超敏反应。也有报道,金黄色葡萄球菌是本病的促进因素。

三、病理

病理以血管壁的炎症为特征,表现为坏死性肉芽肿。病损由中性粒细胞、单核细胞、淋巴细胞及上皮样细胞组成;血管呈现以坏死为主的炎症,血管壁类纤维蛋白性变,基层及弹力纤维破坏,管腔中血栓形成,大片组织坏死。直接免疫荧光检查可见补体和免疫球蛋白 IgG 散在沉积,电镜下可见上皮基底膜处有上皮下沉积物存在。

四、临床表现

该病男性略多于女性,发病年龄在 5～91 岁,40～50 岁是本病的高发年龄。

典型的韦格纳肉芽肿病有三联征:上呼吸道、肺和肾病变。无肾受累者被称为局限性 WG。

可以起病缓慢,也可表现为快速进展性发病。病初症状包括发热、疲劳、抑郁、食欲缺乏、体重下降、关节痛、盗汗、尿色改变和虚弱,其中发热最常见。

临床常表现为鼻和鼻旁窦炎、肺病变和进行性肾衰竭。还可累及关节、眼、耳、皮肤等。起初为呼吸道感染症状,出现鼻出血、脓性鼻涕、鼻孔痂皮与肉芽肿、鼻窦炎症状,咳嗽、咯血等肺部感染症状,可因鼻中隔、咽喉和气管处病变而有呼吸困难。数周或数月后病损可发展到全身各个器官,肾发生肾小球肾炎,出现蛋白尿、血尿等。最后形成尿毒症、肾衰竭致死。

口腔黏膜出现坏死性肉芽肿性溃疡,好发于软腭及咽部,牙龈和其他部位也可发生。溃疡深大,扩展较快,有特异性口臭,无明显疼痛。溃疡坏死组织脱落后骨面暴露,并继续破坏骨组织使口鼻穿通,抵达颜面;破坏牙槽骨,使牙齿松动、拔牙创面不愈合。

皮肤可有淤点、红斑、坏死性结节、丘疹、浸润块及溃疡等。

头部 X 线检查可见骨组织破坏;胸部 X 线检查可见双肺广泛浸润,有时有空洞形成。

五、诊断

目前 WG 的诊断标准采用 1990 年美国风湿病学会(ACR)分类标准,符合以下 2 条或 2 条以上时可诊断为 WG,诊断的敏感性和特异性分别为 88.2% 和 92.0%。

(一)鼻或口腔炎症

痛性或无痛性口腔溃疡,脓性或血性鼻腔分泌物。

(二)胸部 X 线片异常

胸部 X 线片示结节、固定浸润病灶或空洞。

(三)尿沉渣异常

镜下血尿(红细胞>5 个/高倍视野)或出现红细胞管型。

(四)病理性肉芽肿性炎性改变

动脉壁或动脉周围,或血管(动脉或微动脉)外区域有中性粒细胞浸润形成肉芽肿性炎性改变。

六、鉴别诊断

WG 主要与以下几种疾病鉴别:复发性坏死性黏膜腺周围炎、口腔结核性溃疡、结节病、恶性肉芽肿等。

七、治疗

WG 早期诊断和及时治疗至关重要。未经治疗的 WG 病死率可高达 90% 以上,经激素和免疫抑制药治疗后,WG 的预后明显改善。

(一)治疗可分为 3 期即诱导缓解、维持缓解以及控制复发

目前循证医学显示,糖皮质激素与环磷酰胺联合治疗有显著疗效,特别是肾受累以及具有严重呼吸系统疾病的患者应作为首选治疗方案。此外,硫唑嘌呤、氨甲蝶呤、环孢素、霉酚酸酯等免疫抑制药也常与糖皮质激素联合应用。

(二)其他治疗

丙种球蛋白、生物制药利妥昔单抗、肿瘤坏死因子-α 受体阻滞药、抗 CD20 单克隆抗体均有治疗本病有效的报道。

局部治疗保持口腔卫生,用氯己定含漱液含漱以减轻和消除炎症。在局部抗感染治疗的基础上,可给予各种剂型的局部促愈合药物,如重组人表皮生长因子(金因肽)等均可。

第八节 口角炎

口角炎(angular cheilitis)是发生于上、下唇两侧联合处口角区的炎症总称,又称口角唇炎、口角糜烂(perleche)。临床以皲裂、糜烂和结痂为主要表现。根据发病原因可分为营养不良性口角炎、感染性口角炎、接触性口角炎和创伤性口角炎。

一、营养不良性口角炎

(一)病因

口角炎由营养不良、维生素缺乏引起,或继发于全身疾病引起的营养不良。

(二)临床表现

口角处水平状浅表皲裂,常呈底在外、尖在内的楔形损害。裂口由黏膜连至皮肤,大小、深浅、长短不等,多数为单条,亦可有 2 条或以上。如有渗出和渗血,结有黄色痂皮或血痂。张口稍大时皲裂受牵拉而疼痛加重。因维生素 B_2(核黄素)缺乏引起的口角炎还伴发唇炎、舌炎和脂溢性皮炎等。继发于全身疾病的口角炎还会有相应的全身症状。

(三)诊断

根据临床表现可做出临床诊断。但确诊需有维生素水平的实验室检查依据。

(四)治疗

首先,去除发病因素,如营养不良或维生素缺乏。对于由全身疾病引起的营养不良性口角炎,应强调治疗全身性疾病,以纠正病因为主。①局部治疗。口角区病损可用氯己定等含漱液湿敷,去除痂皮。在渗出不多无结痂时,可用抗生素软膏局部涂布。②全身治疗。补充维生素、叶酸等。

二、感染性口角炎

(一)病因

感染性口角炎由真菌、细菌、病毒等病原微生物引起,其中白色念珠菌、链球菌和金黄色葡萄球菌最为常见。干冷的气候,颌间距离过短,舔唇、体质衰弱等为常见诱发因素。

(二)临床表现

急性期呈现口角区充血、红肿,有血性或脓性分泌物渗出,可见血痂或脓痂,疼痛明显。慢性期口角区皮肤黏膜增厚呈灰白色,伴细小横纹或放射状裂纹,唇红干裂,但痛不明显。

(三)诊断

根据口角区炎症的临床表现和微生物学检查结果可以明确诊断。

(四)治疗

消除诱因,如纠正过短的颌间距离,改正舔唇等不良习惯,注意口唇的保暖、保湿等。

针对不同病原微生物,局部或全身进行相应的抗感染治疗。例如,真菌感染性口角炎可用氟康唑或酮康唑口服。口角区渗出结痂可用 2‰碳酸氢钠溶液和 0.02%~0.2%的氯己定液湿敷,无渗出时用克霉唑软膏涂布。对细菌感染性口角炎可用氯己定液湿敷或涂布 0.5%氯霉素或金霉素软膏,或口服抗生素。对疱疹性口角炎局部可用氯己定液湿敷或涂布阿昔洛韦软膏。

三、接触性口角炎

(一)病因

变态反应,常与变态反应性唇炎相伴发生。变应原可为唇膏、油膏、脸霜等。

(二)临床表现

接触变应原后迅速发作。口角区局部充血、水肿、糜烂、皲裂、渗出液明显增多、疼痛剧烈。往往伴有唇红部水肿、糜烂、皲裂和口腔黏膜广泛性糜烂等其他黏膜过敏反应症状。变态反应严重者,尚有其他过敏相关的全身症状。

(三)诊断

根据变态反应的临床特征以及明确既往过敏史和本次发病有可疑化妆品接触或食物药品内服史,可以做出临床诊断。血常规检测见有白细胞数增高和嗜酸粒细胞增高,免疫球蛋白检测有 IgE、IgG 增高有助于确诊。

(四)治疗

首要措施是去除过敏原,停止使用可疑药物或化妆品。其次应合理使用抗过敏药物。例如,氯苯那敏、氯雷他定等,口角炎渗出减少后,可用氟轻松软膏或地塞米松软膏等含有皮质类固醇的药膏局部涂布。

四、创伤性口角炎

(一)病因

创伤性口角炎由口角区创伤、严重的物理刺激或某些不良习惯引起。

(二)临床表现

临床表现常为单侧性口角区损害,可见新鲜创口,裂口常有渗血、血痂,可伴局部组织水肿、皮下淤血。

(三)诊断

有明确的创伤史,发病突然,常为单侧。

(四)治疗

治疗以局部处理为主。可用消炎溶液局部冲洗或湿敷后局部涂布抗生素软膏。因外伤而致创口过大、过深不易愈合者,可于清创后行手术缝合。

第二章　龋　病

龋病是发生在牙齿硬组织上的慢性细菌性渐进性疾病,造成牙齿硬组织的颜色、形态、质地的改变。在龋病发病的初期,由于脱矿引起牙釉质晶体结构的变化,透明度改变,牙釉质呈白垩色。龋病的进一步发展,无机物溶解,有机物分解,造成牙体组织崩解形成龋洞。牙齿硬组织缺乏自身修复能力,进一步发展可引起牙髓炎、根尖周炎、颌骨骨髓炎等一系列继发病,这些疾病可作为病灶引起全身其他器官、系统的疾病。

第一节　龋病病因学

龋病的历史很长,有人类出现就伴随着龋病发生。人类一直没有停止对龋病病因的研究,先后提出了许多学说,包括内源性和外源性,本节重点介绍具有代表性的学说。

一、化学细菌学说

1890 年,著名的口腔微生物学家 W. D. Miller 提出龋病病因的化学细菌学说(chemo-bacterialtheory),又称为酸脱矿理论。该学说首次提出龋病发生是口腔细菌产酸引起牙齿脱矿的结果。龋病的破坏过程分为两个阶段:一个是硬组织的脱矿,一个是脱矿的有机物的溶解。脱矿是由于口腔内以糖类为主的食物发酵所产生的酸造成的。有机基质的溶解则依靠细菌产生的、类似胰蛋白酶的消化作用所致。在牙釉质内,脱矿就是全部破坏过程,没有第二个阶段。

化学细菌学说从口腔细菌利用糖类产酸、溶解矿物质、分解蛋白质的生物化学过程,对龋病的发病过程进行了解释,奠定了现代龋病病因学的基础。

Miller 做了系列经典实验,说明了糖类、细菌与牙脱矿三者之间的关系。

牙齿＋面包(糖类)＋唾液→牙齿脱矿。

牙齿＋脂肪(肉类)＋唾液→牙齿不脱矿。

牙齿＋面包(糖类)＋煮沸唾液→牙齿不脱矿。

Miller 实验第一次清楚地说明,细菌利用糖类产生有机酸是龋病发生的根本原因,阐明了口腔微生物、食物、有机酸与龋病的关系,强调了细菌在龋病发生中的重要性。

二、蛋白溶解学说

1947 年,Gottlieb 等提出龋病病因的蛋白溶解学说(proteolysis theory),认为龋病实质上是一个蛋白溶解过程,龋病发生首先是牙齿内有机物溶解破坏,不承认有机酸形成。通过组织病理学观察,发现有机物较多的部位是龋病的早期首发部位,如牙釉质的釉板、釉柱鞘、釉丛和牙本质小管,这些部位含有大量的有机物。牙结构中有机物构成结构框架,无机物晶体沉积其上。细菌产生的蛋白水解酶首先分解牙体的有机物成分,使结构崩解,框架断裂,晶体分离,形成细菌侵入的通道。实验发现只加入蛋白水解酶不能造成牙的龋样损害及动物龋,蛋白水解酶的种类、作用机制也不清楚。

三、蛋白溶解-螯合学说

在蛋白溶解学说之后,1955 年 Schatz 等提出龋病病因的蛋白溶解-螯合学说(proteolysis-chela-tion theory)。螯合学说认为龋病的早期是由牙齿表面上的细菌和酶对釉质有机基质的蛋白溶解作用开始,通过蛋白溶解释放出各种螯合物质,包括酸根阴离子、胺基、氨基酸、肽和有机酸等,这些螯合剂通过配位键作用与牙齿内的钙形成具有环状结构的可溶性螯合物,溶解牙齿硬组织的羟磷灰石,形成龋样损害。螯合过程在酸性、中性及碱性环境下都可以发生。蛋白溶解-螯合学说未证实引起龋病的螯合物和蛋白水解酶。

四、四联因素论

20 世纪 60 年代初,Keyes 提出了龋病病因的三联因素论(three prerequisites for caries process),认为龋病是由细菌、食物和宿主 3 方面因素共同作用产生的,这 3 个因素是龋病发生必须具备的条件。与此同时,人们还认识到由于龋病是一种慢性疾病,要产生龋病,以上 3 个因素构成的高度致龋攻击力必须持续存在相当长的时间。3 个因素中,任何 1 个因素的减弱或消失,都会导致它们构成的高度致龋性降低,从而使龋病不发生,或龋病过程变慢,甚至停止。

美国学者 Newbrim(1976 年)在三联因素论的基础上增加了时间因素,提出了龋病病因的四联因素论,即龋病病因的现代理论。四联因素论的基本观点认为龋病是含糖食物,特别是蔗糖,进入口腔后,在牙菌斑生物膜内经致龋菌的作用,发酵产生有机酸,主要是乳酸,从牙齿表面结构薄弱的地方侵入,将牙齿中无机物溶解破坏而产生的。在此过程中必须具备以下重要条件:细菌;细菌进行代谢活动和形成牙菌斑生物膜的物质基础——糖类;细菌在牙齿表面代谢和致病的生态环境——牙菌斑生物膜,牙菌斑生物膜使细菌发酵产生的酸在牙齿表面达到一定的浓度(临界 pH 以下)和维持相当长的时间;对龋病易感的牙齿。

(一)细菌因素

细菌是龋病发生的最重要因素。无菌动物实验发现在无菌条件下饲养的动物不产生龋;抗生素能减少龋病的发生;由龋损部位分离出的细菌接种于动物体内,能引起动物龋或离体牙人工龋样病损;未萌出的牙不发生龋,一旦牙萌出在口腔中与细菌接触就可能发生龋。这些研究都证明,没有细菌就没有龋病。

细菌引起龋病必须具备较强的产酸力和耐酸力,能利用糖类产生细胞内外多糖,特别是水不溶性多糖的能力;对牙齿表面有强的黏附能力。口腔中变异链球菌属、乳杆菌、放线菌等都具有这些能力,被认为是主要的龋病相关菌或致龋菌。

牙菌斑生物膜是位于牙齿表面以细菌为主体的微生态环境,细菌在其中生长代谢、繁殖衰亡,细菌的代谢产物可能对牙齿产生破坏。牙菌斑生物膜主要由细菌和基质组成,基质中的有机质主要有多糖、蛋白质、脂肪等,无机质有钙、磷、氟等。光镜下,牙菌斑生物膜的基本结构为 3 层,基底层、中间层和表层。从唾液中的糖蛋白选择性地吸附在牙齿表面形成获得性膜(基底层),细菌在膜表面的黏附定植到牙菌斑生物膜的成熟一般需要 5～7 d 的时间。牙菌斑生物膜成熟的重要标志是在牙菌斑生物膜的中间层形成丝状菌成束排列,球菌和短杆菌黏附其表面的栅栏状结构,在牙菌斑生物膜的表层形成以丝状菌为中心,球菌或短杆菌黏附表面的谷穗状结构。牙菌斑生物膜一经形成,紧紧地附着在牙齿表面,常用的口腔卫生措施,如刷牙不能消除,长期集聚于牙齿表面。细菌定植其中利用糖类进行无氧酵解,产生有机酸,堆积在牙菌斑生物膜与牙齿表面的界面,界面pH下降至临界pH以下,牙齿表面出现脱矿,导致龋病。牙菌斑生物膜是细菌引起龋病的必要条件,没有牙菌斑就没有龋病。

(二)宿主因素

宿主对龋病的影响包括机体的全身状况,抗病能力、牙齿结构组成、形态排列以及唾液的质和量等。

牙齿结构组成、形态排列等直接关系到牙的抗龋力。牙齿点隙窝沟是龋病的好发部位。牙齿排列不整齐、拥挤、重叠等会造成细菌的停留和食物嵌塞,易产生龋病。

唾液中的各种营养成分,包括蛋白质、氨基酸、糖类、矿物质,以及适宜的温度、湿度、酸碱度,会成为细菌在口腔的天然培养基,直接影响细菌的生长代谢、定植,参与牙菌斑生物膜的形成。

唾液的机械清洁作用。口腔要分泌大量唾液,在口腔内经常流动,对牙齿表面起到机械清洁作用,减少食物残屑和细菌在牙齿表面的滞留,有利于口腔内糖的清除。同时,可稀释细菌产生的释放到口腔中的有毒物质,如有机酸,从而减少对牙齿表面的破坏。

唾液中的蛋白质在龋病的发展中起着重要的作用。唾液黏蛋白是特殊的糖蛋白,吸附在口腔黏膜表面形成保护膜,阻止有害物质侵入,还能凝集细菌,减少细菌对牙齿黏附。唾液糖蛋白能选择性地吸附在牙齿表面,形成获得性膜,为细菌黏附在牙齿表面提供条件,并作为牙面的保护膜,阻止细菌有机酸对牙齿表面的侵蚀。唾液中的富脯蛋白、富酪蛋白、淀粉酶及葡萄糖耐量因子(GTF)等存在于获得性膜中,可作为一些细菌在牙齿表面受体,有利于这些细菌的黏附。

唾液中的钙、磷酸盐及钾、钠、氟等无机离子参与牙菌斑生物膜及牙齿矿物质代谢,维持牙齿表面的完整性,促进牙齿萌出后的成熟,也可促进脱矿牙体组织的再矿化。

唾液中的重碳酸盐、磷酸盐和氨等物质有助于维持唾液的中性pH,而且可直接扩散入牙菌斑生物膜,缓冲牙菌斑生物膜细菌产生的酸,使菌斑pH回升,减少对牙齿的破坏。其中以碳酸重碳酸盐缓冲系为主。

唾液中含有一些抑菌物质,如溶菌酶、乳铁质、SIgA、唾液过氧化物酶及唾液凝集素等,这些物质对口腔细菌可发挥直接作用,干扰其代谢或直接杀灭。

(三)食物因素

食物是细菌致龋的重要物质基础,尤其是食物中的糖类被细菌利用代谢产生有机酸,长期作用于牙齿表面,可引起牙齿硬组织脱矿。细菌产生的有机酸有乳酸、甲酸、丁酸、琥珀酸,其中乳酸量最多,是致龋力最强的酸。糖的致龋力与糖的种类、糖的黏度、进糖时间与频率等有十分密切的关系。

引起龋病的细菌可以合成蔗糖酶、葡糖基转移酶等,这些酶可以利用糖类食物,尤其是蔗糖产生细胞外水不溶性多糖,参与牙菌斑生物膜基质的构成,介导细菌对牙齿表面的黏附,也可以合成细胞内多糖,作为能量的贮存,维持细菌的持续代谢。食物中的营养成分有助于牙齿发育。在牙齿萌出前,蛋白质的摄入能影响牙齿的形态、表面的矿化程度,提高牙齿抗龋能力。纤维性食物,如蔬菜、水果等不易黏附在牙齿表面,有一定的清洁作用,致龋能力较弱。

(四)时间因素

龋病是慢性进行性疾病,龋病发生的每一个阶段都需要一定的时间。从唾液糖蛋白选择性地吸附在牙齿表面形成获得性膜，细菌在获得性膜上的黏附定植到牙菌斑生物膜形成，从糖类食物进入口腔被细菌利用产生有机酸到牙齿表面脱矿等需要足够的时间。在此期间，有足够的时间发现和有效地预防龋病。因此，时间因素在龋病发生中有十分重要的意义。

五、龋病的生态学基础

龋病生态菌斑假说(ecological plaque hypothesis) 1994 年被提出。1996 年，Liljemark 等提出了条件性疾病(conditional disease)。20 世纪 80 年代开始，岳松龄、周学东等通过大量生态学实验，发现口腔中没有特异性的致龋菌，提出了龋病病因的生态学理论。口腔中引起龋病的细菌都是口腔的常驻菌群。正常情况下，细菌之间、细菌与宿主之间处于动态平衡，不发生疾病。由于局部的、全身的、食物的因素改变，可以造成口腔生态平衡的失调，细菌的生理性组合改变为病理性组合，成为条件致病菌，产生致病物质，引起龋病。

(一)口腔生态平衡

生态平衡是生态系在一定时间内结构和功能的相对稳定状态。口腔生态系由口腔组织器官与正常微生物群共同组成，二者之间经过长期自然选择形成的生态平衡，是保持口腔正常生理功能高度统一的基础。口腔生态平衡的重要表现形式就是口腔健康。健康的口腔，预示着宿主的结构和功能与细菌的组成、分布处于相对稳定状态，并按正常的生理演替次序进行动态变化。

口腔生态平衡是宿主与正常微生物群之间建立的生理性组合关系，判断生态平衡应该从宿主和微生物两个方面考虑。

宿主标准

健康的口腔被认为是生态平衡的重要标准。各种实验室检查及临床口腔检查指数，如唾液的流速、成分分析、牙菌斑指数、龈炎指数、出血指数等都可以作为宿主的判断标准。同时要考虑年龄、民族、地域、家族遗传性、生理性和暂时性生态失调等因素。

微生物标准

口腔微生物群在健康的口腔生态区内不同生态环境有相应的分布特点。这种相对恒定的微生物与宿主的生态关系，不同年龄、不同发育阶段、不同时间都有特定的生态平衡状态。判断生态平衡的微生物标准，必须首先确定微生物的定位、定性和定量指标以及生理性演替引起的微生物的动态变化。不同的生态环境有不同的微生物群，确定定位标准是判断生态平衡的重要标准，与宿主的年龄、发育期、全身状况、分析时间等因素有关。

宿主、微生物、各种外环境都可以影响口腔生态平衡。这些因素可以独立作用，也可以协同作用、相互作用、相互影响。宿主生理功能的变化对口腔生态平衡有影响，如年龄增加引起口腔组织器官及生理功能的变化，从婴儿无牙、成年人完整牙列到老年失牙，从青年人唾液分泌功能旺盛到老年分泌功能减少，宿主的个人嗜好，如吸烟、嗜好食糖、卫生习惯等，这些都可以改变原有的口腔生态平衡。宿主生理功能对生态平衡的影响是暂时性的，以建立新的口腔生态平衡为特征。宿主的病理性因素，如全身性疾病、感染、内分泌、免疫以及口腔疾病等造成生态平衡的改变即生态失调，恢复是相当困难的。

口腔生态系中微生物的相互作用在维护生态平衡中发挥重要的作用。对营养物质的竞争是微生物维护生态平衡的重要因素。细菌之间的次级喂养，即一种细菌的代谢产物是另一种细菌的生长所需物，发挥了一定的作用。牙菌斑生物膜中，需氧菌在生长过程中消耗环境中的氧,使厌氧菌能够生存;产酸菌利用环境中糖类产生有机酸,被韦荣球菌所利用转化;血链球菌合成的对氨基苯甲酸是变异链球菌重要的生长因子。牙菌斑生物膜中微生物之间的营养关系的重要特点就是所有参与的微生物都从中受益,细菌的代谢产物持续消耗,能量得到补充,代谢活动增强。

拮抗作用决定了生态系中微生物的组成和数量。口腔中常驻菌具有抵抗外来菌定植口腔的天然能力;产酸菌形成的酸性生态环境抑制了非耐酸菌的生存。细菌素是由具有染色体外基因的细菌合成的一种杀菌性蛋白质,可以通过抑制蛋白质合成,影响核酸代谢和能量代谢等作用杀伤细菌细胞。牙菌斑生物膜中既有合成细菌素细菌,又有细菌素敏感细菌,细菌素在细菌的相互拮抗中发挥了重要的作用。大多数口腔链球菌,尤其是血链球菌、变异链球菌都能合成细菌素和细菌素样物质与其他细菌竞争定植空间。

(二)口腔生态失调

口腔生态失调是口腔微生物之间、微生物与宿主之间的生态平衡在各种因素的影响下,微生物和宿主的生理性组合转变为病理性组合的状态。在特定环境中出现定居的微生物数量、组成异常变化、细菌易位、毒性菌株增加等。在这种状态下,条件致病菌过度增加或生物学性能改变,引起疾病。

在自然环境中,不同年龄、种族、习惯、性别的人其口腔常驻菌群的组成有所不同,但都处于生态平衡的状态,发挥着有益的生理功能,机体健康无病。一旦环境改变,使常驻细菌中的某些细菌过度生长或生物学特性发生改变,自然的生态关系被破坏,形成病理性组合,导致生态失调,引发疾病。龋病发生的直接原因是细菌产酸引起脱矿,而造成生态失调。使正常细菌成为条件致病菌的原因很多,包括牙齿的排列、唾液的质量、牙菌斑生物膜的细菌组成、年龄、酸碱度,以及宿主对龋病的易感性、机体的抵抗力、遗传性、饮食习惯等。

口腔没有特异性的致龋菌,引起龋病的细菌都是口腔的常驻细菌,由于环境的改变使一些细菌过度生长或生物学特性发生改变,产生大量的致病物质,成为龋病的条件致病菌。龋病防治只能通过改变环境、恢复生态系的生理性组合的生态防治途径来实现。

(三)龋病与牙菌斑生态系

牙菌斑生物膜是黏附在牙齿表面特殊生态系,是龋病产生的直接环境。正常情况下,牙菌斑生物膜与口腔环境处于平衡状态,牙菌斑生物膜内微生物之间的相互作用和宿主与牙菌斑生物膜的相互作用是维持这一平衡的重要因素。当环境因素的改变超过了牙菌斑生物膜微生态系的调节能力时,牙菌斑生物膜中优势菌群发生转变,原有定植菌转变为致病菌,平衡被打破,出现生态失调,导致龋病发生。龋病是牙菌斑生物膜微生态失调所致的疾病。口腔环境因素改变,包括口腔卫生不良、滞留区增加、唾液分泌减少等使牙面集聚的细菌增加,再加上大量频繁地摄入蔗糖和其他糖类,使变异链球菌和其他产酸菌、耐酸菌及合成细胞内外多糖的细菌过度增长,血链球菌、韦荣球菌等的生长受到抑制。由于大量葡聚糖的合成,加速了牙菌斑生物膜的形成,渗透性降低,产酸菌产生的大量有机酸得以在牙齿表面停留,使牙齿表面 pH 下降,引起羟磷灰石脱矿,形成龋损。2000 年,美国著名学者 Featherstone 提出龋病生理平衡(caries balance)新观点支持了该理论。

六、生物电化学理论

20 世纪 80 年代,黄力子等将现代电化学、电子学的理论应用于龋病病因学研究,提出了龋病病因的生物电化学理论。该理论认为龋病是在以细菌为主的多种因素影响下,起始于牙表面朝向牙髓的进行性破坏,病变的全过程中牙髓有不同程度的反应,最后引起牙髓根尖周组织疾病或其他继发病。

龋病的起始和发展,伴随着氧化还原电位即 Eh 的变化,存在着生物电化学的原电池现象。龋损部位为原电池的阳极,有强氧化作用,即有过多的电子可以形成电子流通过龋损下的牙齿硬组织向牙髓及机体其他部位传导。由于电子流在通过有机体这种离子导体时会产生强烈的氧化腐蚀作用,所以龋病沿着电子流通向牙髓的方向发展,不断地腐蚀破坏以金属化合物为主的牙齿硬组织,逐渐形成起始于牙面,朝向牙髓的龋洞。由于生物电子流的刺激,在龋病发病的早期即可引起相应的牙髓病变,直至最后穿通牙髓,引起牙髓发炎、坏死。

牙的生物电是一种变化慢速的直流电,既不像细胞的膜电位(静息电位),也不像动作电位,但与龋病确有相并出现的关系。

第二节 龋病的诊断方法

龋病是一种慢性、进行性、破坏性的疾病。从牙齿硬组织开始脱矿,到形成肉眼可见的龋损,一般需要一年半到两年。准确诊断龋病对龋病的早期治疗、早期预防有着十分重要的意义,能有效地阻止龋病的进一步发展。一般情况下,对咬合面和光滑面的成洞龋,用常规器械检查即可做出诊断;对邻面的成洞龋,可采用常规器械检查辅以 X 线片进行诊断;对未成洞龋须借助特殊设备方能做出判断。

一、龋病的常规诊断

(一)视诊

在患者主诉区的牙齿,对龋病好发部位进行观察,注意点隙沟裂区有无变色发黑,周围有无呈白垩色或灰褐色的釉质,有无龋洞形成;邻面边缘嵴区有无釉质下的墨渍变色,有无可见的龋洞。对牙冠颈缘区的观察应拉开颊黏膜,充分暴露后牙颊面,以免漏诊。视诊应对有无龋损、病变的牙面、部位、涉及的范围程度得出初步印象。

(二)探诊

运用尖锐探针对龋损部位及可疑部位进行检查。检查时应注意:针尖部能否插入点隙沟裂及横向加力能否钩挂在点隙中。龋洞已经形成,则应探查洞底的深度及范围,龋损腐质的硬度和量的多少。怀疑邻面龋存在又无法通过视诊发现时,主要利用探针检查邻面是否有明显的龋洞边缘存在,有无钩挂探针的现象。探诊还可用做机械刺激,探查龋洞壁、釉牙本质界和洞底,观察患者有无酸痛反应。深龋时,应用探针仔细检查龋洞底、髓角部位,有无明显探痛点及有无穿通髓腔,以判断牙髓状态及龋洞底壁与髓腔的关系。在进行深龋探查时,为了弄清病变范围,有时还须结合诊断性备洞。

(三)叩诊

无论是浅、中、深龋,叩诊都应该呈阴性反应。龋病本身并不引起牙周组织和根尖周围组织的病变,故叩诊反应为阴性。若患龋牙出现叩痛,应考虑出现牙髓及根尖周病变。但若龋损累及患牙邻面,造成食物嵌塞时,也可出现叩痛,这时要注意鉴别。

二、龋病的特殊诊断

(一)X 线检查

隐匿性龋损在不能直接视诊、探诊时,可拍片辅助诊断,如邻面龋、潜行龋和充填物底壁及边缘的继发龋。在 X 线片上龋损区因牙齿硬组织脱矿显示出透射影像,据此明确诊断。临床上用于龋病诊断时,常用根尖片和咬翼片。咬翼片变形失真最小,为龋病检查的首选。根尖片适用于了解龋病的并发症根尖周疾患。

邻面龋应与牙颈部正常的三角形低密度透射区鉴别:龋损表现为形态不一、大小不定的低密度透射影像;而因釉质向颈部移行逐渐变薄形成的三角形密度减低区形态较规则,相邻牙颈部的近、远中面对称出现。继发龋应与窝洞底壁低密度的垫底材料相区别:后者边缘锐利,与正常组织分界清晰。此外,X 线片还可以判断深龋洞底壁与牙髓腔的关系:可根据二者是否接近、髓角是否由尖锐变得低平模糊、根尖周的牙周硬板是否消失及有无透射区,间接了解牙髓炎症的程度,与深龋鉴别。应当注意 X 线片在龋病诊断中的局限性,照片是三维立体牙的二维平面投影,存在着重叠影像的干扰和倾斜投照引起的变形失真。一些位于颊、舌侧较表浅的脱矿可能会被认为是邻面深龋。咬合面龋诊断的关键是颊侧牙体组织及舌侧的牙尖可能会掩盖正常与脱矿组织之间的放射线对比度,在 X 线片上难以判断。

1987 年,直接数字化口内 X 线摄影系统问世后,经不断改进和完善,逐步受到口腔临床医生和影像诊断医生的关注。因为,直接数字化影像技术具有许多传统 X 线影像技术无法比拟的优点。它能即时成像,无须传统的冲洗片过程,便于医患交流。曝光宽容度大,辐射剂量低,便于图像的检索、贮存和传送。各种后处理技术如对比度亮度调节、边缘增强锐化、伪彩色分析、距离测量等有效地改善了影像的质量,提高可视性,为临床诊断开辟了更广阔的前景。直接数字化口内 X 线摄影系统可拍摄数字化根尖片和数字化咬翼片。尽管有人认为数字化根尖片和咬翼片的清晰度不及传统根尖片与咬翼片,但因其具有诸多传统 X 线影像技术无法比拟的优势,仍有广泛的应用价值。

(二)温度检查

龋病的温度检查主要用冷诊检查。采用氯乙烷棉球或细冰棍置于被检牙齿表面,反应敏锐且定位准确,效果较好;也可用酒精棉球或冷水刺激被查患牙,以刺激是否迅速引起尖锐疼痛及刺激去除后,疼痛是立即消失或是持续存在一段时间来判断病情,前者提示中龋或深龋时的牙本质敏感,后者往往提示牙髓炎的存在。采用冰水或冷水刺激时,应注意水的流动性影响龋损的定位,并与牙颈部其他原因所致牙本质暴露(如楔状缺损)引起的过敏相鉴别。热诊检查可用烤热的牙胶条进行,若患牙出现立即的敏感反应,也提示中龋或深龋时的牙本质敏感,若出现延迟的疼痛反应,则提示牙髓炎的晚期。温度检查应用恰当,对龋病的诊断,尤其是深龋很有帮助。

(三)牙线检查

邻面触点区的龋损或较小龋洞,不易直接视诊,探针判定有时也有困难,可用牙线从牙邻接面间隙穿入,在横过邻面可疑区时,仔细做水平向拉锯式运动,以体会有无粗糙感,有无龋洞边缘挂线感;牙线从牙颈部间隙拉出后,观察有无发毛、断裂痕等予以判断。注意应与牙结石做鉴别。

(四)诊断性备洞

隐匿性的龋损,如邻面龋、潜行龋或充填物底壁及边缘的继发龋,有时需要先去除洞口的无基釉,才能观察到洞内情况和进一步检查龋损的深度及范围。对洞口虽已开放,但洞壁和洞底有大量龋坏的软化牙本质者,为有利于做出正确判断,也应尽可能先用挖匙除去龋坏组织,并可用0.5%碱性复红染色软化牙本质,以便将受染牙本质去净,然后再仔细探查病变状况与牙齿髓腔关系和牙髓状态。

三、早期龋的诊断

临床上主要靠常规检查和X线检查诊断已成洞的龋病,对早期龋,尤其是未成洞龋的诊断则困难。近年来,随着现代诊断新技术在口腔医学的应用,对未成洞早期龋的诊断有了较大的进展,大大提高了龋病早期诊断的准确性。

(一)数字化影像光纤维透照技术

光纤维透照技术(fiberoptic transillumination,FOTI)的原理是利用病变牙齿硬组织对光的散射作用比正常硬组织强,透过的光较正常硬组织少,龋损组织光传导性低于正常组织,因而显示为较周围正常组织色暗的影像。

FOTI技术的具体使用方法是在检查前让患者漱口以清除牙齿表面的食物残渣,清除牙结石,将光导纤维探针置放在所检查的牙齿邻面触点以下,颊、舌侧均可,通过𬌗面利用口镜的反光作用来观察牙齿表面的透射情况。FOTI是常规诊断方法的补充,主要适用于前牙邻面、咬合面牙本质龋的诊断。

数字化影像光纤维透照技术(digital imaging fiberoptic transillumination,DIFOTI)是在光纤维透照技术的基础上,加上数字型CCD(charge couple device,电荷耦合装置)照相机,可将获得的数字影像输入电脑中运用专门程序进行分析,检查者便可根据分析结果进行龋损的定位及诊断。该技术主要用于诊断邻面龋、咬合面龋及光滑面龋,灵敏度优于传统的放射线检查。

(二)电阻抗技术

点隙沟裂是龋病最好发的部位之一,一般来说,临床上依其色、形、质的改变,凭借肉眼和探针是可以诊断的,但对于原发于𬌗面点隙沟裂的潜行性龋,仅靠肉眼和探针易漏诊,电阻抗技术(electronic caries detection)就是针对该问题,在𬌗面点隙沟裂龋的诊断上简单、灵敏、稳定,具有独到之处。

釉质是电的不良导体,釉质脱矿形成微小孔隙,唾液渗入细小孔隙中形成电流性传导通路。随着龋病所导致的牙齿脱矿程度的加重,釉质的电阻大大降低,且电阻值下降的程度与龋病损害的深度成正比。通过测量牙齿表面至髓腔的电阻值,就可以判断牙齿矿化状态。根据此原理生产的主要产品有早期的Vanguard、Caries Meter L及最近的ECM。目前,主要用于牙齿咬合面早期龋的诊断,有点特异法及面特异法两种方法,前者是选取咬合面若干个点进行检测,常用仪器是Caries Meter L、Vanguard;后者是通过测量整个窝沟系统的电阻来判断龋病的发生情况,常用仪器是ECM。

使用电阻抗法进行龋病诊断时,由于通过髓腔的电流非常小,因此该方法被认为是一种较灵敏的非损伤性的早期龋量化诊断技术,且操作简单,易于掌握。但其不足之处在于电阻抗方法的阴性诊断正确率仍然偏低。

(三)激光诱发荧光系统

激光诱发荧光系统(laser induced fluorescence)是通过一定波长的激光照射到矿化程度不同的牙齿,激发出不同波长的荧光,诊断龋齿。根据该原理,设计出龋病诊断新技术有定量激光诱发荧光(quantitative lightinduced fluorescence,QLF)、染色增强激光荧光系统(dye enhanced laser fluorescence,DELF)及龋病早期诊断仪 DIAGNOdent(KaVo Ltd,Germany)。

QLF 的主要组成有氩离子激光发生器(蓝绿色光,$\lambda = 488$ nm)、CCD 照相机(装有滤光装置)、PC 机(用于显示、贮存及分析资料)等。照相机所拍摄到的脱矿区颜色较正常处黑,并可在电脑屏幕上显示出来,然后用手工将其轮廓绘到一张透明薄膜纸上。依据龋损旁正常组织的荧光强度重建龋损处正常时的图像,将两张图像进行对照,计算出龋损处荧光强度减弱的程度。该方法不仅可用于测量牙齿光滑面矿化程度的改变,还可用于临床试验及预防方法的评价。

DELF 也是一种有效的咬合面龋诊断方法。

DIAGNOdent 是一种体积较小的便携式龋诊断仪器,操作简单。主要由 3 部分组成:中央处理器、探测器及传输装置(软管)。中央处理器中的激光二极管可发出限定波长的脉冲光,当遇到矿化程度不同的牙齿,可激发出不同波长的荧光。随着因龋损导致牙脱矿程度的加重,激发出的荧光波长也随之增加。探测器可收集这些荧光,经中央处理器内的电子系统处理后在仪器的屏幕上以数字方式表示出来。根据其数值的大小,对照诊断标准便能确定受检牙目前的矿化状态,并能确定龋损深度。它有圆锥形和平面形两种探测器,可用于发现咬合面及光滑面的早期脱矿。

DIAGNOdent 的诊断灵敏度较为理想,但对干燥及湿润状态下诊断的特异度存在差异。湿润状态下,对龋损达釉质深层(D_2)的诊断特异度为 78%,对龋损达牙本质浅层(D_3)为 87%;干燥状态下,对 D_2 为 72%,对 D_3 为 79%,优于 ECM 的诊断特异度(D_2 为 64%,D_3 为 78%)。

由此可见,与 ECM 相比,DIAGNOdent 可降低无龋牙齿的误诊率,减少不必要的牙体治疗。

DIAGNOdent 用于评价牙齿矿化状态的稳定性较好。对龋损 D_2 进行诊断,一致性检验的 Kappa 值为 0.88;D_3 的 Kappa 值为 0.90;Spearman 相关系数为 0.97。基于可重复性较好,该仪器可以用于对龋病发展的长期检测,是目前较为理想的未成洞龋早期诊断技术。

DIAGNOdent 的诊断结果受某些因素的影响,如牙石、牙菌斑生物膜、玻璃离子、复合树脂等充填材料,不利于继发龋的诊断。

第三节 龋病的临床表现

龋病的损害形式多样,根据病变程度分为浅龋、中龋、深龋;按病变发展速度分为急性龋和慢性龋;按龋损发生与治疗的关系分为原发龋和继发龋;按病变发生的解剖部位分为冠部龋和根部龋。下面将结合各类龋损的临床表现进行介绍。

一、浅龋

浅龋发生在冠部牙釉质或根部牙骨质及始发于根部牙本质表层的龋损，一般无自觉症状，需临床检查方能发现。肉眼观察，浅龋表现为病变区失去半透明而成为无光泽的白垩色。脱矿后牙釉质表层孔隙增大，易吸附外来色素，病变区可能出现表面粗糙的棕色、褐色斑，出现微小牙釉质龋损。用探针检查变色区有粗糙感，牙釉质失去原有的光滑度，硬度下降。早期龋损害的形态与釉柱的排列方向有关，牙釉质表层出现微小损害，逐步沿釉柱方向推进，形成圆锥状病变区。在光滑面，釉柱排列方向呈放射状，点隙沟裂区呈聚合状。因此，光滑面圆锥形龋损的顶部位于深层，而在点隙沟裂区圆锥形龋损的顶部位于表层。

点隙沟裂浅龋部位独特，较易判断，但有时同沟裂染色难以区分，需借助特殊龋病诊断设备辅助诊断。光滑面浅龋，在早期牙体缺损不明显时，只有光泽和色斑状改变，龋损需要同牙釉质钙化不全、牙釉质发育不全、氟斑牙等非龋性牙体硬组织疾病鉴别。

牙釉质钙化不全是指在牙齿发育期，牙釉质基质的钙化阶段受到某些因素干扰而出现的疾病。表现为牙釉质局部呈现不规则的不透明、白垩色斑块，无牙质缺损。

牙釉质发育不全则是指在牙发育过程中，牙釉质基质的形成阶段受到某些因素的影响而出现的疾病。表现为牙釉质表面有点状或带条状凹陷牙质缺损区，有白垩色、黄色或褐色的改变。

氟斑牙又称为斑釉症，是由于牙齿发育期，人体摄取了过多的氟而致慢性氟中毒在牙的表现。依据摄氟的浓度、时间，影响牙釉质发育的阶段和程度，以及个体差异，而表现不同程度的牙釉质钙化不良，甚至合并牙釉质发育不全。牙釉质表现白垩色横线或斑状，多数显现黄褐色变，重症合并有凹陷缺损。

这3种牙齿硬组织疾病与浅龋的主要鉴别要点如下。

(一)光泽度与光滑度

发育性牙釉质病虽有颜色改变，但一般仍有牙釉质光泽，且表面光滑坚硬。龋病系牙齿萌出后的脱矿病变，故颜色出现白垩色、黄褐色，同时也失去牙釉质光泽，探查有粗糙感。

(二)病损的易发部位

发育性疾病遵循牙齿发育钙化的规律，从牙尖开始向颈部推进，随障碍出现时间，病变表现在不同的平面区带。龋病则在牙齿表面上有其典型的好发部位，如点隙沟裂内、邻面区、唇(颊)舌(腭)面牙颈部，一般不发生在牙尖、牙嵴、光滑面的自洁区。

(三)病变牙对称性的差别

发育性疾病绝大多数是全身性因素的影响，在同一时期发育的牙胚，毫无例外均受连累，故表现出左右同名牙病变程度和部位的严格对称性。龋病虽也有对称性发生趋势，但只是基于左右同名牙解剖形态相同，好发部位近似，就个体而言，其病变程度和部位，并不同时出现严格的对称性。

(四)病变进展性的差别

发育性疾病是既成的发育障碍结果，牙齿萌出于口腔后，病变呈现静止状，不再继续进展，也不会消失。龋病则可持续发展，色泽由浅变深，质地由硬变软，牙齿由完整到缺失，病损由小变大，由浅变深。一旦清除牙菌斑，早期白斑状龋损也有可能因再矿化作用而消除。

二、中龋

中龋指龋病进展到牙本质浅层或中层。临床可形成龋洞,患者对冷、热、酸、甜刺激可有酸痛或敏感。龋坏牙本质也出现颜色改变,呈现灰白、黄褐甚至棕黑色。龋洞暴露时间愈长,进展愈慢,则颜色愈深。外来色素、细菌代谢色素产物、牙本质蛋白质的分解变色物质,共同造成了龋坏区的变色。经龋坏脱矿溶解后,硬度下降更为明显,呈质地软化的龋坏组织。龋病侵入牙本质后,其发展速度加快,常沿釉牙本质界扩展,形成口小底大的圆锥形病变区。早期牙本质龋损,可能有无基釉的覆盖。临床上难于发现明显的龋洞,无基釉很薄弱,在咀嚼过程中不能承受咬合力时,会碎裂、破损,最终形成龋洞。

中龋一般较易做出诊断,患者有对甜、酸类及过冷过热刺激出现酸痛感,刺激去除后痛感立即消失的症状;检查时患牙有中等深度的龋洞,探针检查洞壁有探痛,冷诊有敏感反应;必要时可照 X 线片予以确诊。中龋的症状源于龋洞内牙本质的暴露,与非龋性的牙本质暴露所表现的过敏症状相类似。

牙本质过敏症是指由非龋性原因,引起牙本质暴露于口腔环境所表现的症状和体征。多见于咬合面和牙颈部,由于咀嚼或刷牙的磨耗,失去牙釉质,暴露出光滑平整的牙本质。病变区的颜色、光泽和硬度,均相似于正常牙本质。用探针检查牙本质暴露区,患者有明显的酸痛感,这与中龋的缺损成洞、颜色变深、质地软化的病变特征易于区别。

三、深龋

深龋指龋病进展到牙本质深层,患者自诉过冷、过热刺激或食物嵌入患牙洞内引起明显的疼痛;视诊发现龋洞深接近牙髓;探诊洞壁有探痛,但无穿髓孔;温度检查时冷刺激可引起激发性疼痛,但无延迟痛。有时需要辅助牙髓电测试和 X 线检查。

因此,深龋的诊断很大程度上是依靠患者对刺激出现疼痛的主观感觉,疼痛的程度与患者的个体耐受力有密切的关系。

深龋时的牙髓状况较为复杂,要准确地判断此时的牙髓状况,有时是非常困难的。除了做必要的仔细的病变检查外,还应结合病史及一些辅助检查方法进行综合判断才能做出正确的诊断。

对有反复激发痛史,就诊时已是深龋的患牙,即使无明显不适,牙髓也可能退变、坏死。可用冷热试法或牙髓电测试以确诊。患者无明显疼痛史,就诊时也无明显不适,则可能有两种情况,一是牙髓已经退变、坏死;二是牙髓形成了较多第三期牙本质,活力正常,可经进一步做牙髓电测试确诊。患牙有激发痛,无自发痛,则牙髓可能处于正常状态或可复性炎症状态。需要仔细检查和询问病史方能判明。若为可复性炎症状态经适当治疗,牙髓可恢复正常,但如治疗不当,可导致牙髓炎症加重,变为不可复性炎症甚至坏死。若患牙有自发痛,则提示牙髓炎症已很严重,虽经保守治疗,一般都难恢复到正常,患牙需做牙髓治疗。

四、急性龋

(一)急性龋(acute caries)

进展迅速,数月即可出现牙体缺损,形成龋洞。洞内龋坏组织较软且湿润,颜色较浅,呈浅黄或灰白色,使用挖器易大片去除;多见于儿童或青少年,由于进展速度快,牙髓组织来不及形成修复性牙本质或形成较少,如未得到及时治疗,常易发生牙髓炎症。

（二）猖獗龋（rampant caries）

猖獗龋是急性龋的一种特殊类型。起病急骤、发展迅速,表现为在短时期内患者的多数牙、多数牙面甚至牙尖、牙嵴均遭受龋病袭击,并很快形成龋洞,洞内龋坏牙本质很软,几乎不变色,牙釉质表面有多数弥散性白垩色病变。猖獗龋多见于全身系统疾病、Sjogren综合征及头颈部肿瘤接受放射治疗的患者。因放疗引起唾液分泌腺的损害而致唾液分泌量下降,又未及时对症治疗或口腔清洁保健,猖獗龋则可能发生。

五、慢性龋

（一）慢性龋（chronic caries）

它的病程进展缓慢,龋坏组织颜色很深,呈棕褐色或棕黑色,龋坏牙本质较硬且干燥,探针常常不能插入。由于病程进展缓慢,有足够的时间引起牙髓的修复反应,形成第三期牙本质,对牙髓有保护作用。成年人及老年人的龋损,多属这种类型。

（二）静止龋（arrested caries）

它在龋病发展过程中,由于病变区周围环境条件的改变,使原来牙齿表面隐匿区成了暴露于口腔的开放区,细菌和食物碎屑都易于被清洗干净,从而失去了代谢产酸的条件,龋病不再继续发展,这种龋称为静止龋。原来已发生的龋损,早期釉质龋可因再矿化作用而恢复,牙本质咬合面龋在咀嚼中可将龋坏组织磨平,牙菌斑不易堆积,病变因而停止,可失去软化牙本质或通过再矿化使表层变得坚硬致密。静止龋可见于邻牙拔除后的邻面釉质龋,由于局部环境的改变,龋病进程自行停止,日久成为褐色斑块,探查时硬而光滑;静止龋还可以见于乳牙咬合面,大面积碟形状龋,四壁的无基釉失去后,龋坏牙本质暴露磨损,表层呈深棕黑色,探诊质地光滑而坚硬。

六、根面龋

根面龋为发生于牙根面的牙骨质龋。由于口腔卫生不良,或年龄增长因素使牙周支持组织丧失、牙龈退缩而使牙根暴露导致牙颈部龋损。多见于老年人。根面龋首先累及牙骨质,因为牙颈部牙骨质很薄,可迅速进展到牙本质。常常沿牙颈部呈水平向发展,累及整个暴露的牙根,形成环形龋,重者出现牙根折断。

七、继发龋

龋病经充填治疗后,在充填体—牙本质界面上即在充填修复体的底壁和边缘再度发生的龋损称为继发龋（recurrent caries）。继发龋又分为洞缘继发龋和洞壁（含洞底）继发龋。洞缘继发龋多因洞形制备不当、充填修复体收缩、充填后形成微渗漏而造成,发生在牙釉质、牙骨质,病理改变与原发龋相似;洞壁和洞底继发龋多因龋坏清除不彻底,牙菌斑的酸性产物渗入洞壁的微隙而造成,发生在靠近充填修复体界面洞壁的牙本质上。

还有一种余留龋（residual caries）,是术者在治疗深龋时,为避免穿髓,在洞底有意保留下来的少量软龋,经过药物特殊处理,龋坏不再发展,和继发龋有所不同。

第四节 龋病的非手术治疗

龋病的治疗方法较多,不同程度的龋损,可以有所选择。龋易感者,可疑患龋的点、隙、沟裂;早期龋仅有牙釉质受累,无牙齿实质性缺损,或缺损较小,均可采用非手术的方法预防龋病的发生或终止龋病的发展。已有牙齿硬组织缺损的龋病,应采用手术处理,即牙体修复治疗。

一、窝沟封闭

窝沟封闭(pit and fissure sealing)是窝沟龋的有效预防方法。牙齿咬合面在发育过程中形成形态不一、深度各异的窝沟,口腔细菌、代谢产物、食物残渣最常堆积其中,是龋病的好发部位。封闭剂通过隔绝窝沟与口腔环境,阻止细菌、食物残渣等进入,达到防龋的目的。含氟封闭剂能持续释放氟,具有屏障和促进再矿化的双重作用。

窝沟封闭主要用于窝沟可疑龋;牙合面与充填窝沟相邻的无龋深沟裂,不需做预防性扩展,仅用封闭剂处理即可。窝沟封闭剂主要由树脂、稀释剂、引发剂及一些辅助成分,如填料、氟化物、染料等组成。树脂是封闭剂的主体材料,双酚 A 甲基丙烯酸缩水甘油酯(Bis-GMA)是目前常用的、性能良好的树脂。

窝沟封闭的处理过程为清洁牙齿表面、彻底冲洗干燥、隔湿、酸蚀、涂布及固化封闭剂。

二、牙釉质成形术

对无龋的浅沟,将沟所在部位的牙釉质表面磨成浅蝶形,使之易于清洁而免于患龋,即牙釉质成形术(enameloplasty)。该方法去除的牙体组织最少,却能取得持久地防龋效果,无封闭剂脱落之虑。操作简单,技术要求低,适合于深度在牙釉质厚度 1/2 以内的沟裂。治疗时以一梨形钻、球钻、细沙石尖,在沟的部位以高速轻擦的方式予以去除,位于牙尖斜面上的副沟可用裂钻与牙尖斜面平行均匀磨去,直至沟底不再有黄褐色。牙釉质成形术还可用于接近或跨越磨牙颊、舌嵴的浅沟。可将洞扩展到距颊、舌牙合交界 2 mm 处,然后对其余部分进行牙釉质成形术,而不按照 G. V. Black 的原则,扩展到颊、舌面。

三、预防性树脂充填

1977 年,Simonsen 提出对窝沟龋和窝沟可疑龋进行"预防性树脂充填"(preventive resin restoration),为窝沟龋的治疗提供了一种新方法。预防性树脂充填仅去除窝沟处的病变牙釉质或牙本质,根据龋损的大小,采用酸蚀技术和树脂材料充填早期窝沟龋,并在牙合面上涂一层封闭剂,这是一种窝沟封闭与窝沟龋充填相结合的预防性措施。用于窝沟有龋损能卡住探针;深的点隙窝沟有患龋倾向;沟裂有早期龋迹象,牙釉质混浊或呈白垩色。

由于不采用传统的预防性扩展,只去除少量的龋坏组织后即用复合树脂或玻璃离子充填龋洞,而未患龋的窝沟使用封闭剂保护,这样就保留了更多的健康牙齿组织,是一种预防早期龋进一步发展的有效方法。预防性树脂充填的优点是使用复合树脂或玻璃离子材料作为充填剂与牙釉质机械或化学性结合,再与封闭剂化学性粘结,减少了微漏产生的可能性。

操作步骤相似于窝沟封闭和复合树脂修复术。

四、药物疗法

药物治疗是指采用药物处理龋损使其停止发展,或使表浅龋损消失的方法。药物治疗主要适用于早期釉质龋位于牙齿易清洁的光滑面（如颊、舌侧），尚未形成龋洞者；乳前牙邻面浅龋；牙釉质发育不全继发的广泛浅龋、制洞困难者。

75％氟化钠甘油糊剂、8％氟化亚锡溶液、2％氟化钠溶液、单氟磷酸钠溶液（Sadium monofluro-phosphate）或氟化物凝胶等是治疗的常用药物。这些氟化物经局部涂搽后，可渗入到牙釉质中形成难溶于酸的氟磷灰石，促进牙釉质的再矿化，并可阻止细菌生长，抑制细菌代谢、产酸及多糖合成等。氟化物对软组织无腐蚀性刺激，不使牙变色，安全有效。

10％的硝酸银液或氨硝酸银液是强腐蚀剂，能与蛋白质结合形成蛋白沉淀物。低浓度时具有收敛、抑菌的作用；高浓度时具有强腐蚀作用，能杀灭细菌。用于龋损区时，再加入丁香油或10％福尔马林液可生成黑色的还原银，若加入25％碘酊则生成灰白色的碘化银。两种制剂均可渗入到牙釉质和牙本质中以凝固蛋白质，杀灭细菌，堵塞牙釉质空隙和牙本质小管，从而封闭病变区以终止龋病的发展。氨硝酸盐中的氨离子可与银离子形成复合离子而更易被还原，对软组织的腐蚀性较硝酸银小。

由于硝酸银有强腐蚀性，并能使牙硬组织变黑，一般只用于乳牙和后牙，不能用于牙颈部龋和前牙。使用时用器械去除龋坏组织和脆弱的牙釉质边缘，清洁牙面，去除食物残屑、牙菌斑、牙结石等，隔湿、干燥牙面，选用适当的药物涂布于龋损区。氟化物可反复涂搽1～2 min。硝酸银涂布后涂还原剂至形成沉淀变色。注意保护周围软组织。

可视情况增加涂药次数，一般间周1次、连续4次。每隔半年复诊，视情况决定是否再用药。

五、再矿化治疗

对已脱矿而硬度下降的早期釉质龋，用适当的药物处理使其重新沉积钙盐，进行再矿化，恢复硬度从而消除龋病的方法称为再矿化治疗。对光滑面（颊、唇、舌、腭或邻面）的早期釉质龋，如白垩斑，及龋敏感者的预防可用再矿化治疗。

矿化液的种类较多，分为单组分与复合组分。单组分主要含氟（如 NaF：0.2 g；DH$_2$O：1 000 mL），复合组分主要含有不同比例的钙盐、磷盐和氟盐，钙盐或氟盐是其主要成分（如 CaCl$_2$：9 g；KH$_2$PO$_4$：6 g；KCl：1.1 g；KF：0.2 g；DH$_2$O：1 000 mL）。

矿化液可做漱口剂，每天含漱；局部涂搽，将釉质白垩斑区清洁、干燥后，用小棉球浸湿后置于白垩斑处，每次放置几分钟，反复涂搽3～4 次。矿化液对组织无损伤，患者可自行使用。

第五节　牙体修复学

龋病一旦造成牙体硬组织的缺损，不能自身修复愈合，必须通过充填的方法进行治疗，即充填术。这种治疗方法是指使用特殊的器械将龋坏组织去除后制备特定洞形，用适当的人工材料充填以恢复牙体形态和功能。这种治疗方法又称之为牙体修复学（operative dentistry）。在牙体修复治疗过程中，需要结合选择的修复材料进行牙体预备和洞形设计。

传统的牙体修复是以银汞合金等非粘结性修复材料为主，由于银汞合金与牙体组织之间没有粘结性,需要依靠洞形机械固位。因此,洞形设计必须遵循 G. V. Black 的分类方法 (Greene Vardiman Black,1908),严格进行窝洞制备。本节以银汞合金修复为例介绍牙体修复洞形设计与制备。

一、G. V. Black 洞形分类

G. V. Black 分类的原则是根据龋损所在部位,结合临床治疗将窝洞分为 5 类,用罗马数字表示。该分类方法奠定了近代牙体修复学的基础,目前作为充填术的基础分类,在世界范围内广泛采用。

Ⅰ类洞:龋损发生在牙发育的点隙裂沟内者属于Ⅰ类洞,包括磨牙和双尖牙咬合面的点隙裂沟洞,下磨牙颊面和上磨牙腭面的沟、切牙舌面窝内的洞。

Ⅱ类洞:发生在双尖牙和磨牙邻面上的龋洞称为Ⅱ类洞。如邻面龋损破坏到咬合面,也属于Ⅱ类洞。

Ⅲ类洞:这是发生在前牙邻面上的龋洞。如果病变扩大到牙的舌面或唇面,也属于此类洞。

Ⅳ类洞:龋病病变发生在前牙邻面并破坏了切角者称为Ⅳ类洞。

Ⅴ类洞:所有牙齿的唇、舌、颊面近牙颈部 1/3 区域发生的龋洞,但未累及该面的点隙裂沟者,统称 Ⅴ 类洞。

二、洞形的基本结构

为了使牙体修复达到恢复牙体外形和功能,并使修复体承受咀嚼压力而不脱落,必须将病变的龋洞制备成一定形状,即窝洞。

洞壁

洞壁经过制备具特定形状的洞形,由洞内壁所构成。内壁又分为侧壁和髓壁。侧壁为与牙表面相垂直的洞壁,平而直。在冠部由釉质壁和牙本质壁所组成,在根部由牙骨质壁和牙本质壁所组成。髓壁为位于洞底,被覆于牙髓,与侧壁相垂直的洞壁。洞壁可以按与其内壁相邻近的𬌗面命名,如一个𬌗面洞具有 4 个侧壁:颊壁、近中壁、舌壁、远中壁,位于洞底的为髓壁,位于轴面洞底的为轴壁。此外,牙轴面洞近牙颈的侧壁称为龈壁。

洞角

内壁与内壁相交处,形成洞角。2 个内壁相交成为线角(line angles),3 个内壁相交成为点角(point angles),线角与点角都位于牙本质。

洞缘角

洞侧壁与牙表面的交接线为洞缘角,也称为洞面角。

线角

线角是依其相交接的 2 个内壁而定。点角依其相交接的 3 个内壁而定。以邻𬌗面洞的轴面洞为例,有颊轴线角、舌轴线角、龈轴线角。还有颊龈轴点角和舌龈轴点角。在洞底轴髓壁和𬌗髓壁的交接处,称为轴髓线角。

三、抗力形设计与制备

抗力形(resistance form)是使充填修复体和余留牙能够承受咬合力而不会破裂的特定形状,是充填修复体承受合力后与余留牙齿硬组织之间内应力的展现。如果应力集中,并经反复

作用而达到相当程度时,充填材料或者牙齿硬组织可能破裂而导致充填失败。

抗力形的设计,应使应力得以均匀地分布于充填修复体和牙齿硬组织上,减少应力的集中。抗力形的制备应结合充填修复体是否承受殆力和承力的大小来考虑,如殆面洞、邻殆洞的抗力形制备应严格按要求进行,而颊、唇面的 V 类洞对抗力形要求不高。抗力形的基本结构如下。

(一)洞形深度

洞形达到一定深度时,充填修复体才能获得一定的厚度和强度,使充填修复体稳固在洞内。洞底必须建立在牙本质上,才能保证一定的深度,同时牙本质具有弹性可更好地传递应力。若将洞底建立在牙釉质上,则深度不够,受力后充填修复体可能脆裂。

洞的深度随充填材料强度的改进,已有减少,现阶段认为后牙洞深以达到釉牙本质界下 $0.2\sim0.5$ mm 为宜。前牙受力小,牙体薄,可达到釉牙本质界的牙本质面。龋坏超过上述深度,制洞后以垫底材料恢复时,至少应留出上述深度的洞形,以容纳足够厚度的充填材料。

(二)箱状结构

箱状洞形的特征是,洞底平壁直,侧壁与洞底相垂直,各侧壁之间相互平行。箱状洞形不产生如龋损圆弧状洞底的应力集中,坦平的洞底与殆力方向垂直,内应力能均匀分布。箱状洞形的充填修复体厚度基本一致,不会出现圆弧洞形逐渐减薄的边缘,而薄缘常因强度不足,受力后易折断。厚度均匀一致的充填体,可以更好地显现材料抗压性能。箱状洞形锋锐的点、线角,受力时会出现应力集中,因此洞底与侧壁的交角应明显而圆钝。

(三)梯形结构

双面洞的洞底应形成梯阶以均匀分担咬合力,梯形结构的组成包括龈壁、轴壁、髓壁,近、远中侧壁。其中龈壁与髓壁平行,轴壁与近、远中侧壁平行,各壁交接呈直角,点、线角圆钝,特别是洞底轴壁与髓壁相交的轴髓线角,不应锋锐。梯形的设计,可以使殆力均匀地分布,主要由龈壁和髓壁承担。

(四)无基釉的处理

无基釉是缺乏牙本质支撑的牙釉质,侧壁的牙釉质壁,位于洞缘,如失去下方牙本质,承力后容易出现崩裂,使充填修复体和牙齿的交接缘产生裂缝,导致充填失败。因此,龋洞缘已有的无基釉应去除净,在洞形制备过程中也应避免产生新的无基釉。运用牙体解剖组织学的知识,掌握牙面各部位釉柱排列的方向,制备牙釉质壁时,与其方向顺应。

(五)去除脆弱牙齿硬组织

应尽量保留承力区的牙尖和牙嵴。组织被磨除越多,余留的牙齿越少,承担咬合力的能力越低。龋坏过大,受到损伤而变得脆弱的牙尖和牙嵴,则应修整以降低高度,减轻殆力负担,防止破裂和折断。

(六)窝洞外形线的处理

洞缘外形线要求为圆钝曲线,也含有使应力沿弧形向牙齿分散均匀传递的作用。转折处若成锐角,则使向牙齿的应力在锐角处集中,长期作用,牙齿易于破裂。

四、固位形的设计与制备

固位形(retention form)是使充填修复体能保留于窝洞内,承受殆力后不移位、不脱落的特定形状。由于银汞合金与牙齿组织不具有粘结性,充填修复体留持在洞内主要靠密合的摩擦力和洞口小于洞底的机械榫合力。固位形的基本结构如下。

(一)侧壁固位

侧壁固位(frictional walls)是相互平行并具一定深度的侧壁,借助于洞壁和充填修复体的密合摩擦,有着固位作用。从固位的角度考虑,洞底也与抗力形一样要求建立在牙本质,其弹性有利于固着充填修复体。盒状洞形的结构,包含相互平行并具一定深度的侧壁,可以避免洞底呈弧形时充填修复体在受力后出现的滑动松脱。盒状洞形既满足了抗力形的要求,也符合固位形要求。

(二)倒凹固位

倒凹(undercut)是在侧髓线角区平洞底向侧壁做出的凹入小区,可使洞的底部有突出的部位,充填修复体获得洞底部略大于洞口部的形状而能固位。倒凹固位形可以防止充填修复体从与洞底呈垂直方向的脱出。

倒凹可制备在牙尖的下方,牙尖为厚实坚固的部位,但其下方深层,正是髓角所在,故应留意洞的深度。洞底在釉牙本质界 0.5 mm 以内者,可直接制备;洞底超过规定深度后,最好先垫底再制备倒凹。

(三)鸠尾固位

鸠尾固位(dovetail)是用于复面洞的一种固位形,形似鸠的尾部,由鸠尾峡部和鸠尾所构成。借助于峡部缩窄的锁扣作用,可以防止充填修复体与洞底呈水平方向的脱出。如后牙邻面龋累及𬌗面边缘嵴,可在𬌗面制备鸠尾固位形,成为邻𬌗面洞。

鸠尾固位形的大小,与原发龋范围相适应,不宜过大或过小,深度应按规定要求,特别在峡部必须具有一定深度。鸠尾峡的宽度设计很重要,过宽固位不良,过窄充填修复体易在峡部折断,后牙一般为颊舌牙尖间距的 1/3~1/2,宽 2~3 mm。峡部的位置应在洞底轴髓线角的靠中线侧,而不应与其相重叠。鸠尾的宽度必须大于峡部才能起到水平固位作用。

(四)梯形固位

梯形固位为复面洞所采用的固位形。邻𬌗面洞的邻面洞设计为颈侧大于𬌗侧的梯形,可防止充填修复体与梯形底呈垂直方向的脱出。梯形洞的大小依据龋损的范围再进行预防性扩展而确定。侧壁应扩大到接触区外的可洁区,并向中线倾斜,形成颈侧大于𬌗侧的外形。梯形洞的底为龈壁,宜平行于龈缘,龈壁与侧壁连接角处应圆钝。梯形洞的深度,居釉牙本质界下0.2~0.5 mm,同常规要求,龋损过深应于轴壁垫底。梯形洞的两侧壁在𬌗面边缘嵴中间部分与洞形的𬌗面部相连接。梯形固位还可用于邻颊(唇)面洞、邻舌(腭)面洞和磨牙的颊𬌗面洞和舌𬌗面洞的轴面部分。

固位形的设计与洞形涉及的牙面数有关。单面洞的充填修复体,只可能从一个方向脱出,即与洞底呈垂直方向的脱出。复面洞充填修复体则可能从洞底呈垂直向或水平向的两个方向脱出。包括邻面的三面洞充填修复体可能只从一个垂直方向脱出,如近中𬌗远中面洞充填修复体;也可能从垂直向或水平向两个方位脱出,如越过邻颊轴角的邻𬌗颊面洞充填修复体。在设计固位形时,应针对具体情况有所选择。

五、洞形的外形设计

洞形的外形设计根据病变的范围来决定。基本原则是尽可能地去除龋坏组织,保留健康的牙齿组织,外形可以根据龋损的大小、累及的牙齿表面设计,有时因预防和临床操作需要,洞形的外形需要扩展到健康的牙齿表面。洞形的外形制备时应尽量保留牙尖、牙嵴，包括边缘嵴、横嵴、斜嵴、三角嵴等牙齿的自洁部位。洞形的外形线呈圆钝的曲线，圆钝的转角要尽量减少应力的集中。

六、粘结修复材料的洞形设计要点

临床上常用的牙色材料主要有复合树脂、玻璃离子黏固剂、复合体。其共同特点是和牙体组织通过粘结进行修复。复合树脂本身与牙体组织虽缺乏粘结，但可采用粘结技术。玻璃离子黏固剂与牙体组织有较强的化学粘结力。复合体在性能上更接近于复合树脂，通过自身酸蚀底胶使复合体的粘结强度增加。

因此，采用牙色材料作为修复材料时，洞形的制备将不强调固位形的设计，而是以保留尽可能多的牙体组织为主。

(一)粘结修复材料的选择

临床上可以根据牙齿的位置、修复的部位、材料的性质、患者对美观的要求等选择适当的牙色材料。复合体主要用于对美观效果影响不大的前牙舌面洞，牙颈部牙齿缺损的修复，也适用于乳牙的修复。玻璃离子黏固剂主要用于不承担咀嚼压力的洞形及乳牙各类洞的修复，也可用做衬洞和垫底材料，以及牙科专用黏接剂等。复合树脂是目前应用最为广泛的牙色材料，其主要用于前后牙牙体缺损，前牙的美齿修复，牙齿严重缺损的桩核修复。

在牙色材料的使用中，操作区域的干燥非常重要。血液、唾液、龈沟液将直接影响牙色材料的固化和性能。在后牙邻面、龈下、颈缘等不容易隔湿的部位，操作不当将直接导致充填修复失败。在材料不容易到达的邻面、远中面等部位，选用牙色材料也容易使材料输送不到位，造成假补，最终导致充填修复体的松动、脱落。因此，选择牙色材料作为修复材料时，应充分考虑上述不足。

(二)复合树脂修复洞形设计要点

复合树脂充填窝洞与银汞合金充填窝洞相比有很多不同点，由材料的性质所决定的。

洞缘角的处理

复合树脂修复的窝洞洞缘角应做成斜面。对Ⅲ类洞、Ⅴ类洞，洞缘可制备成0.5～1.0 mm的短斜面。对Ⅳ类洞，视切缘缺损大小决定斜面的宽度，一般斜面宽度和切端缺损宽度相当。对Ⅰ类和Ⅱ类洞，承受咬合力的部位，为避免充填修复体边缘折断，做短斜面尚存争议。在邻面洞颊舌侧壁制备与牙齿表面呈45°角、宽度为0.5 mm的洞缘斜面。短斜面可增大树脂与牙釉质的接触面，提高其固位力，便于材料的自然过渡，利于美观。

无基釉的处理

对银汞合金修复的窝洞，应彻底去除无基釉。而复合树脂修复的Ⅳ类和Ⅴ类洞则可以保留无基釉，利于粘结。复合树脂黏稠度较大，故洞缘、点、线角区应圆滑，不能制备锐利的固位形如倒凹或固位沟等，以利材料充填密合。后牙𬌗面充填时，不必做预防性扩展，在相邻的深窝沟处，将其按窝沟封闭一样同时处理。

(三)玻璃离子修复洞形设计要点

玻璃离子水门汀经改进后，其色泽和抛光性都得到明显改善，可根据患牙的色泽选择相应的材料进行窝洞充填。其窝洞设计主要特点如下。

窝洞点线角圆钝，以利材料填入；洞深不宜浅于1 mm；洞缘釉质壁可保留部分无基釉；洞缘角应为直角,而不应制作成短斜面。如为非龋性牙齿硬组织病如颈部楔形缺损,在有足够洞深的前提下,可不备洞,用不含油及氟化物的牙齿磨料如浮石粉打磨以清洁牙齿。如做冠核修复,应保证有一半以上健康牙冠存在,并制作适当的钉固位。

第三章　牙齿发育性疾病

牙齿发育作为全身发育的一部分,会受到多种环境因素的影响,从而表现为牙齿形态、结构和数目等方面的异常,多数牙齿发育性异常还有遗传倾向。牙齿发育异常,可分为牙齿形态异常、牙齿数目异常、牙齿萌出异常及牙齿结构异常。

第一节　牙齿形态异常

牙齿形态异常包括过小牙、过大牙、融合牙、双生牙、结合牙、畸形中央尖、牙内陷、釉珠等。

一、过小牙、锥形牙、过大牙

牙齿的大小与解剖测量平均值相比,若差额超过其2倍标准差时,就可以认为是异常,分别称为过小牙(microdontia)或过大牙(macrodontia)。如过小牙外形表现为圆锥形时,又称作锥形牙(conicshaped teeth)。

过小牙可累及单个或多个牙,多个牙同时发生者少见。全口性过小牙很少见,它们可发生于外胚层发育不良、Down综合征及先天性脑垂体机能减退的患者。广泛性的过大牙较少见,通常见于脑垂体巨大畸形症,也可仅局限于一两颗牙,又称作"巨牙"。

个别牙齿过小,常见于上颌侧切牙、第三磨牙和额外牙。通常过小牙仅表现为一两颗牙,临床常见的是楔状上颌侧切牙及过小的第三磨牙,而以楔状牙更为常见。在一些病例中,过小牙可能从外侧看不到,而实际上却呈楔状填入到了邻近的两颗牙齿之间。有时又表现为一侧上颌侧切牙缺失,对侧上颌侧切牙呈楔状。有时过小牙呈圆锥形,额外牙呈圆锥形,所以圆锥状的过小牙和额外牙,又叫作圆锥牙。

单侧部分牙齿过大见于颜面偏侧肥大症。过大牙应和临床上常见的、两个或多个牙融合而成的巨形牙相区别。

过小牙、锥形牙、过大牙治疗原则是前牙区的过小牙常影响美观。但若有足够大小的牙根,可用复合树脂重造牙冠,以改善美观。小牙根上的大牙冠,几乎都导致菌斑在牙冠颈部滞留区的积聚和牙周病的发生,这种情况下常需拔除牙齿,采用正畸方法闭合间隙或修复缺牙。

二、融合牙、双生牙、结合牙

融合牙(fused teeth)是指临床上表现为2个或2个以上正常牙的牙釉质及牙本质相互融合的异常牙。双生牙(geminated teeth)是指临床上表现为一个正常牙和一个额外牙联合的异常牙。结合牙(concrescence of teeth)是指2个牙齿的牙根仅借牙骨质而发生结合。

目前认为融合牙是由于压力所致,在牙发育期,可以是完全融合,也可以是不完全融合。双生牙是由一个牙胚发育形成两个牙冠的,是一种牙胚的不完全双生,可能是牙胚不完全分裂的结果。结合牙形成的原因可能是因为创伤或牙列拥挤而造成的牙间骨质吸收,也可能是牙根形成过程中牙胚的拥挤或位置混乱,使得两个邻牙靠拢,从而由于牙骨质增生而将两牙连接在一起。

融合牙可完全融合,也可牙冠融合而牙根分离或牙根融合而牙冠分离;但无论如何,牙本质是相通连的。融合牙的根管可合为一或分为二。乳牙发生融合较恒牙更为常见,并多见于下颌。融合牙较双生牙更为常见。有的融合牙有遗传倾向。由于正常牙齿的相互融合,牙列中的牙齿数目就会减少。

融合牙在临床上未必都能和双生牙能相区别,这是由于正常牙亦可与额外牙相融合,从而不减少正常存在于牙列中的牙齿数目。不仅如此,假如该额外牙与正常牙是同形且大小相当,融合沟或切迹就位于牙冠的中央,在这种情况下,便不能辨别融合牙和双生牙。

双生牙有一个共同的根管和单一或部分分开的髓室,不增加或减少正常存在于牙列中的牙齿数目。双生乳牙常伴有其继承恒牙的先天性缺失,这种情况见于 Down 综合征的患者。有的双生牙有遗传倾向。

结合牙偶见于上颌第二磨牙和第三磨牙,在儿童和青少年中很少见。

融合牙、双生牙、结合牙的治疗原则是乳牙列的融合牙或双生牙,有时可延缓牙根的生理性吸收,从而阻碍其继承恒牙的萌出。因此,若已确定有继承恒牙,应定期观察,及时拔除。发生在前牙区的恒牙列的双生牙和融合牙,由于牙齿大且在融合处有深沟,因此对美观有相当大的影响。对这种病例,应及早用复合树脂处理。这种方法不仅能改善美观,而且由于消除了菌斑滞留区,也能预防龋病。此外,还可通过谨慎的磨改,使牙齿略微变小,以改进外观。由于牙根的大小常妨碍牙冠的大量磨除,不是所有病例都能通过磨改而得到满意的效果。

三、畸形中央尖

畸形中央尖(abnormal central cusp)是𬌗面中央窝或颊、舌三角嵴上额外的圆锥形突起,多见于下颌前磨牙的中央,偶见于上颌前磨牙,通常双侧同时发生,两边对称。

畸形中央尖是牙胚发育过程中成釉器形态分化异常所致,牙乳头组织向成釉器突起,形成牙釉质和牙本质。

畸形中央尖临床表现为𬌗面颊舌尖之间突出的一圆锥形的额外尖,也可呈圆柱形、半球形等,高度 1～3 mm。大部由釉质组成,半数有纤细的髓角伸入。临床表现可见到一些畸形中央尖呈圆锥状,在𬌗接触后逐渐磨损,继发牙本质形成。牙尖虽然磨平,但牙髓保持正常,牙根发育正常。

中央尖磨耗或折断后,在𬌗面有淡黄色圆形或椭圆形圆圈,中心有一明显着色点,为暴露牙本质或畸形尖的髓角,探诊该着色点可探诊敏感或探及穿髓孔。由于畸形中央尖内多有牙髓伸入,容易折断导致髓角暴露,可继发牙髓、根尖周疾患,牙根尚未完全形成则可使牙根停止发育。

畸形中央尖未折断或磨耗不明显的患牙 X 线片可见由髓室顶开始,向𬌗面突起并超出𬌗面的中央尖,有时可见突入尖中的髓角。牙根尚未完全形成前发生根尖周感染的患牙,X 线片见根尖呈典型的喇叭口状或牙根根尖孔明显粗大,并伴有根尖周骨质吸收暗影。畸形中央尖的治疗原则是无临床症状、圆钝而无𬌗接触的中央尖,患牙不需处理。

高而锐的中央尖在未建立𬌗关系前应及早处理。X 线片示有髓角突入者,可在局部麻醉下一次性磨除中央尖,直接或间接盖髓。髓角未突入中央尖者在适当调整对颌牙的同时,少量、多次调磨中央尖,每次调磨厚度不超过 0.5 mm,间隔 2～3 周,使髓角处形成修复性牙本质,调磨后的部位用 75% 氟化钠甘油糊剂反复涂擦。

年轻恒牙牙根未发育完成伴发牙髓病时,应尽量保存活髓做直接盖髓术或活髓切断术,使牙根继续发育形成;并发根尖周炎者,应行根尖诱导成形术;这两种情况都应在牙根发育完成后及时行彻底的根管治疗。牙根发育完成的患牙发生牙髓和根尖周病者,则进行根管治疗。

畸形中央尖患牙有以下情况的应该考虑拔除:①牙根生长发育期已完成,冠根比例小于1的;②治疗后冠根比例小于1的;③冠根比例大于1,但根尖周感染明显,常规治疗效果不明显且不能进行根尖周手术的患牙;④因正畸治疗需要拔除双尖牙的。

四、牙内陷

畸形舌侧窝、舌侧尖和牙中牙统称为牙内陷。多见于上颌侧切牙,偶见中切牙,呈对称性发生。其发生率与遗传有关。畸形舌侧窝是牙内陷中最轻的一种;畸形舌侧尖(指状舌尖)有时表现为小结节状隆起。牙中牙是牙内陷最严重的一种,牙齿呈圆锥状。牙内陷是牙齿发育时期,成釉器过度卷叠或局部过度增生,深入到牙乳头中所致。畸形舌侧窝前牙舌侧窝呈深浅不等的囊状深陷,窝内多有色素沉积,容易滞留食物残渣,可继发龋坏,且常引起牙髓感染、坏死及根尖周病变。畸形舌侧沟可见一异常的发育沟从舌侧窝越过舌隆突延伸至腭侧根面,长短深浅不一,严重者可达根尖部将牙根分裂为二,常伴有牙周炎。畸形舌侧尖在舌隆突呈趾状舌尖,有时内有髓角深入,磨损或折断后可继发牙髓病和根尖周病。牙中牙的牙冠外形呈圆锥形,无正常牙齿的解剖形态特点。X线片显示内陷的牙釉质似大牙中的小牙。

牙内陷的治疗原则是牙内陷处常有食物滞留,诱发龋病的发生,建议做预防性充填;已发生龋坏但无牙髓疾病症状、且可探入的舌侧窝,可进行充填治疗;已出现牙髓炎或根尖周炎的牙内陷患牙,应做根管治疗;畸形舌侧沟引起牙周炎应做牙周治疗,如沟深和(或)常引发重度牙周炎时,应拔除;因根管畸形而无法进行根管治疗的患牙可做根尖倒充填手术或牙再植术。畸形舌侧尖的治疗方法可参照畸形中央尖的治疗。

五、釉珠

釉珠(enamel pearl)是牢固附着于牙骨质表面的釉质小块,大小似粟粒,呈球形。它多位于磨牙根分叉内或其附近,或见于釉牙骨质界附近的根面上。

釉珠的发生起因于一小团错位的造釉细胞或者由于上皮根鞘的一小团上皮异常分化,再度出现造釉功能而形成釉珠。釉珠常发生在磨牙根分叉处的牙骨质表面,釉珠仅为釉质,偶包含牙本质,体积大者可含有牙髓。釉珠能影响牙龈与牙体之间的良好附着关系,形成滞留区,必要时可将其除去。另外,釉珠在X线片上可被误认为髓石或牙石,应加以鉴别。

第二节　牙齿结构异常

牙齿发育过程中受到外界因素的影响,除了表现为牙齿的形态异常外,还可表现为结构的异常,常见的与牙齿发育相关的牙齿结构异常有:四环素牙、氟斑牙、牙釉质发育不全、梅毒牙等。

一、四环素牙

四环素牙(tetracycline tooth)是由于在牙齿发育阶段摄入四环素类药物,导致牙齿表现为颜色和结构异常。因该类疾病与四环素密切相关,故命名为四环素牙。四环素牙引起牙齿变色属于内在性着色(intrinsic pigmentation)。

(一)发病机制

四环素类药物是由放线菌属产生的或半合成的一类广谱抗生素,对革兰阴性菌和阳性菌,包括厌氧菌有效。四环素类抗生素为并四苯(Naphthacene)衍生物,具有十二氢化并四苯基本结构。该类药物有共同的 A、B、C 和 D 四个环的母核,通常在 5、6、7 位上有不同的取代基。第一个四环素类抗生素是 1948 年从金色链丝菌(Streptomyces auraofaciens)分离得到的金霉素(Chlortetracycline),20 世纪 50 年代相继发展了土霉素(Oxytetracycline)、四环素(Tetracycline)及地美环素(Demeclocycline),都属于天然产物类。四环素类抗生素药物分子中含有许多羟基、烯醇羟基及羧基,在近中性条件下能与多种金属离子形成不溶性螯合物,在牙齿及骨的磷灰石晶体表面形成螯合物。

四环素类药物沉积在牙齿中会导致永久性变色,程度从黄色或灰色以至于棕色不等。牙本质表现出比牙釉质更加明显的着色。有荧光的黄色可以随着暴露于阳光下而经历数月或数年变成不发荧光的棕色。这种光化学反应过程可以使牙齿,尤其是前牙变为棕色,这可能是一种氧化过程。对于四环素黏附磷灰石的实验性研究也证实这种变色是由于复合物的光氧化反应所致的。

四环素牙通常会伴有牙釉质发育不全,但是否是因为在牙齿发育期摄入高剂量的四环素直接造成发育不良的发生,目前还没有定论。因为牙釉质发育缺陷还可能是儿童服用四环素药物时伴发疾病本身对牙齿发育的影响,或儿童时期机体的发育不良所造成的。

四环素类药物可以通过胎盘屏障,因此在孕 4 个月之后到婴儿出生的这段时间,母体都应该避免使用四环素类药物,从而防止其与牙体组织的相互作用。由于在婴儿时期及 12 岁之前都有恒牙的发育发生,因此在这个时期也应该避免儿童或者是哺乳期妇女摄入四环素类药物。究竟何时使用四环素对牙齿造成最大损害还存在争议,但是学者们都一致认为在恒前牙形成期使用四环素将对牙齿造成最大的危害,这是因为恒前牙的美学功能及其伴随的精神影响。一般说来,在六七岁后再摄入四环素类药物,则不致引起视觉上明显的牙变色。

虽然四环素牙通常是在成牙阶段发生,但是仍有个别学者报道发现了由于长期摄入米诺西林而产生的成人期起始的牙齿变色。米诺西林与其他四环素类药物的不同在于它可以在胃肠道中有良好的吸收,并且很少与钙结合。但是它被发现可以和其他金属离子螯合并产生不溶性的复合物,这也许就是它可以使恒牙产生变色的作用机制。

(二)临床表现

四环素牙通常呈黄色,在阳光照射下则呈现明亮的黄色荧光,以后逐渐由黄色变成棕褐色或深灰色。这种转变是缓慢的,并能为阳光促进,所以切牙的唇面最先变色。

前牙着色比后牙明显。乳牙着色又比恒牙明显,因为乳牙的牙釉质较薄、较透明,不容易遮盖牙本质中四环素结合物的颜色。

牙齿着色程度与四环素的种类、剂量和用药次数有关。一般认为,缩水四环素、地美环素、盐酸四环素引起的着色比土霉素、金霉素明显。在恒牙,四环素的疗程数与着色程度呈正比关系,但是短期内的大剂量服用比长期给服相等的总剂量作用更大。

(三)治疗原则

四环素所致牙齿变色的状况较轻微,牙釉质结构尚未受损而又无龋坏,受影响的牙可以通过牙齿外漂白治疗来改善美观。随着牙齿漂白治疗技术的发展,目前有许多可选的方案。如果反复的牙齿外漂白不能达到预期的美化目标,那么患牙可以失活后通过牙齿内漂白来改善。

未受龋损的形态正常排列整齐的严重变色牙,可以通过牙齿内漂白改善美观。同样的,也有许多可选方案,牙齿内漂白即诊间漂白的治疗效果优于牙齿外漂白即诊室内漂白。虽然有许多评价漂白后疗效的方法,但是患者本人对于治疗后美观的评价也非常重要。有一项调查研究显示,虽然有一半的患者对于漂白后的疗效都持肯定态度,但是对于那些以灰色变为主的患者通常对疗效持保留意见。外源性漂白通常容易于引起牙髓敏感症状,这可能与在牙齿表面使用如过氧化氢一类的强氧化剂所造成的釉质及牙本质的结构改变有关。如果患牙的釉质受损或者排列不整齐,有龋损,那么可以考虑贴面或者全冠修复。

二、氟牙症

氟牙症(dental fluorosis)又称为氟斑牙或斑釉牙(mottled enamel),是由于在牙齿发育期间长期摄入过量氟所致。在人群中即使是低量(大约 0.03 mg/(kgbw))的氟摄入,也可能造成氟斑牙。氟牙症的剂量—反应关系(dose response relationship)呈明显线性,且氟浓度并没有致病的临界域值。氟牙症具有地区分布特点,在世界各国均有报道。我国氟牙症流行区很多,东北、内蒙古、宁夏、陕西、山西、甘肃、河北、山东、贵州、福建等地都有慢性氟中毒区。随着对其病因及病理学研究的深入,氟牙症越来越受到广泛的重视。

(一)发病机制

氟牙症的发生是由于过量氟摄入所导致的牙釉质基质蛋白的降解及移除延迟,从而导致晶体生长受损。组织病理学表现为被矿化良好的外层牙釉质覆盖的表层下矿化不全病损。电子显微镜表现为晶体结构排列正常,氟引起形成的牙釉质表现为多孔性,釉柱间增宽的间隙及部分釉柱内晶粒间的间隙增宽。随着病变的加重,整个牙齿的表层下牙釉质表现为多孔性(porosity)增加,病变向表层牙釉质扩展,氟含量增加。牙釉质表面的点隙或大面积的缺损为萌出后的表现,主要是矿化不全的牙釉质的过度磨耗和磨损,而非真性牙齿发育不全。

氟牙症主要表现为牙齿硬组织矿化不全,其表层下矿化不全的表现与人牙齿正常发育过程中的特定阶段所表现出的未到达完全矿化的状态非常类似。牙釉质形成是一个复杂的过程,涉及到上皮-间充质组织相互作用(sequential epithelial-mesenchymal interactions)而产生的细胞增生与分化过程,分泌组织特异性基质蛋白(tissue-specific matrix protein),包括钙以及氟在内的离子运输,晶体的沉积以及通过有机及无机分子相互作用调整牙釉质晶体。釉质蛋白酶本身在整个成釉过程中均有降解,与釉原蛋白及其他釉质基质蛋白的分泌后降解过程可在氟牙症中有所推迟。

牙齿发育过程中氟的摄入与钙摄入无关,不直接受成釉细胞的控制,发育期牙釉质内氟浓度只与血浆氟浓度直接相关。氟牙症中牙釉质矿化不全的表现与氟对钙代谢的影响及降低全身代谢率的影响无关,主要在于改变了局部微环境。氟牙症牙釉质含有相对高比例的不成熟釉质基质蛋白,以高脯氨酸含量为特点,在牙齿发育过程中过量的氟摄入可能引起牙釉质蛋白的移除不完全。一些其他的氟诱导的影响可能参与了氟牙症的发生,但最主要的还是由于釉质蛋白的酶解作用的抑制,以及其所导致的发育中釉质蛋白的移除延迟和晶体生长的损伤。

氟对蛋白降解及移除的延迟作用机制主要有以下两种方式。

(1)增强釉原蛋白对氟化牙釉质晶体的吸附作用(adsorption),从而妨碍蛋白与蛋白酶的相互作用。牙釉质的氟摄入量的增加可以增强牙釉质晶体的氟化,同时增强晶体-蛋白间连接,导致后续晶体生长的迟滞与吸附于晶体表面的蛋白的移除的延迟。

(2)矿化周围的氟依赖性的钙浓度调节,可影响与釉质蛋白降解有关的非钙依赖性蛋白酶(Ca-independent protease)活性。非钙依赖性蛋白酶参与釉质发生的最早证据来源于金属离子螯合剂乙二胺四乙酸(EDTA)可以显著抑制釉质蛋白的水解反应。釉质蛋白酶活性在毫克分子水平对钙浓度敏感。急性高浓度氟可导致"钙创伤反应",主要表现为受累牙釉质或牙本质的早期过度矿化以及随之而来的矿化不全。这种影响主要是由于氟摄入导致快速生长过程(如过度矿化),而这种因过度矿化所致的相关离子的加速沉积可导致局部细胞外液的超饱和状态的下降,从而导致暂时性的后续矿化的抑制或动力学迟滞,直到液体组分(或超饱和状态)通过细胞依赖性的离子运输进入细胞外液而得到恢复。

氟是引起氟牙症的唯一因素,但同样的氟摄入量,个体罹患氟牙症的概率仍有不同。可能的原因有:饮食结构、氟化物的生物利用度、环境氟化物、气候,以及个体的生理及代谢因素。氟代谢在人体及白齿类动物中被广泛研究:氟摄入后立即吸收入血,这一过程主要发生在胃部,因此胃内容物的构成及数量显著影响氟的吸收程度;而另一些变量可影响氟在体内的分布与消除,包括肾功能、尿液 pH 值、骨内氟池,以及骨更新率。以上这些变量均可能对氟牙症发生的个体差异造成影响。

氟化物的使用仍是目前最有效的防龋方式,为了降低氟牙症发生的危险性以及正确使用氟化物防龋,确定氟化物对已萌或未萌牙釉质作用的最强时期非常重要。流行病学研究结果显示对于美观要求最高的恒前牙在出生后的第二至第三年这一个两年期的时间段内发生氟牙症的危险性最大。停止饮水氟化 11 个月对于防龋作用并无影响,而氟牙症的发生对饮水中极小的氟化物浓度改变也非常敏感,这种敏感性在 1～3 岁较 4～5 岁更显著。同时有动物实验显示后分泌期的牙釉质形成在氟牙症的发生中起重要作用,这就是敏感时间。

先于成熟相或成熟相当中的低浓度氟暴露均可引起氟牙症严重程度的显著增加,这种氟的累积效应可能是由于在分泌期,釉质蛋白的降解就已经开始。牙釉质形成过程都是氟牙症易感时期,而非个别的几个"决定性时期"(critical time)。总体来说,氟对牙齿的影响只是在牙齿的发育时期,牙齿发育完成后的氟暴露并不会引起氟牙症的发生。若在 7 岁之前长期居住于高氟区,即使日后迁居他地,仍然不能避免萌出的恒牙受累;反之,如果在 7 岁之后才迁入高氟区,则不出现氟牙症。

(二)临床表现

氟牙多见于恒牙,发生在乳牙者甚少,程度亦较轻。这是由于乳牙的发育分别在胚胎时期和婴儿期,而胎盘对氟有一定的屏障作用。因此,氟牙症一般多见于恒牙,但如果氟摄入量过多,超过胎盘筛除功能的限度时,也能不规则地表现在乳牙上。

氟牙症临床表现的特点是在同一时期萌出牙齿的牙釉质上有白垩色到褐色的斑块,严重者还并发牙釉质实质缺损。临床上常按其轻、中、重度而分为白垩型(轻度)、着色型(中度)和缺损型(重度)3 种类型。氟牙对摩擦的耐受性差,但对酸蚀的抵抗力强。严重的慢性氟中毒患者,可有骨骼的增生性变化,骨膜、韧带等均可钙化,从而产生腰、腿和全身关节症状。急性氟中毒症状为恶心、呕吐、腹泻等。由于血钙与氟结合,形成不溶性的氟化钙,可引起肌痉挛、虚脱和呼吸困难,甚至死亡。

(三)预防和治疗

自从认识到氟化物的使用是一种有效的防龋措施之后,学者们就一直致力于达到既能有效防龋,又能将氟的致病可能降到最低的这一目标。饮水的氟化至今为止仍然是性价比最高的一项公共防龋措施,而氟化牙膏等辅助用品的使用也是一项耗费巨大的公共支出。对于自然水氟含量低的区域,应适当增加饮水中氟的含量,而对于高氟区则应采取各种措施来减少水氟的致病作用。通过避免在牙齿发育期间摄入过量氟可有效降低氟牙症的发生率。

对于氟牙症的患牙可以按以下方法处理。

磨除酸蚀涂层法

磨除酸蚀涂层法适用于无实质性缺损的病例。此法简便,快捷,一次完成,效果佳。

复合树脂修复法

复合树脂修复法适用于有实质缺损的氟牙症。

漂白 冷光美白修复

牙齿漂白治疗可以分为外漂白术以及内漂白术。前者可有诊室内漂白术(in-office vital bleaching),家庭漂白术(in-home bleaching)或称为夜间漂白技术(night guard vital bleaching);后者又称为无髓牙漂白术(non-vital tooth bleaching)或诊间漂白术(walking bleaching)。

目前,牙齿漂白主要是使用过氧化氢或过氧化物作为漂白的活性物质。过氧化氢通过形成非稳态的自由基,反应性氧分子以及过氧化氢阴离子而发挥强氧化作用。这些反应性分子与长链的有色色源物质作用,将其分解为较小的无色而具有更强扩散性的分子。过氧化脲还可以产生尿素,进一步分解为二氧化碳及氨。

氨可以从两个方面促进漂白反应,首先氨所致的高 pH 环境有利于漂白治疗的过程。这可以解释为在碱性溶液中过氧化氢形成自由基所需的反应能更低,反应速率更高,因此反应效果较在酸性环境中更好。氨可以导致柱间蛋白变性,从而有利于自由基的渗入。目前,可以通过紫外光灯照射加速氧化反应,因此又称冷光美白。

(1)内漂白术:内漂白术又称无髓牙漂白术或诊间漂白术,是一种较侵入性无髓牙美学修复治疗更为保守的治疗方法。高硼酸钠与水或者过氧化氢的混合物常被用作诊间漂白治疗(walking bleaching)的漂白剂。这种方法是利用放置在牙髓腔内的漂白剂从内而外达到漂白效果。具体操作是将漂白剂封闭在髓腔内,留置 3~7 d,并且定期复诊更换,直到获得理想的漂白效果。如果经过 2~3 次复诊,仍然不能达到理想的漂白效果,那么可以辅助使用诊室内漂白治疗(in-office bleach)。该治疗过程可以一直持续到获得一定的治疗效果。

(2)外漂白术:外漂白术又称活髓牙漂白术,可以在诊室内也可以在家中进行。目前主要有 4 种活髓牙漂白方式。

1)医师执行式漂白——使用高浓度的过氧化氢(35%~50%)或过氧化脲(35%~40%),通常辅助以热源。

2)医师监督式漂白——当患者在诊室内时由医师将盛有高浓度的过氧化脲(34%~40%)的托盘放置在患者口中,由患者配合保持 0.5~2 h。

3)医师供材式漂白——又称为家庭漂白或夜间漂白技术。是由医师处方,患者自行操作,在定制的个别托盘中盛放5％～22％过氧化脲放入口中进行漂白治疗。

4)OTC(over-the-counter)类漂白药物——通常是基于不同浓度的过氧化氢或过氧化脲，可以盛放在预制的托盘中，也可以运用近期推出的条状载体，由患者自行调整。

三、牙釉质发育不全

牙釉质发育不全(enamel hypoplasis)是指由于遗传、感染或全身因素等所引起的牙釉质结构异常。根据病因不同，可以分为牙釉质发生不全(amelogenesis imperfecta)和牙釉质矿化不良(enamel hypocalcification)两种。前者是由于牙釉质基质形成障碍所致，临床上常伴有牙齿实质性缺损；后者主要是由于基质的矿化障碍所致，基质分泌正常，临床上没有牙齿组织的缺损，仅出现牙齿颜色异常。

(一)病因及发病机制

牙釉质发育不全的病因可分为遗传因素和非遗传因素两大类。已发现有300多种基因被认为与牙齿的发育有关，它们大多数与介导细胞间联络的保守性信号通路有关，尤其是在上皮与间充质组织之间的细胞联络。

有4个基因被认为与其牙釉质发生不全(amelogenesis imperfecta, AI)发病有关：釉原蛋白基因(amelogenin, AMELX)、釉蛋白基因(enamelin, ENAM)、釉质水解素基因(enamelysin, MMP_{20})，以及激肽释放酶基因(kallikrein 4, KLK_4)。这些基因所编码的蛋白被分泌并释放进入釉质基质中，参与牙齿发育过程。但目前对这些基因的研究显示，这些基因的变异只与25％的AI病例有关，这就提示我们可能有更多的其他基因参与AI的致病过程，如ameloblastin(AMBN)及DLX_3等。

X-linked AI：X-linked AI只占所有AI病例的5％，是由于X染色体(Xp22.3-p22.1)上的amelogenin基因缺陷造成的。在Y染色体上也有amelogenin基因(AMELY)，但通常只有低水平的表达且并不会造成AI的发生。amelogenin构成了发育中牙釉质的80％～90％的蛋白成分。到目前为止，已经发现了14种不同的AMELX致病性变异，并且由于分别影响了amelogenin蛋白的3个不同区域而产生了不同的表型。

(1)常染色体显性AI：釉蛋白基因(ENAM,4q13)编码了最大的牙釉质蛋白(190 kDa)，但这种蛋白是牙釉质基质中最少的结构性蛋白(3％～5％)。ENAM基因含有10个外显子，其中8个有编码。到目前为止，已发现在ENAM中有7种不同的致病性变异。如果只是单个ENAM等位基因受影响，可以表现为薄层牙釉质，有时伴有横沟。在最轻型的表现中，可以只发现有小的、边界清晰的釉质斑点。当两个等位基因都受影响时，可能临床表现为几乎没有牙釉质层。

(2)常染色体隐性AI：在发育中牙釉质有两种分泌性蛋白水解酶：釉质水解素(enamelysin, MMP_{20},11q22.3)及激肽释放酶(kallikrein 4, KLK_4,19q13.41)。两者均最早发现于发育中的牙齿。虽然在成釉的不同阶段都可有这两种酶的表达，但是这两种基因的缺陷可以引起常染色体隐性着色不成熟性AI。

除了遗传因素以外，其他任何可以影响成釉细胞分泌牙釉质基质或者影响牙釉质基质矿化的全身或局部因素都可以导致非遗传性釉质发生不全或牙釉质矿化不全。如严重的营养障碍(维生素A、维生素C、维生素D及钙磷缺乏)，内分泌失调(如甲状旁腺功能异常)，婴儿及母体疾病(如水痘、猩红热、孕妇风疹、毒血症等)以及局部感染因素(如乳牙根尖周严重感染导致继承恒牙釉质发育不全)等。

(二)临床表现

轻型牙釉质发育不全可仅表现为牙釉质颜色改变,如白垩斑。由于牙釉质基质形成未受影响,因此并无牙釉质实质缺损。牙釉质的色泽及透明度改变是因为釉质矿化障碍所致。

重型牙釉质发育不全表现为釉质实质性缺损,根据缺损形态可以分为带状缺损及窝状缺损。带状缺损是由于在某一时期牙釉质形成受到全面损害所致。在这一受损时期,牙釉质基质形成遭到破坏,因此在这一时期形成的牙釉质均出现了结构改变,临床上表现为相当于牙釉质生长线方向的釉质实质缺损,即带状或横沟状缺损。牙齿萌出后由于外源性色素的沉积,因此又可以表现为棕色带状缺损。窝状缺损是由于某一团块的成釉细胞受到损害,因此这一团块内的牙釉质形成障碍,而相邻的釉质形成正常,因而表现为某一块区域内牙釉质发育不全,出现实质性缺损,临床上牙釉质表面出现窝状缺损,可因色素沉积而表现为棕色外观。如果受损成釉细胞团块数量多,那么还可表现为蜂窝状缺损,这是一种比较严重的牙釉质发育不全的表现。

此外,还可有前牙切缘变薄,后牙牙尖缺损或消失。由于是在牙釉质发育期间所发生的改变,因此患牙多对称性出现,为多发性缺损。

(三)治疗原则

由于病变表现及程度不同,可有不同的治疗方式。轻型牙釉质发育不全如只表现为白垩斑或较浅的凹陷,可在患处牙齿表面涂布氟保护漆,减少牙齿敏感症状的发生,保护发育不全的牙齿。如为重型牙釉质发育不全,伴有明显的牙齿缺损及色素沉着,可根据缺损的部位及类型修复缺损牙齿组织,恢复牙体正常形态及功能。若已发生龋坏,则按照龋病治疗原则进行相应处理。

四、先天性梅毒牙

100 多年前,Hutchinson 首次描述了先天性梅毒牙(congenital syphilitic teeth)之后,大量的文献都涉及了先天性梅毒的牙齿改变。10%～30%的先天性梅毒患者伴有牙齿表型,主要表现为牙齿形态异常,如蕾状磨牙、桑葚状磨牙及半月形切牙等。

(一)病因及发病机制

通过组织学检查发现在出生前(钙化前)牙胚细胞中就可以发现有炎性反应及密螺旋体存在。抗梅毒治疗有利于一些梅毒婴儿的牙齿发育形成,但在牙胚发育到钟状期时牙齿发育就已经受到梅毒影响了。对于梅毒到底何时对牙齿造成损害有两种观点:一是认为只在出生后当母体的抗体不再保护胎儿时才会造成病理损害;二是认为早在出生前就已经对牙齿产生影响。目前,研究更倾向于认为梅毒对牙齿损害最严重的时期是在胚胎末期及出生后第 1 个月。

由于炎性渗出及密螺旋体的存在,使得成釉细胞受损,引起釉质基质的分泌障碍。又由于牙本质的矿化障碍,前期牙本质明显增多,因而牙本质塌陷,形成半月形损害。

先天性梅毒牙仅累及恒牙,或者那些钙化过程起始于出生后 1 年内的牙齿。这可能是由于梅毒密螺旋体不容易经过胎盘而直接作用于胎儿。

(二)临床表现

梅毒主要累及上中切牙以及第一磨牙。梅毒性改变较少发生于下颌切牙。学者们定义了不同的上中切牙梅毒牙的典型改变。如 Hutchinsonian 牙、螺丝刀牙、钉牙及过尖牙。

　　梅毒性上中切牙临床表现形式多样。有些可呈现圆柱状外观,或是两侧边缘向切嵴聚合,切牙牙间隙较大;有些可以在切嵴处有明显的半月形切迹,而有些可能只在切嵴上方的牙齿外表面有一个下陷,在少数牙齿可以兼具这两种表现。有些牙齿可以表现为在切嵴有发育不全的微小齿状突起,有些梅毒牙切嵴平整,这就是所谓的螺丝刀牙,这可能是由于长时间的磨耗造成的,有时也可见牙齿外表面的牙体凹陷。真性梅毒牙应与外伤性刻痕及釉质表面不平整相鉴别,后者是由于釉质发育不全而前牙切嵴处未能有完整的釉质保护所致。通常两侧上前牙的表现基本相同,但在一些病例中,可以表现为一侧较另一侧的梅毒性表现更明显。

　　典型的第一磨牙梅毒牙表现为圆顶形磨牙或蕾状磨牙。较正常第一磨牙和邻近的第二磨牙小。其最典型的改变是牙冠向咬合面方向聚合,尤其是在近远中方向。在唇腭向或唇舌向,非梅毒性牙也可以表现出这种聚合形态。蕾状磨牙牙冠中份宽度是正常牙的85%,而在咬合面则仅为正常牙的62%。也有一些牙齿的缩窄没有这么明显,但是仍然显示出介于正常牙与蕾状磨牙之间的表现。

　　在伴有牙釉质发育不全的第一磨牙中,体积过小可能是由于梅毒引起的,如果确实存在因梅毒所引起的牙冠过小,则形态上牙冠必然是向咬合面聚合。但是仅有聚合趋势并不能说明就一定存在梅毒牙,可能是牙釉质发育不全造成,在发育不全区域牙釉质可以形成膨胀的颌口或肩台,有时被误认为蕾状磨牙的表现。许多牙釉质发育不全的第一磨牙被定名为Fournier's磨牙、桑葚状磨牙或袋状磨牙。与上颌中切牙一样,第一磨牙的临床表现也可以存在差异。上下第一磨牙之间差异更明显,上颌牙较下颌更容易表现为蕾状磨牙,这是因为下颌磨牙较上颌更早受损。

(三)预防及治疗原则

　　妊娠早期即开始进行梅毒治疗,是预防先天性梅毒的有效方法。在妊娠的后4月进行抗梅毒治疗,有95%的婴儿可避免发生先天性梅毒。对于已经发生的先天性梅毒牙,可以对其进行美学修复,恢复牙齿正常外形及功能。可采用的方法为修复治疗或光固化树脂修复。

第三节　牙齿数量异常

　　牙齿数量异常主要是指额外牙(supernumerary tooth)和先天性缺牙(congenital anodontia)。

一、额外牙

　　额外牙是指正常牙数之外多生的牙,又称为多生牙。

　　额外牙可以在恒牙列或乳牙列中发生,但以恒牙列为多见,其发病率为0.1%~3.4%。其病因目前还不明确,可能与恒牙胚分裂有关,也有学者认为额外牙的发生可能是由于局部、独立、条件性的牙板过度活跃引起。

　　额外牙可以是单个、多个、单侧或双侧的。可以表现为萌出的、未萌的,可以存在于单颌或上下颌均有。不伴发其他疾病或症状的单纯的多个额外牙极少见,多个额外牙常与腭裂或唇裂等疾病伴发,或是与锁骨头骨发育异常或 Gardner 综合征伴发。有 1 个或 2 个额外牙的病例通常最多出现于上颌前牙区,其次是下颌前磨牙区,多个额外牙的情况(大于 5)多出现在下颌前磨牙区。

额外牙的分类通常基于其发生部位或形态。

以发生部位分类可分为:①正中额外牙——位于切牙区;②磨牙旁额外牙——位于磨牙旁;③磨牙远中额外牙——位于最后一颗磨牙远中;④前磨牙旁额外牙——位于前磨牙旁。

以形态分类可分为:①圆锥形——楔状牙;②结节状——多个牙尖或结节,为圆筒状,多为套叠状;③多余牙——类似正常牙,可以为切牙状,前磨牙状,磨牙状;④牙瘤——形态上不似任何牙齿,只是一团牙组织。

近中牙是最常见的额外牙,呈圆锥形,位于 2 个上、中切牙之间,或从中切牙的腭侧萌出。约有 20% 的患者,有 2~3 个近中牙。只有 25% 的近中牙能主动萌出。额外牙亦可见于下颌双尖牙和上磨牙区。多发性额外牙通常对称性。额外牙可使邻牙萌出迟缓、牙根吸收及错位萌出;它亦可导致牙列拥挤不整,形成产生牙周病龋病的条件;埋没的额外牙还可形成含牙囊肿,因此额外牙大多需要拔除。

二、先天性缺牙

先天性缺牙指先天缺失一个或数个牙齿。先天性缺牙是指在牙胚形成过程中有未能发育和形成牙。关于其病因目前还不甚明确,有研究认为与外胚叶发育异常、全身性疾病(母体疾病、佝偻病、先天梅毒)等有关,部分原因不明。目前认为先天性缺牙发生的可能病因包括胚胎期牙板发育受限;空间受限而不能正常获取营养发育;上皮间充质相互作用障碍等多种因素。

先天性缺牙目前分类尚不统一,多数英属杂志中将其根据缺牙的严重程度分为:个别牙缺失(hypodontia)、多数牙缺失(oligodontia)。而先天性无牙症(anodontia)是属于先天性多数牙缺失的极端表现。而在美属杂志中,则先天性缺牙分为无牙症(anodontia),真性缺牙(true anodontia)与部分牙缺失(partial anodontia),真性缺牙是伴有全身性外胚叶发育不全的口腔牙缺失症,而部分牙缺失则是 1 个或多个牙的发育障碍,较无牙症多见。最容易发生缺牙的部位按顺序分别为第三磨牙,下颌第二前磨牙,上颌侧切牙。先天性缺额牙要和已形成而未萌出的埋伏牙相区别,要鉴别这二种情况,X 线检查颌骨是目前唯一的方法。

先天性缺牙的患者多在幼儿时期即可发现,须在做全面检查后,根据患儿相貌,缺牙的位置、数目及牙列排列情况决定治疗方案。先天性缺牙应早期进行诊治,才有利于减少颌骨发育畸形的产生。目前多采用修复、正畸等治疗方式,恢复牙列的完整性。一般前牙先天性缺失的患者首先应考虑美观问题,后牙先天缺失的患者以功能为主。对于牙槽骨发育不足的多数缺牙和无牙的患者可采用外科手术植骨,术后种植体或义齿修复。

第四章　牙齿损伤性疾病

牙齿损伤性疾病是指牙齿萌出后非细菌因素造成的牙齿硬组织损伤。急性牙齿硬组织损伤可能同时累及牙髓或牙周组织。慢性牙齿硬损伤不及时治疗,进一步发展,也可引起牙髓、根尖周病变。

第一节　牙外伤

牙外伤(traumatic dental injuries)是指突然外力造成的牙体组织和牙周组织的急性损伤。前者累及牙釉质、牙本质、牙骨质和牙髓,后者累及牙周膜、牙槽骨和牙龈黏膜,牙体组织和牙周组织损伤可单独发生,亦可同时发生。对牙外伤患者,应注意查明有无颅脑、颌骨或身体其他部位的损伤。

流行病学资料表明,儿童和青少年人群牙外伤发病率最高。不同的国家和地区报道发病率略有差异,平均 15% 左右。乳牙和恒牙牙外伤的发病最常见年龄段分别为 2～3 岁和 9～10 岁。在部分欧美国家,牙外伤是最常发生于运动场的体育事故,其次,暴力、左撇子和各类突发撞击事件均可造成牙外伤。

根据病因、解剖、病理、临床或治疗预后等不同,牙外伤可以有多种分类方法。国外科学研究最多用 Andreasen 分类方法。牙外伤初诊在我国属口腔内科诊治范畴,多采纳常用临床分类法,即牙震荡、牙折、牙脱位。

一、牙震荡

牙震荡(concussion of teeth)是骤然外力作用于牙体引起的牙周膜的轻度损伤,损伤通常不累及牙齿硬组织。受伤患牙疼痛,牙龈边缘少量渗血,轻度松动无移位但叩痛明显。X 线片显示牙根位于牙槽窝的正常位置,受伤当时牙髓电测试意义不大。若根尖牙周膜轻度受伤,数周或数月后牙髓电测试恢复正常;若根尖牙周膜受伤较重,牙髓逐渐坏死,表现为牙齿变色,牙髓电测试无反应。

牙震荡患牙一般预后较好,不需要特殊治疗,也可于受伤当时适当调𬌗及伤后 2 周内忌硬食,以减轻患牙的咬合负担。受伤后第 1、第 3、第 6、第 12 个月应定期复查,年轻恒牙需追踪观察 1 年以上,若牙体无变色、牙髓活力正常,可不进行任何治疗,若发现牙髓坏死,应及早做根管治疗,以防患牙变色。

二、牙折

牙折(teeth fracture)是外力引起的牙齿硬组织折裂或折断。前牙的牙折多因跌撞,如跌倒、殴打、车祸、运动等原因造成;而后牙的牙折多因进食时突然咬到砂石、碎骨等硬物而发生。牙折断的部位及所累及的范围也有所不同。通常按部位可分为冠折、根折和冠根联合折,根据其是否累及牙髓,又分为露髓和未露髓两类。

（一）冠折

单纯的牙釉质折裂，患牙可无症状，或对冷、热、酸、甜刺激稍敏感，一般不会引起牙髓炎症。同时累及牙釉质和牙本质的冠折，常有对冷、热、酸、甜刺激敏感等牙本质过敏症状。对近髓或露髓的患牙，如治疗不及时常可引起牙髓感染而出现牙髓炎的症状。

依据牙冠折的范围和牙髓的状态决定选择何种治疗。单纯的牙釉质裂纹，只需调磨锐尖，一般不需要其他处理；对累及牙本质浅层有敏感症状的患牙，可采用脱敏治疗，或直接用复合树脂修复牙齿外形；对累及牙本质深层缺损较大的患牙，牙本质敏感症状明显，应先用氢氧化钙间接盖髓促进修复性牙本质形成，高黏性玻璃离子黏固剂暂时覆盖牙本质，观察 2 个月以上，确定牙髓活力正常后再换用复合树脂修复或做冠修复。对牙髓暴露或已有牙髓症状者，应根据牙根发育状况做根管治疗或活髓保存治疗。对于活髓牙，应在治疗后第 1、第 3、第 6 个月及 1、2 年定期复查，以了解牙髓的活力情况以及年轻恒牙牙根形成情况，对已有牙髓或根尖周病变的患牙，应做牙髓摘除。

（二）根折

外伤性根折比冠折少见，多发生于牙根已发育完全的成熟恒牙。按根折部位可分为颈1/3、根中 1/3 和根尖 1/3 根折。其中，根尖 1/3 根折最为常见。其折裂线可为水平型或斜型，完全纵折极少见。

根折主要表现为牙冠松动，唇、腭侧错位，叩痛和龈沟出血。根折部位越接近冠方，牙齿松动越明显，但对于多根牙则不一定如此。X 线检查是诊断根折的重要依据，但少数根折因 X 线中心线与根折线形成的特殊角度而很难显示。

根折治疗时因其折断部位的不同，所选择的治疗方法也不一样。一般认为越靠近根尖区的根折其预后越好，而与口腔相通的根折，其治疗及预后较复杂。

折线位于龈缘颈 1/3 且牙周组织正常的根折，应拔去冠段牙折片，进行根管治疗后行桩冠修复。如果断面位于龈下，可根据情况采用切龈术或正畸牵引术暴露牙根断面，再进行根管治疗后行桩冠修复。

折线位于根中 1/3 的患牙，应将冠段复位后用粘结夹板技术将患牙同两侧的邻牙固定在一起，4~6 个月待根折愈合后再去除夹板。固定期间，每月复查 1 次，要及时更换松脱夹板，若发现牙髓有炎症或坏死趋势，要及时进行根管治疗。根管内不用牙胶尖充填，应用糊剂充填后，玻璃离子黏固粉将根管桩固定于根管内，连接两断端牙根。

折线位于根尖 1/3 的患牙，先用黏接夹板固定，定期复查，不必进行预防性根管治疗，以免糊剂压入断端之间，影响断面愈合。若复诊发现牙髓炎症或坏死，再行根管治疗。

复位后根中 1/3 和根尖 1/3 根折的愈合有以下 3 种情况。

钙化硬组织愈合

钙化硬组织愈合与骨损伤愈合相似，这是最理想的愈合。临床检查牙齿不松动，牙髓活力正常或稍下降，X 线片上看不见或隐约可见一细小根折线。

结缔组织愈合

结缔组织将断端分开。临床检查牙齿稍有松动，牙髓活力正常或稍下降，X 线片上可见明显的根折线，髓腔可能有钙化影像。

肉芽组织形成

实际上不是修复愈合的表现。临床上牙齿明显松动，变色，叩痛，伸长，牙髓无活力，X 线片上可见根折线较宽,其周围伴有牙槽骨的吸收。

(三)冠根折

冠根折多为斜向折裂,同时累及牙釉质、牙本质和牙骨质,牙髓常暴露。对于牙根未完全形成的年轻恒牙,应采用根尖诱导形成术,待牙根完全形成后再做根管治疗及修复治疗。对于发育成熟的恒牙,均应尽量保留患牙,并在完成根管治疗后采用切龈术、正畸牵引术或直接用拔牙钳拉出复位固定后行桩冠修复。对于垂直纵向冠根折,治疗效果差,应拔除患牙。

三、牙脱位

牙齿受外力作用脱离牙槽窝称为牙脱位,常伴有牙龈撕裂和牙槽突骨折。因外力作用的大小、方向不同,牙脱位的类型也不相同。牙齿偏离牙槽窝移位称为不完全脱位。牙齿不完全脱位根据移位方向可分为殆向脱位、侧向脱位和嵌入性脱位。牙齿完全脱出牙槽窝或仅有软组织相连称完全脱位。

(一)殆向牙脱位

牙齿有明显伸长感和咬合障碍,松动度明显增加,有疼痛、龈缘出血等表现,X线片示牙根尖与牙槽窝壁之间的间隙增宽。

脱位牙应在局麻下用手轻柔复位,恢复其正常的咬合关系后用夹板固定2~4周后再去除夹板。复位后3、6、12个月进行复查,以了解牙髓、牙根或牙槽骨情况。若发现牙髓坏死,应及时作根管治疗,以防牙根吸收和根尖病变。

(二)侧向牙脱位

牙齿出现唇舌向移位,牙松动不明显甚至完全不松动,常伴有牙槽窝壁或牙槽骨的骨折。叩诊为音调较高的金属音。X线片示根尖周牙槽窝空虚。

由于牙齿被嵌锁在新位置,故需要在局麻下用手或钳子将其复位到正常位置,伴有牙槽窝壁或牙槽骨的骨折,应同时复位牙槽窝壁或牙槽骨,复位后再用夹板固定至少4周。2~3周定期复查进行X线检测,复查X线片如有边缘性牙槽突吸收,则应继续固定3~4周;对于根尖孔未发育完全的牙,牙髓活力测试决定是否行根尖诱导成形术。而对于成熟牙,侧向脱位多造成根尖孔血管断裂,牙髓进而发生坏死,常需及早作根管治疗。

(三)嵌入性牙脱位

患牙殆面或切缘低于正常,临床牙冠变短甚至完全嵌入牙槽窝内,发生于上前牙的嵌入性脱位,严重者可能嵌入鼻腔。患牙不松动,牢牢地轴向嵌锁到牙槽骨中,叩诊为高调的金属音。X线片示嵌入性脱位牙根尖区牙周膜间隙变窄或消失。

根尖孔未完全形成的年轻恒牙,应在局麻下用拔牙钳将其轻轻松离锁扣位置,对症处理,任其自然萌出,多数患牙在半年内能萌出到原来位置。强行拉出复位会造成更大的创伤,诱发牙根和边缘牙槽突的吸收。外伤后1、3、6个月应定期复查,检查牙髓活力,一旦发现牙髓坏死,须及时作根尖诱导成形术。

发育成熟的恒牙嵌入脱位后一般不能自行萌出,应及时复位并固定2~4周。因为这类牙多发生牙髓坏死,并容易发生牙根吸收,在去除夹板之前应及早作根管治疗。

(四)完全性牙脱位

牙完全性脱位也称牙撕脱,牙齿从牙槽窝里完全脱出,部分可有少量的牙龈软组织相连,牙槽窝空虚,流血或充满血凝块,可伴有牙龈软组织的撕裂和牙槽突的骨折。

通常采用牙再植术治疗。具体治疗方案的选择及预后情况与患牙离体时间、患牙发育状态、体外保存方式、患牙自身牙体牙周的状况及患者全身状况直接相关。

脱位牙应在离体最短时间进行再植。对于根尖未发育完全的年轻恒牙，若牙离体不超过半小时，再植成功机会较高，预后也很好。牙髓常常能继续存活，而不必拔除牙髓，牙根吸收的发生率较低。对离体超过 2 h 以上的患牙，尤其是牙根已发育完成的恒牙，牙髓不可能重建血运循环，多发生坏死，进而引起炎症性的牙根吸收或根尖周病变。

若离体时间较长，牙髓和牙周膜内细胞发生坏死，牙周膜不可能重建，这时"再植"变为"种植"。应先用刮匙将坏死的牙周膜从根面刮去，体外完成根管充填置入牙槽窝内。用固定夹板固定 6 周以上。

在受伤地点即刻将脱位牙复位于牙槽窝内是最佳保存方式。如脱位牙污染严重，可用自来水简单冲洗后，置于患者口腔内。如果有条件也可放在有牛奶、生理盐水或冷自来水的容器里，防止脱位牙的干燥。

患牙在外伤前的龋坏及牙槽骨的吸收破坏情况也影响再植效果。对于一些有系统性疾病如感染性心内膜炎、糖尿病、免疫力低下的患者，一般不再考虑对脱位牙进行再植。

对于能立即复位再植的脱位牙，先用生理盐水轻轻清洁牙根表面及牙槽窝内的血凝块和骨折片或异物，然后用手指轻缓施压将脱位牙置入牙槽窝正常位置。复位后用半固定夹板固定 2 周左右后，适当应用抗生素，并常规使用破伤风抗毒素。

再植术后，对可能发生牙髓坏死的患牙，应在去除夹板前完成根管治疗；对根尖孔没形成的年轻恒牙，在去除夹板前完成根尖诱导成形术，18 个月后待根尖屏障形成后换用牙胶充填。所有患者在术后 2~3 周都应常规进行 X 线片检查，观察根尖周有无炎症。随后在 2、6 个月及 1、2、5 年应定期复查，追踪观察牙根有无吸收及牙根与周围牙槽骨的愈合情况。

第二节　牙齿慢性损害

牙齿慢性损害是指非细菌性的机械、化学因素长期作用造成的牙齿硬组织完整性破坏。牙齿慢性损害早期症状不明显，病变累及牙本质后可出现牙本质敏感症状，进一步发展可造成牙髓根尖周病变。慢性牙隐裂多有典型的定点咬合痛；牙根纵折常引起牙周、根尖周病变，预后较差。

一、牙磨损

牙磨损（abrasion）是机械摩擦造成的牙齿缓慢渐进性缺损。正常咀嚼造成的生理性磨损称为咀嚼磨损或磨耗（attrition），其他非咀嚼过程造成的病理性磨损称为非咀嚼磨损。

（一）病因

咀嚼磨损又称为磨耗。牙齿咬合关系建立后，牙齿在行使咀嚼功能时，牙齿与牙齿之间摩擦运动，造成牙釉质和一部分牙本质消耗，咀嚼磨损也是正常的增龄性变化。一些不良习惯、异常咬合、牙齿组织结构不良等可加速牙齿的磨耗。主要包括单侧咀嚼、夜磨牙、喜吃硬的食物、牙齿排列不整齐、缺牙、亢进的咬合力、牙齿矿化不良等。

由于其他机械刺激而引起的牙齿硬组织缺损则称之为非咀嚼性磨损。牙齿非咀嚼磨损常常包括刷牙因素，如刷毛过硬，牙膏颗粒太粗，刷牙方式不正确；义齿因素，如卡环卡抱力量过大，义齿边缘摩擦；不良习惯，如咬针线、咬电线、咀嚼茶叶、烟叶、喜嗑葵瓜子以及职业因素，如吹号、咬金属线等原因所引起。

（二）临床表现

因牙磨损程度不同患者可能表现为无自觉症状、牙本质敏感和并发牙髓炎。牙齿磨损的程度和患者的年龄、牙齿的硬度、食物的硬度、咀嚼习惯和咀嚼肌的张力等有关。

男性磨损发病率高于女性，常常发生在牙齿与牙齿接触的地方。一般情况下牙齿的磨耗速度比较恒定，对颌牙之间殆面或切缘磨损量基本相同。牙功能尖嵴如前牙切缘、后牙殆面、上颌牙的腭尖、下颌牙的颊尖以及邻面接触点区域易出现磨耗。对于磨损，发生部位常位于刺激因素作用区域，如不正确刷牙、卡环因素所形成的楔状缺损位于牙颈部，咬线、嗑瓜子、吹号所引起的牙磨损一般位于前牙切缘。然而，有些病例中病理性和生理性磨损间无明显界限。根据牙齿磨损程度不同磨损分为 3 级（Whittaker 法）。

级磨损

磨损局限于釉质层，患者无明显不适，探诊和温度诊无异常。

级磨损

局部釉质完全磨损，牙本质暴露；随着牙本质暴露面积增大，患者出现牙本质敏感症状。检查可见磨损面光滑平坦，暴露牙本质处凹陷较深，可能有色素沉着或者继发龋，探诊对机械摩擦刺激特别敏感。

级磨损

大片釉质完全磨损，牙本质大面积暴露，牙尖或边缘嵴几乎被磨平，殆面弹坑状凹陷接近髓腔。患牙牙本质症状较Ⅱ级磨损更明显，甚至发展为牙髓炎。由于牙尖边缘嵴被磨平，溢出沟消失，患牙出现食物嵌塞，咀嚼功能下降。如果殆面呈非均匀磨损，中央部位形成大而深的凹陷，周围形成高而尖锐的牙尖、边缘嵴，可能造成绞锁状咬合，造成牙周创伤和牙齿纵折。尖锐的牙尖牙嵴还可能刺伤口腔黏膜而形成舌缘、颊黏膜溃疡。

（三）治疗与预防

去除诱因和不良习惯

生理性磨损无症状者，无须处理。对于病理性磨损要消除夜磨牙、紧咬牙等诱发因素，去除用牙咬线和前牙恒定部位嗑瓜子习惯，采用正确的刷牙方式和选择适当的牙刷牙膏。对于咬合关系不佳的患牙，应调整咬合关系，恢复牙齿正常外形的咬合关系，提高咀嚼效率，防止牙周损伤。

脱敏和再矿化治疗

对于未形成弹坑状缺损而又有牙本质过敏的较浅磨损，可采用脱敏治疗和氟制剂再矿化疗法，提高其硬度和质地，增加其抗磨损的能力。

充填修复治疗

非均匀磨损出现弹坑状缺损，应选择适当的充填材料对其进行充填治疗，以隔绝外界刺激，阻止牙齿进一步被磨损；对于均匀磨损造成的牙本质广泛暴露，可采用全冠修复。严重磨损而引起颞下颌关节紊乱综合征者，应用颌垫恢复其正常的颌间距和咬合关系。有牙髓和根尖周炎症者,常规进行牙髓病、根尖周病治疗,然后再进行其他相关治疗。

二、楔状缺损

楔状缺损(wedge shaped defect)是发生于牙齿颈部唇、颊面,偶尔也见于舌腭面的硬组织缓慢消耗性缺损,形态呈窄端向内的楔形而得名。

(一)病因

楔状缺损发生的确切原因还不十分清楚,目前认为和下列因素综合作用有关。

刷牙

不正确刷牙是楔状缺损发生的主要原因。用力横刷牙者,常有典型和严重的楔状缺损。横刷牙着力最强的地方,如唇向错位的牙和牙弓转弯处的第一、第二双尖牙,常发生楔状缺损且缺损的程度也比较严重。

组织结构薄弱

牙颈部釉质与牙骨质交界处组织结构薄弱,甚至釉质与牙骨质不相连牙本质直接裸露,机械和理化因素容易导致缺损发生。

局部酸的作用

龈沟内的酸性分泌物和细菌滞留形成牙菌斑产酸使局部呈酸性环境,牙龈缘颈部也是胃酸反流和酸性饮食的酸滞留区。牙颈部硬组织脱矿溶解诱发和加速了楔状缺损的发生。

牙体疲劳

牙颈部的外形和组织结构特点决定了牙颈部是应力的集中区,长期应力集中导致局部牙体组织疲劳容易出现破坏缺损。

(二)临床表现

典型楔状缺损是由两个平面相交呈"V"字楔形,缺损边缘整齐而锐利,也有缺损呈浅碟形或不规则形。缺损表面坚硬光滑,少数有着色。因楔状缺损的深度不同,临床上可出现牙本质过敏症状,累及牙髓可出现牙髓炎甚至根尖周病症状。但是深度与临床症状不一定成正比关系,如果缺损发展速度慢或患者年龄较大,修复性牙本质的形成明显,即使楔状缺损非常深,但患者也可能无明显症状。缺损严重者,颈部组织薄弱可出现牙颈部折断。多发生在牙弓转弯处的双尖牙区,也见于前牙和磨牙,上颌多于下颌。50～60岁为楔状缺损高发年龄段,随着年龄增加,楔状缺损发生率愈高,缺损愈严重。

(三)治疗和预防

改正不良的刷牙方式

应采用正确的刷牙方式,避免横刷,并选用刷毛较软的牙刷和磨料较细的牙膏。由于接触酸后造成牙脱矿和表面软化,对机械磨损敏感,因此应避免进食水果、碳酸饮料等酸性食物后立即刷牙。

脱敏治疗

浅、中型无症状楔状缺损可不做特别处理,但需注意局部清洁,预防发生龋病和牙龈炎。对牙本质过敏者,可做脱敏疗法。

充填治疗

对脱敏无效或缺损严重者可做充填治疗,较深的楔状缺损应采用间接盖髓再行充填治疗。充填治疗既可以阻断外界刺激,消除过敏症状,又可以阻止楔状缺损的进一步发展。充填材料一般选用对牙髓刺激性小的玻璃离子黏固剂或复合树脂。

　　根管治疗

对已有牙髓、根尖周炎发生的楔状缺损患牙,需先进行根管治疗,再充填修复缺损。由于楔状缺损导致牙颈部硬组织大量缺损,牙髓坏死又使牙体硬组织因缺乏营养而变脆,为了预防牙颈部折断,在做双尖牙、前牙根管治疗后,充填修复前最好在根管内打桩,增加牙齿抗折力。

三、磨牙症

习惯性、无意识、无功能上下颌用力磨牙称为磨牙症(bruxism),是咀嚼系统的一种功能异常运动,睡眠时发生多于白昼。

(一)病因

磨牙症的病因还不十分清楚,目前认为多种因素与之有关,包括生理病理学因素、心理因素和解剖形态学因素等。

　　心理因素

情绪紧张是磨牙症最常见的发病因素。恐惧、愤怒、焦虑等情绪没有及时发泄,隐藏在人的潜意识中,情绪积累到一定程度,则通过各种方式周期性地表现出来,磨牙症状是这种表现方式之一。注意力高度集中和紧张强度大的工作者,如运动员、钟表工,常发生磨牙症。

　　全身性疾病

早期文献报道,磨牙症与寄生虫病、血压改变、遗传、缺钙、胃肠道功能紊乱等因素有关。

　　咬合关系不协调

咬合早接触可能是磨牙症的另一主要病因。正中𬌗的早接触是最常见的磨牙症的诱导因素。有时调磨改正正中关系与正中𬌗之间的早接触和平衡侧早接触可以治愈磨牙症。

　　颞颌关节功能紊乱

有研究报道颞颌关节功能紊乱与磨牙症有一定相关性,但二者的因果关系还存在争议。

(二)临床表现

临床上磨牙症可分3型。

　　磨牙型

常在夜间入睡之后磨牙,又称为夜磨牙,常被别人听见而告知,患者本人多不知晓。

　　紧咬型

常在白天注意力集中时不自觉地将牙咬紧,但没有上下磨动的现象。

　　混合型

兼有夜磨牙和白天紧咬牙的现象。长期磨牙症患者全口牙咬合面磨损严重,牙冠变短,可能伴发颞下颌关节紊乱。严重的牙面磨损,也可导致多数牙的牙髓病、根尖周病,或者咬合创伤,食物嵌塞。牙周负荷过大可能出现牙齿松动等牙周疾病症状。

(三)治疗

　　去除致病因素　治疗并发症

施行自我暗示以消除心理因素、减少紧张情绪。磨除早接触和高陡牙尖,同时进行放松肌肉的锻炼。由磨牙症所引起的各种并发症,按并发症的治疗方法做相应的处理。

　　𬌗垫干扰预防治疗

戴𬌗垫既可干扰中断患者持续长时间夜磨牙,又可保护牙面减轻磨损。

肌电反馈治疗

对磨牙症患者分两期训练,第一期通过肌电反馈学会松弛肌肉;第二期用听觉反馈,在一级睡眠期间可告诫磨牙症的发生。

四、酸蚀症

酸蚀症(erosion)是指非细菌产生的机体内源性或(和)外源性化学酸性物质引起的牙齿硬组织慢性病理性丧失。化学酸造成牙体硬组织脱矿、硬度降低,进而对机械磨损更加敏感,发展为硬组织缺损。化学酸的 pH、钙磷氟含量决定了酸蚀症的程度,接触酸的频率时间、行为和生物学因素,如牙齿质量、位置、唾液缓冲能力、流量也影响酸蚀症的程度。

(一)病因

内源性因素

呕吐或胃酸经食管逆流常造成内源性牙酸蚀症。所以,牙酸蚀症也是器质性和神经性厌食症以及酗酒者常见的症状。

外源性因素

由于摄入大量的酸性饮料,如碳酸饮料,水果汁,喜吃酸水果,葡萄酒以及酸性食品,都可能引起牙齿脱矿。

制酸工人和常接触酸的人员,酸挥发进入空气形成酸雾或酸酐常常引起牙齿硬组织脱矿。电池作业工人酸蚀症的危险性显著增高,葡萄酒品尝者和游泳竞技者尚不能肯定。

(二)临床表现

酸蚀症患者最初牙体无实质性缺损仅有感觉过敏,以后逐渐产生实质性缺损。最初是牙釉质表面出现光滑的小平面,随后进一步发展,出现浅的圆形凹面,或边缘锐利的沟槽,严重者牙釉质可能完全丧失,暴露出牙本质,易于进一步酸蚀和机械磨损。侵蚀部位和形式因酸而异。食物中的酸引起上前牙唇面表面光滑的大而浅的凹陷,由胃酸上逆引起者常导致前牙腭舌面及后牙的𬌗面和舌面酸蚀。由盐酸所致者常表现为自切缘向唇面形成刀削状的光滑面,硬而无变色,因切端变薄而容易折断。硝酸主要作用于牙颈部或口唇与牙面接触区。硫酸酸雾中系二氧化硫,在水中溶解形成弱酸亚硫酸,通常只使口腔有酸涩感,不易引起牙体酸蚀。

(三)预防和治疗

改善劳动条件

消除和减少空气中的酸雾是预防外源性酸蚀症的根本方法。戴防酸口罩和定时用弱碱性液,如 2%苏打水漱口,对预防酸蚀症有一定作用。

改正不良饮酒 饮食习惯

适当减少酸性食物摄入量,进食酸性果汁、饮料后应 2 h 内避免刷牙。降低饮酒和其他原因引起的胃酸反流。

脱敏和修复治疗

有过敏症状的浅表缺损,可进行脱敏和再矿化治疗。牙体缺损严重可行充填或修复治疗。

五、牙隐裂

牙隐裂(dental microcrack),又称不完全牙折(incomplete fracture),是指发生在牙齿表面渗入到牙本质的细微非生理性裂纹。最常发生于上颌磨牙,其次是下颌磨牙、上颌前磨牙。

（一）病因

牙体硬组织结构缺陷

牙隐裂常常发自牙齿的发育沟，进而向硬组织深部延伸。如果牙体硬组织发育缺陷形成深的沟裂，在行使咀嚼功能时，容易产生应力集中，导致牙隐裂的发生。

𬌗力创伤

牙隐裂患者常常有不慎咬硬物历史。部分患者咀嚼肌发达，有长期咬坚果、咀嚼硬韧食物习惯，咬合力过大导致𬌗面过度磨耗和组织薄弱，随着时间的延长，还可能改变牙硬组织釉柱排列方向，最终导致牙隐裂的发生。

牙体手术治疗

牙体手术治疗制备洞形可能去除部分健康牙体组织，从而削弱牙齿对外力的承受力。窝洞充填材料与牙体组织的热膨胀系数和聚合收缩系数的不同也是引起牙隐裂的因素之一。

牙体硬组织营养缺乏

牙髓病变以及根管治疗术后，牙体硬组织失去最主要的营养供给，组织变脆，易发生隐裂或折裂。

（二）临床表现

牙隐裂最典型的症状是咀嚼和遇冷热出现尖锐而短暂的疼痛。咀嚼性疼痛为定点性咬合痛，即当𬌗力作用于隐裂线上，出现撕裂样剧痛，咬合停止，疼痛消失。随着牙隐裂线的加深，轻微疼痛可发展到严重的自发痛，这是由于牙隐裂引起牙髓和根尖周疾病。所谓的"牙裂综合征"（cracked toothsyndrome）就是包括单纯牙隐裂锐痛症状和并发牙髓炎、根尖周病的多样症状。

早期牙隐裂裂纹细小，肉眼不容易发现，随着时间的延长裂隙增宽，色素沉积而变得较易看见。X线检查对牙隐裂的诊断价值不大，但对由于牙隐裂引起的根尖周炎状况却有一定的帮助。隐裂线与牙齿的发育沟重叠并且越过边缘嵴到达牙齿的邻面或颊舌面。上颌磨牙隐裂线常与其近中沟或舌沟重叠，下颌磨牙隐裂线呈近远中方向与发育沟重叠，上颌双尖牙隐裂线亦与近远中向发育沟重叠。染色试验可辅助诊断牙隐裂早期的过细裂纹。将可疑牙隔湿、吹干后，用棉球蘸上龙胆紫染料，在可疑部位反复涂搽使染料浸透入裂隙内，以便确定隐裂线的位置和累及的程度。隐裂线即使未累及牙髓，侧向直接叩击隐裂线处也可出现疼痛。活髓牙对温度刺激有反应。咬诊试验可通过定点性咬合痛症状辅助诊断患牙。将棉花签置于可疑牙不同部位，嘱患者反复轻轻咬合，若在某一点反复出现短暂的撕裂样疼痛，则该牙可能已发生牙隐裂。对于已明确诊断为牙隐裂的患牙，不宜再进行咬诊试验；咬合时应轻轻用力，以免加速裂纹的发展甚至造成牙折。

（三）治疗

调𬌗

所有牙隐裂治疗应首先调磨高陡牙尖，降低咬合力。定期观察，并建议暂时不用患牙侧咀嚼硬物。根据有无牙髓症状再决定下一步治疗方案。

全冠修复治疗

对有症状而未累及牙髓的隐裂牙可采用全冠保护治疗。为了确定牙髓状态，牙体预备后，用氧化锌丁香油黏固粉固定暂时冠，观察 2～3 周，若症状完全消失，可考虑直接换永久性全冠。对有牙髓炎症状的隐裂牙，应根管治疗完成后立即做全冠修复。

治疗过程注意事项

对于隐裂线已累及髓室底但未完全裂开的患牙,应用粘结剂封闭隐裂线,用暂冠或牙圈保护牙尖,直至根管治疗和充填治疗完成。在根管治疗过程中,如果疼痛症状未减轻,预后情况差,建议拔除患牙。若髓室底完全裂开,根据不同情况酌情处理。牙折片及残存牙松动,则拔除之。若上颌磨牙牙折线为近远中向,下颌磨牙牙隐裂线为颊舌向可顺牙隐裂线行牙半切除术,保存牙冠的一半或两半以及牙根,治疗结束后进行全冠修复。由于对牙隐裂的程度、性质很难准确诊断,在治疗前必须向患者交代清楚治疗的可能结果,治疗期间牙隐裂可能继续发展为牙齿完全裂开,而不得不拔除患牙等。

六、牙根纵裂

牙根纵裂(vertical root-fracture)是指发生于牙根的牙体组织慢性损伤。由于牙根纵裂位于牙的根部而未累及牙冠,临床上常常难以发现。

(一)病因

创伤性𬌗力

创伤性𬌗力长期作用于牙根,造成牙根管内吸收或根管外吸收,根管壁的抵抗力降低,当牙齿遇到意外力量时就容易产生牙根纵裂。如果𬌗面严重磨耗形成凹凸不平和高陡牙尖,咀嚼运动时可能改变𬌗力方向,在牙根产生扭曲力导致牙根纵裂。

根管治疗

牙髓病变使牙体硬组织失去营养而变脆,根管治疗时根管预备使根管壁牙本质变薄,牙根抵抗力进一步降低,根管充填采用侧方加压法或是垂直加压法都可以产生过大的楔力造成牙根纵裂。

根管内固位桩

根管治疗完成后,因牙体硬组织严重缺损需要在根管内安装根管固位钉辅助固位。银汞合金固位钉在充填后合金的缓慢膨胀可能导致牙根纵裂;根管固位钉在敲打钉就位时或旋转就位时,产生的楔力可能导致牙根纵裂;根管固位钉安装充填后在牙行使咀嚼功能时,咬合力应力集中于桩上造成杠杆作用,在根管内产生撬动的力量作用于根管壁可能导致牙根纵裂。临床上铸造桩冠失败的最常见的原因之一就是牙根纵裂,因此,临床上根管治疗牙在充填修复时尽量不使用根管桩,充填完成后最好使用全冠修复。

解剖生理因素

牙根解剖结构方面的弱点与牙根纵裂有关。下颌切牙、上颌第二双尖牙等扁牙根比圆形、椭圆形的牙根更容易发生根折;上颌磨牙的近中颊根、下颌磨牙的近中和远中根,双根管比单根管容易发生牙根纵裂。而上颌中切牙、上颌磨牙腭根以及上颌尖牙根不易发生牙根纵裂。人到老年,牙齿硬组织有机物含量下降,弹性减少,脆性增加,加之髓腔减小和牙髓组织细胞成分减少,不利于牙体硬组织的营养,增加了牙根纵裂的可能性。

(二)临床表现

早期牙根纵裂无明显症状,临床很难发现。牙根纵裂进一步发展,可出现牙髓炎症状,晚期累及牙周或根尖周组织可出现咀嚼痛或牙周脓肿。牙根薄弱的活髓牙发生牙根纵裂,当病变发展累及牙髓时可发生牙髓炎。临床检查可能无龋病等常见牙体硬组织病变,部分患𬌗面磨损严重或有意外咬硬物受伤史。死髓牙或根管治疗后发生牙根纵裂的患牙,牙冠可有充填物,病变累及牙周或根尖周组织时可出现叩痛,可探及窄而深的牙周袋,牙周袋既可存在于牙根的唇侧、舌侧和邻面,晚期也可见龈沟内有脓液溢出。

早期 X 线片基本观察不到病变,随着病程发展,表现出骨吸收。因纵裂方向与 X 线片角度关系以及牙齿周围的硬组织重叠于牙齿上而遮盖牙根折裂线,X 线片可能发现牙根管内吸收或根管外吸收,但常常不能显示纵裂线。已经做过根管治疗的牙,如果在根管壁与根管充填物之间出现分离的透射影像,排除不完全根充间隙后,可作为牙根纵裂的诊断依据。需要说明的是,X 线片对牙根纵裂的诊断仅有一定帮助作用,除了少数具有典型牙根纵裂照片的病例外,照片不能作为牙根纵裂的可靠诊断依据。如果牙周翻瓣手术暴露可疑根面,在肉芽组织去除干净后,可能在牙根表面上可见牙根纵裂线,这是对牙根纵裂诊断最有力的依据。

(三)治疗原则

牙根发生折裂以后,牙根折裂附近的根管常常发生感染,而附近的牙周组织也呈慢性炎症,有时结缔组织朝根管方向长入牙折裂隙内,预后很差。

对于发生牙根纵裂的单根牙,只有拔除;对于发生根裂的多根牙,可将发生根裂的牙根作断根术或半切除,去除发生根裂的牙根,保留健康的牙体部分,然后行全冠修复切除的牙冠。

第三节　牙本质敏感症

牙本质敏感症(dentine hypersensitivity)又称牙齿感觉过敏症(tooth hypersensitivity),指牙本质遇到机械(刷牙、摩擦、咀嚼)、温度(冷、热)、气流、触觉、渗透、化学(酸、甜、辣)等刺激迅速发生短暂、尖锐疼痛,而又不能解释为其他任何口腔疾病。多种牙齿疾病均可表现牙本质敏感,通常在排除其他牙体疾病后才诊断为牙本质敏感症。牙本质敏感症发病高峰年龄在30~40 岁,由于调查对象和调查方法不同,发病率报道差异很大。

一、病因和发病机制

任何使牙齿硬组织完整性破坏、牙本质暴露的疾病均可发生牙本质过敏症,但不是所有牙本质暴露的牙都出现敏感症状,牙本质暴露的时间、修复性牙本质形成与是否出现症状有关。个别釉质完整的牙也可能出现敏感症状。牙本质过敏还与全身健康状况和机体所处环境因素有关。

牙齿局部完整性受到破坏、牙本质暴露是牙本质过敏症的主要原因。病理学检查发现,牙本质敏感多表现为牙本质小管开放变宽。部分牙齿组织完整,因机体或环境因素而导致牙齿感觉过敏症状,也称为牙釉质和牙本质感觉性的增高。牙漂白治疗和牙龈退缩致使牙根暴露,牙体完整性未受到破坏也会发生牙本质敏感症。全身因素包括妇女经期、孕期、分娩与绝经期的生理性变化、全身健康状况下降,如感冒、过敏疲劳或久病不愈,神经衰弱、精神紧张;胃肠疾患,营养代谢障碍等,环境因素主要有气候和气压的变化等。

(一)神经学说

牙本质小管中的无髓鞘感觉神经末梢接受外界刺激将感觉从牙本质表层传至牙髓引起敏

感症状。但形态学观察和一些生理学实验结果不支持神经学说。形态学观察仅在牙本质管的内侧 1/3 而不是牙本质管全程有神经纤维，氯化钾、乙酰胆碱、缓激肽等对神经末梢有强烈刺激的药物，置于新鲜外露的牙本质并不能引起疼痛反应。而一些对神经无刺激性的高渗糖溶液却可很快引起酸痛反应。局部麻药作用于牙本质表面也不能减轻牙本质敏感症。

(二)成牙本质细胞感受器学说

1968 年，Frank 发现牙本质小管中有神经与成牙本质细胞突起形成的复合体，提出成牙本质细胞感受器学说(odontoblast receptor theory)，认为二者间存在"突触样关系"，可行使感受器功能，牙本质细胞的原浆突中含有乙酰胆碱，受刺激后引起神经传导，产生疼痛。但是，电子显微镜观察牙髓未发现突触，仅在前期牙本质和牙本质内层 1/3 的牙本质小管内有来自牙髓的游离神经末梢。将导致痛物质和表面麻醉剂导入牙本质不诱发疼痛或减轻，表明牙本质没有接受特殊刺激的感觉装置。1982 年，Lilja 发现感觉过敏的外露牙本质的成牙本质细胞突和位于牙本质小管内侧 1/3 的神经均有退变，认为成牙本质细胞在牙本质过敏中仅起被动作用。

(三)流体动力学说

1972 年，Brannstrom 提出流体动力学说(hydrodynamic theory)，各种刺激引起的牙本质小管液移动，异常流动传递到牙髓引起牙髓内压力变化，使牙本质小管内侧和牙本质细胞邻近的神经感受器受到牵扯而产生过敏性疼痛。动力血压研究发现，牙本质液具有 25～30 mmHg 的压力梯度，温度、机械、压力等刺激均可影响牙本质液流动的方向和速度。牙本质的组织学研究表明，牙本质小管内充满牙本质液，牙本质液的热膨胀系数高于牙本质管壁，温度变化导致的热胀、冷缩可能引起牙本质液的流动，研究发现当牙齿受到温度刺激时，在牙本质髓侧能测得温度变化以前，痛觉即已发生，说明痛觉的产生来自牙本质液的流动，而非温度本身。流体动力学说是目前被大多数人认可的假说。

二、临床表现和检查

牙本质敏感症最突出的临床表现是牙齿局部遇到机械、温度和化学等刺激立即发生酸软、尖锐疼痛，去除刺激后疼痛消失。由于咀嚼时牙齿酸痛乏力，严重者往往影响漱口、饮食，少数长期感觉过敏的牙也可能转化为慢性牙髓炎。患者一般均能定位，指出过敏牙齿，敏感区常局限于暴露的牙本质以及牙釉质—牙本质界处。酸痛的强弱与个体、牙齿部位、年龄和牙本质暴露的时间有关。多数患者均有牙本质外露，但患者的敏感程度与牙本质外露并不完全成正比。牙本质敏感症还存在着明显的个体差异，表现为不同患者病损程度相似，敏感症状差异显著，同一患者、同一患牙因机体或环境的变化而敏感程度不同。

临床诊断首先要查明、排除可能引起牙齿过敏症状的其他因素，如隐裂、邻面龋、楔状缺损、不良修复体等。牙本质过敏症检查主要包括探诊、气流测试、温度测试和主观评价以判断病变的部位和程度。

探诊

探诊是牙本质敏感症检查最常用的方法。简单可靠的方法是用探针尖端轻轻划牙齿的敏感部位，根据患者的主观反应，将症状分成 4 级，0°：无不适；1°：轻微不适或酸痛；2°：中度痛；3°：重度痛。Smith 等，发明了一种探诊装置，可量化探诊压力，直到患者感到疼痛，此时的阈值定为敏感阈值，牙本质敏感症患者平均敏感阈值为 22.79 g，当力量达到 80 g 仍无反应，该牙齿被认为不敏感。由于温度、气流刺激需待一定时间始能消失,因此在顺序上探诊应先测试。

气流测试

简单的方法是棉卷隔离邻牙,用牙科治疗台的三用气枪将气流吹向牙齿敏感部位。目前,标准化的空气温度刺激方法气温为 18 ℃～21 ℃,气压为 60 kPa,刺激时间为 1 s,将主观反应症状分成 4 级。

温度测试

简单的方法是用注射器滴注冷、热水,同样根据患者的主观反应将症状分为 4 级。

主观评价

主观评价也可用于判断牙齿的敏感程度,包括疼痛的 3 级评判法(verbal rating scale, VRS)和数字化疼痛评判法(visual analogue scale, VAS)。VRS 系采用问卷方式综合和评价患者日常生活中对冷空气、冷热酸甜食物、刷牙等刺激的敏感,好转为(—1),无改变为(0),加重为(+1)。3 级评判所提供的描述词语有时不足以反映患者的真实感受,VAS 是用 1 条 10 cm 长的直线,一端标有"无不适或无疼痛",另一端标有"严重不适或剧烈疼痛",患者根据当时的牙敏感程度在直线上做标记。VAS 比 VRS 重复性好,能连续地评价疼痛的程度,判定不同患者对同一敏感刺激的不同感受,更适于测定牙的敏感性。

牙本质敏感症可能只对一种刺激敏感,也可能对多种刺激敏感,任何一种检测方法的单一使用,可能造成一定的漏诊。临床检查要采用多种手段来测定,并且其中至少有一种测试方法可以定量。通常,以探针结合其他检测方法便于达到相辅相成的效果,更可能获得客观、可靠的结果。

三、预防和治疗

牙本质敏感症的预防常常被忽视,影响其治疗效果。治疗前去除病因、降低内源性和外源性致敏因素,可明显降低牙本质敏感症的发生,提高其治疗效果。

(一)去除病因

制订牙本质敏感治疗计划应该考虑确定和排除患者因素,如内源性和外源性酸以及牙刷创伤。酸性食物是最常见的外源性因素,果汁、含酸的葡萄酒和水果可造成牙齿表面脱矿、开放牙本质小管。内源性的酸主要是指胃酸反流,特异性影响牙齿的腭面。牙刷创伤指用含有摩擦料的牙膏刷牙损伤牙本质表面。牙本质敏感症治疗前,可要求患者连续 1 周每天记录每日的饮料和食物摄入情况,发现牙本质敏感和饮食的关系,以便调整生活习惯。进食酸性食物后,牙齿硬组织脱矿、硬度降低,患者可用清水或含氟漱口水清洗口腔,应避免在饮食酸性食物后 3 h 内刷牙,防止牙本质磨损加重。

(二)过氧化物漂白治疗前处理

过氧化物漂白治疗常引起牙本质过敏。漂白治疗引起牙本质过敏并非单一因素,可能与以下多种因素有关:①漂白药物渗透到牙髓;②牙本质有机染料氧化使牙本质组织脱水;③凝胶可造成牙齿组织脱水;④牙龈进一步退缩;⑤托盘引起渗透压改变。

目前普遍接受的有效的预防方法是:①漂白之前预处理筛选危险因素,如胃液反流、酸性食物、牙粉磨损等,降低牙本质敏感基线;②玻璃离子修复龋病和修复失败的微渗漏,封闭,直到漂白色度适合;③局部使用硝酸钾可以有效降低敏感,漂白之前局部使用含硝酸钾的牙粉,每天 2 次,连续使用 2 周,牙粉也可以在漂白前后局部托盘使用;④过氧化氢更容易引起过敏,过氧化脲产品应该首先选择;⑤含非结晶钙磷的凝胶液对预防漂白过敏也有效。

(三)治疗方法

由于牙本质敏感症治疗效果不稳定,医生和患者有时对治疗失去信心,这进一步影响了治疗效果。需要强调的是,要提高牙本质敏感症的治疗效果,治疗之前一定要明确病因,治疗过程要家庭处理和牙科诊室治疗联合进行。家庭处理往往是有效治疗的开始,如果涉及少数牙、敏感症状严重,应先诊室治疗。

家庭处理

药物牙膏是应用最广泛的非处方脱敏剂。患者应选择合适的牙膏,采取正确的刷牙方法,刷牙后 30 min 内不用清水漱口,以免降低牙膏的有效性。家庭使用含药物的漱口剂和口香糖也能降低牙本质敏感。一般在使用 2～4 周再评价有效性,如果没有效果,再进行牙科诊室治疗。

20 世纪 80 年代即有含硝酸钾的牙膏面市,随后其他钾盐脱敏剂开始应用于牙膏、漱口剂和口香糖,如硝酸钾、氯化钾、枸橼酸钾。氟和钙、磷等再矿化成分以及锶制剂因堵塞牙本质小管,也可减低牙本质敏感性,家庭可选择两种以上脱敏剂联合使用,如硝酸钾和氟化钠、枸橼酸钾和氟化钠等。

牙科诊室治疗

家庭通常使用的脱敏方法简单容易,牙科医师可实施更广泛的、更复杂的和更有效的方法。药物局部脱敏是最常用的脱敏方法,操作时要注意隔湿,确保药物在牙齿表面停留 2 min 以上,最好使药物在敏感区不断揉擦,条件允许可通过电流导入增强离子对组织的渗入。

(1)氟化物:氟可降低牙本质的敏感性,体外实验发现氟降低了牙本质的透性,可能是由于不溶性的氟化钙在牙本质小管沉淀,同时增加了牙本质硬度和抗酸、抗溶性,从而减少液压传导。

2％氟化钠溶液是最早使用的脱敏氟化物,用直流电疗器离子透入法可增强离子渗入,提高治疗效果。

0.76％单氟磷酸钠凝胶可保持有效氟浓度,为当前氟化物中效果较好者。

75％氟化钠甘油、NaF 与 CaF_2 制成双氟 12(Bifluorid12)合成树脂氟化涂剂、38％氟化氨银、氟化亚锡甘油或其甲基纤维素制剂等都是常用的含氟脱敏制剂。

(2)锶:锶对所有钙化组织具有强大的吸附性,锶制剂治疗牙本质过敏的机制被认为是通过渗入牙本质,形成钙化锶磷灰石,阻塞了开放的牙本质小管。常用的锶脱敏剂为氯化锶牙膏,一般每天 3～4 次,集中在过敏区反复涂刷。

(3)钾:1981 年,Greenhill 和 Pashley 首先报道,30％的草酸钾降低 98％的牙本质敏感症。大量以草酸钾为基础的脱敏产品问世。目前,多用 5％硝酸钾溶液、30％草酸钾溶液治疗牙本质过敏。为了增加药物与牙面的接触时间,可将钾盐置于黏着性漆或凝胶内。硝酸钾不降低牙本质通透性,钾离子经牙本质小管渗入,通过改变膜电位降低了牙内神经的兴奋性。

(4)碘化银法:硝酸银是一种蛋白质沉淀剂,还原后可形成蛋白银与还原银,沉积于牙本质小管中堵塞小管,因还原产物为黑色,且硝酸银可灼伤牙龈,对牙髓有刺激,临床上提倡改良碘化银法;即先用小棉球蘸碘酊(2％～3％)涂擦牙面,再用 10％硝酸银使生成白色碘化银沉淀。

(5)粘结剂和树脂:许多局部脱敏因子并不能粘结在牙本质表面,效果是暂时的。粘结材料使脱敏药物与牙本质的长期接触从而提高了其有效性。20 世纪 70 年代,Brannstrom 等提出采用树脂渗透降低牙本质敏感。目前,牙本质敏感材料涉及的粘结材料包括牙科用腔洞衬料、粘结剂修复材料,粘结材料降低牙本质敏感是有效的。

(6)冠修复:对磨损严重、反复用药物脱敏无效者可考虑全冠修复。个别牙齿磨损严重而近牙髓者,也可考虑行牙髓治疗后再行全冠修复。

(7)激光脱敏:20 世纪 80 年代中后期临床上开始用激光进行脱敏治疗。其机制可能是瞬间产生高热效应,使牙本质表面的有机物变性和无机物熔融,封闭或阻塞牙本质小管。脉冲 Nd-YAG 激光照射,能明显地增高牙齿表面的 Ca/P 比值,增强牙齿的抗酸力;激光联合与氟化物使用,可增进牙本质对氟的吸收。临床上以 YAG 激光为主,绝大多数为小功率脉冲型 Nd-YAG。

第五章　根尖周病

　　根尖周组织包括牙齿根尖部位及周围组织,包括牙骨质、牙周组织和牙槽骨,根尖周病是根尖周组织疾病的总称。根尖周病的发生在很大程度上是由牙髓病未得到治疗或治疗不彻底发展而来,因此根尖周病的病因与牙髓病病因在许多方面存在相同之处。

第一节　根尖周病的病因

　　根尖周病的原因较多,主要有细菌感染、免疫因素、物理因素、化学刺激和创伤因素等。经过对根尖周病因的大量研究发现,其中大多数病原因素已比较明确、肯定。从病原性质来看,这些致病因素可以分为感染性和非感染性;从病原来源看,可以分为医源性和非医源性;从病原致病机制来看,又可以分为特异性免疫反应和非特异性致炎作用。

　　研究根尖周病的病因,不仅有助于阐明这一疾病发生、发展和转归的机制与规律,更为重要的是有助于指导临床预防根尖周病的发生和治疗已出现的根尖周炎症。比如及早彻底治疗牙髓病可以阻断感染向根尖周组织的扩展;临床操作中尽量避免医源性因素的刺激可以减少根尖周炎症的发生或减轻炎症的程度;针对不同病原因素和炎症状况制订治疗方案以最大限度提高根尖周病的临床疗效。

一、细菌因素

　　自从 1890 年 Miller 首次在人类病变的牙髓组织中发现细菌的存在以后,100 多年来有关牙髓根尖周病微生物学的研究不断获得了进展。1965 年,日本学者 Kakehashi 关于无菌鼠牙髓病变由细菌感染的经典实验,为细菌在牙髓根尖周病中的致病作用提供了有力的证据;特别是 20 世纪 70 年代建立厌氧培养技术以后,在慢性根尖周炎和坏死牙髓感染根管内分离出多种致病性厌氧菌,使人们对根管内致病细菌种类的认识发生了根本性改变。

　　长期以来,大量有关牙髓根尖周微生物学的研究,使牙髓病学界已获得一个普遍共识:牙髓根尖周病是一种感染性为主的疾病,细菌是引起牙髓根尖周病最主要的致病因素,厌氧菌特别是专性厌氧菌在这一疾病的发生发展过程中起优势菌作用。

(一)根尖周感染检出的常见细菌

　　20 世纪 70 年代以前,根管和根尖周细菌检出主要是需氧菌和兼性厌氧菌。人们认为牙髓根尖周病的致病菌主要是链球菌、葡萄球菌和乳酸杆菌等。自从采用厌氧培养技术以来,随着对感染根管和根尖周炎性组织的细菌研究不断深入,检出了不同种类的厌氧菌。

　　通过研究感染根管内微生物区系(microbiota)发现,根尖周炎症检出的细菌种类与牙髓感染的细菌组成存在着极大的相似性,这是因为根管内的细菌极容易通过根尖孔到达根尖周组织;但与牙髓感染的细菌比较而言,根尖周炎检出菌中专性厌氧菌的比例似乎更高些。

　　从根尖周炎样本分离培养的细菌表明,这些细菌可以存在于根尖周急、慢性炎性组织中,如脓液、囊液和肉芽组织内,也可见于根尖表面、根充超填物、钙化物或结晶体(硫黄颗粒)等。

近年来,大量研究通过扫描电镜观察发现,在新鲜拔除的慢性根尖周炎患牙暴露于病损区的根尖牙骨质表面,以根尖孔为核心分布着大量的由细菌为主组组成的膜状结构,呈片状分布,与牙面菌斑生物膜十分相似,被称为根尖生物膜(periapical biofilm)。细菌膜内分离培养细菌常见有30余种,可见到大量的球菌、杆菌、链球菌和螺旋体等。研究认为,根尖生物膜位置隐蔽,通过根管治疗无法被破坏和清除,是造成许多难治性慢性根尖周炎(refractoryand chronic periapical periodontics)迁延不愈的重要原因。

粪肠球菌(Enterococcus faecalis)是近年来在牙髓病学界受到特别关注的致病性细菌。研究发现,在根管治疗失败病例或再治疗病例中,常常能从根管内检出较高比例的粪肠球菌。这种细菌在根管充填后可长期存活在根管内,在实验条件下对许多用于感染根管消毒的药物并不敏感。分析认为粪肠球菌可能是造成根管治疗术后再感染的重要原因之一。

(二)根尖周感染细菌检出的特点

从感染根管和根尖周炎症取样研究发现,感染根管和根尖周炎症组织内细菌呈现一种混合感染的状态,即同一样本内需氧菌和厌氧菌可能会同时被检出;也可同时分离出 G^- 和 G^+ 杆菌与球菌,或者螺旋体等。一般来说,一个样本常常可以检出5～8种细菌,其中以厌氧菌检出率最高。

根尖周炎症检出菌中的厌氧菌不仅种类多,数量大,而且其致病毒力也最强。尤其以牙髓卟啉单胞菌(P. endodontalis)、具核梭杆菌(F. nucleatum)、产黑色素普雷沃菌(P. melaninogenicus)、消化链球菌、真菌和类杆菌等专性厌氧菌与根尖周炎症关系最为密切。因此,目前比较普遍的观点是,这一类细菌是牙髓根尖周炎的优势致病菌(predominant bacteria)。

(三)细菌感染的途径

细菌进入根尖周组织必须通过一定的渠道,通常应具备下列3个条件之一:一是通过破坏的牙体经根管到达根尖,这是最主要的渠道;二是经深牙周袋进入,临床时有发生;三是由血源性传播至此,但较为罕见。

通过牙体经根管进入根尖周

牙齿是十分坚硬的组织,对牙髓起很好的保护作用,牙齿完整时细菌不可能进入髓腔。当牙齿硬组织的完整性一旦受到破坏,导致牙髓暴露,便会为口腔中的细菌进入髓腔提供机会。细菌通过牙体进入髓腔成为牙髓病变和根尖周感染的主要致病渠道。

临床观察表明,牙齿硬组织受到破坏的原因较多,除了常见的龋坏、外伤、磨耗、隐裂以及发育畸形等因素外,还可由于医生的操作不当所致,如牙体洞形制备和基牙预备时意外穿髓。研究表明,即使髓腔未暴露但剩余牙本质厚度不足 0.2 mm 时,细菌及其代谢产物可经开放的牙本质小管进入髓腔,引起牙髓和根尖周的感染。细菌的代谢产物在牙本质小管内的扩散速度比细菌本身进展快,因而未露髓的牙髓感染可能与细菌的代谢产物的作用更为密切。

通过牙周引起感染

正常牙周组织能有效地抵御细菌入侵,但当牙周袋形成后细菌则可乘虚而入,特别是深达根尖的牙周袋,为口腔或牙周袋内的细菌进入根尖周区域提供了一个"便捷"的通道。进入根尖周的细菌,可通过根尖孔或侧、副根管经血管或淋巴管逆行进入根管引起牙髓感染。临床上通常把这种现象称为逆行性感染(retrograde infection)。有时这种"逆行性"感染不是来自患牙本身的牙周问题,而可能是由于邻牙有广泛的根尖周病损波及所至。这一种情况从X线片上很容易判别。

血源性感染

当牙齿完好无损、无明显牙周病变的牙齿出现牙髓或根尖周炎症时，细菌的感染途径有可能从血液循环而来。这种血源性感染可能是因为该患牙曾经因某种原因而出现牙髓营养障碍或代谢紊乱，当机体处于暂时性菌血症时，血液中的细菌可选择性定殖于这一类患牙，从而导致牙髓或根尖周病变，这一现象称为引菌作用（anachoresis）。临床上血源性感染的病例并不多见。

动物实验研究证实了这种引菌作用的存在，而且还发现对牙髓刺激作用越强，其引菌作用表现越明显。

（四）细菌致病的机制

通过大量研究，人们现在已基本清楚了细菌引起牙髓根尖周病的致病机制：一方面细菌通过其代谢产物直接作用于定植部位组织引起炎症反应，这是最主要的一种致病方式；另一方面细菌代谢产物作为抗原物质诱导根尖周组织产生免疫反应，间接引起局部组织损伤。

细菌的致病性是由其毒力因子来实现的，其毒力因子必须以一定的物质基础为条件。细菌致病的物质基础多来自其自身的代谢产物。常见的代谢产物包括内毒素、酶和一些有机酸等。

内毒素

内毒素是一种大分子物质，为 G 细菌产生的一种胞壁脂多糖（LPS），可由活菌产生，也可由死亡细菌崩解释放。内毒素是细菌产生的最为重要的致病因子，毒力强，引发的炎症反应重。对宿主除了有强烈的毒性作用外，还具有一些生物活性和免疫原性。

内毒素的致病作用主要表现如下。

（1）细胞毒性作用：内毒素具有强烈的细胞毒性作用，对包括牙髓和根尖周组织在内的人体许多组织都有危害性。据研究认为，内毒素是通过抑制细胞的有丝分裂和 DNA 合成而对人体产生毒性作用的。有意义的是，大剂量内毒素会产生强烈的毒性作用，可导致细胞的急性坏死，但低浓度内毒素刺激则会产生有益的作用，可促进牙髓成纤维细胞 DNA 的合成，有利于根尖炎症的愈合。

（2）导致局部炎症反应：内毒素又是一种强烈的致炎因子。研究发现，内毒素可使根尖周组织毛细血管扩张、充血，还可引起血管通透性增加，白细胞渗出，局部出现肿胀。同时，内毒素的致炎作用还可通过激活补体 C_3 旁路、诱导 IL-1 等细胞因子，促使肥大细胞脱颗粒释放组胺、5-羟色胺等炎症介质，从而加重了组织的炎症反应。

（3）引起疼痛：内毒素引发释放的炎症介质同时也释放一些疼痛介质，如缓激肽、K^+、组胺等，使炎症加重的同时加剧了疼痛。

（4）引起骨组织吸收：慢性根尖周炎的主要临床表现是骨质破坏后阴影出现，内毒素对骨组织的吸收负有主要作用。研究认为，内毒素这种作用一方面可能具有破骨细胞活化因子样的活性，直接激活破骨细胞引起骨组织吸收；另一方面可能通过刺激一些多肽性的细胞杀伤素或刺激根尖炎性组织产生前列腺素 E（强烈的骨吸收因子）而间接导致骨吸收。动物实验表明，小鼠胚胎骨钙的释放与内毒素的量有明显关系，与细菌的种类也有关系。梭杆菌内毒素引起骨吸收的作用最强，而类杆菌作用相对较弱。

（5）抗原作用：内毒素致病作用的另一机制是作为一种强抗原物质，引起宿主抗原抗体反应,通过旁路途径激活补体系统或直接激活 B 淋巴细胞等方式,导致根尖周组织免疫性损伤。

酶

存在于感染根管内和根尖周炎性组织中的许多细菌都能产生致病性的胞外酶,特别是厌氧菌产生的酶更具有破坏性。由于不同的细菌可产生不同的酶,因此酶的种类多,致病效应也各异。常见的有胶原酶、透明质酸酶、蛋白酶、核酸酶、凝固酶、杀白细胞素等。

其他代谢产物

细菌还可通过产生其他一些代谢产物,如吲哚、氨、硫化氢及有机酸等刺激机体产生炎症。这些物质可直接损伤组织细胞产生病变,可影响中性白细胞的趋化功能或吞噬功能,也可通过抑制细胞分裂或刺激白介素释放等作用,降低组织的抵抗力,加重炎症。

细菌本身的结构如细菌荚膜、纤毛等可直接刺激组织产生炎症作用,细菌死亡后的分解产物也会具有一定的致病作用。

细菌及其产物对根尖周组织的免疫损害

细菌致病的另一种方式是产生特异性的免疫反应,间接性损害组织。细菌代谢产物可作为抗原物质,被组织中识别抗原细胞识别后,诱发机体产生抗原抗体反应。研究发现,这种免疫反应的结果是双重性的:一方面有利于杀死细菌,清除毒性物质;另一方面也加重了局部组织炎症反应,炎性细胞浸润,释放炎性介质,使机体受到损伤。免疫损害的结果表现为根尖周组织肿胀、疼痛、骨质吸收。实验研究发现,在根尖周炎性组织中可查出大量白细胞、T 淋巴细胞和 B 淋巴细胞以及各种毒力因子,便是细菌介导的特异性免疫损害很好的证据。

(五)细菌与根尖周病临床症状的关系

根尖周病变中不同临床症状和体征的病例检出的细菌种类不同,而相同症状和体征的病例检出的细菌种类却很相近。这提示细菌与根尖周病临床症状间可能存在一定的关系。

研究表明,细菌种、属的分布与根尖周炎的临床症状有明显的关系。如牙髓卟啉单胞菌、产黑色素普雷沃菌、梭杆菌以及真菌和消化链球菌与根尖部肿胀、叩痛、瘘管形成和恶臭气味等有明显关系;放线菌则与持续性根尖周炎及瘘管经久不愈有密切关系;小韦荣、不解糖卟啉菌在有症状组根尖周病中的检出率明显高于无症状组。近年来研究发现,根管治疗失败病例中粪肠球菌的检出率明显高于其他细菌,认为粪肠球菌在这种病例发生过程中起着重要的作用。

急、慢性根尖周炎患牙分离培养的细菌,均是以厌氧菌检出为主。急性根尖周炎尤其是化脓性根尖周炎根管内产黑色素普雷沃菌和具核梭杆菌的检出率明显高于慢性根尖周炎的病例,慢性根尖周炎放线菌的检出率较高。因此,厌氧菌尤其是专性厌氧菌为根尖周病的优势菌是有临床依据的,厌氧菌数量的变化与临床症状似乎没有明显关系。

二、化学因素

化学性因素导致的根尖周组织损害几乎都是医源性引起,由于操作不当或失误所致。临床上常见的化学性根尖周炎有以下几种刺激因素。

(一)牙髓失活剂

无自限性的牙髓失活剂,如亚砷酸(三氧化二砷)。亚砷酸封入髓腔失活牙髓时,如果没有按时复诊去除,可能会继续破坏深部组织,扩散至根尖周引起组织损害。尤其是年轻恒牙或根尖孔较大的牙更是如此。

（二）根管消毒剂

刺激性强烈的根管消毒剂，如甲酚甲醛（Fe）和木留油等。根管内如果封入过量 Fe 溢出根尖孔之外，腐蚀根尖周组织，可能会导致术后疼痛和药物性根尖周炎。

（三）根管充填材料

常用的根管充填材料包括根管糊剂、牙胶尖、塑化液等都有可能成为刺激源。塑化治疗用的酚醛树脂液溢出根尖孔外对软组织有强烈的刺激性，超填的根充材料或溢出根尖孔外的根充糊剂都会有程度不同的刺激作用。

三、创伤因素

创伤导致根尖周组织损害在临床上并不少见。轻者出现软组织挫伤、牙髓震荡，重者硬组织损伤牙体缺损。根据创伤发生方式不同可分为急性创伤和慢性创伤。

（一）急性创伤

急性创伤主要发生于牙齿受到意外打击或碰撞，出现牙冠或牙根折断，以及牙齿部分或完全脱位。这种情况常伴有根尖周软组织损伤，牙周膜撕裂，使牙髓失去血液供应。根尖周组织急性创伤有时也来自医源性，如根管预备时器械超过根尖孔、根充材料超充等产生的机械性刺激，都有可能引起根尖周组织炎症。此外，正畸加力不当、拔牙伤及邻牙等也是造成根尖损害的医源性因素。

（二）慢性创伤

慢性创伤主要由于咬合因素所致，如咬合创伤，过度磨耗等。冠、桥修复或牙体充填修复如果咬合调整不到位，咬合创伤将不可避免。值得指出是，医源性因素导致咬合创伤的病例越来越多，如果不引起足够重视，这一类病例将会明显上升。

四、免疫因素

进入髓腔和根尖周组织的细菌及其代谢产物除了前面所述的直接致炎作用外，还可作为抗原物质诱发机体产生特异性免疫反应，间接导致根尖周组织炎症。换言之，根尖周病的发生实际上就是机体抗原抗体反应的结果，是免疫反应在根尖周组织的一种表现形式。研究免疫因素在根尖周病中的作用对探讨根尖周炎症的发生、发展及其转归有重要意义。

发生于根尖周组织的免疫应答反应其基本原理与发生方式同机体其他部位或器官免疫反应并无两样。即先有抗原物质刺激机体产生抗体，使机体致敏，当再次受到相同抗原刺激时则产生抗原抗体反应，导致局部免疫性炎症和组织损伤。动物实验证实，将抗原物质引入动物牙齿根管内使之致敏，间隔一段时间后将相同抗原注入动物皮内，皮肤产生红肿、硬结等炎症反应，而对照组未致敏的动物注入同样的抗原物质则没有发生这种现象。同样，若先将抗原物质注入动物腹腔使之致敏，间隔一段时间再将抗原物质引入动物牙齿根管内，在根尖周组织便可见到抗原抗体反应损伤后的结果。

引起根尖周炎免疫反应的抗原物质主要包括三类：一是根管内的坏死组织及分解产物；二是进入根管内的细菌及细菌产生的毒素，这是引起根尖周免疫反应的主要抗原物质；三是根管内使用的消毒药物及一些根充材料，包括甲酚甲醛、樟脑酚、丁香油酚以及一些根充糊剂等。这些药物和材料作为半抗原物质，与组织中蛋白质结合后成为全抗原对机体产生致敏。因此可以说，未彻底治疗的根管实际成为抗原物质贮存场所，随时可能会对机体产生致敏作用。要消除抗原物质对根尖周组织的免疫性损害,彻底进行根管清理和严密充填是解决问题的关键。

在炎性状态的根尖周组织中可以检测出大量的 T 淋巴细胞和各种免疫球蛋白,包括 IgG、IgM、IgA、IgE 及 C_3 和免疫复合物等。这提示细胞免疫和体液免疫两种形式都参与根尖周炎的免疫反应,但普遍认为 T 细胞介导的细胞免疫是根尖周病变的主要免疫方式。Ⅰ～Ⅳ型变态反应都可参与根尖周炎免疫反应,其中以Ⅰ型和Ⅳ型为主。Ⅰ～Ⅲ型参与急性根尖周炎,Ⅳ型主要参与慢性根尖周炎。对根尖周炎患者机体循环抗体水平测试发现,急性根尖周炎血液循环中免疫球蛋白 IgG、IgM 等要明显高于对照组,表明急性根尖周炎可能与Ⅰ～Ⅲ型变态反应参与的体液免疫有关。研究还发现,在慢性根尖周炎中检测出更多的 T 细胞,可以推测细胞免疫与慢性根尖周炎的关系更为密切。T 细胞受到抗原刺激被活化后,释放一系列具有生物活性的淋巴因子,损伤靶细胞,产生根尖炎症反应。

根尖周炎与免疫因素可能存在一定的关系。比如在根管治疗过程中,于根管内封入某种消毒药物后数分钟或数小时内,患牙突然暴发疼痛,去除封药后症状很快消失;当再次封入相同药物后出现同样症状,如此情况有时可反复多次,而换封其他药物后症状随即好转或消失。这很可能就是具有半抗原效应的药物所致。临床观察发现,甲醛甲酚、樟脑酚等酚剂类药物较为容易产生上述现象。因此,限制这类药物的使用有助于控制药物性抗原物质对根尖周组织的免疫性损害。

五、根尖周炎的转归

根尖周病的发生正如前所述,是在各种致病因数(细菌性、化学性或免疫性)刺激下引起的急、慢性炎症。由于刺激物的性质不同、刺激量大小和持续时间长短不同以及机体抵抗力强弱的差异,根尖周炎的发生、发展和表现形式也会不同。其中一个显著特点是,在一定的条件下,急、慢性根尖周炎之间以及慢性根尖周炎不同类型之间可以相互转化。这种转归过程不仅得到临床上广泛认同,也获得病理学上的支持和肯定。

当致病因素刺激的强度大,机体的抵抗力弱时,急性浆液性根尖周炎可发展成急性化脓性根尖周炎,但如果刺激作用弱而机体抵抗力强时,则急性浆液性根尖周炎可直接转化为慢性根尖周炎。

当机体抵抗力和病原刺激处于平衡状态时,根尖肉芽肿可较长时间内保持相对稳定的状态,但如果机体抵抗力增强或病原刺激减弱,成骨细胞活跃新生骨组织形成,病变趋于缩小,反之病变范围扩大;当机体抵抗力减弱时,根尖肉芽肿中心细胞坏死、液化,继而转化成慢性根尖脓肿,有时在特定条件下也可转化成根尖周囊肿。各型慢性根尖周炎在一定条件下也可急性发作,向急性化脓性根尖周炎方向转化。

第二节　根尖周病的临床表现

根尖周炎分为急性和慢性炎症两个大类,再根据临床表现和根尖周围组织的病理变化进行亚分类。国内外专业书中有关根尖周炎的分类比较明确、统一。

一、急性根尖周炎

急性根尖周炎(acute apical periodontitis)可由牙髓炎或牙髓坏死直接发展而来,也可能由于机体抵抗力降低后由慢性根尖周炎转化而致,还有的是在根管治疗过程中由医源性因素引起的"根管治疗间急性发作"(endodomic flare-up)。急性根尖周炎又分为急性浆液性和急性化脓性炎症两个阶段。

(一)急性浆液性根尖周炎

急性浆液性根尖周炎是急性根尖周炎的早期阶段。此时,局部组织炎性细胞浸润,血管扩张,血浆渗出,根尖周牙周膜充血,出现程度不同的肿胀反应。

急性浆液性根尖周炎的主要临床症状是患牙有明显的咬合痛、叩痛和自发性以及持续性钝痛,疼痛的部位较局限,患者能明确指出患牙所在的位置。

在炎症的最初阶段患者的疼痛感并不强烈,仅自述患牙咬合时轻微疼痛或不适感,有伸长感,咬合时患牙容易与对颌牙先接触而出现疼痛。这时若将患牙用力咬紧后,疼痛不是加重反而得到缓解。据分析认为,这是因为咬合压力能暂时将根尖周牙周膜充血的血管中的血液挤压出去的缘故。但是,随着病情的发展,根尖周组织炎症反应进一步加重,患牙的伸长感或浮出感更加明显,自发性疼痛剧烈,咬合时牙齿疼痛加重,不敢与对颌牙接触,影响进食。

临床检查时,患牙有明显甚至剧烈的叩痛,根尖区有明显压痛,牙齿的松动度变化不明显。如果是牙髓病变引起的急性根尖周炎,牙髓可能存在一定活力,也可能部分或全部坏死,因而牙髓电测试或温度测试可能无反应或反应降低。这种情况下 X 线片检查,根尖周骨质没有明显改变,或仅表现根尖周牙周膜间隙增宽。如果是慢性根尖周炎急性发作的病例,则患牙 X线片显示根尖区牙槽骨有透光区,对电诊与温度诊无反应。

急性浆液性根尖周炎有时也会伴有一定全身症状,如发热、乏力、局部淋巴结肿大。当刺激因素强烈或抵抗力较低时,急性浆液性根尖周炎容易转化为急性化脓性炎症,但在相反的情况下浆液性炎症也可能持续较长一段时间,不向化脓性阶段转化而是逐渐恢复正常或转化为慢性根尖周炎症。

(二)急性化脓性根尖周炎

在大多数情况下,急性浆液性根尖周炎持续时间并不会很长,少则 1~2 d,多则数日后即发展成为急性化脓性根尖周炎。在这一阶段,根尖部牙周膜炎性渗出液明显增多,大量白细胞坏死溶解,液化后形成脓液。由于根尖周围区域脓液积聚增多,破坏了牙周膜纤维及部分牙槽骨质,脓肿便逐渐形成,因此又称为急性牙槽脓肿。

由于脓性渗出物不断增加,肿胀日趋明显,局部压力加大,脓液便开始通过一定途径向外排除减压。急性牙槽脓肿排脓途径很多,可以穿过骨板经黏膜或皮肤排除,也可向相应部位肌间隙引流,还可从根引流脓或向窦腔排脓。临床上最常见的排脓途径有以下几种。

穿过牙槽骨从黏膜或皮肤排脓

这是临床上最常见的排脓途径。不同部位的急性化脓性根尖周炎其排脓途径和方向并不一致,但有一个共同特点是,几乎都是多沿着阻力小的方向排脓,即根尖周脓液往往沿骨质薄弱的部位排出。

无论上颌还是下颌牙齿,唇、颊侧排脓机会明显多于舌、腭侧。因此,炎症时在唇、颊侧容易形成肿胀和出现瘘管。这是由于唇、颊侧骨壁较舌、腭侧薄弱,容易被脓液穿破。脓液穿过骨板向外排脓的经典过程大致可分为3个阶段：即急性根尖周脓肿阶段、骨膜下脓肿阶段和黏膜下（或皮下）脓肿阶段。根尖脓肿不同阶段有共同的临床表现，也有各阶段的特征。

（1）根尖周脓肿阶段：脓液聚集在根尖周，范围较为局限。此阶段主要临床表现是，患牙有自发性、持续性跳痛，疼痛剧烈难以忍受。咬合疼痛尤其明显，惧怕与对颌牙接触，显著影响进食。检查时发现，唇、颊侧根尖部黏膜发红、压痛，但根尖区肿胀不明显。牙齿叩诊疼痛剧烈，触诊时疼痛明显患牙松动度不明显或仅轻微松动。

（2）骨膜下脓肿阶段：随着炎症的发展，脓液在松软的牙槽骨内不断向周围扩散，并寻找阻力较小的部位从坚硬的骨板突破。经过1d致数日不等的时间，脓液即可穿破骨壁，之后停留在骨膜下形成骨膜下脓肿。由于骨膜致密且张力较大，此时患牙根尖区的肿胀较为明显，黏膜移行皱襞变平，前庭沟变浅。但这一阶段段最为明显的特征是，疼痛症状较前一阶段更为剧烈，患牙叩诊和根尖区触痛更加显著，扣及深部可有波动感，松动度加大。患牙的咬合疼痛和浮起感进一步加重。患牙相应区域面颊部软组织可出现反应性肿胀。

（3）黏膜下脓肿阶段：脓液在骨膜下停留一定时间后便穿破骨膜，向软组织内扩散形成黏膜下脓肿。脓液一旦进入软组织后，脓腔内压力迅速降低，此时疼痛较前一阶段明显减轻，但肿胀更加明显，典型的脓肿形态是呈半球状，但也有的是波及范围更宽的隆起。扣诊脓肿触痛明显，有的可有波动感。一般说来，黏膜下脓肿停留时间较短，很容易穿破黏膜或皮肤。脓肿溃破后脓液随之排除，压力得以完全释放，疼痛症状显著缓解。但短期内仍然有明显叩痛和触痛。

有时根尖脓肿穿破骨膜进入皮下，形成皮下脓肿。此时，所在部位面部肿胀十分显著，有时会伴有颌面部蜂窝组织炎。脓液穿破皮肤向外引流，如果得不到及时有效的根管治疗，脓液长期向外排泄，皮肤瘘管经久不愈形成皮瘘。

根尖脓肿排脓途径复杂，不仅局部症状较严重，还可伴有一定的全身症状，如局部淋巴结肿大、压痛，有的还可出现发热、全身疲乏无力等症状。

通过根管向外排脓

应该说这是一条最为理想的排脓途径，对组织的破坏最小，临床症状相对较轻，预后也最好。但在自然状态下根尖周脓肿通过这一途径自行进行排脓的病例并不常见。这是因为这种排脓需要具备从根管到龋洞保持通畅、根尖孔较大的条件，而在自然状态下髓腔很难自行保持畅通。因此，在急性根尖脓肿时，应该及时开放髓腔，疏通根管，尽快建立根管引流途径，以达到排出脓液缓解炎症的目的。

沿牙周间隙排脓

当患牙出现深牙周袋时，根尖周脓液也可沿着牙周袋经龈沟向外排脓。这种排脓途径对牙周膜纤维会造成较多破坏，使牙齿松动加大，患牙有明显的叩痛和咬合痛，但局部肿胀不如从骨膜和黏膜排脓途径明显。这一排脓途径预后较差，破坏的牙周膜较难恢复正常，严重时可导致患牙脱落。

脓液排向上颌窦

上颌前磨牙和磨牙距离上颌窦较近，有时牙根实际上已穿入上颌窦内，根尖脓液偶尔可向上颌窦引流，引起上颌窦炎，对治疗造成较大难度。

二、慢性根尖周炎

慢性根尖周炎（chronic apical periodontitis）根据病变特征分为根尖周肉芽肿、根尖周囊肿、慢性根尖周脓肿和致密性骨炎等 4 个类型。慢性根尖周炎的共同临床表现是,患牙多无明显的疼痛症状,有时仅感到咬合不适,但一般多有反复急性发作、肿痛的病史。各种类型慢性根尖周炎的临床表现差异不大:牙髓坏死,对电诊、温度诊无反应,叩痛不明显,X 线片显示根尖周骨质破坏影像。但不同类型的慢性根尖周炎骨腔阴影又有各自特征,临床诊断主要依据 X 线牙片检查进行判别,因此,仔细阅读 X 片尤为重要。

(一)根尖周肉芽肿

根尖周肉芽肿(radicular granuloma)是根尖周组织受到病原反复刺激后而产生的一团炎性肉芽组织。牙髓坏死后如不及时进行根管治疗或治疗不彻底,感染根管内的坏死组织分解产物、细菌及其代谢产物以及在抗原抗体反应作用下,根尖周围骨组织不断被破坏、吸收,并逐渐由肉芽组织所代替。病理学观察发现,肉芽组织从内向外大致可分为 3 层:中心区可出现组织坏死,向外为炎症细胞浸润层,周围由纤维被膜包裹,被膜与牙周膜组织相连接。

根尖周肉芽肿是一种较为稳定的慢性根尖周病变,病程可长达数年甚至更久时间,患牙一般无明显的临床症状,常不引起患者的注意,只有在慢性炎症急性发作时才主动求医。根尖周肉芽肿是慢性根尖周炎中最主要的病变类型,约占 60%。临床检查时最重要的依据是 X 线牙片。在牙片上根尖周肉芽肿多显示出边界清楚的透光区,形状规则呈圆形或椭圆形,病变范围大小不等,但直径一般很少超过 1 cm。透光区一般以根尖为中心分布,但有时也位于牙根一侧,这可能与根尖孔开口位置或感染刺激物进出通道有关。根尖肉芽肿患牙牙髓多已坏死,电诊及温度诊测试多无反应,牙齿变色,仅有极少的多根牙病例出现混合感染状态时,位于炎症一侧根髓坏死而另一侧根髓尚有一定活力。

当患者抵抗力降低或病原刺激因素加强时,根尖周肉芽肿的稳定性被打破,急性炎症发作,出现一系列急性根尖周炎或慢性根尖周脓肿的病理改变和临床症状。

(二)慢性根尖周脓肿

慢性根尖周脓肿(chronic apical abscess)来自两个部分:一部分由于急性根尖周脓肿得不到及时治疗发展而来,即急性根尖周炎症消失后,滞留于根尖部的脓液被周围的纤维结缔组织包绕所致;另一部分是由其他慢性根尖周炎转化而来。比如,当根尖肉芽肿受到刺激后中心部分的细胞发生坏死、液化,形成脓液。慢性根尖脓肿可以分为有瘘型与无瘘型。脓液聚集量较少时无法排除体外,停留于病损区,被纤微被膜包裹,即形成无瘘型慢性脓肿。这一类脓肿由于脓液无法排除,当机体抵抗力下降时,容易转化为急性根尖周脓肿。当脓液聚集量较大时,可穿破骨板从黏膜或皮肤排脓,形成瘘管。瘘管开口于皮肤表面的,称为皮瘘。瘘管管壁为上皮组织,一旦形成皮瘘,瘘管口很难完全自行修复正常,严重时不得不借助外科手术。

慢性根尖脓肿的患牙可出现程度不等临床症状,如自觉轻微疼痛或不适,咬合无力,引起患者最为重视并主动就医的发生于牙龈黏膜或皮肤的瘘管。临床检查时,如果不借助 X 线牙片,无瘘型慢性根尖脓肿很难与根尖肉芽肿区别。有瘘型瘘管可反复出现,时闭时现,长达数月或数年不愈。有瘘型脓液可从瘘管引流,不容易引起急性发作,临床症状一般较轻。临床检查时应特别注意瘘管与患牙的关系。一般来讲,瘘管多位于患牙的唇、颊侧,有时也位于其舌、腭侧,应注意有的开口位于两相邻患牙之间或远离患牙所在的部位。这种情况应认真检查,以免误诊误治,从瘘管口查牙胶尖照片示踪是较为可靠的诊断方法。慢性根尖脓肿的 X 线牙片表现特征是,透光区阴影形状多不规则,边界不如根尖肉芽肿清晰,透射区周围骨质较为疏松,有时可观察到根尖透射区与牙周连通的排脓通道。

慢性根尖脓肿是相对不太稳定的病变阶段,当机体状况和局部刺激因素改变时,可能会向急性炎症转化,也可能转化成根尖肉芽肿或根尖周囊肿。

(三)根尖周囊肿

根尖周囊肿(radicular cyst)是最常见的牙源性囊肿,是较为稳定的一种慢性根尖周炎病变类型,发病率占6%左右。根尖周囊肿主要由根尖肉芽肿和慢性根尖脓肿发展而来,也可以向急性根尖脓肿转化。研究发现,由根尖肉芽肿内转化成根尖周囊肿的过程是:肉芽肿内的上皮增生,形成上皮团块,由于血循环供给的营养很难达中心部,上皮团中发生坏死及液化,便形成囊腔。根尖周囊肿与其他部位囊肿一样,具有囊壁和囊腔两部分。囊壁由内外两层组成,内层为上皮组织作为囊腔内壁衬里,外层为致密的纤维结缔组织构成囊腔的外壁。囊腔中充满清澈透明的囊液,颜色呈黄褐色,有的还可观察到胆固醇结晶颗粒。

根尖周囊肿生长缓慢,常常需要数年或更长时间,才能由小的囊肿逐渐发展成较大的囊肿。一般直径1~2 cm,大的囊肿可达3~5 cm。小的囊肿与根尖肉芽肿不容易区分,只有在囊肿较大时,或通过X线牙片检查才能做出判断。在很少情况下,囊肿随着囊液不断增加,囊腔显著扩大,压迫周围骨组织使骨皮质变薄向外膨突。大的囊肿有时在相应区域表面呈半圆形隆起,扣诊时可有乒乓球感,富有弹性。囊肿增大时,还可压迫邻牙使其发生移位,或使多个牙的牙根发生吸收。过度扩大的囊肿表面骨壁菲薄,大大降低了承受打击和碰撞的能力。

较小的根尖周囊肿自觉症状不明显,在X线片上所显示的透射区不容易与根尖肉芽肿区别,可以结合临床症状加以分析。较大的囊肿可伴有牙根吸收,患牙会出现一定松动,患者多有咀嚼无力,有时可出现相应的牙髓炎症状。X线片检查发现,根尖周囊肿透射区均匀,边界清晰,形状较为规则,透射区周围有清楚的阻射线。囊肿大小相差较大,由几毫米至数厘米不等,个别可累及多达5~7颗牙的范围。区别根尖周囊肿与其他慢性根尖周炎除了透射区较大、可出现牙根吸收等特征外,最重要的鉴别诊断依据是,前者在X线片上显示囊腔周边有一层骨白线存在,这是由于一层致密的硬骨板包绕骨壁所致。

(四)致密性骨炎

根尖周致密性骨炎(condensing osteitis)又称为硬化性骨炎,是长期受到轻微、缓慢刺激后产生的骨质增生、防御性反应。好发于年轻或中年人,下颌第一磨牙多见。这类病变患牙一般无明显自觉症状或轻微不适,咬合功能正常。组织学检查发现,骨硬化区骨小梁致密而不规则。成骨细胞活跃,有少量炎性细胞。X线片观察根尖周骨质呈较高密度不透射影像,与周围组织无明显界限。

第三节　根尖周病的诊断

根尖周炎的诊断一般并不困难,根据病史、症状,结合临床检查,便可做出诊断和鉴别诊断。

一、急性根尖周炎的诊断

急性浆液性根尖周炎主要症状是疼痛。患者自述多为自发性、持续性、局限性钝痛,有明显的咬合痛和浮出感。患牙无牵涉性痛,患者常常能明确指出患牙所在的位置。在浆液性炎症初期疼痛症状较轻,咬紧患牙时疼痛还可减轻,随着病变的发展,患牙自发痛、咬合痛和伸长感逐渐加重,咬紧牙时疼痛不是减轻而是加重。临床检查发现,患牙多因严重龋坏或缺损所致髓腔暴露,牙冠有充填物或曾做过牙髓治疗,牙冠颜色暗淡无光泽。叩痛剧烈,松动度不明显,温度测试和电测试一般无反应,患牙根尖部位扣诊压痛感明显。X线片检查,原发性急性根尖周炎的根尖周骨质无明显改变,慢性根尖周炎急性发作者则根尖区会显示透光阴影。

急性浆液性根尖周炎应与急性牙髓炎区别。后者疼痛性质为自发性、阵发性锐痛,无明显咬合痛,对温度诊和电诊反应较为敏感。牙髓炎疼痛可放射到对颌牙或相邻牙以及耳、颞部,患者一般难以确定患牙位置。

急性化脓性根尖周炎除了表现为上述疼痛性质外,患者自述还会出现剧烈的搏动性疼痛,患牙伸长感和咬合痛更为明显,并伴有面颊的肿胀。临床检查患牙基本情况与浆液性根尖周炎类似,但比较来看患牙叩痛加剧,松动度加大,根尖区黏膜出现红肿,扣诊压痛感明显,有的脓肿还会有波动感。患侧面颊部有反应性水肿甚至蜂窝织炎。X线检查牙槽骨无明显改变,或仅出现牙周膜间隙增宽影像(慢性根尖周炎急性发作除外)。值得注意的是,临床检查时应注意根据区别根尖脓肿发展的不同阶段。因不同脓肿阶段的应急处理措施有所差别。

急性化脓性根尖周炎主要应与急性牙周脓肿鉴别。后者同样出现肿胀、咬合痛和浮出感,但肿胀部位接近牙龈区域,范围较为局限,垂直叩痛不明显,牙髓对温度测试和电诊反应一般正常。X线牙片显示牙周骨质有明显破坏。

二、慢性根尖周炎的诊断

慢性根尖周炎患牙多无明显自觉疼痛症状,或仅有轻微咬合不适或乏力,一般对咀嚼进食影响不大。有的病例有反复出现疼痛、肿胀、流脓,或出现瘘管时闭、时现的状况。除了急性发作和有瘘型慢性根尖周炎病例外,患者一般很少主动就医。因此,慢性根尖周炎的病程大多较长。

临床检查各类慢性根尖周炎的共同特点是,牙冠色泽变暗,牙髓坏死,患牙温度测试和电测试无反应,无叩痛或轻微叩诊不适,X线牙片显示根尖周均有牙槽骨破坏。伴有明显牙周病变或牙根明显吸收的患牙,可能会出现程度不同的松动或咬合乏力。有瘘型慢性根尖周脓肿患牙根尖部的牙龈表面或皮肤可发现瘘管口。较大的慢性根尖周脓肿可见根尖部骨性膨突,有的病例扣诊有乒乓球感。除有瘘型慢性根尖脓肿和出现明显膨突的根尖周囊肿外,大多数慢性根尖周炎患牙临床体征不明显。因此,在检查慢性根尖周炎时,X线牙片是进行诊断和鉴别诊断最为可靠的方法。

第四节　根尖周病的治疗

一、治疗原则

根尖周炎症治疗的基本原则是,尽快解除患者的疼痛,彻底消除患牙的炎症,最大限度地保存患牙恢复功能。

（一）解除疼痛

由于急性根尖周炎的主要症状是患牙持续性的剧烈疼痛，有时还伴有明显的肿胀，常常令患者痛苦不堪。因此，治疗的首要措施是通过应急处理缓解疼痛，尽快建立根管引流，必要时进行切开排脓或开窗减压。

（二）消除炎症

产生疼痛的根本原因是根尖周的炎症，而细菌感染是引起根尖周炎症的主要致病因素。因此，在解除疼痛以后，彻底治疗根尖周炎是治疗的关键任务。清除根管内的致病物质，严格进行根管消毒，严密充填根管隔绝感染通道，根尖周的炎症是可以完全治愈的。

（三）保存患牙恢复功能

根尖周炎症治疗的最终目的是为了长期保存患牙和恢复功能。根尖周炎患牙大多有严重的牙体缺损，甚至残冠或残根，彻底进行根管治疗后，应尽最大可能恢复患牙的形态和功能。治疗后如不进行完善的修复，即使炎症得以彻底消除，患牙也不会长久保留在口腔内。

二、制订治疗计划

在治疗原则的指导下，应根据患者和患牙具体情况制订出合理可行的治疗方案。

（一）术前谈话

术前谈话主要目的是与患者充分沟通，获取对制订治疗方案有价值的信息，以取得患者对治疗积极的配合。

详细询问患者系统病史是术前谈话一个重要内容。通过仔细询问，了解患者是否患有糖尿病、高血压、心脏病、出血性疾病等系统疾病；有无传染病史，如活动性肝炎、艾滋病、性病等；有无吸毒史和放、化疗史；有无精神病史或心理障碍等。此外，还应注意药物的过敏史和毒副作用。这些疾患看似与牙病关系不大，但有时会给根尖周病治疗带来了严重隐患，影响根管治疗疗程和疗效，甚至可能引发医患纠纷。比如，严重糖尿病患者和放疗患者对炎症的恢复能力较差，吸毒者对镇痛药物和抗感染药物不敏感，心理障碍患者常常对治疗结果认同性较差，对传染病患者则应采取严格隔离措施。

通过谈话交流，让患者了解治疗计划的基本情况，取得患者的配合。大多数患者对根尖周病的治疗并不熟悉，尤其是初次就诊患者往往带有神秘感和畏惧感，需要医生对治疗基本情况进行讲解。比如，大致的程序、复诊次数、花费时间和经费、治疗的效果和可能出现的问题等。通过谈话，了解患者对治疗计划的看法、建议和态度，让患者主动参与方案的制订。术前谈话应不要怕花费时间，常常能收到事半功倍的效果。临床经验表明，术前医患之间充分的沟通，有助于增强患者对医生的信任感，提高患者的配合度和对治疗结果的认同感。

（二）制订治疗计划

治疗计划的制订应征得患者的同意和认可，让患者有知情权、选择权。同样的一种根尖周病可能有不同的治疗方法，是选择治疗彻底效果持久的根管治疗还是采用方法简单疗效较差的姑息治疗？是否需要做根管外科手术？是采用一次性根管治疗还是多步法完成？甚至治疗过程中采用那种药物和器材都应告知。应根据患者的条件和患牙状况制订合理可行的治疗方案。具体说来，应考虑以下因素。

（1）牙体的状况：牙体缺损程度及临床牙根长度，有无隐裂、吸收、根折及髓底穿孔。

(2)牙周情况：牙槽骨吸收情况、牙周袋深度及牙齿的松动度。

(3)根管状况：根管的弯曲度、钙化程度、根尖孔的完整性。

(4)根尖周状况：炎症的类型及病变的程度。

(5)是否根管再治疗：有无台阶、侧穿、器械分离。

(6)患牙的位置及治疗的可达性。

(7)患牙是否作为基牙以及在修复中承担的作用。

(8)患者全身健康条件和经济状况。

一般来讲，只要患牙有保留价值而又有条件进行根管治疗的患者最好采用根管治疗，否则可选用姑息治疗方法，完全无治疗价值的患牙应选择拔牙；有时尽管患牙条件较好但由于全身健康状况原因也可暂时放弃根管治疗；对于用根管治疗难以达到疗效的病例应配合根尖外科手术治疗。

在制订治疗计划时，应尽量把不同方法的优缺点、风险及预后给患者解释清楚，尊重患者自己的选择。但临床经验告诉我们，患者往往更愿意听从和信任医生的建议。因此，合理的建议和正确的引导是必要的。

(三)签定治疗协议

在制订治疗计划之后，是否需要签定术前协议，目前国内尚无统一规定，但据报道在国外牙科门诊签定治疗协议已成惯例。从法律角度来说，这一做法对患者和医生双方都有利。因此，国内一些口腔医院或牙科诊所实际上已开始推行术前协议签定。但与外科术前协议相比，牙髓根尖周病的治疗协议尚欠规范。须强调的是，协议的签定应该是在患者对治疗计划理解和同意情况下进行，不能强求，否则会适得其反。随着社会的进步和人们法制意识的不断增强，牙髓根尖周病治疗术前协议应该逐渐走向程序化、规范化。

三、应急处理

急性根尖周炎治疗的当务之急，是缓解患牙疼痛、控制急性炎症，减轻患者痛苦。开髓引流、切开脓肿及必要的药物治疗是常用的应急治疗措施。

(一)开髓引流

急性根尖周炎一旦发生，应尽早打开髓腔，疏通根管，尽快建立根管引流的途径。开髓后，必须设法拔除牙髓组织，清除坏死腐败物质，反复冲洗根管，并用小号码根管锉通过根尖孔，保持根尖孔开放、通畅。这是与急性牙髓炎开髓引流在操作上的关键性区别。否则，只打开髓腔而不疏通根管，根尖渗出物和脓液无法从根管排出，达不到对根尖周炎症引流降压的作用。

急性根尖周炎开髓引流时，一般不需要局部麻醉，但应尽量减少操作时对牙齿的振动和施加压力，动作要轻揉。对于疼痛极为敏感或过分紧张者，最好在局部麻醉后进行操作。开髓疏通根管后一般暂不封闭窝洞，可在髓室内放一疏松棉球。开放时间应视炎症程度和引流情况而定，一般以 $2\sim3$ d 为宜。临床经验表明，急性根尖周炎不同阶段，从根管引流的效果并不一样。在浆液期即使保持根管足够通畅，也很少有引流物溢出或仅有少量血性渗出液，其术后疼痛改善往往不明显；而在化脓期一旦疏通根管后，可见大量脓性分泌物溢出，肿痛症状在短时间内就会有比较明显缓解。

(二)脓肿切开

急性根尖周炎发展到骨膜下或黏膜下脓肿阶段，不仅要建立根管引流途径，同时还应及时切开脓肿排脓。因这时脓液已不仅仅局限于根尖部,已穿过骨板进入骨膜或黏膜,局部肿胀突出,切开脓肿是排脓减压、减痛最好的方式。操作时应注意以下问题。

切开时机

切开过早,不仅脓液得不到引流,还会加重疼痛,引起局部较多出血;切开过晚,增加患者痛苦,还可引起炎症扩散。因此,应掌握好脓肿切开时机。当脓液仅局限于根尖周骨腔内时不宜切开,一旦进入骨膜下或黏膜下脓肿阶段就应该及时切开排脓。切开指征是,根尖区发红且有明显隆起,扪诊时有波动感,应是切开排脓的适宜时机。

有少数患牙脓肿发展缓慢,较长时间停留在根尖周阶段,患者疼痛难忍,根管又引流不畅,可考虑切开软组织,暴露根尖区骨板,用钻针钻开骨板暴露患牙根尖进行引流。这一方法又称为"开窗引流术"。

切开方法

脓肿切开手术一般应在局部麻醉下进行。切口要位于脓肿肿胀中心区,切口方向一般应顺应解剖结构保护邻近组织,避免切断系带、神经和血管。切口深度应达脓腔内,用棉镊分离开切口,用抗生素液体或生理盐水反复冲洗脓腔,必要时放置棉纱条或橡皮引流条,于24～48 h后取除。

(三)药物治疗

急性根尖周炎患者应常规辅以抗菌消炎治疗,必要时可给予镇痛药物治疗,局部炎症特别严重或全身症状明显者,通常应给予全身支持疗法。

(四)其他处理措施

急性根尖周炎期间,应及时调𬌗,可减轻咬合力,有助于缓解疼痛。疼痛症状剧烈,引流效果不佳者可在患牙根尖区用麻药作局部封闭以暂时止痛。有条件时不妨采用一下针灸治疗或物理疗法,对早期炎症会有较好效果。

四、根管治疗

根管治疗(root canal therapy,RCT)是治疗牙髓根尖周病最有效、最彻底的方法,这一观点目前已得到广泛的公认。在牙髓根尖周病临床治疗中,根管治疗事实上已成为首选的方法,因而在当今根管治疗已得到了十分广泛的普及。根管治疗具有极高的疗效,可达90%～95%以上,而且疗效十分稳定持久。由于根管治疗的广泛开展和质量不断提高,大大提高了患牙的保存率,对改善人类的口腔健康起到极为重要的作用。

根管治疗与其他牙髓病治疗方法的最大区别在于:对根管感染物质清理的彻底性和对根管封闭的严密性,这两点恰恰是保证根管治疗成功和保持持久疗效的关键所在。

根管治疗具有广泛的适应证。简单地说,除了无保留价值和操作可达性不允许的牙齿外,所有急、慢性牙髓炎、牙髓坏死及各型根尖周炎都可选用根管治疗术。

文献中有的将活髓牙根管治疗称为牙髓摘除术(pulpectomy),但从上述根管治疗基本原理和操作程序看,这仍然是根管治疗术的范畴。

根管治疗的基本步骤包括根管预备、根管消毒及根管充填3个步骤。根管预备的目的是去除髓腔内的感染坏死组织和病原刺激物,并将根管扩大成形,便于根管消毒和根管充填。根管消毒是用药物封闭在根管内,对机械预备无法清除的致病物质起进一步杀灭作用。根管充填是用永久性根充材料加上根管封闭剂,严密填塞从根尖孔至根管口的管腔,堵死再感染的通道。根管治疗的 3 个步骤是一个连续的过程,根管预备和根管充填最为重要。

五、牙髓塑化治疗

牙髓塑化治疗(resinfying therapy)是一种简易的牙髓与根尖周病的治疗方法,因其操作技术简单、费用较低,具有一定的疗效,在我国应用已有 50 多年的历史,目前国内部分口腔门诊仍在临床上使用。但与根管治疗相比,由于该方法对根管清理不彻底,对根尖孔封闭不严密,远期临床疗效尚不满意,故临床上应慎用此法。

塑化治疗原理:采用液态的塑化剂注入根管内,使其充满整个根管并充分渗透到根管内残留的牙髓组织中,待其聚合后对牙髓组织及病原刺激物具有包埋、固定作用,使有害物质变为无害并存留于根管中,从而达到治疗和预防牙髓根尖病的目的。目前,采用的塑化剂是以甲醛和间苯二酚为主要成分的 FR 酚醛树脂。这种酚醛树脂具有塑化快、渗透力强、抑菌效果好、体积变化小但刺激性较大等特点。

(一)适应证

牙髓塑化治疗的适用证较宽,可适用于急慢性牙髓炎、牙髓坏死及各型根尖周炎等治疗,但在临床上考虑到塑化治疗的远期效果,原则上一般不应将此作为牙髓根尖周病的首选方法。只有在根管治疗操作较困难的牙,如一些弯细根管及根管治疗可达性较差的牙或根管,或因年龄、体质、时间和经济等原因不便行根管治疗的患牙,牙髓塑化疗法不失为一种可行的选择方法。

塑化液可使牙体变色,故前牙不宜使用,如果使用无色塑化液也可以用于前牙;由于塑化液会对根尖周组织产生较强的刺激作用,因此对于新生恒牙、根尖发育不全、牙根吸收、髓腔穿孔等恒牙以及乳牙不宜采用塑化疗法。

(二)塑化剂配方

目前临床常用的塑化剂是 FR 酚醛树脂,配方如下。

第一液:40％甲醛液 50 mL,甲醛甲酚 30 mL。

第二液:间苯二酚(雷锁辛)45g,蒸馏水 55 mL。

第三液:氢氧化钠 1 g,蒸馏水 1～2 mL。

用法:取第一、第二液各 0.5 mL,加入第三液 0.12 mL 搅拌混匀后,可在 5～15 min 内凝固。FR 塑化剂的主要成分是间苯二酚和甲醛,混合以后加入催化剂,液态酚醛树脂缩合反应成为固态树脂。酚醛树脂缩合反应的快慢与单体的浓度、催化剂的量、室温及搅拌快慢等有密切关系。室温高凝固快,搅动多塑化液产热多凝固也就快。

(三)酚醛树脂作用特点

对组织的塑化作用

酚醛树脂对生活或死亡组织有塑化作用,使组织与塑料成为整体的凝聚物。当组织成为棕红色时,说明组织已被酚醛塑化。

值得指出的是,塑化液的体积必须超过被塑化物的体积时,才能保证塑化效果。因此,放入塑化液之前,应尽量析出根管内的水分,并去除根管内至少 1/2 的根髓组织及感染物质,保证根管有足够的空间容纳塑化剂。

渗透作用

酚醛树脂在液态时渗透性最强。因此,操作时应注意时间,最好在 5 min 内完成液体导入。否则动作过慢,液体尚未充分渗透便开始凝固,会影响塑化效果。离体牙实验表明,充分渗透后的酚醛树脂固定后,能起到同时充填主根管、侧支根管和封闭牙本质小管的作用。

体积变化

体积改变可影响充填效果。实验观察发现,酚醛树脂充满离体牙髓腔后,若暴露在空气中因失水而体积明显收缩,但若置放在密闭的容器中,则体积改变不明显。据认为在体内根管中,酚醛树脂还可吸收根尖周组织液而发生溶胀,故体积缩小的可能性不大。

抑菌作用

酚醛树脂对根管内的细菌有强烈的抑菌作用。实验证实,不但在凝固前有抑菌作用,凝固后一定时期内仍有抑菌作用。塑化液将感染物质和残髓组织固定包埋于根管中,可以使根管保持长时期的无菌状态。

刺激作用和毒性作用

酚醛树脂对软组织有较强的刺激性和腐蚀性,临床操作时应避免酚醛树脂液体固化前流出根尖孔外。关于酚醛树脂对人体的毒性作用,目前尚无肯定的实验证据。

(四)操作方法

髓腔预备

常规开髓,活髓牙应在麻醉下进行。活髓牙直接用拔髓针拔除1/2或2/3根髓组织即可;坏死牙髓或根尖周炎患牙,可先滴入2%氯亚明溶解坏死组织,用光滑髓针或小号码根管器械插入根管,约为根管2/3深度,轻轻搅动,用3%双氧水冲洗,即可达到拔出大部分牙髓的目的。常规隔离唾液,干燥窝洞,用气枪吹干根管或吸出根管中的液体。

导入塑化液

按比例配备塑化液并放入注射器中或容器中。将适量酚醛液送进髓腔,再用光滑髓针或小号扩大针导入根管内,反复上下提插震动,然后用小棉球吸出未导进的塑化液,再重新注入新的塑化液导入根管,如此反复操作2~3次,可置换根管中残留的水分,提高酚醛液的浓度,保证塑化液充分渗入到根管中各个部位。最后将髓室部分多余的塑化液吸出,但切勿将进入根管内塑化液吸出。

垫底充填窝洞

用浸满塑化液的小棉球将丁香油氧化锌糊剂轻轻压入髓室,封闭根管口并使之作为第一层垫底,待其变硬后,再用磷酸锌黏固粉做第二层垫底,最后用银汞合金充填窝洞。注意第一层不能用磷酸锌黏固粉直接垫底,否则会影响材料凝固。

在塑化治疗操作过程中,应注意不要遗留根管未被塑化,避免塑化液流出根尖孔引起药物性根尖周炎或溢出洞外腐蚀牙龈。邻面洞塑化时,可采用丁香油氧化锌糊剂做假壁,以防塑化液流失灼伤黏膜。上颌牙塑化操作时,应调整手术椅使体位尽量后仰,有利于塑化液更好地被导入根管内。

六、根尖诱导成形术

年轻恒牙在牙根尚未发育完成时牙髓已坏死,牙根便停止生长发育,此时会出现牙根较短、根尖孔较宽大的典型临床特征。在此期间采取一定药物,促使根尖继续发育形成的治疗方法称为根尖诱导成形术(apexification)。

根尖诱导成形术的基本原理是,当根尖尚未发育完全的年轻恒牙出现牙髓炎症或坏死时,应尽量保护和保留根尖部存活的牙髓及根尖周组织,利用诱导药物刺激牙乳头分化成牙本质细胞,促使硬组织继续形成,达到牙根发育完成、根尖孔闭合的目的。常用的诱导剂为氢氧化钙、氧化锌丁香油或碘仿糊剂。根尖诱导成形术适用于根尖发育不全的年轻恒牙出现牙髓感染或坏死但牙乳头存活者,应在急性炎症控制之后进行诱导治疗。

七、根管外科治疗

根管治疗具有广泛的适应证和极高的成功率,但也有很少一部分根尖周炎病例仅用根管治疗难以治愈,必须借助外科手术才能达到彻底治疗效果,通常把这种在根管治疗的基础上结合开展外科手术的治疗技术称为根管外科治疗(endodonticsurgery)。根管外科手术类型较多,临床常见的类型包括以下几种。

(1)根尖外科手术包括根尖刮治术、根尖切除术和根尖倒充填术。

(2)牙半切术。

(3)截根术。

(4)髓腔穿孔修补术。

(5)牙再植术。

临床上开展最多的是根尖外科手术,有时3种类型手术可以同时在同一病例都做,也可以仅做其中一、二项,应视病变具体情况。以根尖外科手术为例,有如下的适应范围。

难治性慢性根尖周炎,长期治疗根尖病变不愈者;根尖发育不全或病理性吸收,根管充填难以封闭根尖孔者;较大的根尖周囊肿,必须用手术刮除囊壁才能治愈;根尖折断,需手术取出断根;根管器械折断超出根尖孔外有症状或炎症不愈者;根充物超填过多有临床症状者;桩冠后根尖炎症复发难以行根管再治疗以及根尖慢性炎症根管钙化无法打通根管等都可考虑根尖手术治疗。但下列情况不宜手术或慎重选择:如患有严重的系统性疾病和年老体弱者;根尖周炎症急性期;伴严重牙周病变牙齿松动明显者;根尖邻近上颌窦、下齿槽神经管等重要器官等病例,都不宜做根尖外科手术。

第六章　牙龈病

　　牙龈病是指一组发生于牙龈组织而不侵犯其他牙周组织的病变,包括牙龈组织的炎症及全身疾病在牙龈的表现。由于牙龈是唯一直接暴露在口腔中的牙周组织,不断受到来自外界和口腔内环境的各种刺激,同时牙龈也受机体的生理、代谢、免疫系统和疾病状态的影响,某些全身情况或疾病可以在牙龈上表现,也可影响或改变牙龈对局部刺激的反应方式和程度。

　　1999 年,新的分类法将牙龈病分为菌斑引起的牙龈病(如龈缘炎、青春期龈炎、妊娠期龈炎、药物性牙龈肥大等)和非菌斑引起的牙龈病(如病毒、真菌等引起的牙龈病及全身疾病在牙龈的表现,遗传性病变等)。

第一节　牙龈病的病因

　　牙龈病是由于龈缘渐进性菌斑积聚所致的一种疾病,去除菌斑后消失。大多数患者可患有牙龈病。

一、局部因素

(一)牙菌斑生物膜

　　牙菌斑生物膜是一种细菌性生物膜,为基质包裹的互相黏附、或黏附于牙齿表面、牙齿之间或修复体表面的软而未矿化的细菌性群体,不能被水冲去或漱掉。可以分为龈上菌斑(supra gingivalplaque)和龈下菌斑(subgingival plaque)。龈上菌斑位于龈缘冠向牙齿表面的菌斑。龈下菌斑位于龈缘根向龈沟或牙周袋内,龈下菌斑又可分为附着菌斑(attached subgingival plaque)和非附着菌斑(unattached subgingival plaque)。

(二)牙结石

　　牙菌斑是牙结石形成的基础,没有牙菌斑就不会有牙结石。但是,并不是所有的牙菌斑都会钙化成牙石。牙结石表面粗糙,是牙菌斑附着的有利场所。

　　牙结石不是造成牙龈炎的主要原因,但粗糙的牙结石表面为菌斑的滞留提供了有利的条件,促进菌斑对牙周组织的致病作用。由于牙结石的存在可能妨碍口腔卫生措施的实施。牙结石可能使其上的菌斑与周围软组织直接接触,影响细菌微生态和组织反应,放大菌斑的致病作用。食物嵌塞、不良修复体以及不良习惯也可以引起牙龈病。

二、全身因素

　　全身性用药物如苯妥英钠、钙通道阻断剂(硝苯吡啶、氨氯地平、氯苯吡啶)、环孢菌素能导致药物性牙龈增生、假性牙周袋形成。研究证明坏死溃疡性龈炎(NUG)、坏死溃疡性牙周炎(NUP)和坏死性口炎(NS)在 HIV 阳性患者中普遍存在。吸烟可以造成更多牙石堆积,口腔卫生不良。紧张及心理压力、营养不良、代谢紊乱等都可影响牙龈病的发生。

第二节　牙龈炎的治疗方法

一、治疗原则

牙龈炎的治疗主要是通过消除致病因素而建立健康牙龈，如消除菌斑、牙石，以及其他菌斑滞留因素，一般不需要全身用药。积极开展口腔卫生宣教工作，指导并教会患者控制菌斑的方法，推广正确的刷牙方法和正确使用牙线、牙签等工具，持之以恒地保持良好的口腔卫生状况，并定期（每 6～12 个月 1 次）进行复查和预防性洁治（prophylaxis），巩固疗效，防止复发。

（一）牙龈自发性出血治疗原则

针对病因消炎止血。自发性出血患者首先查血，找出出血原因，如由血液系统疾病引起，局部仅做冲洗，牙周塞治止血，避免用锐利器械刺激牙龈造成出血不止，转诊血液科诊治。如由急性炎症引起，先控制炎症，待急性期过后，再彻底去除病因尽快消除急性症状和体征。

（二）牙龈急性炎症或脓肿的治疗原则

（1）首先控制炎症，全身使用足够的抗生素及止痛药，如羟氨苄青霉素与甲硝唑联合使用，螺旋霉素、螺红霉素、替硝唑等。必要时使用非甾体类抗感染药，以抑制牙槽骨的吸收。常用的药物有芬必得、布洛芬、风平等。

（2）脓肿切开引流，可在脓肿的波动区切开，即在脓肿的最突处做垂直切口，用血管钳扩张排脓。也可通过牙周袋建立引流；用匙刮或超声波洁治器去除龈下牙石及袋内肉芽，使袋口扩大。

（3）局部牙周袋用 3％过氧化氢溶液和 0.25％洗必泰冲洗后局部置药并使其缓慢释放。通常用对牙周优势菌最敏感的药物，如甲硝唑、洗必泰、四环素，制成的棒条、药膜、糊剂等放入牙周袋内。

（4）降低咬合：对松动、伸长而不能咬合的患牙，用砂轮快速磨改患牙的工作尖。

二、治疗方法

（一）边缘性龈炎的治疗

（1）清洁牙面，去除龈上及龈下菌斑和牙石。

（2）局部用药：使用抗微生物及抗菌斑制剂或工具，如用 3％过氧化氢液和 0.1％～0.2％氯己定液冲洗龈沟，并在袋内涂布消炎收敛药物碘甘油、复方碘甘油等，以增强口腔卫生措施的效果，适用于传统机械方法清除菌斑不能完全有效的患者。

（3）对患者的健康教育及针对个人的口腔卫生指导。

（4）改正菌斑滞留的因素，如冠的外形过突、修复体悬突或边缘不密合、邻牙无接触、不良的义齿、龋及牙错位。

（5）在某些病例，可用手术改正牙龈外形的缺陷，因这些不良外形影响患者进行充分的菌斑控制。

（二）增生性龈炎

（1）增生性龈炎的治疗主要是去除一切局部刺激因素，保持良好的口腔卫生，施行洁治术，并教会患者控制菌斑。口呼吸患者应针对原因进行治疗，如治疗鼻部疾患，上唇过短者可进行唇肌训练,或夜间戴前庭盾,或在前牙唇侧牙龈涂凡士林以减少牙龈干燥。纠正错𬌗和食物嵌塞,改正不良修复体等。

(2)局部药物治疗,龈袋内可用3%过氧化氢液冲洗,放碘制剂,或用含漱剂如氯己定以保持口腔清洁。

(3)手术治疗,大多数以炎性肥大为主的病例,在去除病因后炎症消退,牙龈形态接近正常,但纤维增生的部分不易消退,影响美观且有碍菌斑控制。对此可施行牙龈成形术,以恢复生理外形。

(4)口腔卫生指导,应教会并督促患者控制菌斑,以防止复发,定期到医院复查,酌情再做洁治或其他治疗。

(三)妊娠期龈炎及龈瘤

治疗原则与慢性龈缘炎相似。但应注意,尽量避免使用抗生素等全身药物治疗,以免影响胎儿发育。

(1)必要时咨询妇产科医生,在妊娠最初的3个月内考虑推迟牙周治疗。在妊娠的任何时候均可做牙周的急诊处理,仔细去除一切局部刺激因素,对于较严重的患者,如牙龈炎症肥大明显、龈袋有溢脓时,用1%过氧化氢溶液和生理盐水冲洗,加强漱口。

(2)慎用抗生素和其他药物。

(3)严格细致的口腔卫生教育,按需要进行牙周维护治疗,在去除局部刺激物后,患者一定要认真地做好菌斑控制。

(4)手术治疗:考虑将牙周手术延至分娩后,如一些体积较大的妊娠龈瘤,已妨碍进食,可选择在妊娠期4~6个月内手术切除,以免引起流产或早产。手术宜选用局部麻醉而不用全麻或分离麻醉(短时丧失意识的镇静药)。手术中应避免流血过多,术后应严格控制菌斑,防止复发。

(四)青春期龈炎

青春期龈炎反映了性激素对牙龈炎症的暂时性增强,青春期过后,牙龈炎症可有部分消退,但原有的龈缘炎不会自然消退。因此,去除局部刺激因素仍是青春期龈炎治疗的关键。通过洁治术去除菌斑、牙石,必要时可配合局部药物的治疗,如龈袋冲洗、局部上药及含漱等。多数患者经基础治疗后可痊愈。对于个别病程长且牙龈过度肥大增生的患者,常需手术切除增生的牙龈。完成治疗后应定期复查,必须教会患者正确刷牙和控制菌斑的方法,养成良好的口腔卫生习惯,以防止复发。对于准备接受正畸治疗的青少年,应先治愈原有的龈缘炎,并教会他们正确的控制菌斑的方法。在正畸治疗过程中,定期做牙周检查和预防性的洁治。正畸矫治器的设计和制作应有利于菌斑控制,避免造成对牙周组织的损伤和刺激。

(五)急性龈乳头炎

一般不需全身用药。

(1)局部首先去除邻面的牙石、菌斑、食物残渣以及其他刺激因素。

(2)用1%~3%过氧化氢溶液和0.1%~0.2%氯己定溶液冲洗牙间隙,然后敷以消炎药或碘制剂。

(3)急性炎症消退后,彻底去除病因,包括龈上洁治和彻底的龈下刮治,消除食物嵌塞的原因,治疗邻面龋和修改不良的修复体等。

(六)急性坏死性溃疡性龈炎

局部治疗

(1)及时去除牙间乳头和龈缘的坏死组织,初步刮除大块的龈上牙石。

(2)用 1%～3%过氧化氢溶液拭洗,其作用除了机械冲洗外,主要是药物与组织中的过氧化氢酶接触,释放新生态氧,有清创、止血、灭菌、除臭等作用,并可改变局部厌氧环境,杀灭或抑制厌氧菌。

(3)清洗后的局部将 25%甲硝唑凝胶或 2%盐酸米诺环素糊剂等放置于龈沟或龈袋内。盐酸米诺环素即盐酸二甲胺四环素是一种缓释药,1 周上 1 次药,可持续发挥药效 1 周左右,并能长时间保持有效浓度,可明显改善牙龈疼痛、出血等炎症症状。

(4)给以 1%过氧化氢液、0.02%过锰酸钾溶液、口泰(主要成分为氯己定,又名洗必泰)或艾力克(主要成分为聚维酮碘,又名碘伏)含漱。洗必泰是双胍类的高效、广谱杀菌剂,可以迅速吸附于细菌表面,改变细胞膜结构,使渗透平衡被打破,胞浆沉淀,从而杀菌。聚维酮碘是一类碘与表面活性剂的结合物,对各种细菌、病毒、真菌、螺旋体有杀灭作用。其杀菌机制为聚维酮碘的表面活性剂可穿透细胞膜进入菌体,释放出双原子的游离碘,使胞内物质被氧化而失去活性,从而瞬间杀死细菌。

(5)及时进行口腔卫生指导,更换牙刷,保持口腔清洁,建立良好的口腔卫生习惯,急性期过后,做彻底的洁刮治,以防复发。

全身治疗

(1)口服青霉素、甲硝唑或替硝唑 2～3 d,抑制厌氧菌生长。羟氨苄青霉素 500 mg 每天 3 次,甲硝唑口服每次 200 mg,每天 3～4 次,7～10 d 为 1 个疗程;或替硝唑口服 500 mg,每天 1 次,首次服用加量即 2 g,连服 3～4 d。

(2)给以大量维生素 C、蛋白质等支持疗法。

(3)有系统性疾病者及时给予治疗。

(七)药物性牙龈增生

通过消除致病因素而建立牙龈的健康,如消除菌斑、牙石以及其他菌斑滞留因素。

(1)必要时咨询内科医生。

(2)存在牙龈增生及其他药物不良反应时,应协商修正用药方案,考虑更换药物或与其他药物交替使用,以减轻不良反应。

(3)去除一切局部刺激因素,保持良好的口腔卫生,施行洁刮治术。

(4)龈袋内用 3%过氧化氢溶液或碘氧液冲洗,用 0.12%～0.2%氯己定、口泰等漱口。

(5)必要时手术切除增生的牙龈,应先告知患者,如不改变用药方案或菌斑控制不佳,牙龈增生会复发。

(6)教会并监督患者控制菌斑的方法,定期复查。

(7)一般不需全身用药。

(八)牙龈瘤

牙龈瘤的主要治疗方法是手术切除。

(1)基础治疗。

(2)切除必须彻底,否则易复发。手术时,应在肿块基底部周围的正常组织上做切口,将瘤体组织连同骨膜完全切除,并凿去基底部位的牙槽骨,刮除相应部位的牙周膜,以防止复发。

创面可用牙周塞治剂保护。

（3）如龈瘤所在的牙已松动，则应将牙同时拔除，并去除病变波及的牙周膜与邻近的骨组织。

（4）复发后一般仍可按上述方法切除，若复发次数多，即使病变波及的牙无松动，也应将牙拔除，防止再复发。

第七章 牙髓疾病

牙髓疾病是指发生在牙髓组织的炎症性感染疾病，包括牙髓炎、牙髓变性和牙髓坏死，牙髓炎最常见，是一类因牙髓组织受到微生物感染而引起的炎症反应性疾病，临床以剧烈的难以忍受的疼痛为特征。

牙髓炎绝大多数由龋齿破坏牙冠牙体组织的完整性而引起牙髓组织与口腔环境直接相通，导致口腔定植微生物感染牙髓组织发展而来。进一步发展感染微生物可经根尖孔扩散到牙周组织，引起根尖周炎，甚至能发展成颌面部蜂窝织炎。早期预防治疗龋齿，能有效地防止牙髓炎牙髓疾病的发生。

第一节 病 因

牙髓疾病，尤其是牙髓炎，最常见根本的病因是微生物感染，此外，一些理化因素和生理性、医源性因素也可引起牙髓疾病。

一、微生物感染及感染途径

牙髓疾病的微生物感染仍为混合感染，并无特异病原菌，主要是需氧菌和厌氧菌。牙周疾病使牙根面多有不同程度的暴露，牙髓与牙周之间交叉感染的可能性增加。微生物及其毒力因子到达牙髓的途径有如下。

（一）牙体途径

只要能够引起牙本质小管暴露的牙体疾病，均可能造成定植在口腔环境的微生物引起牙髓组织感染。最常见的龋病到达牙本质一定深度时，龋损内的微生物及其产物可通过牙本质小管到达牙髓组织，即可引起牙髓病变。牙体组织磨耗严重使牙本质小管暴露，甚至牙髓暴露，如楔状缺损穿髓。在慢性病变过程中有修复性牙本质形成，甚至有根管口牙本质桥形成，但封闭不严密，微生物仍能感染牙髓组织。引起牙髓病变的楔状缺损多已深达牙颊舌径的1/2。牙体组织上的隐裂及裂纹与牙本质小管成一定的角度，而使一条裂纹导致大面积的牙本质暴露，裂纹中存有大量的细菌及食物残渣，久之也会引起牙髓的疾病。外伤性穿髓、畸形中央尖等引起的直接露髓也时有发生。

（二）牙周途径

侧支根管、副根管和根尖孔使牙髓牙周组织紧密相连，而牙周袋为细菌等微生物引起牙周组织的病理性结构，内含大量的致病微生物及其产物的形成使牙髓间接与口腔相通，这些细菌微生物及其毒力因子可循此途径进入牙髓，引起局部性的乃至全部性的牙髓病变。由于龋齿、失牙等原因常导致牙体及牙列完整性的丧失，在未得到修复前，其殆力常集中在剩余牙上。过大的殆力可造成深达根尖的牙周袋，还可引起牙根折裂，此时根裂的相应部位成为细菌由牙周侵入牙髓的通道。当这种细菌侵入是由根尖孔发生的时候，常引起牙髓组织不可复性的炎症，称为逆行性牙髓炎。

(三)血源性感染

细菌经血液循环到达牙髓引起牙髓感染的情况一般少见。但在牙髓组织本身有创伤、代谢紊乱,发生血供障碍有牙髓坏死的情况下,机体发生菌血症,循环血中的细菌则可进入牙髓并定植下来,这称为引菌作用(anachoresis),所引起的继发性感染造成的牙髓炎称为血源性牙髓炎。由于牙髓组织的增龄性变化和牙体组织磨耗对牙髓的影响,加之全身免疫防御功能的下降,发生血源性牙髓炎的可能性增大。

二、化学因素

牙本质暴露后,长期、反复受食物中糖和酸类物质的刺激,除可发生牙齿敏感症外,牙髓亦可发生充血,并可由单纯的牙髓充血发展为牙髓的炎症。在治疗牙齿敏感症时所采用的硝酸银等药物也对牙髓细胞有一定的毒性。牙体治疗过程中窝洞的消毒、垫底及充填材料选择的不当,也是一个重要的化学性病因。目前临床用窝洞消毒药物如酚、醛等,也有一定的细胞毒性和刺激性,可引起牙髓的病理性改变;深洞的垫底材料若选择、操作不当,也可引起牙髓的病理性反应,如调和较稀的磷酸锌黏固粉在凝固前可释放出游离酸而引起牙髓病变;用树脂材料直接充填深洞,其单体可游离并通过牙本质小管进入并刺激牙髓。慢性龋坏过程中修复性牙本质形成,有可能造成小的穿髓孔不易查出,此时直接充填,则可使充填材料的有害成分直接作用于牙髓组织。乙醇等干燥剂可导致牙本质小管内液体的生理平衡紊乱,从而影响牙髓。喜食酸性饮食习惯可造成酸蚀症,日久累积可降低牙体硬组织对外界刺激的抵抗力,并可伤及牙髓。化学因素只是引起牙髓组织对外界微生物的感染抵抗能力降低,使感染微生物更易在牙髓组织中定植生长繁殖,最终引起牙髓组织感染坏死。因此,临床治疗所用材料不是牙髓疾病的根本原因。

三、物理因素

在牙体组织完整的一般情况下,10 ℃～60 ℃的温度为正常牙髓所耐受,一般的饮食温度不会造成牙髓反应,除非已有牙本质的严重磨耗暴露。牙体及牙列缺失进行修复时,在钻磨及牙体预备时,手机切割牙本质产生大量摩擦热,可损伤下方的牙髓,如果损伤广泛或波及多细胞层时,在伴有感染的情况下牙髓将丧失修复功能。牙本质的热传导性相对较低,为了避免因牙体预备而引起牙髓疾病,故钻磨时必须使用水汽喷雾冷却。组织学研究证实,当使用水汽雾冷却时,如果剩余牙本质厚度＞1 mm,牙髓无明显反应。此外,若深龋未经垫底直接进行汞合金充填,则可由于汞的良好导热性引起温度对牙髓的损害。

治疗牙齿敏感症若参数选择不当会造成热效应对牙髓的直接损伤。红宝石激光对牙髓组织损害程度最重,而二氧化碳激光功率低危害最小。当口腔内相接触的牙齿使用同种金属修复后,流电现象的存在仅引起牙髓退行性变化。已充填的汞合金与电流接触1秒钟即可引发牙髓出血性坏死。老年人由于牙体磨耗、牙列缺失,常有咬合力不均,颞下颌关节紊乱病(简称TMD),可造成创伤性咬合及磨牙症等,从而对牙髓造成创伤,影响血供。而直接的牙外伤可使根尖孔移位,血管撕裂,使牙髓丧失活力。

在乘坐飞机起降时,可使原有牙髓病急性发作,这是由于气压急骤降低,组织及体液中的氮气析出成气泡,形成气栓,有时在海拔过高的山区也可发生。可表现为快速锐痛、上升时加重的迟缓跳痛和下降时加重的疼痛。电力辐射可引起牙髓出血或坏死,从而造成牙髓的病变。

牙髓能耐受一定限度的温度改变,但过冷或过热的温度刺激,就会引起牙髓病变。高速或连续切割牙齿时,可以产生较高的温度,刺激牙髓。牙体预备时,应当间断切割,若用高速钻机时,一定要同时使用降温措施,以免造成对牙髓的刺激。较深的洞,若直接充填金属,可以传导温度,刺激牙髓,引起牙髓组织慢性炎症反应。

牙齿由于受到撞击,或因长期创伤性对牙根尖的创伤,往往引起根尖血管的损伤或断裂,从而引起牙髓的血行障碍,形成牙髓病。临床上常见受过撞伤的牙齿变色,就是因为牙髓已经坏死的缘故。

四、生理性因素

牙齿出现不同程度的磨耗及磨损,轻者可出现牙齿敏感症、牙髓充血,重者可出现牙髓的不可复性改变。由于失牙及龋坏牙未治疗、邻牙的倾斜,常导致偏侧咀嚼和𬌗力过分地集中在某些牙位上,除造成隐裂、根折外,直接引起牙髓炎症的可能性也大大增加。单纯的𬌗创伤可在颈部造成疲劳性的小缺损,并不断累积,形成"V"形缺损。缺损不断发展,最终累及牙髓。隐裂可引发牙髓炎已得到证实,隐裂除与牙体组织的生理解剖特点、患者的咀嚼习惯有关外,牙齿的增龄性变化及口腔健康状况的下降无疑又是一种好发因素。临床检查中可见老年人牙体组织上有不同程度的隐纹,可引起牙髓的退行性变甚至造成牙髓炎症,而根据患者的咀嚼习惯及是否早期进行有效治疗,这种牙髓炎症可表现为慢性过程或急性发作。

五、全身及其他因素

牙齿作为机体的一部分,常可出现全身疾病的局部表现。艾滋病患者牙髓组织内可检出高浓度的人类免疫缺陷病毒 DNA;肝炎患者的牙髓组织内也可检出病毒;而老年人中常见的冠心病,发作时由于臂丛神经的牵涉反应,常表现为肩部疼痛,也可表现为非特异性牙痛,称为心因性牙痛。

国外学者曾报道 14%的冠心病患者疼痛可只表现在颌骨或牙齿,一般多表现在后牙区,区域弥散、定位差、性质多样,随心脏症状的缓解而消失,不需特殊的口腔治疗。而三叉神经痛患者初期表现也多见于牙痛,且定位极差,常导致多个牙被误拔。此外,一些精神因素性牙痛也不容忽视。由于家庭社会等多种不同因素的改变或不理想、突发事件的来临,常会引起心理精神的改变,重者表现为感觉运动障碍、意识状态改变,出现无体征有症状的牙痛、咀嚼不适等口腔表现,单纯的口腔治疗对其无明显效果。

六、医源性因素

不同个体,牙齿冷热等刺激反应不同。若未能充分考虑这一特点,则有可能在治疗过程中对牙髓造成化学、温度等有害刺激,从而造成牙髓疾病。如钻磨牙体时若不注意深度及方向,则可能造成穿髓;而充填后的微渗漏为牙髓感染的一种特殊牙本质途径。

充填体对患牙的牙髓有一定的影响。充填材料与牙体组织间理化性质的差异,以及口腔内温度的变化、牙齿所承受应力的改变,常可导致微渗漏的形成。细菌易于在间隙中定植繁衍,从而伤及牙髓。牙周刮治和手术,可造成牙本质小管的开放,细菌及产物易进入,影响牙髓。由于根管钙化等因素可造成根尖周病变通过根管治疗无法治愈,根尖外科手术在清理根面时也可伤及邻牙,引起邻牙牙髓活力下降乃至丧失,且由于所形成的炎性反应可造成牙根外吸收,其早期可无症状,严重时可引发牙髓炎症及根折。在进行牙体治疗时,如果未去尽炎性组织,或是使用的药物刺激性较大,则可能吸引根尖区的破骨细胞进入根内引起牙内吸收;而拔牙时用力不当也可引起受累牙的牙内吸收。

第二节　分类及临床表现

目前对牙髓疾病的分类尚缺乏统一的标准,按照临床表现将其分为:可复性牙髓炎;无症状和有症状与不可复性牙髓炎,后者包括(急性牙髓炎、慢性牙髓炎、逆行性牙髓炎、残髓炎)、牙髓坏死、牙髓变性。

牙髓炎症是一种炎症反应性疾病。当刺激到达牙髓后,首先引起血管扩张,充血。在牙髓充血时,先是动脉充血,由于血管扩张,而使髓腔内压增高,根尖中的静脉受压造成静脉淤血。若消除了刺激,这种充血状态便可消失,但当冷热刺激去除后,温度恢复正常时,疼痛也就消失。牙髓电测试电活力测验,其引起反应的阈值刺激点低于正常。若长期充血而得不到缓解,则可转为慢性牙髓炎;或因渗出物继续渗出,而发展为急性牙髓炎。

一、可复性牙髓炎

可复性牙髓炎(reversible pulpitis)为早期牙髓炎,范围局限,无自发痛及夜间痛,无咀嚼痛,无牵涉痛史,但受到冷热刺激时,可产生短暂、尖锐的疼痛,去除刺激后症状立即消失,延迟反应轻微甚至不易察觉。去尽龋坏组织后未见穿髓孔,冷热刺激痛阳性,延迟反应可疑,牙髓电测试反应值与正常相似或稍高。可复性牙髓炎临床上应与牙本质敏感症鉴别,因两种疾病处理方法完全不同。后者对机械刺激特敏感,且临床上常可见暴露的牙本质,探针检查能发现过敏点。而可复性牙髓炎常可见到患牙存在龋损,或询问病史可发现患牙外伤史以及近期进行了牙体修复治疗史等。

二、不可复性牙髓炎

临床上不可复性牙髓炎(irreversible pulpitis)可分为无症状和有症状牙髓炎,过去对于有症状不可复性牙髓炎引起高度重视,而对于无症状不可复性牙髓炎未意识到,因此临床上也未引起足够的重视。有症状不可复性牙髓炎可以因可复性牙髓炎未及时治疗发展而来,也可由慢性牙髓炎急性发作而来。急性有症状不可复性牙髓炎牙髓炎发病急,临床表现以剧烈的疼痛为特征。患牙对温度刺激特别敏感,在受到过热过冷的刺激时,患牙立即产生剧烈疼痛,持续时间长,并且疼痛可以表现为局限性,也可为弥散性,甚至呈面部同侧的放射性。

(一)无症状不可复性牙髓炎(asymptomatic irreversible pulpitis)

在临床上偶尔可见深龋已经破坏整个牙体组织到达牙髓组织,或者 X 线片检查深龋已经穿髓,但患者仍无牙髓炎的临床症状。对于该类患牙,如果不进行治疗,则可能发展成为有症状不可复牙髓炎或者牙髓组织渐进性坏死。

因此对于临床无症状不可复性牙髓炎患牙,应尽可能早地完成根管治疗术,避免患者产生不必要的疼痛。

（二）急性牙髓炎（acute pulpitis）

剧烈而严重的自发痛、激发痛、夜间痛为其显著特点。疼痛性质尖锐，呈阵发性，随病变的持续及加重，发作频繁、缓解期缩短乃至消失，而可持续时间延长数小时。急性牙髓炎时因牙髓感觉神经来自三叉神经第2、3支，其神经末梢为无髓鞘游离神经纤维，常发生牵涉性痛，汇聚到三叉神经脊核尾部或后腹侧丘脑核的神经元，这些部位也是面部组织感受器的输入投射部，故患者常无法准确指出患牙疼痛部位，常发生牵涉性痛，易发生误指误治。一般全口任何一颗牙或反射至同侧耳颞部，前后上下可交叉，但除前牙外一般不至对侧。此外，在疼痛发作期或间歇期，冷热刺激可诱发加重或加重诱发疼痛，早期多为冷刺激加重而热刺激缓解，后期则相反。因此对于难于定位的患牙，以及就诊时处于缓解期的患牙，可以采取温度刺激诱发疼痛反应来确定患牙。

急性牙髓炎的疼痛特点如下。

自发性阵发性剧痛

遇冷、热、酸、甜等刺激引起疼痛，有时在没有外界刺激，也产生有剧烈疼痛，呈痛一阵、歇一阵的间歇性发作，早期疼痛发作时间短，间歇时间长。到晚期则疼痛发作时间长，间歇时间短。

疼痛发作夜间比白天重

牙髓炎疼痛发作往往在夜间比白天更加剧烈，可能由于平卧时体位改变，头部血供增多，牙髓腔内压力增加，或牙髓末梢血管扩散所致。

温度刺激可诱发或使诱发疼痛加剧

无论在疼痛的间歇期或发作期，冷、热刺激，均可诱发激惹或加剧疼痛。一般来说，牙髓炎早期对冷刺激更为敏感，疼痛反应更为明显，而晚期同对热刺激更为敏感明显。

疼痛呈牵涉性而不能定位

牙髓炎患者，常自己大都没有明确的部位感，不能清楚明确地指出患牙所在。在牙髓炎时，常为放散性牵涉性痛，常常是沿三叉神经分布区放射至同侧上牙、下牙及头、面部。因此，患者分辨不清何为病牙，常将上牙痛误认指为下牙痛，后牙痛误认指为前牙痛。但这种牵涉放散痛不会发生在患牙的对侧，必定在患牙的同侧。

急性牙髓炎可依其炎症发展过程，分为浆液期及化脓期，由于病变程度不同，各期又各具特征。

（1）急性牙髓炎浆液期：常为可复性牙髓炎的继续发展。牙髓血管发生充血后，血浆由扩张的血管壁渗出，使组织水肿。随后多形核白细胞亦由血管壁渗出，形成炎症细胞浸润，成牙本质细胞坏死。急性浆液期炎症反应，多局限于冠部牙髓，但也可以侵犯到全部牙髓。

临床表现为自发性疼痛明显，温度刺激（尤其是冷刺激）或酸、甜食物掉入龋洞中，都会引起或加重疼痛。在刺激除去后，疼痛并不消失。疼痛发作时间短，缓解间歇时间长；炎症早期病变，多局限于冠，无叩痛。但疼痛可反射到对殆牙或邻牙，后牙的疼痛还可反射到耳部、颞部。

（2）急性牙髓炎化脓期：急性牙髓浆液期，未能及时治疗，渗出的白细胞坏死、液化，即形成脓液。化脓可能是局限的，也可能是弥散的。急性牙髓炎的浆液期和化脓期并没有截然的界线，而是一个移行过程。感染部位大量白细胞浸润，白细胞液化，组织坏死，形成脓液，周围则可见扩张充血的血管。病变可能局限成一个或数个小脓腔，亦可能弥散到全部牙髓，成牙本质细胞层破坏而消失。

临床表现为化脓期疼痛较浆液期为重,有自发性、搏动性跳痛。此时疼痛发作时间长,缓解间歇时间短,疼痛程度逐渐加重。对热刺激疼痛加剧,对冷刺激反可使疼痛缓解。这可能与化脓期坏死牙髓分解产生气体,使髓腔压力升高。当遇到热刺激时髓腔内气体进一步膨胀,压力进一步升高;遇到冷刺激时,气体体积缩小,压力减轻。病变波及全部牙髓时,根尖部可出现反应性叩痛和咀嚼不适。

(三)慢性牙髓炎(chronic pulpitis)

慢性牙髓炎是牙髓炎中最常见的一型,临床症状不典型,容易漏诊、误诊为深龋,故应仔细询问病史,仔细检查鉴别,才能做出正确的诊治,使患者得到合理的治疗。当侵入牙髓中的细菌若致病毒力较低,而且机体的抵抗力强,这时牙髓组织的炎症常呈慢性过程。急性炎症时,如渗出物得到引流,但感染又未能彻底除去时,也可转变成慢性。机体抵抗力降低时,或局部引流不畅时,慢性牙髓炎也可以转变成急性炎症。

慢性牙髓炎一般没有剧烈的自发性痛,有轻微的钝痛,但长时期遇冷热刺激痛,除去刺激后疼痛要持续比较长的时间才逐渐消失。由于长期的发炎,炎症可波及全部牙髓,根尖孔附近的牙周膜也可有充血及水肿的情况,患牙还可以有轻微的叩痛,患者感觉咬合时患牙不适。

慢性牙髓炎可分为以下两种类型。

慢性闭锁性牙髓炎

慢性闭锁性牙髓炎为临床最常见的一型,由龋洞感染而引起者,往往龋洞很深,接近或已达牙髓。有的牙髓已暴露,有的在除去软化牙本质后,牙髓即暴露,少数病例在除去软化牙本质后,消失一薄层牙本质覆盖于牙髓上。

在牙髓组织中有淋巴细胞及浆细胞浸润,成纤维细胞及新生血管增生,可以长期呈炎症性肉芽组织状态。有时病变部分的牙髓,经过一定时期,可被结缔组织纤维包绕局限。如果细菌的毒性没有增强,而外界又无新的感染袭入时,被包绕的病变暂时不会向外发展,所以,慢性炎症可以维持较长时期。但当机体抵抗力降低,毒素作用增强时,也可急性发作形成急性牙髓炎。多数由于毒素作用,牙髓组织渐渐发生退行性变,而终致坏死。若髓腔穿通,牙髓组织暴露者,其暴露牙髓表面呈溃疡,又称为慢性溃疡性牙髓炎。溃疡表面有炎症细胞浸润,其下方纤维组织增多。有时牙髓组织有退行性变,可见钙化物沉积。长期慢性炎症,则牙髓大部或全部均有炎症细胞浸润。

临床表现为无明显自发性痛,但遇温度刺激时,或食物掉入龋洞时,会引起较为剧烈的疼痛,以致患者不想再继续进食。有的有定时的钝痛,例如每到下午或清晨出现一阵放散性钝痛。由于慢性牙髓炎可以转变为急性牙髓炎,患者主诉有自发痛史,有的患者有夜间痛史,有的患者也可能完全无自发痛史。

慢性增生性牙髓炎

慢性增生性牙髓炎常见于儿童或青少年患者的患牙,由于根尖孔粗大,牙髓组织血运丰富良好,抵抗力较强,具有一定的再生能力,患慢性牙髓炎而又有较大的穿髓孔时,由于长期轻度外界刺激,有时可引起牙髓增生性反应,此时牙髓组织通过穿髓孔向外增生,形成牙髓息肉。临床可见大而深的息肉,用探针或挖匙触动时易出血,感觉较为迟钝。

牙髓息肉应与牙龈息肉相区别,用探针拨动息肉,检查其蒂部的位置,牙龈息肉多系食物嵌塞等刺激,龈乳头增生而长入邻面龋洞内者。但需注意另一种可能,即由根分歧处穿髓室底增生的牙龈息肉，极似牙髓息肉，要注意鉴别，必要时可做 X 线检查。

息肉表面有鳞状上皮覆盖，上皮是由牙龈、舌和口腔黏膜的上皮脱落移植而来。息肉中含大量炎症细胞，有很多血管，而神经纤维很少。息肉下方的牙髓多形成炎症性肉芽组织，根尖周组织可有充血或慢性炎症。

一般无自发痛，有时患者感到进食时痛，或进食时易出血，因而不愿使用患牙咀嚼。由于长期不咀嚼食物，往往可以发现患侧有牙石堆积。患牙龋洞内有息肉。温度刺激所引起的疼痛不明显。

（四）逆行性牙髓炎（retrograde pulpitis）

引起牙髓感染常见从牙冠的釉质破坏，导致牙本质小管暴露或牙髓直接暴露于口腔环境中，细菌感染根管系统从髓室到根管然后才引起根尖周组织感染。逆行性牙髓炎的感染源与之相反，感染首先到达根尖周组织，然后通过根尖孔到达根管内牙髓，最后到达冠髓。此类感染源多来自牙周，故又称牙周牙髓联合病变。牙髓疾病也可引起牙周病变或牙髓牙周同时存在病变，称为牙髓牙周联合病变。牙周感染可通过侧支根管、副根管和根尖孔到达牙髓，引起局灶性或全部性的牙髓炎症。反之，牙髓病变的晚期炎性物质又可逆化途径到达牙周，甚至经牙周排脓等。此类患者兼具牙周炎、根尖周炎和牙髓炎的多种症状。牙髓炎可表现为急性或慢性过程，牙周炎常使患者感到牙松动、咀嚼无力或疼痛乃至牙周溢脓。治疗时需兼顾牙髓牙周的病变，才能达到较好的治疗效果。

临床检查时牙体完整，但可探及深达根尖的牙周袋或Ⅱ度以上的根分叉病变，患牙松动或不松，叩痛阳性，牙髓电测试反应因不同时期而有所不同。牙周牙髓联合病变在 X 线片上可见牙周间隙增大明显，而根尖周的暗影透射影相对较小；而牙髓牙周联合病变则表现为底大口小的牙周根尖周联合暗影透射影。由于同时发生牙髓牙周的病变，暗影透射影则因病变的不同而不同。

（五）残髓炎（residual pulpitis）

经过牙髓治疗后的牙齿在近根尖部的少量牙髓还有活力，并可以有炎症反应存在，引起不典型的牙髓炎疼痛症状，叫作残髓炎。残髓炎的症状，多为钝痛，温度刺激引起放散性胀痛，有间隙期较长的轻度阵发性痛及咀嚼食物时痛。检查发现有轻微叩痛，对温度测验有反应或有轻微疼痛。若除去充填物直接用扩锉针探入根管时存在疼痛反应；有探痛时，更能证实为残髓炎。

三、牙髓坏死与坏疽

牙髓坏死（pulp necrosis）指非细菌感染引起的牙髓组织活力丧失。多由于外伤，如打击、碰撞以及过度的矫正力等，使根尖孔处血管损坏，营养断绝，形成牙髓坏死。强烈的化学刺激，如亚砷酸、三聚甲醛等，都可刺激牙髓，引起牙髓坏死。硅黏固粉和某些自凝塑胶，用于深窝洞未垫底时，也可造成牙髓坏死。此外，牙髓组织发生严重的营养不良和退行性变时，最终可发展到牙髓坏死，称为渐进性坏死，多见于老年人。

牙髓坏死表现为牙齿失去感觉，若未被细菌感染，也可无其他症状，根尖周组织也可能无病变。温度及电测活力无反应。牙齿变色，发暗，不透明。牙齿变色，是由于牙髓中血红蛋白分解产物进入牙本质小管所致。如果在根尖孔处受细菌继发感染，而发展成感染性根尖周围炎时，则表现出根尖周炎的症状。

老年人退行性引起的无菌性、渐进性坏死,临床无症状,且根尖周组织无病变者,可不进行治疗,定期追踪观察即可;但如存在根尖周病变,表明根管已经发生感染者,则需根据病变情况尽快进行治疗。

由于细菌感染,造成牙髓腐败性坏死时,称为牙髓坏疽(pulp gangrene)。感染可能经牙本质小近管、露髓孔,或根尖孔侵入牙髓。临床上,牙髓炎的自然发展过程,往往最终成为牙髓坏疽。牙髓坏疽,常常是引起各型根尖周病的病因,因此,必须治疗患牙,一般按根尖周病的治疗原则处理。

四、牙髓变性

牙髓组织血液循环不良,可发生代谢障碍,形成各种类型和程度不等的变性,年龄增高和牙齿受到长期而缓和的刺激,如磨损、酸蚀等,是发生牙髓变性的条件。

(一)牙髓退行性变(pulp degeneration)

牙髓组织开始发生退行性变,镜下可见牙髓细胞及血管壁上出现脂肪颗粒,更进一步是成牙本质细胞层发生空泡性变,以及牙髓组织萎缩,表现为牙髓细胞之间存留液体,形成无数小圆腔。镜下观察牙髓,颇似网状,故叫网状萎缩。严重的变性萎缩,可以引起牙髓渐进性坏死。这些变化的结果是细胞减少,被纤维成分所代替,形成牙髓的纤维性变,导致牙髓的活力降低。

牙髓退行性变一般是年龄增高,组织发生营养不良性变化的结果。由于没有临床症状,故不需要治疗,但了解牙髓组织在增龄时活力降低,甚至可以发展成渐进性坏死,对诊断和治疗牙髓病确具有重要的意义。

(二)牙髓钙化(pulp calcification)

随着年龄增长或牙齿受到磨损、酸蚀等理化刺激,髓腔壁、髓室底、根管壁和根尖孔附近,细胞变性后,钙盐沉积,致使髓腔狭窄。

牙髓发生血液循环障碍,细胞变性后,钙盐沉积,可形成微小的或较大块的钙化物,称为髓石。髓石可游离于牙髓组织内,也可附着于髓腔壁或髓室底,甚至充满髓腔,治疗时开扩根管困难。最严重的钙化,可使髓腔全部闭塞,根管不通。单纯牙髓钙化一般无症状,X线检查时可发现较大的髓石或根管的弥散性钙化,有时髓石压迫神经可引起牙痛。

(三)牙内吸收(internal resorption of teeth)

牙内吸收是牙髓组织变性成为肉芽组织,产生破骨细胞,使牙体由内部吸收,可能是由于炎症刺激所致。其吸收近牙表面时,由于增生的肉芽组织填满吸收区,致牙面露出粉红色。严重牙内吸收,可造成牙齿折断。外伤牙、再植牙或活髓切断治疗的牙,易发生牙内吸收。X线检查时,可见牙髓腔边缘不规则的透明区。牙内吸收一般无自觉症状,有时也可以出现类似于牙髓炎的症状,可进行牙髓治疗,其吸收已形成穿孔时,则应考虑拔除。

第三节　诊断方法

牙髓炎的主要症状是疼痛,而且疼痛有其特殊性,根据其症状即可判断为牙髓炎。由于牙髓炎时疼痛不易定位,确定患牙是诊断牙髓炎的重要步骤。

诊断牙髓炎时,可以根据临床症状,得出初步印象,再结合检查所见,加以分析,来判断初步印象是否正确,假若症状和检查所见符合为牙髓炎,可以进一步作牙髓活力状态的测验,来证实判断的准确性,并可以确定患牙。经过由浅入深的分析,并且反复验证,才会得到较为可靠的诊断。

一、常规检查

(一)问诊(inquiry)

通过问诊是获得患者全身资料及突出症状最有效最直接的手段,疼痛是牙髓炎的突出症状,问诊显得十分重要。问诊的主要内容应该包括以下几点。

患者的全身情况

患者的全身情况包括其患病史、用药史、出血史和既往治疗史。牙髓病诊断中不能排除全身疾病局部表现的可能性,而且了解其系统病史和治疗史有助于医生在诊治过程中有的放矢,选择恰当的治疗手段。有学者认为近 6 月有心肌梗死发作及严重心功能不全的老年患者不宜进行治疗;糖尿病患者及放化疗患者以及心脏瓣膜手术的患者,应注意预防感染的发生,可适当地给予抗生素预防;而对有放射性骨坏死的患者应避免拔牙,尽量保存患牙。

患者的既往口腔治疗史

通过了解患者既往的治疗情况可更快地判明目前症状的来源,如出现疼痛的患牙伴有大面积修复时,往往可通过该牙的治疗史明确其原因。而这种了解不应局限于牙体本身,还应包括涉及牙周围区域及口腔范围内的病史。问诊也有助于发现发生某些口腔疾病的危险因素,从而更有效地进行预防。

患者疼痛的情况

通过问诊了解疼痛的性质和部位:是自发痛、激发痛、冷热痛或是咀嚼痛,有无夜间痛,有无延迟反应,是锐痛还是钝痛,有无反射牵涉痛,引起疼痛加重或减轻的原因,借此可大致推断牙髓所处的状态。值得注意的是疼痛是一种主观反应,其程度与患者的心理素质和当时的身体状况有关。伴有全身性疾病时通常对疼痛表现为过敏反应,因此疼痛并不能作为诊断的唯一依据。

(二)望诊及扣诊(inspection and palpation)

望诊是掌握全身情况,对其步态、体态、头发皮肤、肢体及面部表情的观察,有助于了解其健康状况。然后观察口腔内牙体、牙龈、黏膜等情况,应注意牙体的磨耗磨损情况,有无隐裂等;其口腔内是否有残根及锐利边缘,相应的舌及颊黏膜是否发生溃疡等。通过扣诊也可初步了解颞下颌关节的情况,有无弹响、开口偏斜。此外,还应注意扣诊头颈部淋巴结,以及有无包块等。而扣诊也是判断是否有殆创伤的最简单直接的方法,因牙缺失、牙倾斜和磨耗、颞下颌关节疾患常出现不同程度的殆创伤。此外,通过扣诊还可了解牙齿的松动情况,结合 X 线检查决定是否保留患牙。临床上把牙松动度分为 3 度:Ⅰ度为牙齿仅有颊舌向动度,且动度小于 1 mm;Ⅱ度为牙齿有颊舌向及近远中向动度,但近远中动度小于 1 mm;Ⅲ度为牙齿有颊舌、近远中和垂直向动度。对老年人而言,Ⅲ度松动的牙齿一般不予保留(炎症性除外)。

(三)探诊(probing)

探诊主要是应用探针检查牙齿是否存在龋损,龋损的部位、深度以及牙髓对探诊的反应。

除外对牙体的仔细探诊外,牙周情况的详细检查也至关重要。为避免造成医源性创伤,尤应注意探诊的力量,目前认为 20～25 g 的力量是适宜的。若患者的牙髓病变已涉及根尖周组织,并出现了窦道,用牙胶尖探诊时还应探测窦道的方向及来源。

(四)叩诊(percussion)

叩诊是指用镊子或口镜柄轻敲被检查的牙齿,根据牙齿对叩击的反应来进行检查,包括垂直向及水平向的叩诊,可以了解根尖周及牙周的情况。应注意与邻牙比较,先叩诊相邻或对侧同名健康牙,再叩诊可疑病牙,并且对患牙要先轻后重,密切观察患者的疼痛反应。对牙周状况欠佳患者,叩诊时尤应注意力量的轻重,避免造成医源性伤害,或是难以分辨患牙。

(五)咬诊(biting test)及染色法

该方法是用于检测患牙是否存在隐裂的检查方法。咬诊是指通过让患者咬具有一定硬度的物体,从而检查咀嚼时可疑患牙是否出现疼痛反应的检查方法。而染色法是利用染料对牙体裂纹或裂缝的渗透力而产生的滞留,来诊断隐裂的方法。对可疑患牙进行咬诊和染色能初步诊断,必要时也可进行透照法,临床上可用光固化灯来进行检查,但应注意与光线点的投照角度相关。在染色法中应注意生理性深沟裂与隐裂的区别,当无法鉴别时应结合咬诊,以免漏诊误诊。

二、牙髓温度测试

牙髓温度测试(pulp thermal test)是一种牙髓的感觉试验,牙髓对外来刺激的基本反应为痛觉反应。其原理与牙髓兴奋性与牙髓组织的生理状态有关,是根据牙齿对冷、热刺激的反应来判断牙髓状态。牙髓有病变时,牙齿对温度的耐受阈有变化,但其诊断价值是相对的。测试部位的选择在牙齿的唇颊面近颈 1/3 处,使用热牙胶时温度不应过高。在测试时应注意前后上下的顺序,避免前后结果互相干扰;且应与同名牙或邻牙对照,只有当两者明显不同时结果才有意义。进行此检查时,应先正常牙后可疑患牙,还特别应注意两牙之间应间隔一定时间,以免漏查延缓性反应性疼痛,而把好牙当患牙治疗。

三、牙髓电测试

牙髓电测试(pulp electricity test,PET)是利用电刺激兴奋牙髓组织内的神经,使患者产生一定的反应,而牙髓在不同生理、病理状态下的反应不同,从而可对牙髓的状态进行评估。由于牙髓中神经及神经鞘、牙髓矿化引起退行性变,导致神经分支减少,对刺激的反应减弱,故测试时必须与自身对照牙比较,有明显不同时才有意义。牙髓电测试不能用于判断牙髓病变的性质,其结果只反映牙髓组织中神经的存活情况。牙髓电测试要求严密隔湿,将电极置于牙的唇(颊)面中份,且由于和牙髓冷热测验一样是感觉试验,需预先向患者说明检查的目的和可能出现的情况。牙髓电测试的结果可受多种因素的影响,如因牙体在大面积汞合金修复体而出现假阳性、因隔湿不全而出现假阳性、因患者的过度紧张而出现假阳性,以及因外伤后牙髓组织的暂时休克状态而出现假阴性等。需要特别注意的是,对带有心脏起搏器的患者不能进行牙髓电测试,以免影响起搏器的正常工作。

四、X 线检查

通过 X 线检查可了解患牙邻面、髓腔、牙根及根管、牙周的情况,从而确定老年患者患牙的可治疗性、保留价值和既往治疗情况。一般要求以平行投照技术为好。X 线片上髓角较实际低。由于年龄的增长，某些牙源性和非牙源性囊肿、肿瘤的发生率上升，所以在 X 线检查时应多注意牙周骨质的情况。现在有新型的数字成像系统将图像数字化，可迅速在终端屏幕上显示瞬间图像并贮存，并减少 80％ 的放射投照量。由于髓腔根管系统的复杂性，治疗过程中常需多次照片，所以应用低放射量的新技术是有益的。

五、诊断性磨除及麻醉试法

诊断性磨除(diagnostic grinding)指通过磨除一定的牙体硬组织，根据患者是否有相应的酸痛感觉来判断牙髓状态。麻醉试法(anethesia test)是对怀疑的患牙进行局部麻醉，再次刺激后根据诱发症状是否再次出现来判断患牙的部位。值得注意的是麻醉试法只有当可疑患牙达到完全无痛的效果时才能做出诊断。诊断性磨除中应注意深度，以免造成意外穿髓而引起医源性牙髓病变；而在对隐裂的诊断中，诊断性治疗仍有一定的确诊价值，有时甚至是唯一的确诊方法，在备洞过程中牙本质洞壁可见明显的隐裂纹。

六、全身检查

由于生理特殊性及牙髓治疗的复杂性，对基本生命体征的掌握有助于避免诱发或加重患者的不适，并可防止发生意外，提高治疗的安全性。有医生认为当老年患者的舒张压高于 14 kPa(105 mmHg)时，应先对其血压进行控制后才能进行口腔治疗。对有心功能不全史的患者，或是近期有心肌梗死发作的患者，应先进行心功能状态的评估，必要时应进行心电监护。而对伴有肺功能障碍或是呼吸系统疾病的患者，由于口腔治疗操作均在口内进行且患者多处于仰卧位，对呼吸有一定的影响，故应注意患者的心肺功能是否正常，是否能耐受必要的口腔治疗。

七、鉴别诊断

牙髓炎应当与深龋鉴别，当深龋尚未引起牙髓病变时，不会发生自发性痛。慢性牙髓炎虽然也可能无自发性痛，但温度刺激会引起较长时间且较剧烈的放散牵涉痛，同时多有夜间发作痛及自发痛的病史。因此还需与以下疾病作鉴别诊断。

牙间龈乳头炎由于牙龈退缩，常有食物嵌塞史，由于卫生措施不得力，可导致牙间龈乳头炎。表现为牙龈肿胀充血，持续性胀痛。

三叉神经痛每次持续数秒钟至 1～2 min，不超过 5 min，无夜间痛，患者常有特殊面容。急性上颌窦炎、鼻窦炎，其头痛、鼻阻、脓涕症状明显，所毗邻的上颌后牙区可表现持续的胀痛，应注意鉴别。

蝶腭神经痛为一类进行性加重的原因不明的急性发作性疼痛，主要集中在一侧上颌、鼻窦和眶后区，患者常伴有鼻塞、畏光和流泪等症状。与牙髓炎明显不同是蝶腭神经痛多在每天同一时间发作，而牙髓炎的疼痛发生没有时间的规律性而有冷热诱发因素。

干槽症发生在拔牙后 3～4 d，为拔牙创的感染性疾病。表现为拔牙区剧烈、持续、进行性加重的疼痛，可向同侧面部及颌骨区放射。但根据拔牙史、疼痛定位准确、与冷热刺激关系不明显等特点可与急性牙髓炎鉴别。

第四节　牙髓疾病的治疗

牙髓疾病理想的治疗结果是消除牙髓炎症,恢复健康的牙髓,既保存了患牙,又使牙髓能继续行使其防御、修复、重建等功能。死髓牙及无髓牙的牙齿硬组织,由于失去来自牙髓的营养而变得干、脆,因此,采用保存无髓或去髓的方法治疗牙髓炎,虽然保留了患牙,但牙体易于折裂。由于牙髓的解剖生理特点,目前尚无理想、有效的保存活髓的方法,不能大量地进行保存活髓的治疗。

牙髓组织处于没有弹性的髓腔中,缺乏有效的侧支循环,牙髓炎不是一经消除感染,便易于消炎控制炎症而治愈的。髓腔及牙髓组织的增龄变化都很明显,在青少年时期的牙齿,尤其是新生恒牙,根尖孔尚未形成,根管粗大,血运丰富,牙髓组织生活力旺盛,在炎症早期,采取保存活髓的治疗措施,是容易成功的;但是对于年长者,尤其是老年人,由于髓腔缩小,牙髓组织多有退行性变,即使未发炎的牙髓,只是在备洞时意外穿髓,采用保存活髓的方法也难成功。因此,目前多半只在牙根尚未发育完成的青少年患者选用保存活髓的治疗方法。

牙髓病的治疗方法较多,可根据患者的年龄、牙齿的位置及病变的程度等,选择治疗方法。

一、应急处理

牙髓病的应急处理目的在于缓解疼痛。

(一)无痛技术

患者就诊的主要目的之一即是解除症状,故治疗应在无痛或尽量减少疼痛的情况下进行,切不可在治疗过程中增加患者的痛苦。

局部注射麻醉

用2%普鲁卡因局部浸润或阻滞麻醉,也可用2%利多卡因,1次2～4 mL,对伴有室性心动过速的心脏病患者尤其适用,对伴有高血压、心功能不全的患者不应加肾上腺素。新型的局麻药——碧兰麻由4%的阿替卡因和1∶100 000的肾上腺素组成,镇痛效果好而持久,且用量少,不需深部的阻滞注射,局部浸润即可获得完好的镇痛效果;但高血压患者在使用时应谨慎。无痛麻醉仪采用计算机控制慢流速低压力给药,且进药过程中保持一定的压力,使药物始终在针头的前方,可达到无痛注射的目的。

针刺麻醉

针刺麻醉是利用中国传统的针刺疗法,对一定的穴位进行针刺而止痛。针刺穴位平安穴(口角到耳屏连线中点)为主,指压以合谷穴为主,根据具体牙位辅以不同其他穴位。有报道根据针灸、耳穴治疗原理,应用微电子技术制成了速效自动止痛治疗仪。其原理为:耳穴是与人体脏腑经络、组织器官相通的,人患病后,耳穴有阳性反应,电阻降低,仪器采用电子耳膜技术,产生的幅频变化信号释放到耳穴上达到止痛目的。

(二)开髓引流

通过穿通髓腔或扩大穿髓孔,降低腔内高压,而达到止痛的目的。对逆行性牙髓炎,需去除牙髓活力方能止痛。对此类患牙,还需进行降低咬合的处理,使患牙脱离咬合接触。

开髓的原则是必须根据髓腔的形态、位置,既充分暴露髓腔,有利于引流,又尽量保留健康的牙体组织。

(三)药物镇痛

口服消炎镇痛药物作为应急处理的一部分有时是必需的。逆行性牙髓炎的病灶在根髓部分,一般急诊的治疗效果不佳,应考虑辅以口服药。对于部分无条件处理的情况,可于穿髓处放置有镇痛作用的药物可起一定的缓解作用。对于一些过于紧张的患者,给予一些适当的镇痛药,在药物本身的作用之外还可起到一定的镇痛效果。

(四)拔除患牙

对于无保留价值而又呈急性病变的患牙,急诊拔除加上有效的抗生素控制也可有效地解除患者的痛苦。

二、保髓治疗

对无明显自发痛、刺激痛不明显,去除腐质未穿孔,可做间接保髓治疗。去除腐质有穿髓孔,但孔极小且组织敏感,周围是健康牙本质,有少量可控制出血时可用直接盖髓术。必须指出的是,保髓治疗(vital pulp therapy)的关键是去除感染和防止再感染,故暂封应严密。

治疗后应严密观察患牙的情况,一旦出现自发痛或刺激延迟必须及时进行拔髓治疗。间接盖髓后修复性牙本质在 1 个月内形成速度最快,并可持续至 1 年,最多可形成厚度达 390 μm 的修复性牙本质。故严格选择适应证加上仔细正确的操作,以保存牙髓活力。通过保髓治疗的患牙,牙髓组织通常会出现慢性炎症反应,根管钙化或根管壁吸收,因此对于根尖孔发育完成的患牙,牙髓暴露一般不行保髓治疗,除非患者因全身情况,可采取直接盖髓术暂时保髓,一旦全身情况改善应及时就诊完成根管治疗术。如为根尖孔发育不全的年轻恒牙,则根尖孔发育完成后立即行根管治疗术。

(一)无菌技术

在保存活髓的治疗中,无菌环境是保证治疗效果的关键。应注意术区、术者、手术器械的无菌,有条件者推荐使用橡皮障和吸唾器。

(二)无痛技术

可适当给以麻醉药物,减少磨牙时疼痛,但此类治疗应注意避免使用含血管收缩剂的局麻药,因其可造成炎性物质堆积在牙髓组织中得不到有效的清除,对牙髓造成伤害。

(三)盖髓术

盖髓剂的选择

理想的盖髓剂能刺激成牙本质细胞形成修复性牙本质,防止外界刺激;并具有良好的生物相容性;具有较强持久的杀菌效果;疗效稳定;易于操作,但目前尚无符合以上所有要求的理想盖髓剂。现常用的为 $Ca(OH)_2$ 类制剂,是依赖 $Ca(OH)_2$ 的强碱性,对细菌胞膜及蛋白质结构产生破坏作用,还可水解脂多糖的类脂部分,诱导修复性牙本质的形成,所含高浓度的钙离子能增强钙依赖的焦磷酸酶活性,后者能分解矿化抑制剂磷酸盐维持促进矿化,但钙制剂缺乏消炎作用。磷酸钙类复合物 TCP、生物制剂 BMP、加入了抗生素及皮质激素的盖髓剂也被用于临床,但效果均有不理想之处。

操作步骤

间接盖髓术常规隔湿、消毒后,用无菌器械逐步去除龋坏牙本质,由周围向中心进行,近髓角处可不必去尽,清洁窝洞,将盖髓剂置于近髓处,用暂时充填材料暂时严密充填窝洞封。观察 1~2 周后若无症状则窝洞可永久性充填。

直接盖髓术,基本操作同前,但必须去尽龋坏组织,注意不要污染穿髓孔处,勿向穿髓孔处加压,在控制出血后再放盖髓剂。观察1~3个月做作进一步的处理。

保髓治疗应严格掌握适应证,治疗过程中应保护好穿髓孔不被污染,去尽侧壁上的龋坏牙本质和无基釉,严密暂封,暂时充填窝洞,并随访观察患者术后反应。

(四)牙髓切断术

牙髓切断术是去除有局限性炎症的冠髓,用药物处理根髓断面,使其保持活力,防止根髓感染,促进未发育完成的根尖孔的继续发育,以维持患牙的正常生理功能。可用盖髓药物保存根髓的活性,也可用甲醛甲酚(FC)或戊二醛处理牙髓创面并覆盖其糊剂,保持根尖部分牙髓的活力。牙髓切断术的治疗应在无痛、无菌和严密隔湿下进行。牙髓切断术多用于牙根未发育完成、伴有早期牙髓炎的年轻恒牙。一旦保髓成功,定期追踪观察,待根尖孔发育完成后进行根管治疗术。

三、保存患牙

当不能保存活牙髓活力时,可进行保存患牙的治疗,方法主要有根管治疗术、变异干髓术、塑化疗法等。

第五节 牙髓病治疗后疼痛的特殊处理

牙髓病治疗后最常见的不适是疼痛。造成疼痛的原因是多方面的,可能与诊断、治疗、精神等因素有关。

一、意外穿髓

在洞形制备过程中,由于对髓腔解剖结构不熟悉、解剖结构变异等原因使健康牙髓暴露。发生意外穿髓时,患者会感到尖锐疼痛,有时也可能没有任何感觉,必须十分注意。检查洞底可见粉红色或鲜红色的小点或小孔,探诊极其疼痛。

(一)原因

对髓腔解剖知识掌握不足

髓腔状况与患者年龄、患牙牙龄、疾病类型有密切关系。乳牙和年轻恒牙的髓腔大,髓角高,特别是乳磨牙的近中髓角一般都较高,急性龋软化牙本质多,修复性牙本质薄。备洞时,术者应心中有数,注意窝洞深度。

髓角变异

一般牙髓的髓角约在釉牙本质界内4~5 mm,偶尔也有髓角在釉牙本质界内1~2 mm,甚至接近釉牙本质界的情况,这种髓角的变异不易防范。术前的X线照片可帮助了解髓角的情况。

重度磨耗

老年人的牙体组织大部分被磨耗,髓腔离𬌗面的距离缩短,易导致意外穿髓。

操作不当

对急性龋,最好选用适当的锐利的挖器逐层去除软龋。对慢性龋,应选用大号球钻慢速提磨。切忌用涡轮机去除深洞软龋。深洞不应把洞底制平而应垫平。制洞过程是很精细的手术,必须十分小心谨慎,以免穿髓。

(二)处理方法

意外穿髓多为正常牙髓,其处理视患者年龄、患牙部位和穿髓孔大小而选择不同的治疗方法。新生恒牙,血运丰富,先用温热的生理盐水充分冲洗洞底,吸干,不能用气枪吹,避免可能出现的污染,再行直接盖髓术。

成年人如穿髓孔直径在 1 mm 以内,先冲洗干净,再行直接盖髓术;如穿髓孔直径大于1 mm,前牙行牙髓摘除术,后牙可做牙髓切断,以后再进行根管治疗。

老年人或全身情况较差者,应做牙髓摘除术。

二、牙髓性疼痛

充填修复后,牙齿可出现由过冷或过热温度引起的疼痛,刺激去除后疼痛立即消失,称为激发痛。检查可见充填体完好,叩诊不痛,温度测试表现为一过性疼痛,去除刺激疼痛即消失。

(一)激发痛

备洞过程中产热过多、冲洗窝洞的水过冷及用涡轮机钻牙过久产生的负压等物理刺激激惹牙髓,致牙髓充血。中、深龋未垫底,直接银汞合金充填修复未垫底或垫底材料选择不当,可传导冷、热刺激;复合树脂直接充填修复;深龋直接用磷酸锌黏固剂垫底,皆可造成对牙髓的化学刺激而激惹牙髓;深洞消毒时选择刺激性强药物,刺激牙髓。

对备洞产热或消毒药物刺激引起的疼痛,如果疼痛程度随时间增长而明显减轻,则可不予处理,嘱患者暂时避免过冷过热刺激;如果疼痛持续,无减轻趋势,或甚至加重,应去除充填修复体作安抚治疗,待症状消除后,重新作永久充填修复。对垫底不良或未垫底引起的疼痛,如果疼痛不严重,可去除原充填修复物,直接重新垫底充填;如果疼痛程度较重,则先作安抚治疗,待症状缓解后再垫底充填修复。

(二)电流刺激牙髓痛

新近用银汞合金充填修复的牙,与对殆牙接触时出现短暂锐痛,脱离接触或反复咬合多次后疼痛消失。

检查可见患牙相对的牙齿有不同金属的修复体或充填修复体。当上下牙接触时,唾液作为导电介质将两种具有不同电位的金属连在一起,形成电位差,产生电流而引起,称为流电现象。

去除银汞合金充填修复体,用复合树脂非导体类材料充填修复,或改作同类金属固定修复。

(三)自发痛

充填修复治疗后,无任何刺激患牙出现阵发性尖锐疼痛,温度刺激可诱发或加重,刺激去除后疼痛仍在,患者不能定位,以夜间发作最明显,称为自发痛。应考虑为急性牙髓炎。

近期出现的自发痛原因包括对牙髓状况判断失误:深龋洞已有牙髓炎症状,或慢性闭锁性牙髓炎,或牙髓坏死,或牙髓已有穿孔或制洞时有意外穿髓,但充填修复时未能发现。深龋直接以磷酸锌水门汀垫底,或深龋直接以复合树脂充填修复,充填材料或残余单体对牙髓产生刺激。

远期出现的自发痛可能是导致激发痛的各种原因严重或持续时间长,或未作及时处理,引起牙髓反应加剧。窝洞预备过程中,病变组织未被清除干净,出现继发龋并波及牙髓。

立即去除充填修复体,开髓引流,待症状缓解后根据患者年龄和牙髓情况选择适当的牙髓治疗方法。

三、根管治疗期间的疼痛

根管治疗过程中,包括根管治疗期间及根管充填后,由于种种原因,都可能发生疼痛与根尖区的肿胀,称为根管治疗期间急症(interapp－ointment emergencies,IAE)。轻者,患者可有疼痛反应,检查患牙可有叩痛,轻度松动,根尖区压痛;重者,患者疼痛反应剧烈,患牙可有明显叩痛与松动,局部肿胀,导致急性蜂窝织炎。

(一)原因

根管治疗期间急症的发生与很多因素密切相关,除了患者内在因素和患牙病情以外,根管预备不当被认为是发生根管治疗期间疼痛的最主要原因。其包括以下几个方面:开髓过程中穿髓底或侧穿;未能正确确定根管工作长度,根管预备过程中根管器械超出根尖孔,进入根尖周组织,既可造成根尖周组织的机械性损伤,同时也将根管内感染物质带入根尖周组织;根管预备方法不当,采用常规方法预备根管,由于根管器械在根管内的"活塞"作用,可使根管内含有细菌和内毒素的碎屑被挤压出根尖孔,则更可加重病情;根管冲洗时,针头进入根管太深,加压力量过大过急,都可能使次氯酸钠与过氧化氢等冲洗药液通过根尖孔,进入根尖周组织,造成机械性与化学性的刺激;根管内封药时选择药性过强、浓度过高的药物消毒根管,封药时药液过多,都可造成对根尖周组织的刺激,而造成封药后疼痛。无论是牙胶尖或根管糊剂的超填,都可能刺激根尖周组织,引起疼痛和根尖区的肿胀,或者患牙尚有渗出或叩痛时就充填修复,也易造成根充后的疼痛。

(二)处理方法

根管治疗期间,疼痛轻微者,给予抗菌止痛药物,观察数天,症状可消退;重者,应开放髓腔,保持引流,降低咬合,全身给予抗菌止痛药物。如发生脓肿,应切开排脓,放置引流条,减轻症状,促进愈合。

根管充填后症状轻微者,可予以观察,通常在 24～48 h 后,症状会减退;症状较重,疼痛反应明显,应给予抗菌止痛药物。若已形成骨膜下或黏膜下脓肿,应切开引流。

由于超填引起术后反应,可根据超填的程度给予不同处理:主牙胶尖轻度超填(1 mm 以内),可予以观察,并给予抗菌止痛药物,一般数天后症状可消退,并不影响根尖周组织的愈合;主牙胶尖超填较多(2 mm 或 2 mm 以上),应拆除原有根充物,重新充填,并给予抗菌止痛药物,以消除超填刺激所带来的症状;如果为根管糊剂超填,一般无须取出,亦无法取出,给予抗菌止痛药物消除症状,碘仿糊剂或氢氧化钙类根管糊剂,远期可吸收消散。

四、干髓术治疗期间的疼痛

(一)封失活剂后的疼痛

封失活剂后,在正常情况下可能出现不同程度的疼痛,但疼痛不剧烈,数小时后即消失。若封药后发生剧烈疼痛,多因牙髓充血严重,穿髓孔处出血过多,使髓腔内压力增大而引起。

牙髓暴露后,如发现渗血很多,尤其是患有高血压的患者,需先放安抚止痛药物,待 1~2 d 后,充血及急性炎症缓解后,再封失活剂。封药时压力不要过大,殆面洞可在失活剂上加一小棉球以减压。

若封药后发生剧烈疼痛,首先应除去暂封药物,窝洞内放安抚止痛剂,如丁香油、樟脑酚等。若经此处理疼痛立即缓解,可以重封入失活剂,但应当注意封药时切忌加压;若经开放处理疼痛不能缓解,或第二次封药后又疼痛,则不能封药,应当放安抚止痛剂于洞内,开放 1~2 d 后再行封药。

(二)失活剂引起的牙周组织坏死

封药后未能将龈壁严密封闭,或药物直接与龈组织接触,造成牙龈乳头及其深层组织的坏死,多发于邻面龋洞封药时。可引起龈组织轻度坏死;坏死的牙龈充血、水肿,呈黯红色,探时易出血,无痛觉,但探入深部即有痛感。患者自觉有胀痛、咬合痛。

在取出暂封剂时,不慎将失活剂压入牙间隙内而未取出,失活剂直接与龈组织接触时,则不但引起龈乳头坏死,还可以引起一部分牙槽骨坏死,牙齿松动,甚至造成化学性骨髓炎。这时牙龈乳头肿胀,探时无感觉,探到骨面亦无感觉,患牙肿痛明显,严重时不敢咬合。

若牙龈乳头仅表面坏死,可用挖匙除去坏死部分,操作时注意防止发生感染。以 3% 过氧化氢液冲洗后,涂以碘甘油等碘制剂即可。若不仅牙龈,连牙槽骨亦有部分坏死时,应将牙龈及骨面的坏死组织全部除去,直至刮到骨面有感觉为止,用 1%~3% 双氧水(过氧化氢)冲洗,擦干后,于创面上敷以碘仿糊剂,或将碘仿细纱条置于牙间隙的创面上,然后用氧化锌丁香油黏固粉覆盖在碘剂外面,以便维持碘剂接触创面。

(三)失活剂引起的药物性根尖周炎

用砷剂失活时,由于其作用无自限性,能继续扩散到深部组织,封药时间过长,则会发生药物性根尖周炎。主要症状表现为咬合痛,不敢对殆,牙齿有伸长感,有时牙齿松动,叩痛明显。严重者引起根尖周组织坏死,甚至引起药物性骨髓炎。

主要原因是封药时间过长,患者未按时就诊。患牙侧支根管位置较高,药物易扩散到牙周组织。乳牙或青年恒牙,根尖孔粗大,牙髓血运丰富,用药不当,药物极易扩散到根尖周组织。

若已发生化学性根尖周炎,应立即拔除全部牙髓,用生理盐水洗净,于根管内封入碘仿糊剂或其他碘制剂。亦可用砷解毒剂——二巯基丙磺酸钠溶液冲洗及封入,或封入氢氧化镁,使与化合为亚砷酸镁的沉淀以解毒。

(四)干髓术治疗后的疼痛

干髓治疗后 1~2 周可出现轻微的咬合痛,多因干髓过程中的组织反应所致,可向患者解释,并继续观察。若症状逐渐消失,则不需要处理;若症状加重,则应进一步检查分析,按情况做以下处理。

患者有咬合痛 叩痛

检查时牙龈无红肿及其他异常,但见银汞充填物上有亮点时,说明为充填物过高的创伤殆所致,只需调殆即可好转。

有冷热刺激痛而无其他不适

可能因牙髓失活不全或未达到干髓化,可以继续观察,暂不作处理,因干髓剂继续作用,则症状可以消失。

残髓炎

残髓炎有冷热刺激痛、轻微叩痛和夜间痛,温度试验也引起疼痛时,则为牙髓未完全失活而引起的残髓炎。这种情况下,应重新开髓;若疼痛出现在治疗后近期,牙髓组织未完全坏死,可以重新失活,完成干髓治疗。若牙髓不成形,或在治疗的远期才出现疼痛,则应改作牙髓塑化治疗或根管治疗。

病例选择不当

治疗后近期出现咬合痛、严重的叩痛,甚至根尖部牙龈红肿等情况,则可能是选择病例不当。如根髓已感染或根髓在失活前已有一部分坏死,本应采用牙髓塑化治疗或根管治疗而采用了干髓治疗。也可能因治疗操作过程中,未将感染的冠髓除净或将感染带入根髓,引起根尖周炎。若发生根尖周炎,则按根尖周炎的治疗原则处理。

五、牙髓塑化治疗后的疼痛

牙髓塑化治疗后,一般不出现疼痛、肿胀等症状,只有在选择适应证不当或操作不当时,才易出现并发症。有的病例在塑化后数日内出现轻微咀嚼痛,叩诊不适感,可能是极少量塑化液超出根尖孔,刺激牙周膜发生的反应,一般数日即愈,可不加处理。发生下列情况时,则应处理。

(一)残髓炎

牙髓炎的患牙经塑化治疗后仍有自发痛、冷热刺激痛时,应考虑为残髓炎,主要原因是根尖部尚有残髓未完全被塑化。因此操作时应注意不要遗留过多残髓,诱导塑化液时应当尽可能深一些,在不超出根尖孔的情况下,使残髓能为塑化液所固定。

若操作时未将所有根管找到,遗漏未加处理的活牙髓时,也会产生残髓炎,例如上颌第一前磨牙易遗漏舌侧根管,下颌第一磨牙易遗漏远中颊根管。在过于细小的根管,器械不能进入近根尖部时,可先使牙髓失活后再行塑化。

一旦发生残髓炎,则应除去充填修复体,重新作塑化处理。

(二)急性根尖周炎

治疗后出现急性根尖周炎,多为选择治疗时机不当所引起,例如慢性根尖周炎已有急性发作的趋势,原无自觉症状,就诊时已出现轻微叩痛,未加以适当处理、观察,即行塑化,术后则易发生急性根尖周炎。又如慢性牙槽脓肿有反复肿胀病史者,全身健康情况不良者,都容易在术后发生急性根尖周炎。

器械超出根尖孔,过多的机械预备可使感染扩散到根尖孔外,而且根尖部通畅后,塑化液易流出根尖孔,引起化学性根尖周炎。或诱导塑化液时进行加压,导致塑化液外流至根尖周组织,引起根尖周炎。

并发急性根尖周炎时,应按急性根尖周炎的治疗原则处理,待急性炎症消退后,再根据具体情况处理。

六、牙周性疼痛

(一)咬合痛

充填后,患牙咬合时引起钝痛,不咬物则不痛,与温度刺激无关。

多由于充填物过高,咬合时出现早接触,牙周膜的调节失去平衡,引起牙周创伤。检查时银汞合金充填修复体有亮点,复合树脂充填修复体可用咬合纸检查出高点。

仔细检查修复体高点,及时磨除高点,可很快消除症状。

(二)持续性自发痛

持续性自发痛一般可以定位,与温度无关,咀嚼可加重疼痛。

黏接修复时,酸蚀液过多、刺激牙颈部牙骨质、牙周膜或消毒药溢出灼伤牙龈。充填修复体在颈部形成悬突,压迫牙乳头,刺伤牙龈,造成牙龈发炎出血肿胀,时间长可致牙槽嵴吸收,牙龈萎缩。邻面接触点恢复不良:接触点恢复不够,食物嵌塞,压迫龈乳头,引起牙龈炎、牙龈萎缩等;邻面接触时恢复过凸,接触过紧,咬合时,牙间出现楔力,使牙周膜过度牵张,出现疼痛。

轻度牙龈炎,可局部冲洗,上碘甘油。立即去除悬突,清除局部刺激物,或去除邻面充填修复体重新充填修复。在充填修复时应注意成形片的选择和放置,牙颈部小楔子必须安放妥帖。同时作局部牙周冲洗。充填后检查充填修复体的邻接,若接触过松或过紧,应重新充填修复或用固定修复,恢复牙齿正常接触关系。

第八章　儿童牙体牙髓病

儿童口腔健康是包括以牙为主体的颌骨、颜面等咀嚼系统的形态和功能的正常和健全,是与全身健康密切相关、不可分割的部分,直接影响儿童全身的生长发育与健康,儿童牙与口腔的正常生长发育是口腔健康的基础。

儿童口腔中牙体牙髓病的患病率相当高,主要包括龋病、牙髓及根尖周病、牙发育异常和牙外伤,其中以龋病最为严重。第三次全国口腔流行病学调查结果显示,5 岁组儿童乳牙患龋率达 6.0%,龋均为 3.5,12 岁组儿童恒牙患龋率达 28.9%,而儿童的牙体牙髓病治疗率却很低,有的地方甚至不足 5%,因此,儿童牙体牙髓病的防治工作在我国是一项相当繁重而艰巨的任务。

第一节　儿童牙的特点

人的一生有乳牙和恒牙两副牙,儿童时期的牙主要是乳牙(deciduous teeth,primaryteeth)和年轻恒牙(young permanent teeth,immatured permanent teeth)。乳牙于婴儿出生后 6~8 个月开始萌出,至 3 岁左右全部萌齐。乳牙分为乳切牙、乳尖牙和乳磨牙 3 类,上、下颌各有 10 颗乳牙,上下颌之左右侧各有 5 颗,共 20 颗,以上下颌左右侧分为 4 个区,各区自中线至远中分别为乳中切牙、乳侧切牙、乳尖牙、第 1 乳磨牙和第 2 乳磨牙。6~13 岁乳牙逐渐脱落,为恒牙所代替。恒牙分为切牙、尖牙、前磨牙和磨牙,上下颌之左右侧各 8 颗,共 36 颗,也分为 4 个区,各区自中线至远中分别为中切牙、侧切牙、尖牙、第 1 前磨牙、第 2 前磨牙、第一磨牙、第二磨牙和第三磨牙。乳、恒牙左右侧牙的类型相互对称,同一个体相互对称的同名牙在解剖形态上相同。

一、儿童牙列

牙列的整个发育过程可分为 3 个牙列阶段,即乳牙列、混合牙列和恒牙列阶段。

(一)乳牙列阶段

从乳牙开始萌出到恒牙萌出之前(6 个月到 6 岁左右),称为乳牙列阶段(primary dentition)。

乳牙是婴儿期、幼儿期和学龄期咀嚼器官的重要组成部分,咀嚼功能的刺激,可以促进颌骨和牙弓的发育。保持颌骨和牙弓正常发育是使恒牙能够正常排列的一个条件。充分咀嚼不仅可以将固体食物嚼碎,还能反射性地刺激唾液增加,有助于食物的消化和吸收,同时乳牙对儿童正常恒牙列的形成、正常发音和正常心理的形成等都起着重要作用,因此维护乳牙的健康完好是这一阶段的主要任务。认为乳牙是暂时牙,将来要替换而不重视乳牙的保护是错误的。加强口腔卫生的宣传教育,使家长了解保护乳牙的重要性是非常必要的。

这一阶段是乳牙龋开始患病和逐年增多的时期,早发现、早治疗是避免龋病继续发展成牙髓病或根尖周病的重要措施,也是防止乳牙早失造成恒牙咬合紊乱的步骤。

(二)混合牙列阶段

混合牙列阶段(mixed dentition)从第一颗恒牙萌出开始到最后一颗乳牙脱落,乳牙依次被恒牙替换完毕(6～12 岁)。这一阶段,口腔内既有乳牙,也有恒牙,是儿童颌骨和牙弓生长发育的主要时期,也是恒牙殆建立的关键时期。预防咬合紊乱,早期矫治、诱导建立正常咬合是这一时期的重要任务之一。这个时期也是恒牙开始患龋的时期,应注意早期防治。

(三)年轻恒牙列阶段

年轻恒牙列阶段(young permanent dentition)是全部乳牙被替换完毕(12～15 岁),除第三磨牙外,全部恒牙均已萌出。这个时期,口腔内没有乳牙,一部分恒牙的牙根虽然基本形成,但髓腔仍相当大,另一部分恒牙刚刚萌出不久,牙根尚未完全形成。第一恒磨牙在恒牙中萌出最早,因其咬合面解剖形态的特点,如咬合面窝沟较深,故患龋率较高,龋损也较严重。第二恒磨牙虽在 12 岁以后萌出,窝沟龋的发生率很高。因此,尽可能保护保存第一、第二恒磨牙是这一时期的重点。

二、儿童牙齿解剖学特点

(一)乳牙解剖

乳牙的基本结构和组成与恒牙相似,牙齿由牙冠、牙颈及牙根三部分组成。剖面观察,乳牙由釉质、牙本质、牙骨质和牙髓组成。乳牙牙冠呈微青白色或近白色,而恒牙呈微黄白色。乳牙牙冠的外形除乳磨牙外,基本上类似其继承恒牙,第二乳磨牙牙冠形态和第一恒磨牙相似,第一乳磨牙呈介于前磨牙及恒磨牙间的中间类型,其咬合面的形态个体差异显著,常见多种解剖形态。在同类牙中,乳牙均小于同类恒牙,但乳磨牙牙冠的近远中径大于前磨牙牙冠的近远中径,由此解剖特点而产生的剩余间隙有利于乳、恒牙的替换,其他乳牙牙冠的近远中径均小于其继承恒牙。

乳牙牙冠按比例观察,近远中径较大,而牙冠高度较短,故外观显得粗短。牙颈部明显缩窄,牙冠在近颈部区域有带状隆起,以第一乳磨牙的颊侧尤为明显。乳磨牙咬合面的颊舌径比牙冠膨大部的颊舌径小,尤其是下颌第一乳磨牙的颊面和舌面,越近咬合面越相聚拢,以致咬合面的颊舌径明显缩小。

乳磨牙咬合面的牙尖或发育沟不如恒牙规则,较为复杂且小窝多。由于乳牙易磨耗,窝沟多数较浅。第一乳磨牙的窝沟较第二乳磨牙简单。乳磨牙的窝沟宽度在 $100\ \mu m$ 左右。

乳牙牙根和牙冠的长度比例较恒牙大,故乳牙显得根长,此特点在乳前牙尤为明显。乳前牙均为 1 个牙根,牙根在唇舌向呈扁平状,自根的中部开始稍向唇侧弯曲。乳磨牙的根分叉接近髓底,根分叉开度大,有利于容纳继承恒牙的牙胚,根尖稍向内弯曲,扁平形根为多。上颌乳磨牙有一个腭侧根和 2 个颊侧根,下颌乳磨牙一般为 2 个根,即近中根和远中根,少数下颌第二乳磨牙有 3 个根。乳牙的牙根达一定年龄时会出现生理性吸收的变化。

乳牙牙髓腔的形态与恒牙相比,较为复杂,如其侧支根管多而乱。由于在外形研究时,难以获得完整的标本,妨碍了研究和获取详细的资料。乳牙的髓腔与牙体外形的大小比例和恒牙相比,牙髓腔比恒牙大,初萌时的乳牙尤为明显。随时间的推移,咬合、磨耗等因素所致的组织变化使牙髓腔有所缩小。虽然髓腔的形态有变化,但其髓角与恒牙相比,明显处于高位,接近牙尖表面,乳牙的根尖孔亦相对宽大。髓腔形态与牙的外形一致,就髓腔和牙体大小比例而言,乳牙髓腔相对比恒牙大,表现为髓室大、髓角高、根管粗大、髓腔壁薄以及根尖孔大,刚萌出的乳牙髓腔特别大,冠髓腔和根髓腔无明显分界,牙颈部的髓腔亦较大,此特点在乳前牙尤为明显。髓角比恒牙明显地突入牙本质中,乳磨牙的近中髓角尤为突出。

随着年龄的增长,磨损或龋病等因素使牙本质暴露,牙髓发生防御性反应,在受损处相对的髓腔壁上形成修复性牙本质,髓腔相对变小。修复性牙本质多见于髓角和乳前牙切端相应的髓腔壁,其次是颈根部移行处相应的髓腔壁,也有部分发生在乳磨牙根分叉相应的髓腔壁上。

乳前牙中,上、下颌乳切牙和上颌乳尖牙的冠髓腔多偏向近中侧和唇侧,但上颌乳尖牙冠髓腔偏近中侧者比乳切牙少,下颌乳尖牙冠髓腔则偏向远中侧和舌侧,乳前牙的髓室漏斗状移行至根管。

乳牙的根管数与牙根数有关,乳前牙是单根,一般均为单根管。上颌乳磨牙与其根数一致,有 3 个根管,即 2 个颊侧根和 1 个腭侧根管,其中以腭侧根管最粗大。下颌乳磨牙的根管数为 2～3 个,2 个者即近中根管与远中根管,3 个根管者即 2 个近中根管与 1 个远中根管,其中以远中根管最粗大,下颌第二乳磨牙有时出现 4 个根管,即 2 个近中与 2 个远中根管。

乳磨牙的根管有分支多、形态复杂的现象。牙根所含根管呈分支、复数的状况多见于第二乳磨牙近中根,其次是第一乳磨牙近中根、第一乳磨牙远中根和第二乳磨牙远中根。

乳牙釉质的矿物盐存在的形式主要是羟磷灰石的结晶,其化学式为 $Ca_{10}(PO_4)_6(OH)_2$,Ca^{2+}、PO_4^- 和 OH^- 离子可以和其他离子交换。由于乳牙羟磷灰石的结晶很小,单位体积内结晶表面积的总和大,使交换更容易。乳牙釉质的化学反应性比恒牙活跃,易受脱钙剂作用,也易受氟化物作用而增强抗酸性。

(二)年轻恒牙解剖

恒牙自 6 岁左右开始萌出,但未达𬌗平面,此期的恒牙处于一个低于咬合平面的状态,且在形态、结构上尚未完全形成和成熟。年轻恒牙处于不断萌出中,临床牙冠的高度显得低,牙根尚未形成,根尖孔呈开阔的漏斗状,髓腔整体宽大,根管壁薄。恒牙一般在牙根形成 2/3 左右时开始萌出,萌出后牙根继续发育,于萌出后 2～3 年完全形成。因年轻恒牙萌出不久,磨耗少、形态清晰,前牙多见明显的切缘发育结节与舌边缘嵴,后牙咬合面沟嵴明显、形态复杂,裂沟多为 IK 型,咬合面比成熟恒牙难以自洁。牙龈缘附着的位置不稳定,随牙的萌出而不断退缩,需 3～4 年才稳定,大部分恒牙自萌出后达咬合平面需 7～12 个月。

年轻恒牙釉质在萌出时已基本成熟,其釉柱、釉柱鞘、柱间质等的形态与恒牙无明显差异,但其成釉细胞很容易受周围环境的影响,尤其受到较大影响时,发生釉质形成异常。年轻恒牙体组织薄,矿化程度低,溶解度高,渗透性强,此特点为年轻恒牙龋蚀发展较快又多为急性龋的因素之一。釉质的羟磷灰石结晶较小,结晶间有间隙,结晶的化学性不稳定,易与氟等无机离子结合,临床上对年轻恒牙进行局部涂氟有较好的防龋效果。在刚萌出的年轻恒牙表面有薄薄的称为釉小皮的有机质膜覆盖,牙萌出后经咬合、咀嚼、磨耗及刷牙等而消除。

年轻恒牙有萌出后成熟现象(post eruptive maturation),表现为 Ca^{2+}、P^{3-}、F^- 和 Cl^- 的含量增加,CO_3^{2-} 减少,釉质的渗透性减低,有机质的含量减少,硬度和抗酸性增强,比重增加,羟磷灰石结晶增大。

年轻恒牙的牙髓组织比成熟恒牙疏松,未分化的间叶细胞较多,纤维成分较少,成纤维细胞多。牙冠部的成牙本质细胞如圆柱形,形成有细管结构的正常牙本质。牙根部的成牙本质细胞是立方形,形成无结构样牙本质。牙髓的血管丰富,生活力旺盛,因此其抗病能力及修复功能都较强,有利于控制感染和消除炎症,这也是临床上保存活髓疗法的有利条件。但由于牙髓抵抗力强,炎症也容易被局限呈慢性过程。年轻恒牙的牙髓组织疏松、根尖孔大、血运丰富,感染也易扩散,故应及时治疗。

第二节 常见的儿童牙体牙髓病

一、儿童龋病

龋病是在细菌为主的多种因素作用下,牙无机物脱矿,有机物分解,导致牙体组织发生慢性进行性破坏的一种疾病,其发病方式以牙体组织崩解为特征,临床表现开始为龋损部位釉质脱矿、微晶结构改变,继之有机质破坏分解使釉质和牙本质脱矿、软化、缺损而形成龋洞,若病变继续发展则形成牙髓病、根尖周病甚至颌骨炎症,病灶牙影响儿童牙颌系统及全身健康。

(一)儿童患龋状况

儿童龋病是临床上最常见的儿童口腔疾病,随着口腔预防保健工作及各项保健措施的开展,人民生活水平的不断提高,患龋率和龋均得到了有力的控制。虽然在一些发达国家儿童患龋率呈下降趋势,但由于食物结构的精细、糖耗量的增加、人们口腔健康意识和行为的差距、口腔预防保健工作没有得到广泛的开展等因素,一些国家儿童患龋率仍呈上升趋势。我国儿童乳牙患龋率也居于高水平,据 2005 年第三次全国口腔健康流行病学调查结果显示,5 岁组儿童患龋率达 66.0%,龋均为 3.50,12 岁组儿童恒牙患龋率达 28.9%。5 岁组和 12 岁组的龋病治疗率分别只有 2.8% 和 10.6%。

乳牙在萌出后不久即可罹患龋病,临床最早可见出生后 6 个月的婴儿,上颌乳中切牙牙冠尚未完全萌出,而远中唇面已患龋,国外亦有出生后 6 个月上颌中切牙发现龋损的报道。与恒牙相比,乳牙龋病的发生较早。有关我国乳牙患龋情况的报道均显示 1 岁左右起即直线上升,6~8 岁到达高峰,9~12 岁随着乳、恒牙的替换,新生恒牙的陆续萌出,乳牙的患龋率、龋均逐渐降低。恒牙在 6~7 岁萌出后就可能患龋,儿童期的年轻恒牙由于釉质发育未成熟、矿化程度低等因素,比成人的恒牙更易患龋。儿童在 12 岁以后,进入恒牙患龋高峰阶段,大约在 25 岁趋向平稳。

(二)儿童易患龋的因素

乳牙与恒牙相比,更易患龋,这与乳牙的解剖形态、组织结构、矿化程度及其所处的环境等因素有关。乳牙易患龋的因素有以下几点。

乳牙解剖形态的特点

乳牙牙颈部明显缩窄,牙冠近颈部 1/3 隆起,邻牙之间为面与面的接触且接近牙龈,接近替牙期的儿童牙列中的生理间隙明显,加之咬合面的点隙裂沟等处均易使食物滞留而不易自洁,故易致菌斑集聚。

乳牙组织结构的特点

乳牙与恒牙相比,釉质、牙本质薄,矿化程度低,羟磷灰石晶体小,抗酸力弱。

儿童的饮食特点

儿童喜欢甜食，每天的进食次数较成人多，加之儿童的饮食多为软质食物，黏稠性强，含糖量高，容易产酸发酵。

儿童的口腔卫生习惯

儿童正处于口腔卫生习惯的培养阶段，口腔卫生行为主要依靠家长及幼儿园老师的帮助与监督，但由于有些家长及幼儿园老师不具备口腔保健知识，没有让儿童养成良好的口腔卫生习惯，加之儿童的睡眠时间长，口腔处于静止状态的时间较多，这时候儿童口腔的唾液分泌减少，自洁作用差，有利于细菌增生，增加患龋机会。

在年轻恒牙列中，第一恒磨牙患龋年龄最早，患龋率最高（占年轻恒牙患龋率的90%），其原因主要是咬合面的表面积最大，窝沟点隙复杂，易滞留细菌和食物残渣；萌出时咬合面远中部分龈瓣覆盖时间长，龈瓣下牙面长期处于不洁状态；萌出后达到咬合平面的时间长，咬合面低于咬合平面，缺乏咀嚼对牙面的自洁作用；年轻恒牙的硬组织薄，矿化程度较成熟恒牙低，溶解度高，渗透性强，抗酸性差；儿童年龄小，刷牙护齿意识弱，刷牙效果较差。第一恒磨牙在第二乳磨牙之后萌出，形态又与之相似，常常被家长误认为是乳牙而不予重视。

（三）儿童患龋的牙位、牙面特点

乳牙列中所有的牙和牙面均可患龋，乳牙龋病以上颌乳切牙、下颌乳磨牙多见，其次是上颌乳磨牙、上颌乳尖牙，下颌乳尖牙和下颌乳切牙较少。乳牙龋病的好发牙面，在上颌乳牙为：乳中切牙的易患龋牙面为近中面，其次是远中面和唇面；乳侧切牙以近中面、唇面多见；乳尖牙则多见于唇面，其次为远中面；第一乳磨牙多见于咬合面，其次是远中面；第二乳磨牙则多发于咬合面和近中面。在下颌乳牙为：乳中切牙和乳侧切牙较少患龋，患龋多出现于近中面；乳尖牙多见于唇面，其次是远中面和近中面；第一乳磨牙多见于咬合面，其次是远中面；第二乳磨牙多见于咬合面，其次是近中面。

各年龄阶段乳牙龋病的发生部位有明显特点，1～2岁时，主要发生在上颌乳前牙的唇面和邻面，其原因可能与乳牙萌出时间及婴幼儿进食方式有关；3～4岁时，多发的是乳磨牙咬合面的窝沟；4～5岁时好发于乳磨牙的邻面。由于左右侧同名乳牙的形成期、萌出期、解剖形态及所处位置等相似，又处于同一口腔环境内，加之乳牙龋病有多发、易发的特点，故在乳牙中，左右侧同名牙同时患龋的现象较为突出。

儿童期年轻恒牙患龋主要为恒磨牙的窝沟点隙，尤其以第一恒磨牙为甚，第一恒磨牙在6岁左右即萌出于儿童口腔，常被家长误认为是乳牙而得不到及时的保护和治疗，因此保护儿童的"六龄牙"是此阶段的重要内容。

（四）龋病对儿童的危害

龋病对儿童口腔局部和全身机体都有不良影响。

局部影响

乳牙因龋蚀致牙体缺损，尤其是在涉及大部分乳牙时，儿童的咀嚼功能明显降低。乳牙的龋蚀、牙体的崩坏，使食物残渣、软垢等易停滞在口腔内，口腔卫生恶化，有利于新萌出的恒牙发生龋蚀，尤其对与龋牙相邻的恒牙影响较大。乳牙龋发展成根尖周炎后，炎症影响继承恒牙牙胚，可使其釉质发育不全，如特纳牙的发生。乳牙根尖周炎症致局部牙槽骨破坏、感染根管的牙根吸收异常、残根滞留等使继承恒牙的萌出过早或过迟，影响恒牙萌出顺序和位置。牙冠因龋缺损，近远中径减少，或因乳牙早失，继承恒牙所占间隙缩小，该恒牙萌出时因间隙不足而发生位置异常,导致错殆畸形。第一恒磨牙的牙冠缺损还会影响恒牙正常咬合关系的建立。破损的牙冠可刺激局部舌、唇颊黏膜,慢性根尖周炎的患牙根尖有时穿透龈黏膜外露于口腔内,使局部接触的软组织形成慢性创伤性溃疡。

全身影响

多数乳牙患龋、牙体的缺损和崩解,第一恒磨牙的严重龋蚀均会使咀嚼功能大大降低,影响儿童的营养摄入。儿童又正处于生长发育的旺盛时期,故颌面部和全身的生长发育会受到影响,机体的抵抗力也可降低。由龋病转成的慢性根尖周炎,可作为病灶牙使机体的其他组织发生病灶感染。在儿童,与病灶牙有关的疾病有低热、风湿性关节炎、蛛网膜炎、肾炎等。有报道在治疗疾病的同时,治疗或拔除病灶牙,能治愈或减轻疾病。

幼儿期是儿童学习语言的时期,乳牙的崩坏和早失会影响正确的发音。龋蚀会影响美观,尤其在前牙区严重龋蚀时会给儿童正常心理的发育产生一定的影响。虽然乳牙终将被替换,但不能忽视乳牙龋病,以免给儿童局部和全身带来不良影响。

二、乳牙牙髓病

乳牙牙髓病是乳牙牙髓组织的疾病,包括牙髓炎症和牙髓坏死。乳牙牙髓病多由深龋感染引起,当龋病涉及牙本质时,或达到牙本质深层时,细菌和毒素可以通过牙本质小管侵入牙髓,使牙髓发生炎症反应;当龋病进一步发展至穿髓时,牙髓即直接受到感染,炎症可在冠髓中蔓延甚至累及根髓,炎症继续加重,牙髓组织可出现坏死。牙髓炎症和牙髓坏死都有可能影响到根周或尖周组织。

乳牙牙髓病除龋病外,牙外伤也可引起。牙受到撞击或跌伤后,有的使牙周膜损伤或根尖血液循环受阻,甚至血管断裂,有的使牙冠折断或牙髓暴露,从而引起牙髓炎症或牙髓坏死。由于牙髓病的临床表现和组织病理学改变的不一致性,或临床诊断与病理学诊断符合率较低,乳牙牙髓病的分类也多是按临床表现进行的,即急性牙髓炎、慢性牙髓炎、牙髓坏死和牙髓变性等。

(一)急性牙髓炎

急性牙髓炎(acute pulpitis)多发生在受过意外创伤和最近进行牙体手术的乳牙。例如在备洞时切割牙体组织过多,修复时使用树脂类材料而未垫底,备洞时意外穿髓而未能发现予以修复者。来源于龋病的急性牙髓炎则多是慢性牙髓炎急性发作,当龋源性的慢性牙髓炎引流受阻,微生物感染和外界刺激加强,或身体抵抗力减弱时则可导致急性发作。

疼痛是乳牙急性牙髓炎的重要症状,可在未受到任何外界刺激的情况下发生。早期,疼痛持续时间较短,缓解时间较长;晚期,疼痛持续时间延长,缓解时间缩短。患儿常常在玩耍、看书或睡觉时疼痛,夜间痛时患儿不能入睡或从熟睡中痛醒。冷热温度刺激可诱发疼痛或使疼痛加重,但乳牙急性牙髓炎对温度刺激的反应不如成人恒牙牙髓炎强烈。探查龋洞底较为敏感,如探到穿髓孔时即感到疼痛,有的可见少量脓液或血液自穿髓孔处溢出,溢出后疼痛随即缓解。当炎症波及根尖周组织或根分叉部位时,叩诊即出现疼痛。慢性牙髓炎急性发作的患牙因牙髓原已有炎症,临床检查多数都有叩痛。

(二)慢性牙髓炎

慢性牙髓炎(chronic pulpitis)是最常见的乳牙牙髓病,绝大多数来源于龋病,也可由急性牙髓炎转化而来。慢性牙髓炎可根据是否穿髓分为三类:未穿髓者称为慢性闭锁性牙髓炎,穿髓者称慢性开放性牙髓炎。慢性开放性牙髓炎又分为慢性增生性牙髓炎和慢性溃疡性牙髓炎。

慢性牙髓炎的临床症状轻重不一，相差较为悬殊，多数患牙症状轻微，甚至无明显症状。慢性溃疡性牙髓炎较为多见，因已穿髓，炎性渗出物可得以引流，仅有轻微症状，或当冷热刺激、食物碎片嵌入龋洞时才引起疼痛，但刺激去除后疼痛常持续一段时间。刺激诱发较短时间出现的疼痛，表明牙髓炎症较局限或轻度；刺激诱发较长时间出现的疼痛表明牙髓炎症较广泛或较重度。龋源性慢性牙髓炎的病程较长，当牙髓炎症范围较广时则有叩痛，X线片可显示乳磨牙根分叉部位的牙周膜间隙增宽，硬骨板破损。

慢性增生性牙髓炎常见于穿髓孔较大的龋损乳磨牙和外伤冠折露髓后的乳前牙。这些牙的根尖孔大，血运丰富，使处于慢性炎症的牙髓组织过度增生，增生的牙髓组织通过穿髓孔向外突出形成息肉。牙髓息肉可充满整个龋洞或冠折露髓孔外，对刺激不敏感，也无明显症状，咀嚼时食物压迫息肉深部的牙髓可引起疼痛，检查时可见龋洞内或冠折露髓处有红色肉芽组织，探触时不痛但易出血。慢性闭锁性牙髓炎是深龋接近牙髓，各种刺激通过薄层牙本质而产生的慢性牙髓炎症。一般有不定时的自发性疼痛，有的则无明显自发痛，仅有冷热刺激痛，但刺激去除后疼痛可延续一段时间。

（三）牙髓坏死

牙髓坏死（necrosis of pulp）多为牙髓炎症发展的自然结局，除细菌感染之外，牙外伤或具有毒性的药物作用都能引起牙髓坏死。

单纯的牙髓坏死一般无疼痛症状，但牙多有变色，这是牙髓坏死组织分解产物渗入牙本质小管的结果。乳牙牙髓坏死常可引起根尖周炎症而出现疼痛，或咀嚼时疼痛，或在儿童抵抗力下降时感患牙不适。龋源性牙髓炎发展所致的牙髓坏死，开拔髓时不痛，牙髓已无活力，探查根髓时也无反应，但多有恶臭。牙髓坏死是个渐变过程，当牙髓尚未完全坏死之前则为部分牙髓坏死，其部分坏死的范围可以从牙髓的小部分坏死到牙髓的大部分坏死，例如，乳磨牙冠髓坏死，根髓可有部分活力；某一根髓坏死，其余根髓可有活力等。牙髓部分坏死的临床表现取决于尚未坏死的部分牙髓炎症的类型，如果是慢性牙髓炎就表现为慢性牙髓炎的症状，如果是慢性牙髓炎急性发作就表现为急性牙髓炎的症状。

（四）牙髓变性

牙髓变性（degenerative changes of the pulp）种类很多，与乳牙有关的是牙体吸收（resorption of teeth）。牙体吸收有生理性吸收和病理性吸收，生理性吸收指替换乳牙的牙根吸收，即当儿童达一定年龄时，由于继承恒牙胚萌出过程中产生的压力，使乳牙牙根发生生理性吸收而脱落，同时恒牙萌出。病理性吸收有内吸收和外吸收，其中乳牙牙髓炎、根尖周炎、牙外伤和经活髓切断术、盖髓术治疗的牙都有可能出现牙内吸收或外吸收。

发生牙体吸收的乳牙一般无自觉症状，常常是在X线检查时才能发现。牙体内吸收从髓腔壁开始，吸收部位各异，可发生在髓室，也可发生在根管口或根管内，当髓室吸收接近牙面时，牙冠内富有血管的肉芽组织可透过菲薄的釉质使牙冠呈现出粉红色。位于乳磨牙髓室的吸收可使髓室底穿通，位于根管的内吸收可使牙根折断。

乳牙的外吸收一般也无症状，它是由牙体表面向着髓腔内发展，吸收的牙骨质可出现凹陷或蚕蚀状，当吸收限于牙体硬组织时，牙髓组织已有散在的炎症细胞；当吸收侵犯到牙髓时，牙髓组织则出现明显的炎症变化；当吸收使牙根变短后可出现牙松动。

三、乳牙根尖周病

乳牙根尖周病是指根尖周围或根分歧部位的牙骨质、牙周膜和牙槽骨等组织的炎症性疾病。乳牙根尖周病绝大多数是由牙髓病或牙髓感染发展而来,通过根管治疗可治愈。乳磨牙根分歧处的牙体组织薄,副根管多,牙髓感染易通过这些途径扩散,乳磨牙根尖周炎症又常发生于根分歧下方的根周组织内,绝大多数根尖周病是与乳磨牙的髓底解剖结构有关。

来自牙髓的感染是乳牙根尖周病最主要的病原,其次是牙遭受外力的损伤,例如跌倒、碰撞、打击对牙的伤害,以及牙髓治疗过程中药物或充填材料使用不当等造成根尖周组织的严重损害。在牙髓感染中,牙髓炎症,特别是牙髓坏死以后,细菌及其毒素、组织分解产物可通过根尖孔到达根尖周组织,或通过侧支根管、副根管到达根尖周组织而引起根尖周病。根管的感染是以厌氧菌为主体的混合感染,感染根管内可产生许多物质,其中主要是内毒素和各种侵袭性酶,它们具有强的致炎作用和导致组织崩解和破坏的能力。

乳牙根尖周炎的早期症状不明显,就诊时病变多较严重,相当一部分是出现急性牙槽脓肿或间隙感染后方才就诊。临床上的急性根尖周炎多数是慢性根尖周炎急性发作,即当引流不畅、破坏严重而机体抵抗力较差时导致的急性炎症,此时,可出现较为剧烈的自发性疼痛、咀嚼痛和咬合痛,若穿通患牙髓腔,常见穿髓孔溢血或溢脓。患牙松动并有叩痛,根尖部或根分歧部位的牙龈红肿,有的出现颌面部肿胀、所属淋巴结肿大,并伴有全身发热等症状。

积聚在根尖周组织的脓液若未通过人工方法建立引流,则沿阻力小的部位排出,使牙龈出现瘘管,反复溢脓,反复肿胀,牙龈出现瘘管后,急性炎症则可转为慢性炎症。若治疗及时,炎症很快消退,当炎症消退后,牙周组织还能愈合并恢复正常。

四、年轻恒牙牙髓病及根尖周病

年轻恒牙的牙髓炎多数是由龋病引起,但牙结构异常、牙外伤也可引起,有的则是医源性因素。龋病引起的牙髓炎多是慢性炎症,若深龋使牙髓广泛暴露,则常常形成慢性增生性牙髓炎,即牙髓息肉,而龋病引起的急性牙髓炎往往是慢性牙髓炎的急性发作。严重的牙创伤或制洞过程中的意外穿髓,则可使牙髓发生急性炎症或牙髓坏死。

年轻恒牙的根尖周病多是牙髓炎症或牙髓坏死的继发病,此时的牙髓感染可通过宽阔的根尖孔引起根尖周组织的炎症或病变。若病原刺激强,机体抵抗力弱,局部引流不畅,则可能很快发展为急性根尖周炎。若病原刺激作用弱,机体抵抗力增强,炎症渗出物得到引流,急性炎症又可转为慢性炎症,其中,由于机体抵抗力较强,根尖周组织长时间受到轻微刺激而表现出的根尖周骨小梁密度增强的根尖周致密性骨炎则较为多见。

第三节　乳牙龋病的诊断和治疗

一、乳牙龋的分类

龋病的分类方法较多,可根据龋坏的进展情况和病变部位分类,儿童龋病的分类也是在此基础上进行的。根据龋齿对牙齿表面的破坏程度,龋齿可分为浅龋、中龋和深龋。根据龋齿发展的速度,龋齿可分为静止性龋、慢性龋、猖獗性龋(猖獗龋)。根据病变部位分,可分为窝沟龋、邻面龋、牙颈部龋、颊面龋等。目前常用的乳牙龋分类方法如下。

(一)临床分类

喂养龋

喂养龋又称奶瓶龋,主要是由于不正确的奶瓶喂养或人工喂养方式引起。喂养婴幼儿时,由于吸吮时的负压将乳头或橡皮奶嘴紧抵上腭,舌将上下牙列隔开,乳汁或果汁等与除下颌乳前牙以外的所有乳牙接触,特别与上颌乳前牙接触频繁且时间较长,这样牙面菌斑中的致龋菌便可利用这些液体食品中的乳糖、果糖及蔗糖发酵产酸,致菌斑 pH 降至临界 pH 以下即可发生釉质脱矿,产生龋损。这一过程在婴幼儿睡眠时尤为突出,含奶瓶入睡的孩子,停止吸吮后,上颌乳前牙浸泡在这些可发酵的液体食品中,加上睡眠时口腔中唾液分泌减少,流速减慢,吞咽减少,对酸的清除减慢,口腔中的致龋菌比平时更充分地利用这一静止的周围环境,迅速产酸,导致喂养龋的发生。

喂养龋主要发生在上颌乳前牙和上颌乳磨牙,较快发展成广泛性龋。喂养龋少见于下颌乳前牙,可能与吸吮时下颌、下唇的运动以及下颌乳前牙近舌下腺、颌下腺导管的开口等因素有关。

环状龋

乳前牙唇面、邻面龋较快发展成围绕牙冠的广泛性的环形龋,呈卷脱状,多见于牙冠中1/3至颈 1/3 处,有时切缘残留少许正常的釉质及牙本质。其发生有学者认为与乳牙新生线的矿化薄弱有关,但也有学者予以否认,并经病理组织学的观察分析,认为环状龋的形成与乳牙牙颈部出生后釉质的矿化程度低有关。龋蚀向两侧扩展,而不易向矿化程度较高、抗酸性能较强的出生前釉质扩展,以致形成环状。环状龋的发生与局部食物易滞留及自洁作用较差也有关。环状龋在恒牙中甚为少见。

猖獗性龋

猖獗性龋又称猖獗龋,是指短期内发生在多数牙位、多数牙面的急性进展性重度龋病,常累及不易患龋的下颌乳前牙和磨牙的牙尖、牙嵴,随着乳牙龋蚀的发展很快发生牙髓感染。临床上常见在同一个体的大多数乳牙,甚至全部乳牙在短时间内同时患龋,同一牙上有多个面受累,牙冠很快被破坏,甚至成为残冠和残根。猖獗性龋通常出现于瘦弱或者患有其他系统性疾病的儿童,与患儿口腔卫生差,唾液量少,喜食甜食有关。

(二)Massler－Schour 分类

此分类把乳牙龋损归纳为 4 类。

单纯性龋

单纯性龋即常见的由磨牙咬合面窝沟、邻面开始的龋损。

忽视性龋

忽视性龋指因口腔卫生差,又未得到及时治疗,龋损牙数增多,范围增大的龋损。

少年龋

少年龋指在生长活跃的青春前期,新生的龋急速发展,牙本质很快崩坏的一类龋损。

猖獗性龋

猖獗性龋包括涉及下颌前牙在内的绝大多数牙面快速、广泛的龋损。

（三）ABC 分类

将上下颌乳牙分为前牙区（F）、磨牙区（M）共 6 个牙区，A 型是指龋损仅出现在上颌 F 或仅出现于磨牙 M；B 型是上颌 F 和 M 区同时出现龋损；C 型指下颌 F 区有龋或是包含下颌 F 区及其他部同时患龋者。上述 3 型中，A 型为单纯性龋，如及时修复治疗，预后较好。B 型的龋敏感性较高，需及时治疗与定期检查。C 型常呈重度龋病，龋敏感性更强，应特别关注。

（四）四度分类

按乳牙龋蚀的程度将乳牙龋分为 4 度。Ⅰ度龋（C_1）为表面浅龋可呈白垩色或褐色斑，轻度实质缺损或涉及牙本质浅表处，可用探针探及确认，窝沟处探入深度约 1 mm，好发于乳牙窝沟、邻面及颈部。Ⅱ度龋（C_2）指牙本质龋坏明显，窝沟处探针探入深度约 2 mm，龋坏与髓腔之间有正常牙本质，感染未涉及牙髓。Ⅲ度龋（C_3）指龋坏致牙髓暴露、髓腔穿通，有牙髓病症状或牙已变色，治疗时需作牙髓治疗或根管治疗。Ⅳ度龋（C_4）指龋坏致牙冠组织崩溃，成残冠或残根，牙髓组织早已感染。乳牙有时虽牙冠崩溃，损坏范围广，但牙髓仍保持正常，这种情况属于 C_2，是龋坏停止或呈缓慢进展所致，牙本质呈黯褐色，表面较硬，即静止龋。

二、乳牙龋的临床特点

乳牙龋病是儿童口腔中最为常见的疾病，儿童龋病与成人龋病在病因和组织病理学方面有许多相似之处，但由于儿童的生长发育、牙体硬组织的解剖特点、饮食习惯、口腔卫生习惯等特点，导致儿童较成人更易患龋，病变发展更为迅速，对全身的危害更为严重。乳牙患龋以下颌乳磨牙最多，上颌乳磨牙和上颌乳前牙为次，下颌乳前牙最少。乳牙龋病好发牙面为乳切牙的近中和唇面，乳尖牙的唇面和远中面，第一乳磨牙的咬合面和远中面，第二乳磨牙的咬合面和近中面。与恒牙龋损相比，乳牙龋损的临床表现有以下特异性。

患龋率高　发病早

乳牙萌出不久即可患龋，发病时间早，大量的流行病学调查结果均显示乳牙的患龋率、龋均明显高于恒牙，6～8 岁达到高峰。

龋齿多发　龋蚀范围广

在同一儿童的口腔内多数乳牙常同时患龋，也常在一个牙的多个牙面同时患龋，恒牙龋蚀主要发生在咬合面和邻面，乳牙龋蚀除发生在咬合面、邻面外，还常发生在唇面、舌面等光滑面和牙颈部。

龋蚀发展速度快

由于乳牙牙体组织较恒牙矿化程度低，釉质牙本质薄，牙髓腔大，乳牙的牙体因龋蚀可很快崩坏，在短时间内易转变为牙髓炎、根尖周炎和残根、残冠等。

自觉症状不明显

乳牙龋蚀发展快，但自觉症状不如恒牙明显，故临床上常因家长忽视，待发展成牙髓炎或根尖周病时才来就诊。

修复性牙本质形成活跃

与成人恒牙相比，乳牙龋蚀促使修复性牙本质的形成活跃，此防御功能有利于龋病的防治。修复性牙本质能防御细菌感染牙髓，保护牙髓。

乳牙患龋常成对称性

左右同名牙可同时患龋。

特殊型类的龋齿

由于儿童的饮食特点及乳牙的形态结构特点,奶瓶龋、猖厥龋等恒牙较少出现的龋蚀类型常会在乳牙中出现。

三、乳牙龋的诊断要点

乳牙龋病的分类多种多样,临床诊断主要以病变和特定的临床表现为依据,因此儿童乳牙龋病的诊断一般并不困难,要完全准确地诊断各型龋病亦并非易事,必要时应根据条件选用一些准确性较高的特殊检查。

浅龋

釉质龋,一般无任何症状,临床表现为窝沟点隙呈墨浸状着色且不易去除,探之粗糙或探针尖能稍稍插入,滑动有阻力;或在光滑面出现白垩色斑;邻面龋最早发生在接触面下方,早期不易发现,需要结合牙线、X 线咬翼片和光透照等方可确诊。

中龋

牙本质浅龋,激发痛因人而异,乳牙多不明显,刺激去除之后,症状立即消失。患儿无自发痛,龋洞为中等深度,洞内有食物残渣滞留,探痛和温度刺激痛不如年轻恒牙明显,洞底为黄褐色或棕褐色或棕黑色软龋。

深龋

牙本质深龋,龋坏极近牙髓,或已累及牙髓,激发痛较中龋明显,但仍因人而异,刺激去除之后,疼痛仍持续一定时间才消失,无自发痛,龋洞较深,近髓,但未穿髓。

继发龋

充填修复后洞缘或洞壁或洞底再次发生的龋病。有牙体充填病史,通过常规视诊和探诊可确诊洞缘继发龋,洞壁或洞底继发龋则靠 X 线片而确诊。

猖獗性龋

猖獗性龋有嗜甜食或情绪紧张病史,临床表现的特点为:短期内发生多个牙、多个牙面的急性进展性龋病,常累及不易患龋的下颌前牙和牙尖、牙嵴,患儿唾液少而稠。

奶瓶龋

奶瓶龋有长期夜间睡觉前喝牛奶或哺乳的不良习惯,临床特点为:上颌乳切牙光滑面和上颌第一乳磨牙咬合面的广泛性龋损而下切牙无龋。

环状龋

临床上见围绕上颌前牙牙冠颈部 1/3 处的环状龋损即可确诊。

四、乳牙龋的治疗

乳牙龋病的治疗目的是终止龋病的发展,保护牙髓的正常活力,避免因龋而引起的并发症;恢复牙体的外形和咀嚼功能,维持牙列的完整性,保证乳牙的正常替换,有利于颌骨和全身的生长发育。治疗原则是早发现早治疗,先治疗乳磨牙,再治疗乳前牙,近髓深龋不必过于考虑保留活髓。近年来,随着口腔医学和材料学的发展,在乳牙龋病的治疗方法及使用材料方面均有一定的进展,针对不同程度的龋损,龋病的治疗主要有阻断性治疗、再矿化治疗等。

(一)阻断性治疗

阻断性治疗(interceptive treatment)是指不磨除或少磨除龋损组织,在龋损部位涂抹适当的药物使龋损停止发展的方法。

适用范围

阻断性治疗主要适用于龋损面广泛的浅龋或剥脱状的环状龋，不易制备洞形的乳牙。这类龋损常见于乳前牙邻面和唇面，有时也可见于乳磨牙的颊面。药物治疗并不能恢复牙体外形，只有抑制龋蚀进展的作用，若有条件应尽可能作修复治疗。

常用药物治疗

龋病的常用药物为 2%氟化钠溶液、8%氟化亚锡溶液、1.23%酸性氟磷酸钠溶液、75%氟化钠甘油糊剂、10%氨硝酸银溶液和 38%氟化氨银溶液，前 4 种无腐蚀性，可用于不合作儿童。近来有学者用氟保护漆(Fluoride varnish)进行乳牙环状龋的阻断治疗也取得了良好的效果。

药物作用原理

(1)含氟制剂与釉质中的羟磷灰石作用，大量变成难溶的氟化钙，少量成为氟磷灰石，氟磷灰石的抗酸能力强，从而增强釉质的抗龋力；停留在釉质表面的氟化钙可有少量溶解而释放出氟和钙离子，促进龋坏组织的再矿化。氟保护漆固化后可封闭暴露的牙本质小管，阻断龋病的进一步发展。

(2)氨硝酸银涂布，又称氨银浸镀法，主要是硝酸银中的银离子与有机质中的蛋白质结合形成蛋白银沉淀，有抑菌和杀菌作用。银离子沉积于牙本质小管能堵塞小管，并抑制小管内的细菌生长和繁殖。

(3)氟化氨银水溶液同时具备含氟制剂和氨硝酸银的优点，可形成难溶的蛋白银、氟化钙和磷酸银，且对牙髓的刺激小于硝酸银。

氟化氨银对无机质、有机质均有强化作用，同时有较强的杀菌作用，可杀灭软化牙本质及牙本质小管内的细菌而抑制龋蚀的发展，其抑菌作用优于硝酸银和氟化钠，缺点是对软组织有腐蚀性，可使局部牙面变黑。

操作步骤

(1)去除腐质及无基釉或尖锐边缘，修整外形，形成自洁区。

(2)清洁牙面，干燥防湿：清洁前可先涂菌斑染色剂，明确范围，以便彻底清洁。欲含氟药物涂布者，清洁牙面时不宜使用含碳酸钙的摩擦剂，因药物中的氟离子易与碳酸钙中的钙离子结合形成氟化钙，影响氟化物对牙齿的作用。牙面清洁后需吹干，用棉卷隔湿并辅以吸唾器，以免唾液污染牙面或将药物溢染他处。

(3)涂布药物：涂药要有足够的时间浸润牙面，操作时应反复涂擦 2～3 min，每周涂 1～2 次，3 周为一疗程。使用有腐蚀性的药物时，药棉切忌浸药过多，结束时应拭去过多的药液，以免流及黏膜造成损伤。涂氟 30 min 内不漱口、不进食。

应用药物治疗时应注意，使用氟化物应避免咽下，使用硝酸银、氟化氨银应避免触及黏膜组织，另外，银浸镀后会使牙齿变黑，治疗前应先征得家长的同意。

(二)再矿化治疗

对已经脱矿而硬度下降的早期釉质龋，用特殊配制的再矿化液处理牙面使其重新沉积钙盐，恢复釉质的硬度，这种治疗方法为早期龋的再矿化治疗(remineralizative treatment)。

适用范围

乳牙光滑面的白斑(釉质龋)；对龋病活跃的龋高危儿童可做预防用。

再矿化液

再矿化液主要有单组分和复合组分两种类型,近年来的研究更趋向用复合组分的再矿化液,此类再矿化液的主要成分为氟化物、钙盐和磷酸盐类。

应用方法

用作含漱剂时每日含漱;用作局部涂抹剂时先清洁釉质白斑区,隔湿、干燥,用小棉球饱浸药液放置于白斑处,反复涂擦 2～3 min,每周涂抹 1～2 次,3 周为一疗程。要获得良好的再矿化效果,必须注意改善患儿的口腔卫生状况,限制甜食,否则无法达到令人满意的再矿化治疗的效果。

(三)修复治疗

乳牙龋损后可致咀嚼功能降低,多个乳牙牙冠破坏严重时可致乳牙牙弓长度缩短、咬合高度降低,对殆面的正常生长发育及恒牙列的形成均带来不良影响。故去除病变组织、恢复牙体形态、提高咀嚼功能的修复治疗(restorative treatment)是非常重要的。

充填治疗

去除龋坏组织,制备大小与形态适当的窝洞,在保护牙髓的状况下,用牙科材料充填窝洞,恢复牙体外形的一种治疗方法。

(1)窝洞的制备:基本原则同恒牙的牙体窝洞制备,但应考虑乳牙解剖结构的特点,釉质和牙本质薄,牙髓腔大,髓角高,牙颈部缩窄,牙冠向咬合面聚拢以及易磨耗等,在备洞过程中应尽量避免意外穿髓。

制备洞形时还应考虑到不同的修复材料对洞形有不同的要求。目前儿童牙科常用的备洞器械仍然是钻机,近年来在一些发达国家采用了一些备洞新技术以减轻由于钻机备洞可能给儿童造成恐惧和疼痛,如化学机械备洞、激光备洞和喷砂备洞新技术。伢典(Carisolv)是在化学机械备洞时应用的一种去除龋坏组织的新型活性凝胶,伢典的化学机械备洞法在乳牙龋损的治疗中是一种有效的、创伤较小的龋病治疗新技术。激光备洞去除龋坏组织可不用术前麻醉,治疗过程中也不会发出尖锐的噪音,无术后反应,但需要特殊的激光设备。喷砂备洞需要橡皮防水障和强吸唾装置,不用钻机,虽然避免了患儿对牙钻的恐惧,但有吸入石英砂的危险。

(2)牙体组织的修复:在修复牙体外形时应考虑到乳牙的釉质和牙本质均较薄,凡位于牙本质中层以下的窝洞均应垫底后再充填。垫底材料要对牙髓无刺激,如氧化锌丁香油黏固粉、聚羧酸锌黏固粉等。由于磷酸锌黏固粉中的游离磷酸对牙髓有刺激,应尽量避免使用。对于较薄的复面洞邻面轴壁,可放置 Dycal、Cavital 等氢氧化钙制剂作洞衬后再行充填治疗。

儿童牙科临床常用的牙体修复材料有银汞合金、玻璃离子材料、复合树脂及复合体材料。银汞合金是临床充填材料中使用时间最久的材料之一,由于银汞合金中汞污染环境,它的颜色影响美观,此充填材料在儿童牙体缺损修复治疗中的应用逐步减少,因其毒性和不美观,银汞合金在儿童牙体缺损修复治疗中的应用越来越少,逐渐被一些性能优良的牙色材料,如树脂增强型玻璃离子材料(resin-modified glass ionomer cements),复合体材料(compomer)所替代。儿童牙体缺损修复的操作基本同于恒牙牙体修复,但在修复乳牙邻面外形时还应考虑到乳牙列生理间隙的存在,不必勉强恢复接触点。在多个牙的牙冠崩坏时,应注意恢复咬合高度。

嵌体修复

乳牙龋的嵌体修复主要以银合金嵌体为主,近年来复合树脂嵌体的应用正在增多。嵌体修复乳牙窝洞的优点为抗压性强,能很好地恢复患牙的解剖形态,尤其是恢复邻面、牙颈部等较难恢复完善的部分,能理想地恢复牙间接触点,抗压性强,不易折裂,修复体保留率高,修复后继发龋少。其缺点是牙体制备时需去除的牙体组织较充填法多,金属嵌体的颜色与牙体不协调,又因材料与牙体组织物理性能的差异,使修复体与牙体的磨耗度不一。并且嵌体的制作需要技工和技工室的配合和配备。

乳牙嵌体修复多于乳磨牙Ⅰ类复合洞形和Ⅱ类复合洞形的修复。牙体制备时应注意Ⅰ类洞形的深度应达牙本质,约 1.2 mm,咬合面与颊舌面的洞缘稍做成斜面。在复合Ⅱ类洞,龈壁的洞缘不制成斜面。由于乳牙牙本质薄、髓角高,牙体制备时应避免穿髓。乳牙嵌体修复也适用于缺损较多的乳磨牙多面洞,牙尖有缺损、咬合面广泛缺损、牙冠高度有降低的患牙和经牙髓病治疗后伴牙体缺损广、深的患牙。

金属成品冠修复

金属成品冠,又称不锈钢预成冠(stainlesssteel crowns),厚度为 0.14 mm,为镍铬合金冠,富有弹性,具有各乳磨牙的不同解剖形态及不同大小,牙体预备中需要磨除的牙体硬组织较少,而乳磨牙具有牙颈部明显缩窄、髓腔宽大、髓角高以及釉牙本质薄等特点,不能过量预备牙体组织,多用于乳磨牙的修复。

金属成品冠的适应证较为广泛,主要用于乳磨牙牙体大面积及多面积缺损,难以获得抗力形和固位形者;颈部龋损致窝洞已无法制备龈壁者;龋病活跃性强,易发生继发龋者;釉质或牙本质发育不全的乳牙;已做牙髓摘除术或活髓切断术后易发生牙折裂的乳牙;以及在全冠丝圈式间隙维持器和正畸装置中做固位体。金属成品冠修复的优点是牙体制备所需去除的组织较少,较容易恢复牙冠的解剖形态、近远中径和功能,操作简单。缺点是成品冠与牙颈部的密合需要操作者用冠钳处理,易受人为因素的影响;成品冠较薄而易磨损。

金属成品冠的修复步骤如下。

(1)牙体制备:首先清洁牙面,去除龋坏组织。细的金刚砂针切割邻面使近远中面相互平行。若第二乳磨牙为牙列中最后一个牙时,远中面的制备比近中面稍深达龈下。颊舌面制备时应注意颊面近颈部 1/3 处隆起,此处应较多地切割,但应掌握适度,以免使牙体与成品冠之间的空隙过大。颊面与邻面相交处应制备成圆钝状移行。

(2)成品冠的选择:按牙的类别及大小选择合适的成品冠,一般以患牙近远中径的大小选定冠的号码,能完全包裹患牙的最小号冠为最合适的成品冠。为减少患儿的不适,可用间接法来进行选择,即在牙体制备完成后,对该牙局部取模,翻制石膏模型,在模型上测量患牙的近远中径,选择合适的成品冠。

(3)修整成品冠:参照模型上患牙的牙冠高度及颈缘曲线形态,剪除、修整成品冠的高度及颈缘,颈缘需达龈下 0.5~1.0 mm。用各种冠钳调整冠的形态,恢复牙冠应有的隆起,缩紧牙颈部,尽量恢复患牙的解剖形态。

(4)磨光颈缘、试戴:用金属剪修剪过的颈缘须用细砂轮、橡皮轮等磨光,以免刺伤牙龈。试戴时应检查咬合面有无高点,牙颈部是否密合及成品冠与邻牙的关系等。

(5)黏固:经确认为适用的成品冠后,用玻璃离子材料或聚羧酸黏固粉黏固。

(四)非创伤性充填治疗

为了让更多的人得到口腔保健和治疗,Frencken 等口腔医生于 20 世纪 80 年代中期提出了非创伤性充填(atraumatic restorative treatment,ART)的方法,并在非洲开始试验,获得了令人鼓舞的研究成果,世界卫生组织于 1994 年 4 月 7 日正式提倡推广 ART 技术。ART 是指仅用手用器械如挖器、锄形器清除龋坏组织,然后用具有黏接性、抗压和耐磨性能好的新型玻璃离子材料充填窝洞,并同时封闭容易患龋的点隙裂沟的一种方法。ART 是一种阻止龋病进展,最大预防和最小创伤的现代治疗方法。

的适应证

该方法用于手用器械能够进入,无牙髓暴露,无可疑牙髓炎的恒牙和乳牙釉质龋、牙本质龋的充填治疗。ART 多用于单面洞的充填,成功率与洞的大小、深度、外形以及术者的操作有关。

的优缺点

ART 采用可随身携带的手用器械替代昂贵的电动口腔设备,器械操作安全,价格便宜;备洞时仅需去除脱矿的牙体组织,要求最少的洞形制备,保存了完好的牙体组织;ART 不使用钻机,减轻了疼痛,降低了局麻的需要,减轻患者的心理紧张度;控制交叉感染的方法简便,每次使用后手用器械易被清洁和消毒。

ART 所使用的玻璃离子化学性黏接作用降低了为获得固位型而切割正常牙体组织的需要;玻璃离子中释放的氟能使软化牙本质再矿化,并能预防继发龋的发生,兼有预防和治疗双重作用。ART 操作简单易学,不需要专业培训的牙科医生,且费用较低,非常适用于社区口腔卫生保健,可以纳入初级口腔卫生保健的服务范畴,是一种特别值得在一些不发达的边远和农村地区推广的充填方法。

玻璃离子修复材料的强度及耐磨性能较差,ART 主要用于中小单面窝洞的充填;充填材料的性能受到操作者、地理、气候等条件的影响。玻璃离子修复材料在聚合过程中会发生体积收缩,产生微漏,即使在所有步骤都很标准的情况下仍难避免。玻璃离子修复材料的长期保留率尚有待研究。

所用器械和材料

ART 所用基本器械有口镜、探针、镊子、锄或斧形器、勺型挖器、玻板或纸垫、调拌刀、雕刻刀。还可配备一蓄电池供电的光源。挖器主要用于去除软化的龋坏牙本质。ART 常用挖器有三种尺寸,小号挖器直径 1 mm,如 Ash153-154,用来去除小龋洞釉牙本质交界处的龋坏组织,由于其颈部相当薄弱,使用太大的力容易折断。中号挖器直径 1.5 mm,如 Ash131-132,用来去除较大龋洞的软龋,其光滑面也可用于将修复材料压入小窝洞内。大号挖器直径 2 mm,如 Ash127-128,用于大龋洞,也可用于去除修复体上过多的玻璃离子材料。锄或斧形器来扩大进入龋洞的入口,在挖出龋坏牙本质后,去除无支持的龋坏釉质。器械刀刃的宽度接近 1 mm,如 Ash10-6-12。雕刻刀有两种功能,平头用于放置充填材料,尖头用于去除多余充填材料和修整外形,如 Ash6 专用型。玻板、纸垫和调拌刀是调拌玻璃离子所必需的,调拌刀要有弹性,便于准确而迅速地调拌粉液。

ART 所用基本材料有:手套、棉卷、小棉球、玻璃离子粉液、牙本质处理剂、凡士林、木楔、塑料成形片和清水。棉卷用于隔湿,以保持术区干燥。小棉球用来蘸清水清洁窝洞。牙本质处理剂处理窝洞后可增加修复材料与窝洞的黏接。凡士林用于防止玻璃离子脱水和与手套粘连。塑料成形片用于复面修复体的邻面成形,木楔用于固定塑料成形片,使之紧贴邻面,以免充填材料压迫牙龈。

玻璃离子修复材料以化学性黏接于釉质及牙本质,提供良好的窝洞封闭作用;其固化后能缓慢持续地释放氟,有助于预防和减少继发龋的发生;在固化的初期阶段,玻璃离子材料可能导致轻度的牙髓刺激,完全固化之后(24 h)这种反应不再发生,玻璃离子材料也不导致牙龈的炎症反应,具有良好的生物相容性;目前使用的玻璃离子修复材料与传统的牙科修复材料如银汞合金相比,其缺点是表面耐磨性及硬度较低。目前在 ART 中使用的材料主要是化学固化的玻璃离子修复材料,该材料分为粉剂和液剂两部分,充填前混合。粉剂中含有二氧化硅、三氧化铝和氟化钙,液体为聚丙烯酸或去离子水。

的操作步骤

(1)调节体位:与其他口腔治疗操作一样,ART 首先要求医患双方需要一个适当的体位。操作者的体位应达到有观察口内的最佳视线,同时患者和医生都感觉舒适。操作者应稳坐于凳上,位于患儿头部后方。助手在操作者的左侧尽可能靠近患者,以便看清操作区域并传递操作者需要的器械,助手还需要一个稳定的桌面来摆放器械和材料。如果操作者是独立操作,则坐在患儿后方的适当位置,放器械和材料的小桌子位于患儿的头部侧方或操作者的右侧并靠近患儿的身体。患儿的体位以躺在平面上为宜,颈部可垫一些软泡沫或橡皮环,这样患儿能在该体位保持较长的时间且感觉舒适。ART 常采用便携式光源,如头灯,有光源附着的眼镜或有光线传递的口镜,对这三种光源,一个充电电池就能提供能源。

(2)口内预备:ART 成功的一个很重要的方面就是术区唾液能得到有效的控制,保持术区干燥。棉卷可用于吸收唾液,对于短暂隔湿相当有效。上牙的隔湿只需把棉卷置于唇颊侧,下牙的隔湿需要把棉卷放置于口底的两侧及治疗牙同一侧上颌的颊面。

(3)清洁牙面:用湿棉球清洁牙面,去除牙面的软垢和菌斑,使操作者清楚看见龋坏的范围及无基釉,干棉球擦干牙面。

(4)扩大龋洞入口:如果龋洞入口小,需扩大入口。用锄或斧形器的刀刃放于入口处,像开锁一样转动器械,扩大龋洞入口,脱落的釉质碎屑用湿棉球擦去。如果洞口非常小,可先用锄或斧形器刀刃的一角放入并转动,扩大入口。

(5)去除龋坏组织:根据龋洞的大小选择适当的挖器去除龋坏组织,从釉牙本质界到洞底逐步进行。从釉牙本质界去除软龋时常会遗留一些无牙本质支持的无基釉,这些悬空的无基釉很容易碎裂,故应除去。用锄形器向下轻加压即可去除无基釉。去尽釉牙本质交界处的腐质非常重要,否则修复材料与牙体之间的黏接力会大大降低,细菌可通过充填体与洞壁之间的缝隙进入深部,造成龋坏的进一步发展。挖出的腐质可放于助手准备好的棉卷上,或放在口内牙旁的棉卷上。

(6)清洗窝洞:用小棉球蘸温水清洗窝洞,干棉球擦干窝洞。

(7)处理窝洞及咬合面:对于近髓的深洞,需在近髓处放置氢氧化钙制剂,如 Dycal 以保护牙髓。用小棉球蘸一滴牙本质处理剂涂擦窝洞洞壁及咬合面 10～15 s,再用湿棉球清洗窝洞两次,干棉球擦干。

(8)调和玻璃离子粉液:在 20～30 s 间严格按照使用说明上的粉液比调和玻璃离子粉液。

(9)充填修复:充填修复过程中应确保术区干燥,如果必要,放置新的棉卷。用雕刻刀的平头端将调和好的材料放入窝洞中,用挖器的光滑面将材料压入洞角,避免产生气泡,同时在邻近沟裂处放置少量材料。在食指的手套上涂上凡士林,将还未变硬的修复材料压入窝洞和沟裂中,这就是 ART 的指压技术。充填过程不应超过 1 min。多余的材料在指压中向颊舌侧或邻面沿牙尖斜面扩展,立即去除多余材料。若充填邻面洞,需使用塑料成形片和木楔以获得充填修复体的正确外形。

（10）检查咬合：用咬合纸检查咬合情况，用雕刻刀去除多余材料，调节充填体高度至患儿咬合舒适为止。最后，在修复体上涂上凡士林，移走棉卷，嘱咐患者至少一小时内不进食。

应在对患者实施 ART 技术 4 周后进行回访，了解他们在治疗中的感觉和治疗后的反应，因为任何严重的问题可能在完成治疗后不久发生。对 ART 疗效的第一次评估应在治疗后半年，以后的评估应该是每年一次。

充填失败的原因及处理

（1）充填体全部脱落：唾液或血液的污染，调和的材料太湿或太干，龋坏组织没有去净，悬空的无基釉未去除。无论什么原因，皆需彻底清洁窝洞重新充填。

（2）充填修复体部分脱落：充填修复体过高或充填时有气泡形成，导致充填修复体部分折断后脱落。无论什么原因，需清洁牙面和现存的充填材料，用牙本质处理剂处理，用新调和的玻璃离子材料充填缺隙，充填后注意调整咬合。

（3）充填修复体折裂：最有可能发生在有高点的复面洞充填修复体上，或因为玻璃离子调拌时的粉液比例不协调所致。处理方法取决于折片的动度，如折片很松能去除，则去除折片重新修复。如折片不能去除，则用 ART 不能修复，需改用传统的备洞充填修复。

（4）充填修复体邻近窝沟、牙面发生龋坏：去除新生的龋坏组织，清洁并充填新预备的窝洞，并封闭邻近的点隙裂沟。

ART 技术是由世界卫生组织专家们近年来开发的一种充填早期龋洞的方法，其发展依赖于充填材料的发展，新的材料应在更强的黏接性、耐磨性、更强的再矿化能力方面有所发展。ART 作为一种新技术在临床上的成功率较为满意，适用于任何经济发展水平的所有人群，特别适用于儿童乳牙龋病的治疗，且符合现代预防观点，有很好的发展前景。

第四节 年轻恒牙龋病的治疗特点

一、年轻恒牙龋的临床特点

恒牙从 6 岁左右开始萌出，新萌出的恒牙在形态、结构上尚未完全形成和成熟，称为年轻恒牙（immature permanent tooth）。随着恒牙的逐渐萌出，恒牙的患龋率开始升高，第一恒磨牙萌出后的龋患高峰是下颌第一恒磨牙萌出后男 6～9 个月，女 9～12 个月，上颌第一恒磨牙萌出后男 12～15 个月，女 9～12 个月，此后，对龋病的易感性逐渐降低。

（一）年轻恒牙易患龋的原因主要有以下几点

（1）刚萌出的年轻恒牙表面釉质尚未发育成熟：年轻恒牙牙体硬组织薄，矿化程度低，溶解性高，釉质表面呈多孔性（porosity），渗透性强，此特点为年轻恒牙龋蚀发展较快又多为急性龋的因素之一。

（2）年轻恒牙有萌出后成熟（post－eruptive maturation）现象：刚萌出的年轻恒釉质羟基磷灰石结晶的化学性质不稳定，在口腔环境的影响下，年轻恒牙表面会发生生理性再矿化，内部的矿化程度继续增加，釉质表面的多孔性及渗透性降低，硬度和抗酸性能增强，羟基磷灰石结晶增大,年轻恒牙萌出后约3年釉质才能达到其最强的硬度。

(3)刚萌出的年轻恒牙由于尚未处于正常咬合位,其窝沟点隙尚未磨耗,形态复杂且沟裂较深,沟裂多为Ⅰ型及IK型的年轻恒牙咬合面比成熟恒牙及沟裂较浅的年轻恒牙难以自洁。

(4)年轻恒牙从萌出到其建立咬合需要一定的时间,大部分恒牙自萌出达咬合平面需7~12个月,处于低位的年轻恒牙食物容易滞留其表面、自洁作用较差。

(二)与成熟恒牙的龋病相比,年轻恒牙的龋损具有以下特点

第一恒磨牙的患龋率高

第一恒磨牙萌出的时期正是儿童结束幼儿园生活开始小学生活的转变时期,儿童及家长容易忽视其口腔卫生,加上新萌出的第一恒磨牙咬合面形态复杂、沟裂深,且位于牙列的最后方,又常被家长误认为乳牙而忽视其清洁,导致其患龋率明显高于其他恒牙。

龋蚀的发展速度快

年轻恒牙釉质的矿化程度低,溶解性高,表面多孔,渗透性强,牙本质小管比成熟恒牙粗大,小管周围及小管间矿化程度低,粗而明显的生长发育线呈矿化不全,导致年轻恒牙龋蚀发展较快。

牙髓的修复反应不足

由于年轻恒牙龋多为急性龋,牙髓的修复反应形成的修复性牙本质较少,若未得到及时的治疗,容易产生牙髓的炎症。年轻恒牙的牙髓血管丰富,抵抗力强,炎症也容易被局限呈慢性过程,又因其牙髓组织疏松、根尖孔大、血运丰富,感染也易扩散,故应及时、尽早治疗。

二、年轻恒牙龋病的治疗原则

正常活力的牙髓是牙根发育完成的根本保证,年轻恒牙牙根发育未完成,保护牙髓的正常活力尤为重要。在进行年轻恒牙的龋病治疗时,应考虑到年轻恒牙的形态、组织结构和生理特点。年轻恒牙的牙体硬组织硬度比成熟恒牙差,弹性、抗压力及抗曲折力也低,故制备洞形时宜用金刚钻针或微创钻针减速切削,减少牙体组织发生裂纹。

年轻恒牙髓腔大,髓角高,龋蚀多为急性龋、龋蚀组织染色淡、分界不清,故在去龋和制备洞形时应小心操作,用龋蚀显示液较为稳妥。可用大小合适的球钻低速去龋,去除深部软化牙本质时,选用挖匙挖除,避免造成不必要的露髓。年轻恒牙缺乏继发性牙本质的保护,牙本质小管粗大,其牙髓易受细菌、化学及物理等外来刺激的影响,对机械刺激尤为敏感,在去腐时钻磨时间不宜长,不宜用刺激性强的药物消毒窝洞,对中龋以上的窝洞充填时要进行双层垫底,不宜用磷酸锌黏固粉直接垫底。

对深龋一次去净腐质可能导致穿髓者,应分次去除龋坏组织,第一次可保留近髓处的软化牙本质,窝洞干燥后用氢氧化钙护髓,再用加强型氧化锌丁香油(reinforced zinc oxide/euge-nol)黏固粉或用含氟的玻璃离子水门汀作为暂时治疗性充填材料(interim therapeutic resto-ration,ITR)充填窝洞,2~3个月后再继续去净洞底的软化牙本质,因这时相应的髓腔内有修复性牙本质生成,确定无露髓点后,再用氢氧化钙间接盖髓、玻璃离子水门汀＋充填材料行三明治夹层修复。近来一些学者对这种分次去腐的年轻恒牙深龋治疗提出异议,认为只要ITR充填体完好,可以直接在其上进行永久性修复而不需要重新去净上次残留于洞底的腐质。

年轻恒牙未经磨耗,牙尖、沟、嵴均极为清晰,窝沟形状复杂,在磨牙咬合面制备洞形时很难确定洞形的边缘。在牙科微创理论提出以来,对年轻恒牙的咬合面窝洞充填已不提倡行预

防性的洞形扩展,而采用复合树脂充填的同时加用窝沟封闭的预防性树脂充填(preventive resin restoration,PRR)来处理。

萌出过程中的年轻恒牙龈沟呈袋状,有时尚有部分龈瓣覆盖牙面(远中龈瓣覆盖新萌出恒牙咬合面远中的情况多见)。若龋洞部分被牙龈覆盖,也应按常规备洞原则扩至龈下,必要时于扩洞前推压或切除牙龈以便于备洞。

年轻恒牙在混合牙列中有活跃的垂直向与水平向的移动度,邻接点尚未固定,在进行牙体修复时应以恢复牙冠的解剖形态为目的,以防影响今后正常邻接关系,而不强调恢复牙齿间的邻接关系。

三、年轻恒牙龋病的治疗方法

(一)再矿化治疗

适用于早期脱矿无牙体缺损釉质龋,应用方法见乳牙龋病的再矿化治疗。

(二)预防性树脂充填

预防性树脂充填(preventive resin restoration)是指当年轻恒牙表面窝沟有可疑龋或小范围龋坏时,仅用微创钻针去除窝沟处的病变釉质或牙本质,不进行窝洞的预防性扩展,采用含氟充填材料充填窝洞,并在此基础上对年轻恒牙的其余窝沟进行窝沟封闭术。这是一种治疗与预防相结合的措施,其优点是充填洞形不要求预防性扩展,保留了更多的健康牙体组织,含氟充填材料和窝沟封闭剂的应用也达到了预防窝沟龋再次发生的目的。

适应证

窝沟点隙能卡住探针者;窝沟深在,封闭剂不易流入窝沟基部者;窝沟有早期龋迹象,釉质混浊或呈白垩色者。

操作步骤

(1)去龋:用微创钻针去除龋坏组织或可疑龋坏组织,若病变已经深达牙本质,则去除龋坏组织的感染层(infected zone)和感染影响层(affected zone),保留矿化程度增高的内层牙本质(hypermineralized zone)。尽可能多地保护健康牙体组织符合现代龋病治疗的观点。

(2)清洁牙面及制备的窝洞,彻底冲洗、隔湿、干燥。

(3)若龋坏已深达牙本质,则需用氢氧化钙等制剂进行护髓处理。

(4)酸蚀咬合面及窝洞边缘的釉质后对牙面及窝洞进行彻底的清洁、干燥。

(5)对深度超过1 mm的窝洞,在涂布黏接剂、用含氟牙色材料充填窝洞后再涂布并固化封闭剂;对洞深不超过1 mm的窝洞,可用封闭剂直接封闭。

(6)术后应检查充填及固化情况,有无遗漏的窝沟、有无咬合高点等。

(三)充填修复治疗

银汞合金充填修复治疗适用于后牙Ⅰ、Ⅱ类洞,基本方法同恒牙龋的银汞合金充填术,应注意预防性扩展,减少继发龋,正确恢复咬合面和邻接面的形态,以防影响日后正常的咬合与邻接关系。

复合树脂充填修复治疗适用于前牙Ⅰ、Ⅲ、Ⅳ类洞及年轻恒磨牙Ⅰ、Ⅱ类洞,基本方法同恒牙龋的复合树脂充填,应注意护髓,正确恢复牙的外形。

玻璃离子材料适用于年轻恒牙处于萌出期时发生龋坏、不易隔湿或有龈瓣覆盖的窝洞充填,需要分次去腐的年轻恒牙深龋治疗中的三明治夹层充填,龋易感儿童年轻恒牙Ⅲ类洞充填、暂时治疗性充填及 ART 充填技术中。

(四)嵌体修复

适应于面积较大或邻接面－咬合面窝洞修复。嵌体在年轻恒牙的应用有金属嵌体,树脂嵌体和陶瓷嵌体等种类,由于 20 K 的金合金嵌体边缘强度、耐磨性较为理想,适用于磨牙Ⅱ类洞以及高嵌体的修复。制备洞形时要注意预防性扩展及边缘的斜行。

(五)预成冠修复

年轻恒牙尚在不断萌出,多牙面龋洞的修复需作冠修复时可选用成品冠或冠套作暂时修复,待恒牙列发育完成后再改作永久性修复。预成冠多选用抗压性能好的不锈钢成品冠,操作步骤基本同乳牙的预成冠修复。

第五节　儿童牙髓及根尖周病的诊断和治疗

龋病、畸形牙尖折断和牙外伤是导致乳牙和年轻恒牙发生牙髓病和根尖周病的主要原因,若不及时进行治疗,可能出现乳牙和年轻恒牙的过早丧失,进而造成患儿牙弓长度缩短、恒牙萌出间隙不足,前磨牙阻生,缺失牙远中邻牙向近中倾斜,加重咬合紊乱的发生和舌不良习惯的形成等不良后果。因此,对牙髓和根尖组织受累的乳牙和年轻恒牙给予积极的处理,让患牙恢复健康并作为牙列的有效组成部分行使正常的功能是儿童口腔医学临床工作的重点。

一、儿童牙髓及根尖周病的病变特点

儿童期的牙髓病和根尖周病可累及乳牙和年轻恒牙,乳牙和年轻恒牙的解剖生理特点决定了儿童牙髓及根尖周病的特点。

乳牙釉质和牙本质较薄,牙体组织钙化程度较低,牙本质小管较大,有机质含量高,龋坏可以快速向髓腔发展而修复性牙本质沉积少,从龋病累及牙本质开始,牙髓即出现轻微的局限性炎症。乳牙髓腔和根管相对恒牙粗大,髓角较高,感染物质容易进入髓腔感染牙髓,形成不同类型的牙髓病,临床上可表现为冷热酸甜等刺激后出现轻重不等的敏感和疼痛。乳牙牙髓神经纤维发育不完善,对疼痛的感知不敏锐,牙髓可能因感染发生部分坏死而无明显的临床症状出现。

乳磨牙根管系统复杂,主根管变异多,不同部位的牙髓可能处于不同的病程阶段。乳磨牙髓腔底部的副根管多且与根分叉处相通,感染可直接造成严重的根分叉病变,甚至累及继承恒牙胚。乳牙牙根发育完成前和开始生理性吸收后的根尖孔较大,根尖的组织疏松,血液循环丰富,牙髓感染容易经此扩散至根尖周,并容易形成根尖周脓肿并进一步发展为多间隙感染。根尖感染急性发作时临床可见患牙周围的黏膜或面部肿胀,慢性根尖病变则多在邻近患牙的黏膜处形成瘘管,患牙多有自发痛或咀嚼痛。

年轻恒牙的牙根尚未发育完成,萌出后需经 3～5 年的牙根发育、牙本质不断沉积方能发育成熟。根尖尚未发育完全的年轻恒牙牙本质沉积量少,髓腔和根管也比较粗大,龋病、畸形牙尖折断和外伤等继发的感染容易通过薄弱的牙本质侵入牙髓,出现牙髓病变。年轻恒牙的牙髓组织疏松，血供丰富，细胞成分多，防御修复能力强，感染刺激轻时炎症容易局限，感染加重则炎症易于扩散。年轻恒牙的根尖孔呈喇叭状，其间充满由密集间充质细胞组成的、对牙根正常形成起决定作用的牙乳头，没有及时处理的牙髓病变可向根尖发展，破坏牙乳头的功能，影响牙根长度和牙本质厚度，导致患牙冠根比例失常而易发生牙齿松动或牙折。年轻恒牙牙髓病和根尖周病患儿多以疼痛和肿胀前来就诊。

二、儿童牙髓及根尖周病的诊断

乳牙牙髓病治疗的目的在于尽可能保存牙的功能，使其能正常替换。治疗应尽可能避免过早拔牙或影响恒牙的正常发育，即尽可能保留维持没有根尖病损、可行使咀嚼功能、维持乳牙列完整性和牙弓长度的患牙。年轻恒牙的牙髓治疗则应尽可能保存牙髓的活力，使牙根能正常发育。若年轻恒牙的牙髓病变或根尖周病变已无法保存牙髓活力，应尽量保留患牙，从而维持完整的恒牙列和功能。儿童牙髓病和根尖周病治疗方法的选择以及治疗效果的保障取决于对其正确的诊断和早期的准确处理，由于儿童自身对口腔健康的忽视和主观表达的局限性，对儿童牙髓及根尖周病做出正确的诊断并非易事。

（一）主诉

疼痛

疼痛是牙髓病和根尖周病的重要症状。龋坏累及牙本质深层后，食物嵌入的机械刺激或冷热酸甜的化学刺激可诱发患牙持续跳痛或轻微不适，去除刺激疼痛立即消失者，可能有牙髓充血或冠髓局限性慢性炎症，去除刺激后疼痛持续时间长的患牙多有牙髓广泛的炎症。根尖周发生急性炎症时可诱发患牙咀嚼痛，充填体微渗漏也可出现敏感或疼痛。学龄儿童多能提供有助于诊断的明确线索，但低龄儿童很难表达清楚疼痛的性质，由于齿科恐惧引起的哭闹也可能影响医生的判断，对低龄儿童的问诊尤其需要耐心和细致。乳牙和年轻恒牙的慢性牙髓炎有的近期可能没有明显的疼痛或疼痛被患儿或家长忽视，这时需要结合患牙的龋坏程度进行综合分析。

肿胀

肿胀是根尖周病的主要特征之一。牙髓炎症性渗出或坏疽物质扩散到根尖区可引起患牙附近的口腔黏膜肿胀或导致面部发生蜂窝织炎。急性根尖脓肿诊断较容易，若患儿就诊时肿胀已消退而转为慢性炎症，则需详细询问有无肿胀病史，并仔细检查黏膜有无充血、肿胀或压痛等。

瘘管

瘘管是慢性根尖周病的典型特征。瘘管开口常见于患牙根尖周或根分叉部位的牙龈黏膜处，可能表现出小脓疱、周围黏膜发红的瘘孔、封闭的陷窝或瘢痕，有些轻微的早期改变仅为患牙根尖周的牙龈黏膜发红。单根管乳牙出现根尖周肿胀或瘘管时牙髓多已完全坏死，单根管年轻恒牙出现相似临床症状后部分牙髓可能还有一定的活力；多根管的乳牙和年轻恒牙在根尖牙龈黏膜肿胀或出现瘘管后，可能仅有受累根管牙髓坏死，其余根管内可能仍有生活牙髓。

牙松动

牙松动可见于乳牙生理性牙根吸收后期和重度的慢性根尖周病患者。健康乳牙替牙期因牙根吸收可出现牙松动，而根尖周病破坏根尖周组织可引起乳牙和年轻恒牙出现异常的牙松动，通过 X 线片检查可明确病因。

(二)临床检查

视诊和探诊

观察患儿有无颜面部的肿胀,口内有无龋坏牙,特别要检查牙龈黏膜处有无异常充血肿胀和瘘管、凹陷等,若存在龋齿,应检查并记录其数量和严重程度,并观察患牙牙髓对机械刺激的反应。若患儿在深龋牙的轻探检查中出现敏感或疼痛,则不应强行进行其牙髓敏感度和穿髓孔的探查。

叩诊

叩诊主要用于检查根尖周病变。用金属器械叩击患牙时手法宜轻,先叩正常对照牙,在患儿不注意时叩击可疑患牙,观察患儿的眼神或反应,如患儿有无皱眉、哭闹等反应。

牙髓测试

采用温度变化或直流电测定牙髓的感觉,对判断乳牙和年轻恒牙的牙髓病变状态帮助甚微,有时可能出现假阳性或假阴性结果。因此,在临床使用患牙的温度测试和电测试时对检查结果分析应慎重,必须综合其他临床症状加以判断。

根尖　线片检查

根尖X线片检查是判断儿童牙髓病和根尖周病的重要辅助措施,可显示龋病进展前沿与髓腔的关系,乳牙根吸收和年轻恒牙根发育的情况,根尖周病变的范围,根尖周及根分叉处牙槽骨的破坏及病变有无累及恒牙胚。

根尖X线片还能显示牙髓治疗的效果和根尖周病损的愈合情况。单纯使用根尖X线片判断龋病是否累及牙髓有一定局限,因为有部分X线片显示髓腔尚未暴露的病例,其牙髓已有明显的炎症改变或临床检查已能发现穿髓孔。

三、儿童牙髓及根尖周病的治疗

(一)乳牙牙髓病和根尖周病的治疗

鉴于乳牙的生理和病理特点,乳牙牙髓病的治疗原则为消除感染,保存牙,维持乳牙列的完整性。

间接盖髓术

龋坏乳牙没有牙髓炎或牙髓变性的症状和体征,而在去净龋坏牙体组织过程中对冷热温度刺激或钻磨的机械刺激出现一过性疼痛或敏感,提示患牙有活力或牙髓基本正常。制备的窝洞较深时,洞底与牙髓间仅有薄层正常牙本质,各类刺激容易导致局限性牙髓炎症,患牙可能于治疗后出现短暂的牙髓充血改变,去除龋坏组织后用硬质氢氧化钙糊剂(如 Dycal)或氧化锌丁香油糊剂覆盖洞底,玻璃离子水门汀完成充填,牙髓充血或局限性炎症多可自行消退。避免使用磷酸锌黏固粉垫底,因为它可游离出磷酸离子刺激牙髓发生炎性改变。通常应当要求患者于治疗后 3 个月复诊,检查牙髓的状态、充填体的完整性,并用 X 线片检查有无修复性牙本质形成及根尖周是否正常。

牙髓切断术

由于乳牙对外界刺激抵抗力弱,轻度感染或激惹都可能引起牙髓的急性炎症、坏死甚至波及根尖周组织,而且牙髓的状态不易通过临床检查明确,对修整洞形时出现的意外露髓、深龋近髓和深龋露髓的乳牙用牙髓切断术治疗为佳。

乳牙的牙髓切断术是去除有局限性炎症的冠髓,用药物处理根髓断面,使其保持活力,防止根髓感染,以维持患牙的正常生理功能。

常用的药物分为两种类型,一种是切除冠髓后在牙髓断面上覆盖硫酸铁(ferric sulfate)、MTA等药物可以保存根髓的活性,并在创面上形成一层牙体组织屏障,此类治疗称为活髓切断术或断髓术;另一种是在局麻下切除冠髓之后,用甲醛甲酚(Formocresol,FC)或戊二醛(Glute、aldehyde)处理牙髓创面并覆盖其糊剂,利用甲醛甲酚或戊二醛的作用,使其接触的牙髓组织固定、防腐,此种治疗称为FC断髓术、戊二醛断髓术,断髓后根尖部分牙髓仍有活力,故又称为半失活牙髓切断术。

活髓切断术的治疗应在无痛、无菌和严密隔湿下进行,术前应摄X线片了解根尖周组织及牙根吸收状况,若牙根吸收超过根长的1/2,不宜作牙髓切断术。

治疗步骤如下:局部浸润麻醉或阻滞麻醉后隔离手术区,准备强吸唾器,上橡皮防水障,消毒手术区,预备窝洞,去净洞内龋质,生理盐水冲洗窝洞,用消毒钻针从髓角处钻入髓室,完全揭开髓顶,生理盐水反复冲洗残屑,以锐利挖匙或中号球钻反转,齐根管口处切断牙髓,去除部分或全部髓室内的牙髓,消毒棉球轻压止血,待根髓断面停止出血后,将氢氧化钙等制剂盖于牙髓断面,盖髓剂厚度约为1 mm,轻压使与根髓密切贴合,丁香油氧化锌糊剂或聚羧酸水门汀垫底,常规充填。近来有学者用电刀(electrosurgery)或激光的方法进行冠髓的去除也取得了不错的成功率,但其远期效果有待进一步证实。

FC或戊二醛断髓术用于切除冠髓后将蘸有1:5稀释液甲醛甲酚液或2%戊二醛的棉球置于各根管口牙髓断面处,与牙髓组织接触2~3 min,注意避免用压力将药液压入根管,取出药棉,牙髓断面上覆以氧化锌丁香油糊剂,羧酸黏固剂垫底,一次完成充填,或观察1~2周,无症状再行充填、不锈钢预成冠(stainless steel crown,SSC)修复。

干髓术

使用药物在失活牙髓的基础上或局麻下切断冠髓止血后,将干髓剂覆盖于根髓断面,使其干化固定,处于无菌状态,完成垫底充填,从而保留患牙。干髓术可一次完成,也可分次完成,其治疗程序分别为:若牙髓的炎性渗出少,可在局部麻醉下隔离手术区,准备强吸唾器,消毒手术区,预备窝洞,去净洞内龋质,生理盐水冲洗窝洞,用消毒钻针从髓角处钻入髓室,完全揭开髓顶,生理盐水反复冲洗残屑,以锐利挖匙或中号球钻反转,齐根管口处切断牙髓,去除部分或全部髓室内的牙髓,消毒棉球压迫止血5 min,待根髓断面停止出血后,在牙髓组织断面覆以20%~30%的三聚甲醛干髓剂,常规垫底充填;对以剧烈疼痛就诊的急性牙髓炎的儿童患者首先应给予应急处理,以缓解症状。急性牙髓炎时炎性渗出多,髓腔内压增高而疼痛剧烈,迅速缓解疼痛的应急措施为开髓减压,预备窝洞,冲洗干净,吸干洞内余水,洞底薄时可用探针或挖器穿通髓腔,洞底厚时则用钻针钻开髓腔,窝洞内置棉球引流2~3 d后,取出棉球,冲洗窝洞并吸干,将三聚甲醛置于穿髓孔处使之与牙髓接触,前者两周复诊,后者7 d复诊,再次就诊时,先隔离患牙,去尽洞内腐质,形成洞形,揭开髓室顶,去除失活的冠部牙髓,根髓断面覆以三聚甲醛干髓剂,垫底充填。

注意乳牙的失活药物不宜选用亚砷酸制剂,因亚砷酸作用迅速而无自限性,若药物穿过薄层髓底或根尖孔,则可损伤牙周或根尖周围组织,甚至损伤乳磨牙根分歧下方的恒牙胚。

乳牙干髓术虽操作简便,疗程短,但因乳牙根管粗大,不易被干髓剂完全干化,常出现牙根过早吸收或并发根尖周炎现象,干髓术并非乳牙牙髓病的理想治疗方法,特别是对距离替换期远而又处于重要位置的乳牙应慎用。

牙髓摘除术

牙髓摘除术是在局麻下或牙髓失活后,将全部牙髓摘除,应用适当的根管预备器械去除根管内感染的牙髓、牙本质残屑及成形根管,冲洗并干燥根管后选用能被吸收的根管充填材料充填根管、保留患牙的治疗方法,适用于感染累及根髓的不可复性牙髓炎、由于龋坏或外伤引起的牙髓坏死,牙根吸收不明显或没有牙根吸收的患牙。术前应摄 X 线片了解乳牙牙根和恒牙牙胚情况。治疗步骤如下:局麻下上橡皮防水障,去除龋坏组织,制备窝洞,揭去髓室顶,使髓室充分暴露,切去冠髓,用拔髓针摘除根髓,预备根管,1%的次氯酸钠溶液或氯己定溶液彻底冲洗根管,注意冲洗时不能加压,不能将次氯酸钠冲洗液推出根尖孔,吸干根管后选用可吸收的氧化锌丁香油酚糊剂,碘仿糊剂(KRI)或碘仿+氢氧化钙的混合制剂(Vitapex,Endoflax)导入根管至根尖,垫底,充填,SSC 修复。

(二)年轻恒牙牙髓病和根尖周病的治疗

年轻恒牙牙髓组织不仅对牙具有营养和感觉功能,与牙发育有密切关系。牙齿萌出后牙根的发育有赖于牙髓的作用,在牙髓病的治疗中尽可能保护和保存生活牙髓是最有益于年轻恒牙的首选治疗方案。

治疗原则是尽力保存生活牙髓组织,如不能保存全部的生活牙髓,应尽量保存根部的生活牙髓;如不能保存根部的生活牙髓,应尽量保存患牙。故年轻恒牙的牙髓病和根尖周病治疗首先选择的应是活髓保存治疗,包括保存全部生活牙髓的盖髓治疗和保存部分生活牙髓的活髓切断治疗。

恒牙萌出后 2~3 年牙根才达到应有的长度,3~5 年根尖才发育完成。年轻恒牙的牙髓一旦坏死,牙根则停止发育,而呈短而开放的牙根。因此,对根尖敞开、牙尚未发育完全的牙髓坏死的年轻恒牙应尽量采用促使根尖继续形成或根尖孔闭合的治疗方法,即根尖诱导形成术或根尖形成术。

间接盖髓术

间接盖髓术是将药物置于接近牙髓的洞底,通过药物的作用控制牙髓炎症,促进软化牙本质再矿化和修复性牙本质沉积,保存全部牙髓活力,恢复牙髓健康和功能的治疗。年轻恒牙因龋病、畸形牙尖折断或外伤而接近牙髓,而且牙髓反应正常或轻微充血者,可用氢氧化钙间接盖髓,垫底充填。如果不能肯定牙髓状况需要观察牙髓反应时,可在盖髓后用丁香油氧化锌水门汀暂封观察,经 4~6 周如果无任何症状,则去除表层暂封,垫底充填。术后应继续定期观察至根尖发育完成。

间接盖髓术在临床得到广泛应用是由于治疗时去除了大部分含细菌的软化牙本质,避免了露髓带来的损伤和感染,以及残留的软化牙本质治疗后可再矿化。鉴于年轻恒牙的解剖生理特点和牙髓的自我修复能力,临床实践证明,伴有尖周异常的深龋患牙,经盖髓术治疗,在牙髓健康恢复的同时,尖周异常也可消失,此类尖周异常为尖周膜增宽,硬板不连续或尖周骨小梁致密等,它们为尖周组织的炎症反应而非尖周组织的病变。

直接盖髓术

外伤露髓、调磨畸形牙尖或备洞时意外露髓而且无明显感染的年轻恒牙,可在严密隔湿和消毒下完成直接盖髓术。其操作步骤为:隔离患牙,准备强吸唾器,消毒手术区,消毒棉球吸干窝洞内余水,2%氯亚明棉球擦拭露髓孔及其周围组织,轻轻吹干,露髓孔处覆以氢氧化钙或MTA,加强型氧化锌丁香油酚水门汀或羧酸水门汀垫底,常规充填,术后继续定期观察,至根尖发育完成。盖髓使用的氢氧化钙或 MTA 可刺激成牙本质细胞分泌牙本质并沉积形成牙本质桥,以保护牙髓。注意手术中所有操作都需无菌观念、充分隔湿,防止术区被唾液污染。牙髓坏死、化脓、X 线片显示患牙髓室内出现钙化或内吸收和根尖周有病变者均为直接盖髓治疗的禁忌证。

活髓切断术

前牙外伤冠折露髓、轻度牙髓炎或部分冠髓感染的年轻恒牙适应于此种治疗方法,在局麻下切除病变牙髓,将盖髓剂覆盖牙髓断面(约 1 mm 厚),用丁香油氧化锌水门汀暂封观察,经过 4～6 周若无症状,则去除上层暂封物,垫底充填。术后应定期观察,了解牙髓的活力、断面的愈合以及牙根发育情况。

年轻恒牙活髓切断术的最大优点是保留了部分生活的牙髓,使牙根得以继续发育,并建立正常的根尖周组织结构。近年有学者认为切断术的切髓部位不必根据以往所采用的牙颈部附近,只要能把病变组织完全切除,髓室或根管内的任何部位都可作为切髓的部位,而且任何部位断髓对其治愈过程没有任何影响。实际上活髓切断术适应证的扩大与切髓部位的选择有关,但目前检查手段有限,要正确判断牙髓病变所涉及的范围是困难的,这也是切髓部位选择的最大问题,如果判断错误,留下感染的牙髓常可导致治疗失败,目前多采用常规冠髓切断术。

前牙冠折露髓的切髓部位应根据外伤时牙根的发育情况、冠折的部位或牙冠修复的需要而定,通常在牙颈部或牙颈下方切髓为宜。对于牙根发育尚未完成,根尖呈宽阔的喇叭口状的患牙,切髓部位不宜过深,以免损伤牙乳头,如果牙乳头或赫氏上皮根鞘受到伤害,则可影响牙根继续发育。

根尖诱导形成术

有广泛牙髓炎、牙根发育尚未完全、根尖孔尚未闭合的年轻恒牙,切忌随意失活牙髓或拔髓、常规扩挫和使用刺激性强的消炎防腐药消毒根管,以免损伤牙乳头,可选用部分牙髓摘除术或根尖诱导形成术进行治疗。

根尖诱导形成术是指牙根尚未发育至牙根全长而牙髓发生严重病变或根尖周炎的年轻恒牙,在消除感染的基础上,通过药物刺激存活的牙乳头分化成牙本质细胞形成牙本质达到使牙根继续发育,牙根长度及根管壁的厚度增加、根尖孔闭合。Apexogenesis 的目的是形成牙根(root formation),apexification 的目的是封闭根尖孔。常用的根尖诱导形成制剂有氢氧化钙、氢氧化钙＋碘仿、碘仿糊剂、三氧化矿物凝聚体(mineral trioxide aggregate,MTA)。

治疗步骤:临床有急性或亚急性症状者,需先进行应急处理,即开放根管,拔除病变根髓引流,症状缓解后继续治疗。牙齿没有急性症状者,可麻醉下直接消毒手术区,隔离患牙,开髓,揭去髓室顶,可用根管扩挫器械小心去除根管内感染组织,次氯酸钠或氯己定溶液彻底冲洗根管,冲洗时不可过分用力,以免将感染物压入根尖区。消毒纸捻或棉捻拭干根管,在导入碘仿糊剂或碘仿氢氧化钙糊剂,不宜用压力,常规垫底充填修复。

3 个月复查一次,了解患牙有无异常,X 线片检查可半年进行 1 次,观察牙根是否继续形成或根尖已闭合,一旦根尖发育完成,即可对患牙进行完善的根管治疗,以确保患牙的远期疗效。

牙髓血管再生术

牙髓血管再生术是由 Iwaya 等在 2001 年首次提出的,作为牙髓感染或坏死的根尖孔未闭合的年轻恒牙的一个新的治疗选择。年轻恒牙宽大的根管和喇叭口状的根尖孔有利于再生血管及牙髓组织的长入,有利于感染微生物和牙髓炎症细胞分泌的细胞因子和组织降解酶的扩散,尽管显示了牙髓坏死和根尖周炎症的一些体征,在年轻恒牙宽大的髓腔中仍可存在一些生活牙髓,这为牙髓血管再生术提供了有力的生物学基础。

牙髓血管再生术通过彻底有效的根管消毒,使用适当的药物诱导牙髓干细胞和牙乳头间充质干细胞分化为成牙本质细胞和成牙骨质细胞,使患牙的牙根继续发育成为可能,最终形成接近正常的牙根。目前对该方法的研究尚缺乏根管形态学和根管中细胞成分的长期随访资料,尚缺乏国际统一的临床操作规范,但与根尖诱导形成术相比,能使治疗后的患牙获得更接近正常的牙根长度和根管壁厚度,可降低患牙远期根折的风险,是一种很有前景的年轻恒牙牙髓病及尖周病的治疗方法。

实施了盖髓术、活髓切断术、根尖诱导形成术及牙髓血管再生术的年轻恒牙均应定期复诊,进行牙髓活力检测和根尖X线片检查,根尖发育完成或上述治疗失败的年轻恒牙都应尽早完成彻底的根管治疗,必要时配合根尖刮治术和根管倒充填术。因龋破坏、牙冠完全无法恢复外形、牙根发育也未完成的第一恒磨牙,冠根比的严重不协调,难以发挥有效的咀嚼功能,可在咨询正畸医师的基础上选择合适的时机拔除。

第九章　老年牙体牙髓病

老年牙体牙髓病是老年人最常见的口腔疾病,严重地影响老年人的口腔健康和全身健康,越来越受到广泛的关注。

第一节　口腔的增龄性改变

一、口腔生理的增龄性变化

随着年龄的增长,机体组织的修复能力逐渐减退。随着细胞的衰老,器官功能也随之下降,人体的各种生理功能减退可表现在全身的各个系统。老年口腔生理学变化包括牙齿形态功能的改变、咀嚼功能的生理学变化、口腔感觉功能的生理学变化、唾液的分泌及功能的生理学变化等。

(一)咀嚼功能的变化

咀嚼是口腔运动最重要最突出的功能。咀嚼具有粉碎食物,促进发育和消化,增强味觉,口腔自洁,满足食欲的作用。咀嚼是复杂的反射活动,需咀嚼肌、牙齿、颞下颌关节和唇、舌、颊肌协同发挥作用。咀嚼肌收缩是下颌进行各种运动的动力。其运动形式一般可归纳为开闭、前后和侧方3种基本运动,这3种基本运动之间存在着不可胜数的综合运动。咀嚼肌有咬肌、颞肌、翼内肌和翼外肌,广义的咀嚼肌还应包括对降下颌骨有协同作用的舌骨上肌群。

咀嚼力

咀嚼所能发挥的最大力称为咀嚼力(masticatory strength),其力量大小与肌肉在生理状态下的横断面积成正比。随着年龄的增长,各咀嚼肌的肌纤维数量和大小均下降,故老年人咀嚼肌力呈下降趋势。

在咀嚼过程中,咀嚼肌仅发挥部分力量,一般不发挥其全力而留有潜力,故牙齿实际所承受的咀嚼力量,称为殆力或咀嚼压力。殆力为生物力学,其大小与性别、年龄、牙齿的类别、位置、牙尖形态、牙轴方向、殆间距离、牙周组织、咀嚼肌、颌骨、咬合的状态及所咀嚼食物的性状等均有关。

年龄对殆力的影响是比较明显的:15～20岁为殆力最大时期(第三磨牙除外),以后随着年龄的增加,殆力却相应地降低,有资料报道,6～7岁时,平均殆力为 245.17 N(25 kgf)[1];7～17岁每年平均增加 22.55 N(2.3 kgf),直到平均数达 539.37 N(55 kgf)为止。

增龄变化对咀嚼功能的影响

咀嚼功能是以咀嚼效率来衡量的。咀嚼效率(masticatory efficiency)是指机体在一定时间内,将一定量食物嚼碎的能力,是咀嚼作用的实际效果。

---

[1]　力的法定单位为 N(牛),临床也用千克力(kgf)作为力的单位,1kgf＝9.80665N。

随着年龄的增长,咀嚼效率下降,牙齿的磨耗逐渐明显,牙尖、嵴、窝沟形态发生改变,剪切功能下降,咀嚼效率降低。牙体的缺损、牙列的缺失导致上下颌牙齿的功能性接触面积减少,也导致咀嚼效率降低。老年人由于局部或全身性疾患,使牙齿支持组织受到损害,牙周组织的耐受力降低而影响咀嚼效率。颞下颌关节的退行性改变和咀嚼肌的萎缩,肌力下降,使咀嚼效率受到影响。

(二)口腔感觉功能的改变

口腔有多种感觉,除舌黏膜有特殊的味觉外,还有触觉、压觉、温度觉和痛觉等。

口腔感觉功能随年龄的增加而减退。老年人的感觉轴突神经冲动传导速度和周围神经运动纤维的传递速度均减慢。黏膜上皮的角化程度增高,各种感受器均随年龄的增长而发生退化,敏感度降低。再加之佩戴义齿以及全身内分泌及心理状态的变化,使得老年人各种感觉的阈值均有上升,感觉性下降。

味觉

味觉是口腔内的一种特殊感觉,能刺激唾液分泌和促进食欲,有助于咀嚼和吞咽等,同时与机体调节摄入体液成分和维持液体成分的恒定有关。

味蕾是接受味觉刺激的感受器,主要通过味细胞感受。味觉的性质基本为四种,即酸、甜、咸、苦。人能尝出多种不同的滋味,都是这 4 种基本味觉适当混合的结果。同时,口腔内尚有大量的触、压觉,温度觉等,特别是嗅觉的参与,这些感觉综合形成多种复合感觉。

嗅觉与味觉两种感受器都是特殊分化的外部化学感受器,两者关系密切,相互影响。当感冒或慢性鼻炎时,嗅觉功能发生障碍,味觉也受影响。如食物的香味向上至鼻部,对嗅觉系统的刺激常常成千倍地大于对味觉系统的刺激。

一般来说,20~50 岁时嗅觉最为敏感,50 岁以后,嗅黏膜逐渐萎缩,嗅觉随之开始迟钝。60 岁以后约 20% 的人失去嗅觉,70 岁以后嗅觉急剧衰退,80 岁以后仅 22% 的人有正常嗅觉。这是由于鼻腔嗅觉神经末梢纤维数目减少、萎缩、变性,使嗅觉逐渐丧失。

不同年龄人其味蕾的量及分布有差异,婴幼儿味蕾分布范围广,45 岁以后味蕾很快变性萎缩,数量减少,60 岁以上老年人约有一半味蕾萎缩,75 岁以上老年人与儿童比较,几乎丧失 80%。

老年人全身因素的变化也可导致味觉的减退。全身疾病伴发热、口腔干燥等,影响唾液对有味物质的溶解,胃肠道消化功能的病理变化均可影响味觉。老年人上颌义齿基托后缘于软硬腭交界处常影响该处味蕾对酸苦的敏感度。如修复体材料不佳,或非生理性修复的基托压迫或擦伤黏膜,会影响味蕾。有时即使去除修复体后味觉仍不能恢复,可能是由于长期的机械刺激而损害了此处味觉。

触压觉

触觉是微弱的机械刺激兴奋了皮肤或口腔黏膜浅层的触觉感受器引起,压觉是指较强的机械刺激导致皮肤或口腔黏膜和深部组织变形时所引起,两者性质类似,统称为触压觉。触觉感觉器在口腔组织内主要有下列 4 种:Meissner 触觉小体,散布在舌尖和唇部;Meckel 环层小体,主要分布在口腔黏膜和唇部;牙周膜本体感受器,分布于牙周膜内;游离神经末梢,口腔内很多组织中有此结构。

口腔各部分黏膜对触觉、压觉有不同程度的感受,以舌尖、硬腭前部最为敏感,颊黏膜、牙龈、舌背最为迟钝。老年人黏膜上皮角化程度高,触、压觉感受器逐渐退化,敏感性降低。

温度觉

温度觉感受器散布于黏膜内，一般认为鲁菲尼（Ruffini）小体主管温觉，克劳斯（Krause）终球主管冷觉。口腔黏膜对温度的耐受力大于皮肤。随年龄增加，口腔黏膜的温度觉阈值升高，耐受冷和热。

痛觉

痛觉感受器是游离神经末梢。口腔组织的痛觉因人而异，也与受刺激时的精神状态、黏膜角化程度、黏膜牙周膜是否有炎症有关。痛觉主要同受刺激时的注意力、情绪有关。

（三）唾液分泌及功能的变化

唾液由唾液腺分泌，唾液腺由三对大唾液腺，即腮腺、下颌下腺、舌下腺和众多位于口腔黏膜下层的小唾液腺组成。

正常情况下，唾液一天的分泌量为 1 000～1 500 mL，其中水分约占 99%。有机物主要为黏蛋白，还有多种免疫球蛋白（IgA、IgG、IgM）、氨基酸、尿素、尿酸以及唾液淀粉酶、过氧化酶、溶菌酶、酸性磷酸酶等，无机物主要为磷酸盐和碳酸盐。

唾液对口腔有保护作用。唾液中含有保持口腔黏膜柔软与水合作用的润滑蛋白质，调节口腔微生物的数量和分布的抗菌因子，含有过饱和钙和磷酸盐的唾液"再矿化"蛋白质，无机物质有机物缓冲液可中和由细菌产生的 H^+，使食物的有味物质溶解产生味觉，兴奋食欲，促使食物形成食团利于吞咽等。

唾液的分泌和调节

唾液先由唾液腺腺泡分泌，形成初液；流经导管时，发生较多的离子交换，钠被广泛地重吸收，而钾离子则大量地被分泌出去；再经导管系统进入口腔。在没有任何刺激的情况下，唾液的基础分泌每分钟约 0.5 mL。

唾液的分泌受自主神经系统的调节，通常存在着基本的、少量的唾液分泌（非刺激性的），大量唾液的分泌和排出则是受味觉感受器的刺激。大多数动物的唾液腺接受双重传出神经支配，包括自主神经系统的交感和副交感分支。

虽二者都含有促进分泌的神经纤维，支配唾液分泌物的量和黏稠度各不相同。当刺激下颌下腺的副交感神经时，引起分泌量多稀薄的唾液，富含水分和盐类；刺激交叉神经时，分泌量少而稠的唾液，含大量有机物。若同时刺激此两种神经，分泌的唾液大量增加，这说明此两种神经有明显的协同作用。

神经释放传导的物质有去甲肾上腺素、乙酰胆碱和 P 物质等，这些神经递质可支配唾液腺腺泡细胞的基底侧浆膜上的特殊受体蛋白质。这种神经传导物质——受体的交互作用，导致细胞中产生特殊的"第二信使"信号分子而引起分泌。

除了唾液分泌的腺泡阶段调节之外，神经传导物质也可影响包括电解质溶解再吸收、分泌和蛋白质释放在内的各种不同导管的细胞功能。

唾液的分泌不稳定，变化很大，影响因素众多。情绪、气候、年龄均要影响唾液的分泌。如精神恐惧、心理紧张，则抑制分泌。冬季分泌较多而夏季较少，因其分泌与全身体液代谢有关，若出汗多，唾液分泌就减少。

此外，食物、药物、疾病及中枢神经活动等都可影响唾液分泌。当尝到或嗅到酸味时能引起大量的唾液分泌，常多达每分钟 5 mL 或基础分泌率的 8～20 倍。当嗅或尝到特别喜欢的食物时，分泌唾液的量远远超过厌恶食物的量。

唾液分泌的增龄变化

流速(flow rate)或流率指唾液分泌的速度,是衡量唾液分泌的重要参数,也是影响唾液成分最重要的因素。目前认为,随着年龄的增长,唾液的流率明显下降。儿童平均唾液流率为0.65 mL/min,老年人约0.37 mL/min。在排除其他影响因素的情况下,唾液分泌率(Y)与年龄(X)成一定函数关系:男性为 $Y = -0.09(X-25) + 5.71$ mL,女性为 $Y = -0.06(X-25) + 4.22$ mL。

不同腺体的增龄变化是不同的。在安静状态下,下颌下腺分泌约占65%,腮腺约占30%,舌下腺约占5%;而在刺激状态下,腮腺的分泌明显增加,可达50%以上。通常口腔黏膜下许多小腺体很少分泌,只在刺激状态下才有明显的分泌。对唾液总量,在无刺激状态下,老年人分泌下降,在刺激状态下则无明显变化。

基本健康状况良好的人,唾液腺的分泌随年龄的增加并无普遍下降,成分却有一定的改变,60～65岁老年人与青年人唾液流率的比较,可见对刺激性唾液分泌,流率无明显变化;非刺激性唾液分泌整体流率降低。

唾液腺分泌功能的增龄性变化,主要体现在下颌下腺、舌下腺和小唾液腺,而腮腺没有明显改变。唾液分泌功能的降低目前认为主要是老年人全身因素所致,如全身慢性疾病、药物不良反应、放射线治疗以及不良习惯、心理因素、生活环境等的变化,腺体生理性的衰老作为次要因素可能也参与其中。

唾液成分的增龄变化

唾液流速的下降可导致唾液成分发生变化。特别是 CO_2 含量降低,HCO_3^- 浓度下降,导致唾液中和游离 H^+ 的能力下降,pH值降低。有研究表明,唾液pH值与年龄成反比,相关系数为 $\gamma = -0.3025(P < 0.01)$;年龄增加16岁,唾液pH值就降低0.1,遵循下列直线回归方程:$\overline{Y}$(pH值) $= 6.8054 - 0.0060 \times$ 年龄$(P < 0.01)$。

老年人唾液中无机成分也可发生一些变化。有资料显示,老年人刺激性唾液中 Ca^{2+}、Na^+、Cl^- 降低,KCO_3^- 不变,$MgPO_4^-$ 尿素增加。

有学者对老年人唾液微量元素进行研究,并与青年人对照,发现老年人唾液中除钼、钙外,其他微量元素含量与青年人无差异。

黏蛋白是唾液中的主要蛋白质,包括低分子的 MG_1 和大分子的 MG_2,这种具有黏滑性质的蛋白质覆盖于全部口腔组织表面,由下颌下腺、舌下腺和小唾液腺所分泌。口腔中小唾液腺的分泌虽仅占每日唾液总量的10%,但其黏蛋白含量却占唾液黏蛋白总量的70%。随着年龄增长,唾液 MG_1 和 MG_2 浓度均有下降,尤以 MG_2 下降更为明显。

富组蛋白具有升高菌斑pH的作用,还具有抗微生物作用,尤其是碱性富组蛋白对白念珠菌有抑菌杀菌作用。此外,富组蛋白还有维持钙、磷浓度的作用,有利于再矿化。研究表明,腮腺、下颌下腺、舌下腺分泌唾液的富组蛋白的浓度和流率都随着年龄的增长而明显下降,而且富组蛋白占唾液总蛋白的比例也明显下降。

口腔免疫球蛋白包括IgG、IgM、IgA和分泌型免疫球蛋白A(SIgA)。在唾液中最主要的免疫球蛋白是SIgA,由唾液腺的浆细胞分泌。在刚出生婴儿的唾液里,IgG是唯一的免疫球蛋白;出生1周后,才能检测到SIgA。几个月后,IgG浓度逐渐下降直到不能检测出来,但在牙齿萌出后又重新出现,绝大部分IgG来自于龈沟液。

SIgA 的形成与细菌在口腔的定植有关,在大多数 3 岁以上的儿童,才能够检测到抗变形链球菌(变链菌)的 SIgA,并随着牙齿萌出而增加。总的来说,老年人免疫功能是下降的,既体现在 T 细胞功能上,也体现在 B 细胞功能上。

随着年龄的增长,唾液免疫球蛋白的流率下降,导致感染性疾病包括龋病的发生增加。有研究认为,老年人唾液中抗变链菌和黏放菌的 SIgA 水平浓度高于青年人,这主要是由于老年人唾液流率下降致唾液消除率下降所致。

但 SIgA 的分泌率明显低于青年人,并且 SIgA 的畸变率和崩解率随着年龄增加而增高,使其口腔免疫功能低下,抗感染能力降低。老年人由于牙齿缺失增多,龈沟液减少,加上营养不良,IgG、IgM 均减少。

随着年龄的增加,唾液淀粉酶的量减少,唾液变得黏稠,不利于口腔清洁,有利于唾液获得性膜的形成及细菌在牙面和口腔黏膜的黏附与定植。溶菌酶、乳过氧化氢酶及碱性磷酸酶活性均降低。

随着年龄的增加,唾液的分泌及其成分均有一定的改变,相应地也影响到唾液的功能。

唾液中的黏蛋白,可保持口腔组织的润滑柔软,使咀嚼、吞咽、言语等功能顺利进行。唾液淀粉酶,能分解食物中的淀粉成麦芽糖,具有消化作用。

随年龄的增加,唾液中的黏蛋白、淀粉酶含量均降低,使唾液的消化、润滑作用减弱。冲洗作用主要受唾液流速的影响,老年人唾液分泌量降低,导致其机械冲洗作用减弱,清洁口腔的能力下降,对感染和龋病的防御减弱。

随着年龄增加,唾液中的 HCO_3^- 浓度下降,使其中和 H^+ 的能力下降,pH 值降低,唾液缓冲及中和作用减弱。同时以唾液为媒介的抗菌成分,如免疫球蛋白、黏蛋白、富组蛋白及一些酶类的分泌也减少,导致口腔免疫功能下降,抗菌作用减弱,易发生各种感染性疾病。唾液的黏附和固定作用将随着年龄的增加而增强,这是因为唾液变得黏稠的缘故。

二、牙齿的增龄变化

(一)牙齿组成的变化

随着年龄的增长,老年牙齿咬合面的牙尖和切缘被磨平、牙冠变短,在根尖部由于继发性牙本质的不断沉积,使牙根长度相对地逐渐变长。牙体组织在整体形态、色泽和质等方面发生明显的增龄变化。

牙釉质的增龄变化

由于成熟的釉质表面不再含有生成釉质的成釉细胞,发育成熟釉质不能修复和再生,随着年龄的增长,老年人的釉质由于长期咀嚼磨耗而逐渐变薄,尖嵴变平,点隙、窝沟消失,严重者咬合面呈不规则凹槽状,釉质缺损,牙本质暴露,接近牙髓。

釉质色泽由原来的乳白色或淡黄色半透明变成灰黄色并失去光泽。同时釉质结构也发生变化,釉柱间微孔缩小,通透性下降,含水量降低,使釉质的硬度和脆性增加,当咬合力过大时,易造成釉质或牙齿折断。随着年龄的增长釉质表层矿物质含量增加,如钙、磷,特别是含氟量增加,降低釉质表层对酸的抵抗力。

牙本质的增龄变化

随着年龄的增长,在老年牙齿的髓腔壁上形成有继发性牙本质,其厚薄不一,磨牙的髓腔顶和底部比侧壁更为明显,前牙则在髓腔顶和舌侧壁较厚。

当老年牙齿因磨损、酸蚀、外伤、龋病等病损时，成牙本质细胞会受到伤害，受伤的成牙本质细胞或发生变性或被新分化的细胞取代，均产生防御性反应，即在损伤处相应的髓壁上形成修复性牙本质(reparative dentin)，以保护牙髓。

暴露在牙本质小管内的受伤成牙本质细胞突逐渐变性、分解，使管内充满空气，形成死区，这些又都是牙髓保护性反应的结果。

老年人牙本质的增龄变化包括继发性牙本质、修复性牙本质，以及死区的形成，随着年龄的增长，牙本质的增龄变化愈加明显。这些变化导致髓腔体积变小、髓顶和髓角低平，髓角变圆甚至消失，牙本质小管通透性下降，使其对外界刺激的反应能力降低。

牙骨质的增龄变化

由于牙骨质有终生不断形成的特性，所以老年人牙骨质增龄变化主要表现为牙骨质明显增厚，尤其在磨牙根分叉及根尖区最明显，可引起由于釉质磨损所致的牙体长度的缩短，牙骨质的增龄变化还有利于牙折裂时的修复和对牙面磨损而造成缺损的补偿。同时，牙可因牙骨质的沉积而稍向殆面伸长而补偿垂直咬合距离的降低。随着年龄的增长，牙骨质的不断形成，老年牙根尖孔变小，根管变细使牙髓组织相连接的通道狭窄，导致牙髓组织也发生退行性变化。

牙髓组织的增龄变化

牙髓是位于髓腔内的疏松结缔组织，它包含有细胞和细胞间质，并含有丰富的血管、淋巴管以及神经，它可以不断形成牙本质，并维持牙的营养代谢，具有修复、营养、保护、感觉等功能。老年人的牙髓组织随年龄的增长逐渐衰老，牙髓细胞的数量逐渐减少，60 岁时是 20 岁的 14.3%，70 岁时只有年轻时的 5%。

老化的牙髓细胞，细胞核变小，胞内的细胞器、粗面内质网、线粒体等均变小，高尔基复合体少见，这些改变不利于牙髓细胞对氧的摄取。

由于老年人牙髓中的细胞总量随年龄增长而减少，纤维成分增多，牙髓活力明显下降，老龄牙髓还因增龄的变化发生种种退行性变，如髓腔内矿物质沉积、钙化，形成大小不等的髓石和弥散性钙化等。

随着年龄的增长，牙髓血管发生硬化改变，淋巴管退化，神经纤维减少、矿化等，结果造成对牙齿的营养功能降低，对外界刺激的感觉迟钝。

牙髓－牙本质复合体发生的一系列增龄变化，削弱了牙髓自身的修复能力，老年人牙髓的愈合能力降低，不利于牙髓病变的修复，同时使牙体硬组织失去主要营养而变得脆弱，釉质失去光泽容易折裂。

根尖周组织的增龄变化

随着年龄的增长，老年的根尖周组织结构和功能上也发生了一些细微的增龄性变化。根尖部牙周膜内胶原纤维增多，细胞成分减少，病变后吸收破坏的根尖组织修复较年轻人慢；神经纤维功能下降，故对疼痛的敏感性降低。根尖部细胞性牙骨质的不断沉积使根尖孔变狭窄甚至闭合，影响血液进入牙髓组织，诱发牙髓的退行性变化。根尖孔牙骨质的持续性沉积将增加牙本质牙骨质界与根尖孔间的距离。

虽然牙根的真实长度在不断增加，但如果以牙本质牙骨质界为测量终止点，根管工作度却在不断减少。在根管预备时，虽然根管工作长度的测量通常距根尖孔约 1 mm，老年人患牙该值常大于 1 mm。

(二)牙齿形态的改变

磨耗

牙刚萌出时,前牙的切嵴开始磨耗。随着年龄的增长,咬合面、邻面磨耗加剧。牙冠表面的牙尖、嵴等由于磨耗而降低,沟窝变浅,甚至消失。牙冠高度降低,颌间垂直距离缩小。严重者可由于牙本质过度磨耗而引起牙髓病或根尖周病。刷牙方法不当等原因,亦可造成唇颊面牙颈部的磨耗——楔状缺损。

牙根部分暴露

由于老年人牙龈萎缩,可致近牙颈部的牙根逐渐暴露,易患根面龋。牙槽骨吸收或牙磨耗后的代偿性萌出,也可引起牙根暴露;严重者可使牙松动、脱落。

牙列缺损或缺失

老年人由于龋病、牙周病及衰老等原因造成牙列缺损、牙列缺失者较多。不但影响咀嚼与发声,而且可使颌间距离变短,鼻唇沟加深,口角下垂,上下唇内陷等。

(三)髓腔的增龄性变化

老年人随着年龄的增长,髓腔内壁有继发性牙本质向心性沉积,使髓腔的体积逐渐缩小,髓角低平,根管变细,根尖孔缩小,髓室顶与髓室底之间的距离缩短,有些髓室和根管部分甚至全部钙化阻塞,给根管治疗带来困难。牙髓血供逐渐下降,进入根尖孔的动脉数量明显减少,致使牙髓组织萎缩,纤维组织逐渐增加而细胞成分逐渐减少,牙髓的恢复能力减弱,感觉迟缓。由于老年人牙髓的再矿化明显,可出现弥散性矿化和髓石形成。

外伤、酸蚀、龋病或非功能性磨耗等导致牙本质暴露时,可造成牙本质细胞损伤,产生防御性反应,在受伤处相对的髓壁上形成修复性牙本质,使髓腔缩小,髓腔出现病理性的变化。

第二节　老年常见牙体牙髓病

一、龋病

龋病是老年人最常见的口腔疾病,调查表明发病率占 $60\%\sim80\%$ 。牙菌斑生物膜为龋病发生的始动因子,牙菌斑生物膜中的产酸菌利用糖所产的酸,尤其是有机酸对牙更具侵袭力。菌斑 pH 呈周期性变化,使菌斑与牙面之间发生脱矿和再矿化,如果在相当长时间内脱矿过程占优势,则牙中的无机物如钙、磷逐渐丧失,遂发生龋。加之老年人全身免疫力下降,饮食习惯改变、营养及代谢功能失调等因素,使其罹患龋病的危险性增加。老年人龋病的主要特点如下。

(一)龋病类型

多为慢性龋和继发龋,但当老年人长期患病,抵抗力降低,生活不能自理,忽略甚至放弃口腔卫生以及全身极度营养不良时,也会发生急性龋和猖獗龋。

(二)好发部位

老年龋病好发于牙颈部及根面,由于牙龈萎缩,牙根面暴露,相邻牙触点消失,牙间乳突变平,牙间隙增宽,牙齿邻面及颈部食物嵌塞不易清洁,容易产生牙菌斑而发生龋病。牙颈部是釉质与牙骨质的交接区,是组织结构薄弱的地方,一旦牙龈萎缩,该区抗酸能力减弱,因此老年龋常发生在牙龈萎缩的颈部、根面以及邻面。

(三)老年根面龋

老年龋病发生在根面者居多,牙骨质的钙化基质呈板层状排列,龋损常围绕根面环形发展,分层损害,在牙颈部由于该处釉质和牙骨质均很薄,一旦发生龋病就很快破坏到牙本质。

当龋损深入牙本质时向根尖方向及颈部釉质下发展形成无基釉,此时龋病组织呈浅棕色或褐色,边缘不清的浅碟状。龋损破坏到根部牙本质深层时,造成根部硬组织严重缺损,形成龋洞,洞内有软化的牙本质和食物残渣等,探查时老年患者可有明显的疼痛,受外界刺激时可产生激发痛。

(四)老年患者对疼痛的反应下降

受全身及其他因素的影响,老年患者对龋病的疼痛反应不一。一般来说,老年人全身各器官功能逐渐衰退,加之牙体组织的增龄变化,对疼痛反应迟缓,当龋病处于浅、中龋时,其临床症状并不明显。对外界的冷、热、酸、甜等刺激,可无激发痛,或仅有轻微疼痛。龋病发展到牙本质深层成为深龋洞时,受到外界刺激,才出现疼痛感觉。相反体质较差的老年患者,或者对痛觉极度敏感的老年人对疼痛的耐受力差,可能会仅因牙颈部及根面的暴露、釉质的磨损变薄而出现明显的临床症状。

牙颈部牙体组织结构薄弱,不易清洁,龋病进展较快,探诊检查时龋洞不一定很深,但已接近牙髓,可出现明显的临床症状。因此,在诊治老年龋病时,慎重考虑老年患者对疼痛的反应,正确判断龋病的牙髓状况十分重要。

(五)老年龋病常见发生于多个牙齿而不是单个牙齿

少数老年龋病的发生有一定的对称性,但病变的程度,损害的大小可不相同。其原因可能是因为牙龈萎缩通常发生于多个牙齿的关系。

由于老年人牙体组织的增龄性变化,青年人和老年人口腔生理条件的差别,而使老年人龋病的临床分类、临床表现、细菌学等方面均有其独特之处,并且根据这些特点,其治疗原则也有所不同。

二、牙髓及根尖周病

老年牙髓病和根尖周病在许多方面与成年人相似,也有一些不同,其发生与老年牙髓组织及其根尖周围组织的解剖学、生理学、病理学和临床等特点有密切的关系。

(一)牙髓病

老年牙髓疾病的发生率很高,是引起老年人牙痛的主要原因。牙髓疾病作为发生在牙本质-牙髓复合体中的疾病,随着牙体结构的增龄性改变,在老年人群也呈现其独有的特点。

牙髓炎可以是急性的或慢性的,其炎症病变可能是牙髓的一部分,也可能是全部牙髓,牙髓可能是感染状态,也可能是非感染状态。

炎症变化的范围和性质很难从临床上加以区分,因老年人的牙髓发生炎症后,几乎没有恢复正常的可能,临床治疗不能做活髓保存治疗,需要进行去髓治疗。但按其临床发病和病程经过的特点,又可分为急性牙髓炎(包括慢性牙髓炎急性发作)、慢性牙髓炎、残髓炎和逆行性牙髓炎。

牙髓坏死是牙髓炎继续发展的结果,或因外伤导致牙髓血供突然中断而发生;深洞未经垫底直接用复合树脂修复也可引起牙髓坏死。

牙髓坏死组织呈无结构样物质,液化或凝固状。全部牙髓坏死在未波及根尖周组织时,一般无自觉症状,发生于前牙可见牙冠色泽变暗。牙髓坏死如不及时治疗,病变可向根尖周组织扩展,引起根尖周炎。

临床检查可见牙冠变色,探诊穿髓孔无反应,牙髓冷热诊和电测试均无反应,X线片上示根尖周组织无变化。

牙髓变性是老年人很常见的牙髓病变,包括纤维性变和钙化。纤维性变在老年人中尤其多见,牙髓内纤维组织增多,细胞成分减少,牙髓苍白坚韧,临床上无特殊表现,也不具临床意义。

牙髓变性一般无自觉症状。少数髓石病例可出现剧烈的自发痛和放射性疼痛,类似三叉神经痛,但无扳机点及三叉神经痛病史。主要通过 X 线检查发现髓石,表现为在透射的髓腔阴影中有阻射的钙化物。要确定疼痛是否为髓石所引起,应在排除其他可能引起放射性痛的原因后,且经过牙髓治疗疼痛得以消失方能确诊。

(二)根尖周病

急性根尖周炎

急性根尖周炎是发生在根尖组织、疼痛较剧烈的炎症反应。按其病变发展过程,可分为急性浆液性根尖周炎和急性化脓性根尖周病两个阶段。

急性浆液性根尖周炎的临床过程较短,主要症状是患牙咬合痛。老年人对疼痛的敏感性下降,一般在初期无自发痛或只有轻微的钝痛,患牙的根尖部不适、发胀和浮出的感觉,咬合时患牙与对𬌗牙早接触。但在初期用力紧咬患牙疼痛可暂时减轻,这是 因为咬合压力能暂时将根尖周膜充血血管中的血液压出,减轻了组织压的缘故。

随着病变的发展,根尖牙周膜内已有渗出液淤积,患牙浮出和伸长感逐渐加重,咬合时反而加重疼痛。因此,患者通常不愿咬合,影响进食。随着根尖部炎性渗出物的增加及炎性介质的释放,牙周膜内的神经受到刺激,引起自发性、持续性、局限性疼痛,不放射到邻牙或对𬌗牙上,患者能明确指出患牙。

口腔检查可见患牙有龋坏等牙体硬组织疾患或深牙周袋,牙齿变色和失去光泽,温度测验和电测验均无反应,叩诊会引起剧烈疼痛,扣压根尖相应部位的黏膜也有疼痛感。

急性化脓性根尖周炎多由急性浆液性根尖周炎发展而来,但多由慢性根尖周炎急性发作引起。表现为根尖区持续性、搏动性剧烈疼痛,患者自觉牙明显伸长,不敢咬合,轻微触及患牙也会引起疼痛。老年人由于免疫功能下降,全身健康状况复杂,易伴有乏力、虚脱、发热等全身症状。

口腔检查可见患牙多已变色,叩痛极为明显。根尖区附近的软组织红肿,扣压痛,相关淋巴结肿大、压痛,患牙松动。原发性急性根尖周炎的 X 线检查可见根尖部无明显改变或仅有牙周膜间隙的增宽,若为慢性根尖周炎急性发作而来者,则可见根尖部有牙槽骨破坏的透射影像。

急性化脓性根尖周炎形成的 3 个阶段,其临床表现略有不同:根尖脓肿阶段,患牙相应根尖区附近的组织发红,肿胀不明显;骨膜下脓肿阶段,疼痛尤为剧烈,牙龈肿胀更明显,根尖区黏膜转折处变浅、变平,相应面颊部软组织呈反应性水肿,全身症状也加重;黏膜下脓肿阶段,疼痛明显缓解，相应根尖部的牙龈肿胀更明显并趋于表面，扪诊时有明显波动感。

慢性根尖周炎

慢性根尖周炎从病理学角度分有慢性根尖周肉芽肿、慢性根尖周脓肿、慢性根尖周囊肿和慢性根尖周致密性骨炎四种类型，是老年根尖周病患者临床上最常见的一类疾病。

老年人因𬌗面长期慢性磨耗或牙颈部楔状缺损，牙髓退行性变，进而坏死。患者一般无明显自觉疼痛症状，常因牙龈起脓包长期反复溢脓来就诊。有的患牙有时有咀嚼乏力或不适感，除慢性根尖周致密性骨炎外，临床上一般可追问出患牙有牙髓病史、反复肿胀史或牙髓治疗史。口腔检查，多有严重牙体缺损或隐裂，牙齿多变色或失去光泽，温度测试和电测试无反应，叩诊一般不痛，有时有异样感或轻微叩痛。无瘘型慢性根尖周囊肿在临床上很难与根尖周脓肿区别。有瘘型者患牙根尖部的唇、颊侧或腭、舌侧牙龈表面可发现瘘管口，也有开口于皮肤者称作皮瘘。慢性根尖周囊肿在囊肿发展较大时，可见根尖部相应的软组织膨隆，表面不发红，扪压时富于弹性，有乒乓球感。

三、非龋牙体疾病

（一）楔状缺损（wedge-shaped defect）

楔状缺损是老年人牙齿的常见牙体疾病，也是引起老年牙痛的主要原因，多由牙颈部的硬组织缓慢性消耗而致。

关于楔状缺损的确切病因尚不清楚，老年人的发病多与使用硬毛牙刷、刷牙方式不当，横向刷牙以及慢性消化道疾病，胃酸反流等酸性物质在龈缘颈部存留，可能使颈部组织脱矿溶解有关。长期大量饮用酸性饮料如果汁、葡萄酒、碳酸饮料都可能引起楔状缺损。

一般来说，年龄愈大楔状缺损的牙数愈多，愈严重。多发生于 $\frac{345}{345}$ 区牙弓弧度最突出部位，常对称出现，一般都伴有牙龈萎缩。好发于牙颈部釉质和牙骨质交界处，多位于牙齿唇颊侧的牙颈部，偶尔也见于牙龈萎缩牙的腭侧颈部。缺损形状多呈两个平面相交的"楔形V"，但也有呈椭圆形或其他形状者。

楔状缺损的表面光滑，质地硬有光泽，边缘整齐，一般为牙体本色，有时也有不同程度的着色。缺损程度不一，可分浅型、深型和穿髓型，前两型可无症状或有牙本质过敏症，穿髓型则有牙髓炎症状。由于楔状缺损为慢性损害，来就诊时已经发病数十年，在相对应根管处有继发性牙本质形成，临床检查，有时缺损非常接近牙髓腔，甚至能观察到钙化的根管呈深黑色影像，无明显症状。

（二）磨损（abrasion）

恒牙一旦建立咬合关系，就一直担负行使咀嚼功能。在咀嚼食物过程中，牙齿总会有一定的磨损，日积月累，到了老年牙齿咬合面便会出现明显的磨损现象，这种磨损称为生理性磨耗。老年人牙齿基本上都有一定的磨耗，该磨耗具有一定的生理学意义：随着年龄的增长，牙冠𬌗面的磨损可以缩短临床牙冠的长度，保持牙冠长度比例的协调，又降低了牙尖高度，缓冲了侧向压力，使牙尖的形态与牙周组织的功能相适应。不良习惯或磨牙症会造成牙齿过快过多的不均匀磨损，并由此产生一系列病理状态，这种磨损称为病理性磨损。

（三）牙隐裂（cracked tooth）

老年人牙齿质地变脆，容易发生牙隐裂，在牙冠表面的细微不易发现的非生理性裂纹。

　　裂纹常与牙殆面的近远中发育沟重叠,越过边缘嵴延伸到邻面。发生在上颌磨牙近中腭尖处的隐裂较多见。

　　磨牙及前磨牙是隐裂好发牙。老年人的牙齿,常出现殆面不规则的磨耗,如果牙尖高陡,下颌侧向运动时,高陡的颊、舌牙尖产生阻力,咬合过紧时颊、舌牙尖可产生较大的水平分力,导致隐裂发生。隐裂与殆面的沟裂重叠越过一侧或两侧边缘嵴,上颌磨牙隐裂线常与殆面近中沟重叠,下颌磨牙隐裂线常与殆面近远中发育沟重叠,越过边缘嵴达邻面,前磨牙隐裂常为近远中向。

　　临床表现与裂纹的深度有关。裂纹达牙本质浅层时患者往往有咬合不适感,随着裂纹加深,表现为定点性咬合痛,当殆力作用于隐裂线上出现撕裂样剧痛。

(四)牙齿敏感症

　　牙齿敏感症又称牙本质过敏,牙齿受到机械(刷牙、摩擦、咬硬物)、温度(冷、热)、化学(酸、甜)或渗透压变化等刺激时,出现单个或全口牙齿异常酸软疼痛的感觉,是各种牙齿疾病共有的症状,而不是一种独立的疾病。老年人的牙本质敏感症很常见,其最典型的特点为发作迅速、疼痛尖锐、时间短暂,但也有发作迟缓、症状不明显者。

第三节　老年牙体牙髓病诊断治疗的特点

一、老年龋病的分类

　　老年人的龋病大多是慢性龋。根据龋病破坏的程度,病变所在部位的深浅,可分为浅龋即釉质龋或牙骨质龋,中龋即牙本质浅层龋。深龋即牙本质深层龋,此分类在临床上最常用。

　　浅龋的龋损仅限于釉质层或牙骨质,前者称为釉质浅龋,后者称为牙骨质浅龋。根据浅龋所在的部位分为光滑面龋、窝洞龋和牙骨质龋。

　　发生在牙根面的浅龋称为牙骨质龋,牙骨质的厚度仅为 $20\sim50~\mu m$,又因根面牙骨质的有机成分多,龋坏发展较为迅速,很快波及牙本质,因此又称为根面龋(root caries)。根面龋呈浅蝶状,可围绕根面环形发展。在临床上患者一般无自觉症状,常在检查时才发现。牙骨质龋是老年人最常见的龋损形式。

　　老年龋好发于牙颈部和牙根表面,是牙体组织结构薄弱环节,龋病一旦发生,很快就累及牙本质,形成牙本质浅龋;随着增龄性变化,在牙本质髓腔端形成大量的继发性牙本质,牙本质中矿物成分增加、有机成分减少,同时牙髓组织中细胞成分减少,纤维成分增加,使老年人早期牙本质浅龋对外界刺激不敏感。

　　临床检查老年颈部龋呈深褐色。这可能与该处有机物较多,细菌分解有机物产生的色素有关。釉质磨耗严重牙本质完整暴露的老年人,咀嚼和刷牙时因过度敏感,影响局部清洁卫生,导致龋损不经过釉质而直接发生于牙本质,以唾液腺功能严重衰退、口腔卫生护理及自理能力差的老年人多发,特别是磨牙咬合面多见。

　　老年人患牙本质浅龋时,因对外刺激反应迟钝而未获得及时的治疗,很快就发展成为深龋。老年龋病好发部位,牙颈部和牙根部的牙本质较薄,当牙髓对外界刺激有反应时,龋损已经非常靠近牙髓腔。由于老龄牙髓退行性变,一旦受到损害,很难恢复到正常状态。老年深龋一旦出现牙髓炎症状,一般需作牙髓治疗。

二、根面龋的临床特点和诊断

发生在牙齿根部的龋病称为根面龋。根面龋发生于牙周组织退缩的牙根部,最常见于老年人,但也不仅仅发生于老年人,任何使牙龈组织萎缩、牙槽骨吸收、牙根暴露均可能发生。通常牙齿的根部被牙龈组织覆盖,未暴露在口腔环境中,因此不会发生龋病。但一旦牙周组织萎缩、牙根面暴露,则为患根面龋提供了可能性。

老年人机体变化的本质是细胞功能的衰退,牙齿、牙周组织同样亦有衰退表现。老年人由于牙周组织退缩,牙龈萎缩,牙颈部及根面暴露,容易造成食物嵌塞,不易清洁而产生菌斑,导致根面龋的发生率增高。

临床上常发生在任何牙齿的牙龈退缩的牙骨质面,下前牙、前磨牙的邻面、唇面、并向邻颊面、邻舌面发展,也可由楔状缺损继发而来。

由于根面龋直接暴露在口腔环境中,又因根部牙骨质结构的特点,脱矿和再矿化现象,故龋病进展缓慢、病变较浅,龋坏部位呈浅棕色或褐色边界不清晰的浅碟状。龋损进一步发展,沿颈缘根面扩散形成环形;病变发展从牙骨质侵入牙本质时,向根尖方向发展,一般不向冠向发展侵入釉质,在颈部釉质下潜行发展形成无基釉;严重者破坏牙本质深层,造成根管牙体组织严重缺损,使牙齿抗力下降,在咬合压力下可使牙齿折断。

根面龋多为浅而广的龋损,早期深度 0.5~1 mm 时不影响牙髓,疼痛反应轻,患者可无自觉症状。病变加深,接近牙髓时,患者对酸、甜、冷、热刺激产生激发痛。

通过观察暴露的牙根部有无浅棕色、黑色改变,有无龋洞形成。用尖头探针探查根面有无粗糙、钩挂或进入的感觉,被探面是否质地变软,探查时患者是否感到酸痛或敏感,还可探查龋坏范围、深度、有无穿髓孔等,也可利用 X 线检查对根面龋做出诊断。

三、老年根面龋的治疗方法

对根龋的深度限于牙骨质和牙本质浅层,呈平坦而浅的龋洞或龋坏部位易于清洁或自洁;龋洞洞壁质地较硬,颜色较深,呈慢性或静止状态可采用药物治疗。用器械去除菌斑及软垢,再用砂石磨光后用封物处理患处。所使用的药物应具有刺激性小、促进再矿化等作用。氟化物处理根面,防治根面龋效果更好。

根龋一旦形成牙体组织的缺损必须通过修复治疗达到恢复牙外形和功能的目的。治疗中要特别注意以下几点。

(1)由于牙根部牙骨质和牙本质均较薄、有机成分多,一旦发生龋坏,病变发展快,并且距髓腔较近,去净龋坏组织消除菌感染,保护牙髓更为重要。

在操作时,可使用慢速球钻沿洞壁轻轻地、间断地钻磨,并用冷水装置,避免产热,这样既去净龋坏组织和软化牙本质,又避免对牙髓造成激惹。也可使用挖器去除软化牙本质。

(2)根龋所在的部位不直接承受咬合压力,在去除了洞内的龋坏组织后,修整窝洞时重点在制备固位形,为尽多地保留健康牙体硬组织不必加深窝洞,可用细裂钻或小球钻沿洞壁做修整或沿洞底做倒凹增加固位,使窝洞呈口小底大,洞缘圆缓形状。

当根龋发生在触点以下的牙面时,应从颊舌侧方向入手,去除龋坏组织,可制备成单面或邻颊(舌)洞形。若龋坏破坏了触点,或龋坏发展到邻面并涉及边缘嵴,可制备成邻𬌗洞。

当龋病沿根面环形发展形成环状龋时,牙体组织的强度削弱,去除龋坏组织充填修复后,应作全冠修复。

如果根面组织破坏较多,此时虽无明显的牙髓炎症状,也应作根管治疗,利用根管桩、钉插入根管,使之通过龋坏部位的组织薄弱处,充填修复后增加牙体的抗力。这样可避免在正常咬合时发生牙冠折断。在打桩时不要加力过大,否则在牙根薄弱处易发生折裂。

根面龋发展到龈下部位时,牙龈组织会有不同程度的炎症。为改善牙龈组织的炎症,可先用器械或刮匙作根面洁治和刮治,并去除龋坏区软化牙本质,清洗干燥根面后用氧化锌丁香油黏固粉封闭,一周后再进行下一步的治疗。

(3)根部窝洞一般较浅,窝洞的消毒和垫底应选用对牙髓无刺激的充填材料如玻璃离子体黏固剂可不垫底。用复合树脂充填时,垫底材料可选择氢氧化钙。

(4)由于根龋的特殊部位,充填修复时要注意严密隔湿,窝洞紧邻牙龈,应避免唾液、龈沟液进入窝洞,否则会影响充植材料的性能。使用汞合金充填材料时,由于不易操作,要注意层层压紧,否则会造成洞壁的微渗漏。双面洞时应使用成形片或楔子,以保证材料与根部贴合,避免悬突。

(5)银汞合金修复充填时要考虑根龋修复治疗的特点,以及根龋部位的特殊性,制洞时以固位形为主。

银汞合金黏接修复是龋病修复治疗的一大改进,克服了银汞合金无黏接性,增加固位造成磨去过多的牙体组织,这样会使牙齿的抗咬合力能力下降。充填时用侧向压力不利于层层压紧,增加了洞壁微渗漏的可能。由于根部窝洞浅而宽大,不易固位,因此充填时操作困难等问题,适用于各种类型的窝洞。

常用银汞合金黏接剂品牌有 Amalgamhond,All-Bond 2Panavia EX,Scotchbond,Multi-purpose,Super-bond 等化学固化黏接剂。

黏接剂增强了银汞合金充填体的固位力和抗折力,对窝洞的封闭作用较洞漆更好而持久,可改善充填体与洞壁的密合性渗漏。

(6)玻璃离子水门汀修复是根面龋修复一种较理想的材料,该材料对釉质、牙本质均有较强的黏接性,备洞时可仅去除龋坏组织,不需严格的窝洞制备,可有效保留健康牙体组织,增加牙齿的抗力,特别适用于老年根龋的修复治疗。对牙髓组织的刺激性较轻,可不必垫底。材料的热膨胀系数与牙齿相近,封闭性能好,保证了洞壁边缘的密合。可释放氟增强牙本质的再矿化,预防继发龋的发生。

四、老年牙髓病的临床特点

老年人牙髓疾病的发生率很高,而且是老年人失牙的原因之一。牙髓疾病作为发生在牙本质牙髓复合体中的疾病,随着牙体结构的增龄性改变,在老年人中也呈现其独有的特点。与年轻的牙体组织相比较而言,老年人的牙本质中出现继发性牙本质及牙本质小管封闭,即管内牙本质的不断形成,使牙本质的敏感性降低而对外界刺激抵抗力下降。

牙髓组织由原来的多细胞少胶原向多胶原少细胞过渡,同时由根尖孔进入的血供明显减少,这使得老年人牙髓组织的修复能力减弱;牙髓组织中的神经由于退行性变及髓鞘的矿化而引起神经分支减少,这使得老年人的牙髓组织对外界刺激反应迟缓,自身修复能力下降。

牙髓疾病的分类尚缺乏统一的标准，按临床表现将其分为可复性牙髓炎、不可复性牙髓炎（急性牙髓炎、慢性牙髓炎、逆行性牙髓炎、残髓炎）、牙髓坏死、牙髓变性。

可复性牙髓炎属于病变较早期的牙髓炎，范围局限，无自发痛及夜间痛，无咀嚼痛，但受到冷热刺激时，可产生短暂、尖锐的疼痛，延迟反应轻微甚至不易察觉。这种牙髓病变在老年就诊患者中少见，就诊时此期常已过。

(一)急性牙髓炎

由于老年牙髓组织的增龄性变化，老年牙髓炎通常症状轻微，但个别急性期的患者仍可表现典型症状；剧烈而严重的自发痛、激发痛、夜间痛为其显著特点。疼痛性质尖锐，呈阵发性，随病变的持续及病变的加重，发作频繁、缓解期缩短乃至消失，可持续数小时。急性牙髓炎时因牙髓感觉神经来自三叉神经等 2、3 支，常发生牵涉性痛；且从神经生理来看，从牙髓来的损害刺激感受器系统的传入信号投射在触突上，反射到三叉神经脊核尾部或后腹侧丘脑核的神经元上，这些部位也是面部组织感受器的输入投射部，故患者常无法准确指出疼痛部位，易发生误指误治。一般全口任何一颗牙痛可放射至同侧耳颞部，前后上下可交叉，但除前牙外一般不至对侧。在疼痛发作期间或间歇期，冷热刺激可加重或诱发疼痛，早期多为冷刺激加重而热刺激缓解，后期则相反。

由于疼痛可能是唯一的主述，且有误导性，临床检查对正确的诊断显得尤为重要。老年人余牙的保留是其口腔治疗的关键，而牙髓治疗多为不可逆性，因此一定要诊断正确再行适当的治疗。患牙一般多有龋坏，可探及穿髓孔，老年人由于髓腔的增龄性变化，炎症早期症状明显很快导致牙髓组织的坏死。冷热刺激可诱发症状，老年人应注意延缓反应性痛——即老年人由于牙本质厚度的增加和牙髓神经的减少，使得其对冷热刺激的反应与年轻人相比要迟缓一些。早期叩诊可无异常，当炎症波及根尖周组织时可垂直向叩痛。患牙对牙髓电测试反应值早期较正常低而晚期高。

鉴别诊断时要注意以下几点。

牙间乳头炎

老年人由于牙龈退缩，常有食物嵌塞史，由于卫生措施不得力，可导致牙间乳头炎。表现为牙龈肿胀充血，持续性胀痛。

三叉神经痛

三叉神经痛为老年人多发的一类神经疾患，表现为阵发性电灼样、撕裂样、针刺样疼痛，有扳机点的存在，有完全无痛期，每次持续数秒钟至 1～2 min，不超过 5 min，无夜间痛，患者常有特殊面容。

急性上颌窦炎

老年人常有鼻窦炎，其头痛、鼻阻、脓涕症状明显，所毗邻的上颌后牙区可表现持续的胀痛，应注意鉴别。

蝶腭神经痛

蝶腭神经痛为一类进行性加重的原因不明的急性发作性疼痛，主要集中在一侧上颌、鼻窦和眶后区，患者常伴有鼻塞、畏光和流泪等症状。它与牙髓炎明显不同，蝶腭神经多在每天同一时间发作，而牙髓炎的发生没有时间的规律性而有冷热诱发因素。

干槽症

干槽症发生在拔牙后 3～4 d，为拔牙创伤的感染性疾病。表现为拔牙区剧烈、持续、进行性加重的疼痛,可向同侧面部及颌骨区放射。但根据拔牙史、疼痛定位准确、与冷热刺激关系不明显等特点可与急性牙髓炎鉴别。

(二)慢性牙髓炎

老年慢性牙髓炎根据髓腔是否开放及牙髓组织反应性分为慢性闭锁性牙髓炎及慢性溃疡性牙髓炎,以前者多见。慢性牙髓炎偶有轻微的自发性钝痛,但有较长期的冷热刺激痛,延迟反应明显。患者因病程迁延至根尖周影响可出现咀嚼痛,慢性溃疡性牙髓炎有典型的食物嵌入痛。慢性炎症急性发作时,表现与急性牙髓炎类似,但程度常较后者轻。

慢性闭锁性牙髓炎可见有龋坏,常不能探及穿髓孔。患牙对牙髓电测试的反应值较正常高,牙髓冷热试验不敏感,晚期可有叩痛。慢性溃疡性牙髓炎在老年人中也不少见,髓腔多已穿通,早期色泽鲜红、探痛明显,晚期浅探痛不敏感而深探痛有反应。患者常不用该侧咀嚼,存积大量软垢和牙石,叩诊反应不定,患牙对牙髓电测试及冷热试验反应迟钝。

鉴别诊断主要是溃疡性牙髓炎与牙髓息肉、牙龈息肉及牙周息肉相鉴别。后两者根据息肉来源及患牙牙髓活力状态不难鉴别。此外,老年人的颞下颌关节功能紊乱病也可引起同侧后牙区的疼痛,而被患者误认为是牙髓炎。但这种疾病多有关节区的疼痛,伴有不同程度的关节运动异常,如弹响、下颌偏移、运动障碍及肌肉压痛,且病程长而病情反复,口腔检查牙体无可疑病变,但磨耗严重时仍应注意是否有咬合创伤引起牙髓炎的情况。

(三)逆行性牙髓炎

逆行性牙髓炎在老年患者中较常见,其感染源自牙周,又称牙周牙髓联合病变。一般将其分为3类:由于牙周病变引起牙髓炎症,由牙髓疾病引起牙周病变,牙髓牙周同时存在病变。最后一类称为真正的牙髓牙周联合病变。

牙周感染可通过侧支根管、副根管和根尖孔到达牙髓,引起局灶或全部性的牙髓炎症。反之,牙髓病变的晚期炎性物质又可逆此途径到达牙周,甚至经牙周排脓等。此类患者兼具牙周炎、根尖周炎和牙髓炎的多种表现。牙髓炎可表现为急性或慢性过程,牙周炎使患者感到牙松动、咀嚼无力、疼痛乃至牙周溢脓。治疗时需要兼顾牙髓牙周的病变,才能达到较好的治疗效果。

牙体常完整,但可探及深达根尖的牙周袋或Ⅲ度以上的根分叉感染,患牙松动或不松,叩痛阳性,牙髓电测试反应因不同时期而有所不同。X线片上第一类的患者可见牙周间隙增大明显,而尖周的暗影相对较小;第二类则相反,为底大口小的牙周根尖周联合暗影。至于第三类,由于同时发生牙髓牙周的病变,暗影则因病变的不同而不同。

(四)残髓炎

残髓炎是由根尖区感染的牙髓组织未去尽导致,其症状与慢性闭锁性牙髓炎相似,冷热刺激痛及延迟痛明显。在老年患者中也不少见,患牙多已进行过治疗。

牙体上可见修复材料,患牙对牙髓电测试反应值较正常高,冷热刺激可引发疼痛并有延迟痛,叩诊可为阳性。

(五)牙髓坏死

牙髓坏死是各型牙髓炎发展的严重结果。由于老年人的牙使用时间长,不断受到外界各种刺激和干扰,且具有累加效应,故易发生牙髓坏死。牙髓坏死者一般无自觉症状,多在检查治疗时发现。诊断标准是患牙对牙髓电测试及冷热刺激均无反应,探诊阴性,诊断性磨除实验阴性,开髓后可嗅及坏疽味。

由于老年人继发性牙本质的不断形成,牙本质厚度增加,且通透性降低,牙髓中血及其降解物不易透过其显色,故老年人的死髓牙并不表现为年轻人的灰黑色而仅为黯黄色。

(六)牙髓变性

老年人因牙齿使用时间久,且受到的刺激、治疗过程及后果、牙齿本身的增龄性改变具有累加效果,牙髓发生变性的机会很大。老年人发生的牙髓变性主要是钙化变性。

钙化变性是老年人牙髓组织增龄性变化,在非龋坏牙中髓石的出现率老年人为年轻人的10倍。在冠髓的钙化多在髓周形成共核的髓石,在根部多是沿血管神经成片状排列的线性钙化组织。当牙髓发生血液循环障碍时,也可发生钙盐沉积,但为不规则性。

牙髓钙化变性一般无症状,X线可见钙化影,临床则多在开髓或行根管治疗时因髓腔暴露不良及根管不通而发现。当髓石压迫神经可引起放射性痛,但无扳机点,且此诊断应为排除性诊断。

(七)牙内吸收

牙内吸收是指牙髓组织变性为肉芽组织,破牙本质细胞从髓腔内吸收牙体组织,严重者可造成病理性根折。目前原因不明,临床多无自觉症状,X线检查可见髓室根管不均匀的膨大部分,有少数可表现出牙髓炎的症状。而牙外吸收多是由创伤引起的,表现为 X 线片上牙根的变短、局部牙根外表面的吸收等。临床早期可无症状、晚期与牙内吸收一样可引起根折。

五、老年牙髓病的治疗原则

对老年人牙髓病的治疗遵循一般原则,治疗方案应个体化,以保守治疗为主,不必过分求全。在解决其主述的同时应注意其口腔的其他问题,做到口腔疾病的早发现、早诊断、早治疗,提高老年口腔保健预防工作的质量。

老年牙髓病的治疗在牙髓的增龄性变化主要是以保存患牙为主,保存活髓的治疗因老年人牙髓血供的减少而成功率很低,只有在严格选择适应证的情况下才采用。一旦牙髓穿通,则需去除牙髓进行下一步的治疗。而由于老年人经济情况及复诊的不便性,一次性治疗显得较为有利;治疗时间 1 次不宜过长,因某些高血压患者由于动脉硬化,压力感受器敏感性降低、交感神经系统对心血管反射性调节能力减退,久躺后易出现直立性低血压造成昏厥。

若需复诊则应向患者及其家属交代清楚复诊时间、费用,详细解释治疗经过,并了解患者有何要求。在治疗过程中应仔细耐心,注意操作的准确性和轻柔性,不要给老年人增加不必要的负担。

对伴有慢性疾病的老年患者,其机体免疫力下降,操作过程中的不当可引发急性感染。在解除其症状、消除潜在危险的同时,还应尽量恢复其功能和美观,不能认为是老年人就忽视其治疗的美学效果。

(一)应急处理

目的是解除症状,缓解疼痛。老年患者治疗应在无痛或尽量减少疼痛的情况下进行,切不可在治疗过程中增加患者的疼痛。

采用局部注射麻醉无痛技术,可用 2% 普鲁卡因局部浸润或阻滞麻醉,1 次 2~4 mL。或 2% 利多卡因,1 次 2~4 mL,对伴有室速的老年心脏病患者尤其适用,对伴有高血压、心功能不全的患者不应加肾上腺素。而新型的局麻药——碧兰麻(阿替卡因肾上腺素),由 4% 的阿替卡因和 1∶100 000 的肾上腺组成,镇痛效果好而持久,且用量少,不需深部的阻滞注射,只用局部浸润即可获得完全的镇痛效果;但在老年高血压患者中使用时应谨慎。商品化的无痛麻醉仪,采用计算机控制慢流速低压力给药,且进药过程中保持一定的压力,使药物始终在针头的前方,可达到无痛注射的目的。

通过人为穿通髓腔或扩大穿髓孔,降低腔内高压,而达到止痛的目的。但对逆行性牙髓炎,需去除牙髓活力方能止痛。对于此类患牙,还需进行降低咬合的处理,使患牙脱离咬合接触。

口服镇痛消炎药物作为应急处理的一部分有时是必需的。逆行性牙髓炎的病灶在根髓部分,一般急诊的治疗效果不佳,应考虑辅以口服药。对于部分无条件处理的情况,可在穿髓处放置镇痛作用的药物起到一定的缓解作用。对于一些过于紧张的患者,给予一些适当的镇痛药,在药物本身的作用之外还可起到一定的安抚效果。

(二)牙髓治疗

由于老年人的特点,保髓治疗在老年牙髓病的治疗中应用十分局限。对无明显自发痛、刺激痛不明显,去除腐质未穿孔,且难以判明是否发生牙髓炎症时可用间接盖髓术;当去除腐质有穿髓孔,但孔极小且组织敏感,周围是健康牙本质,有少量可控制出血时可用直接盖髓术。必须指出的是,保髓治疗的关键是去除感染和防止再感染,故暂封应严密。治疗后应严密观察患牙的情况,一旦出现自发痛或刺激延迟痛必须及时进行拔髓治疗。

有学者指出间接盖髓后修复牙本质在 1 个月内形成速度最快,可持续至 1 年,最多可形成厚度达 390 μm 的修复性牙本质。故严格选择适应证加上仔细正确的操作,也能保存老年人的牙髓活力。

当老年人不能耐受疼痛时,可适当给以麻醉药物。但此类治疗应注意避免使用含血管收缩剂的局麻药,以免造成炎性物质堆积在牙髓组织中得不到有效的消除,对牙髓造成伤害。

保髓治疗应严格掌握适应证,治疗过程中应保护好穿髓孔不被污染,去尽侧壁上的龋坏牙本质和无基釉,否则暂封不严密,无法确保无菌,随访观察患者术后反应。

当不能保存牙髓活力时,可进行保存患牙的治疗,方法主要有根管治疗、变异干髓术、塑化疗法等。

六、老年根尖周病的临床特点

(一)急性根尖周炎

主要临床症状是咬合痛。初期患牙有轻度钝痛,早接触及浮出的感觉,用力咬紧患牙疼痛可暂时缓解。炎症发展后,患牙伸长感增加,不能咬合,呈持续性、局限性疼痛,能明确定位患牙。检查时叩痛明显,用手指扪压根尖区黏膜时,有压痛感。若牙髓已坏死则可见牙变色和失去光泽,对冷、热诊和电测试均无反应。X 线检查根尖区牙周间隙正常或轻微增宽。根据患牙不敢咬合和明显叩痛不难做出诊断。

急性根尖周脓肿又称急性化脓性根尖周炎或急性牙槽脓肿,表现为根尖周牙周膜坏死、变性、脓液积聚和骨质破坏。多由急性根尖周炎发展而来,也可由慢性根尖周炎急性发作引起。急性根尖周脓肿时,积聚在根尖部的脓液常沿阻力小的部位排出。最多见的是通过颊或舌(腭)侧牙槽骨及骨膜从黏膜或皮肤排出。

老年患者经牙周袋由牙龈沟液排出也较多见,见于伴有重度牙周病的患牙,此时应注意与急性牙周脓肿相鉴别。经根管从龋洞排出，在老年人中并不多见。其中以通过牙槽骨及骨膜从黏膜或皮肤排出的症状最为严重，常伴发颌面部的蜂窝织炎，排脓过程可分为根尖脓肿阶段、骨膜下脓肿阶段和黏膜下脓肿或皮下脓肿。

急性根尖周脓肿临床表现为根尖区持续性、搏动性剧烈疼痛。患者自觉患牙明显伸长，不敢咬合或触及，严重者还伴有乏力、发热等全身症状。口腔检查可见患牙已变色和失去光泽。患牙对叩诊极度敏感。

根尖区附近的软组织发红、肿胀，所属淋巴结肿大，有压痛。在根尖脓肿阶段，可见患牙根尖部相应的唇、颊侧牙龈发红，但肿胀不明显。在骨膜下脓肿阶段，牙龈肿胀更明显，根尖区黏膜转折处变浅、变平，相应面颊部软组织呈反应性水肿。

在黏膜下脓肿阶段，牙龈肿胀更明显并趋于表面，扪诊时有明显的波动感。以上各阶段中，以骨膜下脓肿的病情最严重，疼痛非常剧烈，全身症状也多在此阶段出现。X线检查由急性根尖周炎发展而来者，根尖部无明显改变或仅有牙周间隙增宽，若为慢性根尖周炎急性发作而来者，则可见根尖部牙槽骨破坏的透射影像。

（二）慢性根尖周炎

一般无明显自觉症状，仅有时有咀嚼不适感或轻微疼痛，但在机体抵抗力降低时，可转化为急性根尖周炎，因而常有反复疼痛肿胀的病史。

老年人慢性根尖周炎通常以慢性根尖周脓肿的形式出现，口腔检查可见患牙已变色和失去光泽，对冷、热诊和电测试均无反应。在牙龈黏膜上有时可见窦道口。如无窦道口，则很难与根尖周肉芽肿相区别。X线检查可见根尖部透射区，边界比较模糊，周围的骨质较疏松。在老年人中，根尖周囊肿较少见。

七、老年根尖周病的治疗

对于老年根尖周病患者，大多数都经历过牙髓病的治疗，他们较其他人群更知道保留患牙的重要性和良好口腔治疗的价值，常不愿拔牙，而希望进行保守治疗以提高生活质量。彻底完善的根尖周病治疗对老年根尖周病患者都有十分重要的意义。

治疗前医生在对患者的口腔局部情况及全身健康状况有较全面的了解。老年患者一般都有较复杂的牙科治疗史，在了解患者主诉及相关问题后，还应与患者耐心交流，详细了解所涉及牙齿的牙科治疗史。

老年人身体状况复杂，常伴有糖尿病、高血压、心脏病等全身系统疾病，患者可能并没意识到这些疾病与牙病的关系，往往不主动提及这些病史，这给牙病治疗带来了隐患。老年人用药较多，应注意药物的过敏史和毒不良反应。

随着年龄的增加，老年人口腔的患病情况也变得复杂化。牙体骀面不均匀的过度磨耗及多颗牙牙颈部深浅不一的楔状缺损，在多数老年人口腔中都可以见到，牙龈萎缩引起水平性食物嵌塞，牙间隙不易清洁，食物残渣及软垢的滞留使邻面的根面龋发生率增高；牙周病发病率的增高也大大地增加了根尖周病的发病率，牙龈瘘管与牙周或根尖的关系是临床上需仔细检查弄清楚的问题，因为这涉及是否需要作牙周牙髓联合治疗；主诉部位常有多个牙都有牙体或牙周的问题，在临床上需仔细检查，正确找出主诉牙位。

对于大多数老年患者，一般都能配合医生完成常规的牙髓治疗，但对于一些行动不便或患者有较严重的全身系统疾病的老年患者，选择快速、简便、有效的方法就显得十分重要。在制订治疗方案前,首先应对患牙的病史有全面的了解,确定患牙是进行彻底的根管治疗还是姑息治疗。

在治疗前应考虑患牙周状况是否良好、牙体缺损是否过大、根管是否通畅、所处的位置能否进行根管治疗等问题。治疗前必须详细告诉患者治疗的方法,尊重患者的选择。

老年根尖周病的治疗原则是及时解除患者的疼痛,尽可能保存患牙。

(一)解除疼痛

急性根尖周炎所引起的剧烈疼痛令患者十分痛苦,由于老年患者的身体健康状况复杂,常可诱发老年患者已有的全身系统疾病的发作,如糖尿病、高血压、心脏病或脑出血等。因此,顾及患者的全身情况,竭尽全力进行治疗或采取应急措施,及时缓解疼痛、消除炎症是十分重要的。

(二)保存患牙

经过治疗的死髓牙可以长期保留于牙槽骨中行使咀嚼功能。在老年口腔中,发生根尖周炎的患牙大多有严重的牙体缺损或牙周病,可能有许多残冠或残根,只要牙齿不松动,牙根条件较好,就应积极去除病因,尽量保存患牙,以维持牙列的完整,恢复或部分恢复牙齿的咀嚼功能。同时应注意后期牙体组织的保护。

老年根尖周急性炎症期的处理,主要是缓解疼痛及消除肿胀,待转为慢性炎症后再作常规治疗。开髓引流或切开排脓时应注意尽量减少人为因素给患者带来的痛苦。

老年患者体弱多病,可配合局部麻醉的使用,但不宜选用对全身系统疾病不利的麻醉药。对于急性根尖周炎或根管治疗引起的疼痛,应先明确引起疼痛的具体原因,再对症处理。一般可配合口服或注射途径给予抗生素药物或止痛药物,也可以局部封闭、理疗及针灸止痛。局部可使用清热、解毒、消肿、止痛类的中草药,以加速症状的消退。

对于急性根尖周炎有明显伸长感的牙,应适当调𬌗使其减轻功能,必要时可局部封闭或理疗。实践证明,急性创伤引起的急性根尖周炎通过磨改,根尖周症状有可能消除。死髓牙治疗也应常规调𬌗磨改,除缓解症状外,还可以减少纵裂的机会。

已诊断为无保留价值的牙在急性根尖周炎症期,可立即进行急性炎症期牙槽窝引流,以迅速缓解患者疼痛。为了防止炎症扩散,必须同时配合全身用药。同时应考虑老年人的耐受性和有无全身系统疾病,必要时可以监护拔牙。

根管治疗术是目前公认的治疗牙髓坏死及根尖周病最有效、最彻底的一种方法,对于老年患者,只要患者许可,根管治疗术仍是首选治疗方法。

对于老年人的牙齿,正确开髓并寻找到根管口对进一步治疗尤为重要。老年人髓腔体积变小,髓室顶和髓角随着牙齿临床牙冠的磨耗而降低,髓角变圆甚至消失,有的髓腔甚至钙化和闭塞。正确开髓的基本要求是揭全髓室顶后根管器械尽可能地循直线方向进入根管,开髓洞壁修整光滑,髓室壁无阶台形成。老年人因髓腔和根管变狭小不易寻找到根管口,可借助根管内镜等辅助工具来帮助寻找。

老年患者由于根管变细甚至钙化阻塞,根尖区牙骨质不断沉积,根尖孔距牙本质牙骨质界之间的距离变大,故难以准确判断根管治疗工作长度,临床上可结合使用 X 线片、根管工作长度测定仪、平均工作长度来确定根管工作长度。

由于根管解剖结构的复杂性和扩大器械本身的局限性,特别是根管钙化变细,使得根管在弯曲、狭小、分歧部位及侧副根管很难被彻底清理,故可配合根管超声系统来清理扩大根管。超声波在溶液内产生空穴效应、热效应、切削及声流作用,极大地增强了抗菌冲洗液的功能,有效地溶解和松动根管内的坏死组织,彻底消除附着在根管壁上的污染层,获得较好的冲洗和清洁效果。

老年患者根管一般都较细小或弯曲,根管充填时选用的牙胶尖不必太粗,糊剂也不要太多。为避免老年患者因张口时间太长而引起的颞下颌关节不适,可使用热牙胶充填法如 Obtura 牙胶注射充填法和 Themafil 牙胶充填法进行根管充填,大大地缩短了根管充填的时间。

老年患者根管细窄、弯曲不能进行根管治疗,或患牙只作姑息保留,或因患者复诊不便、费用问题、体弱不能耐受根管治疗长时间操作,牙髓塑化疗法是简易有效的牙髓或根尖周病的治疗方法,用于治疗各型老年牙髓炎、牙髓坏死及根尖周炎。该方法操作简单、治疗次数少、患牙范围保留大、费用较低。但由于其远期疗效尚不理想,临床上应慎用。

第十章 口腔外科疾病诊疗

第一节 颌骨骨髓炎

颌骨骨髓炎是由于细菌感染及物理或化学因素造成骨膜、骨皮质、骨髓和髓腔内的血管、神经等整个骨组织的炎性病变。根据病因的不同可分为化脓性颌骨骨髓炎、特异性颌骨骨髓炎、放射性颌骨骨髓炎及化学性颌骨骨髓炎。根据病变部位又可分为中央性颌骨骨髓炎和边缘性颌骨骨髓炎。根据疾病发展过程可分为急性和慢性。临床最常见的是由于牙源性感染引起的化脓性颌骨骨髓炎。近年来,随着肿瘤放射治疗的发展,放射性颌骨骨髓炎的患者也日益增多。

一、化脓性颌骨骨髓炎

本病青壮年多发,男性多于女性,主要发生于下颌骨。上颌骨骨髓炎多见于婴幼儿。致病菌主要为金黄色葡萄球菌,其次为溶血性链球菌和其他化脓菌,临床上常见的是混合性感染。根据感染原因和病变特点可分为中央性颌骨骨髓炎和边缘性颌骨骨髓炎。

(一)中央性颌骨骨髓炎

疾病特征

(1)中央性颌骨骨髓炎是发生于骨髓并可累及骨皮质、骨膜的化脓性炎症。

(2)感染来源,多在急性化脓性根尖周炎及根尖脓肿基础上发生。因外伤感染、血行感染引起的骨髓炎较少见。

(3)感染途径,炎症首先在骨髓腔内发展,循颌骨中央向外扩散,累及骨皮质和骨膜。如感染未经控制,可在骨髓腔内不断扩散,形成弥散型颌骨骨髓炎,并可突破骨膜侵犯邻近组织,造成口腔黏膜或皮肤的破溃和瘘管形成。

(4)因下颌骨骨板致密,单一血管供应,侧支循环少,炎症不易穿破引流,所以中央性颌骨骨髓炎大多发生在下颌骨。

(5)按临床发展过程可分为急性期和慢性期。

1)急性期:①全身症状明显,寒战高热,体温可达 39 ℃～40 ℃,白细胞计数增高,甚至出现全身中毒症状。败血症、颅内感染等也有可能发生。②病变区牙剧烈疼痛,可向同侧颌骨或三叉神经分支区放射。③牙齿松动,叩痛,无法咀嚼,自觉有伸长感。④炎症区域周围的软组织肿胀,可有脓液自松动牙的龈袋溢出。晚期口腔黏膜和面部皮肤可破溃、溢脓,并出现相应间隙感染的临床表现。⑤下颌骨急性中央性骨髓炎常沿下牙槽神经管扩散,可伴有下唇麻木症状。⑥病变累及下颌支、髁状突及喙突时,可激惹升颌肌群痉挛出现张口受限。⑦上颌骨骨髓炎,常伴有化脓性上颌窦炎,炎症可迅速向眶下、颊部、颧部、翼腭凹及颞下等部位扩散,或直接侵入眼眶,导致眶周或球后脓肿。⑧若急性期未得到及时治疗,常在发病 2 周后转为慢性期。

2)慢性期:①多为急性颌骨骨髓炎的延续,是由于急性骨髓炎治疗不及时所致。②全身症状减轻,体温正常或仍有低热,饮食睡眠恢复正常。如病情仍迁延不愈,可引起机体慢性消耗性中毒,甚至消瘦贫血。③局部炎症逐渐消退,疼痛、充血和水肿等症状好转,但脓肿切开引流部位仍排脓不愈。④口腔内及颌面部皮肤形成多数瘘管,瘘管内大量肉芽组织增生,触之易出血,长期排脓。⑤死骨形成。有时瘘孔内有小块死骨片排出,如有大块死骨形成可发生病理性骨折,致咬殆紊乱和面部畸形。⑥慢性期时,X线检查可见骨质破坏、死骨形成或病理性骨折,同时可有骨膜反应性增生。⑦慢性期时,若机体抵抗力下降、窦道阻塞、脓液淤积,炎症又会急性发作。

诊断要点

(1)常有急性化脓性根尖周炎及根尖脓肿病史。

(2)急性期全身及局部症状明显,与间隙感染表现相似。

(3)患牙及其相邻牙出现叩痛、松动、牙槽溢脓。

(4)患牙龋坏明显,或有大面积充填物修复,或为残根、残冠。

(5)下颌骨骨髓炎急性期即可出现下唇麻木症状。

(6)慢性期时可见瘘管形成并长期溢脓,瘘管内大量炎性肉芽组织生长,探诊易出血。死骨形成后,可自瘘管内排出。

(7)X线检查在急性期时看不到骨质破坏,在慢性期时方有意义。所以X线检查一般在首次急性发病后2~4周进行,可表现为骨质破坏和骨质增生。

鉴别诊断

(1)下颌骨中心性癌:早期临床表现与颌骨中央性骨髓炎相类似,会有局部疼痛、多数牙松动和下唇麻木等症状。但骨髓炎有明确炎症病史,X线表现除骨质破坏外,同时存在增生修复的表现,如骨膜增生性反应,而下颌骨中心性癌则表现为骨质虫蚀样破坏,边缘不规则。如临床及X线无法鉴别,可以拔除病变牙后自牙槽窝内取组织活检,以明确诊断。

(2)上颌窦癌:如肿瘤位于上颌窦下壁时,往往先出现口腔症状,此时如误诊拔牙后,肿瘤会自牙槽窝内向外生长形成溃疡。X线、CT、MRI检查可显示上颌窦骨壁破坏及肿瘤累及范围,颌骨骨髓炎则表现为牙槽骨吸收与牙根密切相关,上颌窦底骨质正常。

治疗原则

早期治疗各种牙源性感染,对于预防颌骨骨髓炎有积极的意义。如感染已经发生,则应及时对症处理。

(1)急性期

1)治疗原则:早期控制炎症,局部引流减压,全身支持疗法,增强机体抵抗能力。由于急性颌骨骨髓炎起病急、病情发展迅速,可引起严重并发症,应首先注意全身治疗,防止病情恶化。

2)治疗方案:①根据临床表现、细菌培养及药敏试验给予足量、有效抗生素,以控制感染。②给予全身支持治疗,补充营养,必要时予以补液、输血,以增强机体抵抗力。③一旦确诊骨髓炎,急性期应尽早拔除病灶牙,使脓液从牙槽窝得到引流,防止感染在骨髓腔内扩散,以起到减压和引流的作用。如拔牙后症状仍未减轻可凿开骨皮质敞开髓腔,以保持引流通畅。④如形成软组织脓肿或骨膜下脓肿时,应及时切开引流,并保持其通畅,以防再次急性发作。⑤剧烈疼痛者,应给予镇痛剂。⑥保持口腔清洁。

(2)慢性期

1)治疗原则:改善机体状况,保持引流通畅,及时拔除病灶牙,彻底清除病灶、去除死骨,并辅以药物治疗。

2)治疗方案:①药物治疗,使用抗生素和多种维生素以控制感染和促进死骨分离。同时调节饮食、增强体质,为手术治疗提供条件。②慢性中央性骨髓炎常有大块死骨形成,需行死骨摘除术以彻底清除病灶。③有条件者可采用高压氧治疗,有利于血管再生和骨组织生成,并有抑菌、杀菌作用。

(二)边缘性颌骨骨髓炎

疾病特征

继发于骨膜炎或骨膜下脓肿的骨密质外板的炎性病变,常在颌周间隙感染基础上发生。

(1)感染来源:最多为下颌智齿引起,多有下颌智齿冠周炎或咬肌间隙感染史。

(2)感染途径:炎症首先累及咬肌间隙或翼下颌间隙,随后侵犯骨膜发生骨膜炎,形成骨膜下脓肿,再损坏骨皮质,造成皮质骨坏死。如治疗不及时,炎症可向颌骨深层骨髓腔扩散。

(3)下颌骨为好发部位,其中又以下颌升支、下颌角最多见。

(4)按疾病过程可分为急性和慢性;按骨质损坏的病理及影像学特点可分为骨质增生型和骨质溶解型。

1)急性期:①有下颌智齿冠周炎急性发作史;②张口受限;③咬肌区红肿、压痛明显;④如脓肿形成,可有凹陷性水肿;⑤早期难以确诊,症状与咬肌间隙、颞下颌间隙感染相似;⑥患者可有发热、白细胞计数增高等全身症状。

2)慢性期:①病程延续较长且反复发作。②下颌角腮腺咬肌区出现炎性浸润硬块、轻微压痛,无波动感。③不同程度张口受限,进食困难。④脓肿自行穿破处或切开引流区,可见长期溢脓的瘘管,有时脓液内混杂有死骨碎屑。循瘘管探查,可触及粗涩骨面,当瘘管阻塞时,炎症又可急性发作。炎症发展深入到骨髓腔时,感染在骨髓腔内扩散,则可并发中央性骨髓炎。⑤一般全身症状不明显。⑥X线片检查可见骨质疏松脱钙,骨皮质不光滑,有小片死骨形成,或骨质增生硬化。

诊断要点

(1)有下颌智齿冠周炎病史。

(2)边缘性骨髓炎急性期症状与间隙感染表现相似,多数是在脓肿形成后进行切开引流时才发现骨面粗糙,经X线片检查后才予以确诊。

(3)慢性期瘘管形成后,长期溢脓经久不愈,可有小片死骨排出,用探针自瘘管内探查可触及骨面粗糙。

(4)X线表现为骨皮质疏松脱钙、表面粗糙,或骨质增生硬化。有时可见小块薄片状死骨,与周围正常骨组织边界不清。

鉴别诊断

(1)中央性颌骨骨髓炎:常有急性化脓性根尖周炎及根尖脓肿病史,炎症先后破坏骨髓、骨密质,再形成骨膜下脓肿或蜂窝织炎。而边缘性骨髓炎常继发于下颌智齿冠周炎,先形成骨膜下脓肿或蜂窝织炎,再破坏骨密质,很少破坏骨松质。中央性骨髓炎所累及的牙多数松动、牙周有明显炎症;边缘性骨髓炎的病原牙多无明显松动或牙周炎症。中央性骨髓炎可形成大块死骨,X线检查可见死骨与周围骨质边界清晰;而边缘性骨髓炎形成的死骨较小,呈薄片状,与周围骨质边界不清。

(2)颌骨成骨性骨肉瘤:早期为无痛性肿块,继发感染后可出现炎症表现;而边缘性骨髓炎一开始即出现肿痛等炎症反应。成骨性骨肉瘤患部可出现间歇性麻木和疼痛,很快转变为持续性剧痛。X线表现为溶骨性改变或日光放射状骨质增生;边缘性骨髓炎则表现为骨皮质疏松脱钙或骨质增生,无放射状骨质增生。需通过病理检查确诊。

治疗要点

(1)急性期:全身抗感染支持,如咬肌间隙脓肿形成则需切开引流。

(2)慢性期:需行病灶清除术。慢性边缘性颌骨骨髓炎所形成的死骨较表浅,故其病灶清除以刮除为主。手术时暴露下颌升支,仔细检查下颌骨内、外侧骨板,彻底清除病变骨质及增生或溶解的骨膜至坚硬骨面,同时刮净脓性肉芽组织,拔除病灶牙。术中注意清除咬肌骨膜面残留死骨片。留置引流条至无分泌物溢出后抽除。

(三)新生儿颌骨骨髓炎

新生儿颌骨骨髓炎是指在新生儿出生后3个月内发生的化脓性中央性颌骨骨髓炎,临床上比较少见。主要发生在上颌骨。感染来源主要为血源性,其次为局部创伤感染,最常见的病原菌为金黄色葡萄球菌。

疾病特征

患儿发病突然,全身感染症状重,可出现昏睡、意识不清等中毒症状。白细胞计数明显增高,中性粒细胞增加。患儿最初表现为眶下及内眦部皮肤红肿,病变迅速向眼睑周围扩散,发展为眶周蜂窝织炎。随后感染很快波及上牙槽嵴而出现上牙龈及硬腭黏膜红肿,形成骨膜下脓肿、眶下区皮下脓肿。在龈缘、腭部及鼻腔破溃溢出,形成瘘管。后期从瘘口排出颗粒状死骨及坏死牙胚。新生儿颌骨骨髓炎死骨形成后,影响了上颌骨和牙颌系统的发育,加上面部瘘管造成的瘢痕,可遗留严重的面颌畸形。如未有效控制炎症,可发生严重并发症,如脑脓肿、败血症等,甚至危及患儿生命。

由于新生儿骨质钙化程度低及不能合作等因素,X线检查在诊断死骨形成上帮助不大。

诊断要点

(1)起病急,全身症状严重。

(2)早期为面部、眶下皮肤红肿,很快发展成眶周蜂窝织炎,并累及口内牙龈和硬腭黏膜。炎症突破骨膜形成瘘管后转为慢性。

鉴别诊断

需与眶周蜂窝织炎鉴别。新生儿颌骨骨髓炎常因出现眶部症状而先至眼科就诊,从而忽视了上颌骨病变,常需与眶周蜂窝织炎相鉴别。眶周蜂窝织炎常见于6个月以上的婴儿,并且不会出现口内及硬腭部的肿胀。

治疗原则

(1)早期确诊、早期治疗。

(2)首先应用足量有效抗生素,可先选广谱抗生素,待细菌培养及药敏试验后再及时调整抗生素的应用。同时,给予必要的对症治疗及支持疗法,注意水、电解质平衡,重症患儿予以输血或输血浆。

(3)一旦脓肿形成,应早期切开引流。如全身中毒症状明显,即使脓肿未形成,也可局部切开引流,以缓解全身中毒症状。

(4)不急于行死骨清除术,尽量建立通畅引流。慢性期应先冲洗瘘管,排出已分离的死骨片或坏死牙胚。必须手术时也仅摘除已分离的死骨,尽量保留骨质,否则会加重颌骨破坏和损伤牙胚,影响颌骨发育,造成术后畸形。

若已发生面部瘢痕及畸形,可待二期整复。

二、放射性颌骨坏死(骨髓炎)

(1)头颈部恶性肿瘤在进行大剂量放射治疗后,引起放射性颌骨坏死,继发感染而发生放射性颌骨骨髓炎,是放射、损伤、感染 3 种因素的总和。

(2)放射性颌骨坏死的发生与放射源、个体耐受性、照射方式,尤其是放射总剂量密切相关。放射剂量越大,组织萎缩性变越严重。一般在放射剂量>60 Gy,颌骨即可发生无菌性坏死。

(3)随着放射线在头颈部恶性肿瘤治疗中的日趋普及,放射性颌骨坏死和其继发性颌骨骨髓炎日益增多。其病程绵延反复,常引起颌面部缺损畸形,严重影响患者生存质量。

疾病特征

(1)病程较长,往往在放射治疗后数月乃至数年才出现症状。

(2)下颌骨多见,与上颌骨的比为(2~4):1。

(3)患者全身衰弱、消瘦、贫血,呈慢性消耗性衰竭。

(4)初期呈持续性针刺样剧痛,可向邻近区域放射,常伴有口腔黏膜的破溃、肿胀。随着病程的发展,口腔黏膜或面部皮肤瘘管形成,经久不愈,长期流脓;拔牙或其他损伤后创口经久不愈,导致黑褐色死骨外露。此时,由于病变组织的坏死脱落,建立了有效的引流,疼痛缓解为慢性钝痛。

(5)死骨分离速度缓慢,死骨与正常骨之间界限不清。

(6)患者唾液分泌减少,牙容易发生猖獗龋,继发牙源性感染。

(7)病变发生于下颌支时,因咀嚼肌萎缩及纤维化可出现明显的张口受限。

X 线检查可见病变区骨质破坏、密度降低、有斑块状透光区、无骨质增生和骨膜反应,有时可见病理性骨折。

诊断要点

(1)有头颈部恶性肿瘤放射治疗史。

(2)放射区出现经久不愈瘘口或拔牙后创口不愈,骨组织外露呈黑褐色。

(3)患者呈慢性消耗性衰竭、消瘦及贫血。

预防

(1)制订周密的放疗方案。放射治疗前,应估计到可能发生放射性骨坏死,而采取相应的预防措施,在提高放射治疗生存率的同时将并发症的发生率降至最低,改善患者的生存质量。

(2)在放疗开始前,应常规进行口腔洁治,清除牙石。对口腔内可能引起感染的病灶牙应积极处理。龋齿治疗时应选用非金属材料充填,并去除口腔内的金属充填物和金属修复体。拔除残根、残冠、阻生牙及患有重度牙周炎的患牙。拔牙一般安排在放射治疗前 2~3 周,这样可以减少放疗后因牙齿的炎症而诱发放射性骨坏死的风险。

(3)放疗开始后,嘱患者戒烟、戒酒,避免刺激性食物。发现口腔内溃疡时应积极处理并加强口腔护理。

(4)在放射治疗结束后,仍应注意口腔清洁,定期检查,及时充填龋齿。局部含氟药物的运用可预防放射治疗后继发龋的发生,从而减少因继发的牙髓或根尖周炎症诱发颌骨放射性骨坏死的风险。一般在放疗结束后 3 年方可考虑拔牙,且每次宜拔 1～2 颗牙。术前、术后均应使用抗生素预防感染,术中尽可能将创伤减至最低。

治疗原则

(1)全身支持治疗:患者由于处于全身慢性消耗性衰竭状态,需加强营养,必要时予以输血,以改善全身状况,为手术创造条件。

(2)抗生素应用:适时应用抗生素控制感染,如给予含抗生素的漱口液含漱或局部冲洗。疼痛剧烈者应对症予以镇痛药物。

(3)高压氧治疗:在排除肿瘤复发可能后可行高压氧治疗,以促进死骨分离。高压氧治疗对颌骨放射性骨坏死的早期效果明显,有利于病变组织的愈合;如死骨形成后则效果很差。同时,对于继发感染形成放射性骨髓炎的患者不建议使用高压氧治疗。

(4)注意保持口腔卫生:戒烟、戒酒,避免刺激性食物损伤口腔黏膜,尽力保持和维护口腔黏膜的完整性。

(5)死骨未分离前,可在局部用低浓度过氧化氢溶液或抗生素溶液反复冲洗,并用咬骨钳分次咬除暴露于口腔内的死骨,以减少感染和局部刺激。

(6)手术治疗

1)死骨摘除:是一种姑息性的治疗方法,通过一次或多次手术将坏死的骨组织及周围累及的软组织尽量清除彻底,将碘仿纱条填塞入创面内,待肉芽组织自行覆盖或之后进行Ⅱ期修复。此类手术的主要目的在于去除坏死组织,改善引流。

2)颌骨切除术:在诊断明确、患者全身条件允许的情况下,可在早期行死骨切除术(无须等死骨完全分离后才行手术)。原则上应在正常骨组织内施行手术,以防复发。对于受累的软组织,应在切除颌骨同时一并切除,防止术后创口不愈。

3)遗留的组织缺损可做同期或Ⅱ期修复。随着显微外科技术的发展,采用血管化骨(肌)皮组织瓣移植来修复颌骨和软组织缺损被认为是颌骨放射性骨坏死术后重建的理想方法。由于移植的血管化骨(肌)皮组织瓣具有丰富的血供,在利于保持移植组织活性的同时改善了放射损伤后受植区的血液供应。根据缺损范围大小,可选择髂骨肌皮瓣、腓骨肌皮瓣、肩胛骨皮瓣等。

第二节　智齿冠周炎

智齿冠周炎是指智齿(第三磨牙)萌出不全或阻生时,牙冠周围软组织发生的炎症,是口腔颌面外科门诊的常见病之一,大多发生在 20～30 岁智齿萌出期的年轻人。智齿冠周炎发病主要为局部因素如冠周盲袋、牙位不正、对颌牙创伤等,亦与全身性因素相关,如上呼吸道感染、体弱、疲劳等。

一、疾病特征

(1)冠周炎通常可分为急性冠周炎和慢性冠周炎。

（2）急性期早期表现为局部肿痛不适，咀嚼、吞咽时疼痛。

（3）如感染未经控制，可出现明显的自发性或放射性疼痛，面颊部肿胀明显，咀嚼肌受累引起不同程度的张口受限，咀嚼、吞咽困难等症状。智齿冠周牙龈红肿明显，盲袋溢脓，颊侧或远中脓肿形成。还可以并发相邻间隙感染，出现相应症状。

（4）急性期常伴有全身症状出现，如发热、畏寒、头痛、白细胞计数升高等。

（5）慢性冠周炎者临床上多无自觉症状，仅表现为局部轻微红肿、压痛，冠周溃疡或咬痕。

（6）局部检查可探及智齿萌出不全，也可通过 X 线检查发现智齿的存在。反复发作的智齿冠周炎在 X 线片表现为冠周骨组织破坏。表现为冠部周围骨间隙变大，皮质骨白线不连续，部分边界模糊，周围骨质明显吸收。近中或水平位阻生智齿还可见不同程度的根周骨吸收，邻牙远中牙根暴露。

（7）智齿冠周炎可直接蔓延或经淋巴管扩散，引起邻近组织及间隙的感染。常见的扩散途径如下。

1）炎症向磨牙后区扩散，形成骨膜下脓肿，脓肿可由咬肌前缘和颊肌后缘间形成皮下脓肿，并可穿破皮肤形成面颊瘘。

2）炎症沿下颌骨外斜线向前，在下颌第一磨牙颊侧前庭黏骨膜下形成脓肿，破溃后形成瘘管。

3）炎症沿下颌支外侧或内侧向后扩散，可分别引起咬肌间隙、翼下颌间隙感染。此外，亦可导致颊间隙、下颌下间隙、口底间隙、咽旁间隙感染或扁桃体周脓肿的发生，还可导致边缘性骨髓炎。同时，炎症可经由血循环扩散，引起脓血症、脓毒血症及全身中毒性休克等严重并发症。

二、诊断要点

冠周炎的诊断一般并不困难，通过询问病史、临床症状和局部检查基本可以确诊。X 线检查可帮助确定阻生牙的位置、牙根形态、生长方向和牙周状况。

三、鉴别诊断

（一）单纯牙龈咬𬌗创伤

表现为第二磨牙的远中牙龈黏膜糜烂、溃疡，表面有压痕。主要是由于对𬌗牙伸长导致的咬合创伤。X 线检查可见第二磨牙远中无阻生牙存在。一般拔除对𬌗牙即可止痛。

（二）第二磨牙牙髓炎或根尖周炎

近中斜位或水平位阻生智齿引起的第二磨牙远中颈部龋，由于位置隐蔽不易早期发现。当龋坏发展至急性牙髓炎或根尖周炎时，因智齿的存在易误诊为冠周炎。X 线检查可见第二磨牙远中龋或有根尖阴影，常伴有第二磨牙冷热刺激痛或叩痛，即可明确诊断。

（三）下颌第一磨牙根尖周炎

有时下颌冠周炎反复感染，在口腔前庭下颌第一磨牙龈颊沟处出现瘘管，这是急性炎症时骨膜下脓肿向阻力薄弱的嚼肌前缘侵犯所致，此时应注意，不要误诊为下颌第一磨牙的感染。X 线检查可见阻生齿存在，下颌第一磨牙根尖无阴影。临床检查可见第一磨牙无叩痛、龋坏。

（四）肿物继发感染

如果肿物为早期无明显症状者，同时有智齿存在，易误诊为冠周炎，需行 X 线检查以排除颌骨囊肿或肿瘤可能。如牙龈出现溃疡、糜烂或组织增生时,需考虑牙龈癌,必要时可行病理检查以明确诊断。

四、治疗原则

(一)智齿冠周炎的治疗原则

(1)急性期应以消炎、镇痛、切开引流、防止扩散,增强全身抵抗力的治疗为主。

(2)慢性期则应根据智齿的生长情况,去除病灶牙,以防止复发。

(二)冠周冲洗、涂药

用生理盐水、3%过氧化氢溶液反复交替冲洗龈袋,冲洗时应将弯针头插入远中盲袋深部缓慢冲洗,如仅在盲袋浅部冲洗则无法将袋内积物冲净。拭干后用牙科镊子置入具有安抚、消炎、烧灼、止痛作用的药物,如碘甘油或碘酊等。上药前需询问有无碘过敏史。本方法具有较好的消炎、镇痛、清洁作用。

(三)局部含漱

应用温热生理盐水或其他含漱液口内含漱,具有保持口腔卫生和改善局部血液循环的作用。仅适用于亚急性期和炎症平稳期,在炎症急性发展和全身情况不佳时忌用,以防止炎症扩散。

(四)切开引流

冠周脓肿已经形成者可行脓肿切开引流术。如冠周龈瓣较厚、盲袋紧闭而引起引流不畅者,则无论有无脓肿形成均需行切开引流。可在表面麻醉下沿近、远中向切开盲袋,切开后用3%过氧化氢溶液和生理盐水交替冲洗,置入引流条建立引流。

(五)抗感染及支持治疗

在局部治疗基础上,结合患者全身情况,合理使用抗生素和解热止痛药物。因其常见致病菌为金黄色葡萄球菌,可使用抗金黄色葡萄球菌抗生素。伴有全身不适者,应予以增加营养、注意休息、合适饮食等全身支持治疗。张口受限导致进食困难者,可予以静脉输液,以补充营养、维持水电解质平衡。炎症控制后,应根据智齿的生长情况进行处理,选择拔牙或龈瓣切除术,以避免冠周炎再复发。如有长期不愈的瘘管,须在拔牙同时刮除瘘管内的肉芽组织。龈瓣切除术仅适用于牙位正常且有足够萌出位置的智齿,并与对颌牙有正常的咬合关系。手术采用局部浸润麻醉,龈瓣切除范围以将智齿远中牙冠完全或大部暴露不再复发冠周炎为准。切除后在远中创面内填放适量碘仿纱条,以促进上皮生长,可缝合1～2针作为固定。

第三节　颌面部外伤

一、牙槽骨骨折

(一)疾病特征

(1)常发生于儿童、青少年及成年患者,通常由于摔倒、运动损伤、交通事故等引起。

（2）多见于上颌前牙区。

（3）常合并牙损伤（如牙挫伤、冠折、根折、冠根联合折及牙脱位等）及周围牙龈、唇等软组织的撕裂。当摇动损伤区的牙时,可见邻近数牙及骨折片随之移动。

（4）咬合关系紊乱。

（5）影像学检查,颌骨 X 线片、X 线牙片、CT 等可见骨折线。

（二）诊断要点

（1）有明确外伤史。

（2）多个患牙及其根尖部牙槽骨可整体移动,软组织存在撕裂伤。

（3）咬合紊乱。

（三）治疗原则

（1）手法复位骨折段,恢复正常的咬合关系。

（2）早期稳定骨折段,用牙弓夹板及金属丝与骨折段外的正常邻牙固定,牙弓夹板至少跨过骨折线 3 个牙位,固定 4 周。仅有牙槽骨骨折,而不伴发上、下颌颌骨骨折者,可做单颌牙弓夹板固定。

（3）严密关闭软组织创面,防止骨组织暴露,以避免细菌侵入。

（4）伴有牙损伤（冠、根折,牙髓坏死等）需治疗患牙。

二、上颌骨骨折

（一）疾病特征

（1）上颌骨受到巨大外力如车祸、高空摔落、钝器伤等作用后,根据受力部位的不同,导致相应上颌骨薄弱线的骨折。

（2）上颌骨骨折分类

1）Le Fort Ⅰ型骨折:又称上颌骨低位骨折或水平骨折。骨折线从梨状孔水平、牙槽突上方向两侧水平延伸至上颌翼突缝。

2）Le Fort Ⅱ型骨折:又称上颌骨中位骨折或锥形骨折。骨折线自鼻额缝向两侧横过鼻梁、眶内侧壁、眶底和颧上颌缝,再沿上颌骨侧壁至翼突。有时可波及筛窦达颅前窝,出现脑脊液鼻漏。

3）Le Fort Ⅲ型骨折:又称上颌骨高位骨折或颅面分离骨折。骨折线自鼻额缝向两侧横过鼻梁、眶部、经颧额缝向后达翼突,形成颅面分离,常导致面中部拉长和凹陷。此型骨折多伴有颅底骨折或颅脑损伤,出现耳、鼻出血或脑脊液漏。

（3）严重的上颌骨骨折,如 Le Fort Ⅱ型、Le Fort Ⅲ型骨折常伴有颅脑外伤、颅底骨折,可有脑脊液鼻漏或耳漏。

（4）眶内、眶周组织出血、水肿,导致"眼镜症"或"熊猫眼"。

（5）面部畸形,主要是凹陷畸形,如面中部"盘形面""马面"等。

（6）神经症状,主要是眶下神经受损导致其支配的皮肤、黏膜区域感觉障碍。

（7）眼球可有移位、内陷,导致运动受限、复视等。

（8）骨折段移位,一般常出现上颌骨向后下方向移位。

（9）咬合关系紊乱。常出现早接触,甚至前牙开𬌗。

（10）影像学检查:X 线华特氏位片、X 线颅底位片、CT、三维 CT 等可显示骨折线。

(二)诊断要点

(1)有明确外伤史。

(2)Le Fort Ⅱ型、Le Fort Ⅲ型骨折常伴有颅脑外伤、颅底骨折,可有脑脊液鼻漏或耳漏。

(3)眶周、眶内组织水肿、出血,面部凹陷、伸长。

(4)眼球内陷导致运动受限、复视。

(5)咬合关系紊乱。

(三)治疗原则

(1)如合并颅脑或重要脏器损伤,全身情况不佳,应首先抢救患者生命,待全身情况好转后再行骨折处理。昏迷的患者禁止行颌间固定。

(2)伤后短期内骨折未发生错位愈合,或小儿、老年人不适宜手术者,可考虑非手术治疗:上下颌牙弓夹板固定后行颌间牵引、颅颌牵引复位等。如行颌间牵引需固定 4～6 周,并辅以头帽颏兜托颌骨向上制动 4～6 周。

(3)开放性骨折、复杂性骨折、有骨缺损的骨折、移位明显的骨折、陈旧性骨折可行手术治疗。随着坚固内固定(rigid internal fixation,RIF)技术的进步,手术治疗上颌骨骨折已被广泛应用。Le Fort Ⅰ型、Ⅱ型骨折等低位上颌骨骨折一般选用口内上颌前庭切口入路;Le Fort Ⅲ型等上颌骨高位骨折,通常采用冠状切口入路,配合口内切口和面部小切口入路。骨折无须全断面对位,但需注意恢复颧牙槽嵴等垂直力柱。一般术中不对上颌窦做专门处理,如果上颌窦没有炎症,无须搔刮,应尽量保留上颌窦黏膜,除非上颌窦已有感染,才考虑同期做上颌窦根治术。

(4)上颌骨骨折一般都为低应力骨折,可选用钛金属小型接骨板固定,或选用可吸收材料接骨板固定。

(5)手术后为稳定咬合关系,颌间固定 2～3 d。

(6)术后进流食 2 周,软食 4～6 周。

三、下颌骨骨折

(一)疾病特征

(1)下颌骨占据面下 1/3 及两侧面中 1/3,位置突出,较易受损伤而致骨折。

(2)骨折多发生于下颌骨力学上薄弱区域:正中联合、颏孔区、下颌角、髁突、颈部等。

(3)骨折段移位及异常动度:下颌骨骨折常因致伤力、肌肉牵拉、牙齿的存在而使骨折段发生移位,移位后的骨折段可存在异常活动度及骨摩擦音。

(4)咬合关系紊乱:可出现早接触、开𬌗、反𬌗等多种情况。

(5)神经症状:下颌骨骨折时常因损伤下牙槽神经而出现下唇感觉障碍。

(6)功能障碍:主要表现为张口受限,进食困难。

(7)牙龈撕裂和牙齿损伤:口内骨折线周围的牙龈撕裂和出血,还可伴有牙齿松动、折断、移位等。

(8)骨折发生移位后,可造成面部畸形,其中以下颌偏斜畸形较为常见。

(9)影像学检查:下颌 X 线全景片、头颅后前位片、CT、三维 CT 等均可显示骨折线。

(二)诊断要点

(1)有明确外伤史。

(2)因损伤下牙槽神经而致下唇麻木。

(3)下颌骨异常骨活动及骨摩擦音。

(4)张口受限。

(5)咬合关系紊乱。

(三)治疗原则

(1)非手术治疗:骨折发生后 1~2 周,较为简单的骨折,可在手法复位或牵引复位至咬合关系基本正常后,颌间牵引固定 4~6 周。对于无牙颌或牙齿大部分缺失的患者,难以用普通的带钩牙弓夹板固定,可以使用颌间固定(inter maxillary fixation,IMF)螺钉旋入牙槽嵴代替牙齿固位做颌间固定。

(2)手术治疗:骨折发生 2~3 周或陈旧性骨折、较为复杂的骨折、开放性骨折、无牙颌、感染的下颌骨骨折等,需手术切开复位后坚固内固定。如术后咬合关系不佳,需颌间牵引至正常咬合关系。下颌角骨折可选用沿下颌角切口行常规钛板坚固内固定,也可选择口内磨牙后区角形切口、外斜线张力带固定;颏及颏旁骨折用口内下颌前庭沟切口,复位后动力加压接骨板(dynamic compression plate,DCP)加压固定或拉力螺钉固定;下颌骨体部骨折可用口外切口或口内切口,骨折复位后用小型接骨板固定,也可直接用拉力螺钉进行固定。

(3)术后给予流食 2 周,软食 4~6 周。

(4)对于骨折线所涉及的牙齿,除影响复位的下颌智齿、有明显感染的牙齿以及牙颈部以下折断的牙齿,应尽量保留,以利于骨折的复位固定和后期的咬合重建。

四、髁突骨折

(一)疾病特征

(1)关节区受打击常常造成髁突直接骨折,颏部和下颌角受打击可导致髁突因对冲伤而造成间接骨折。直接骨折多发生在髁突头,间接骨折多发生在髁突颈或髁突颈下。

(2)髁突骨折可因外耳道破裂而出现外耳道出血。

(3)髁突骨折后,一般表现为关节区疼痛、肿胀、张口受限。于耳屏前或外耳道前壁触诊,髁突运动减弱或消失。

(4)单侧骨折时,𬌗关系呈患侧后牙接触,前牙和健侧后牙开𬌗;双侧骨折时,𬌗关系呈后牙接触,前牙开𬌗。

(5)髁突骨折按其骨折线所在的平面分为以下几种。

1)髁突头骨折:位于髁突颈狭窄处以上部分的骨折。

2)髁突颈骨折:为囊外骨折。

3)髁突颈下骨折:位于髁突以下从前方的乙状切迹最深点到下颌支后凹的最深点。

(6)影像学检查:主要包括 X 线片(如头颅后前位、下颌全景片、许勒位片)、CT、三维 CT 等可从不同角度显示骨折部位。

(二)诊断要点

(1)髁突直接或间接对冲伤等外伤史。

(2)髁突活动减弱或消失。

(3)患侧后牙早接触,健侧开𬌗。如为双发髁突骨折,则出现双侧后牙早接触,前牙开𬌗。

(4)影像学证据。

(三)治疗原则

髁突骨折

髁突骨折是否需要手术,主要取决于以下 4 个因素。

(1)骨折线高低:低位髁突颈和髁突颈下骨折倾向于手术复位固定。

(2)骨折块移位程度:严重移位或脱位的骨折倾向于手术复位固定。

(3)升支垂直高度:升支垂直高度明显降低继发错𬌗者倾向手术复位固定。

(4)髁突移位角度:髁突骨折后,髁突与移位角度明显者倾向手术复位固定。

一般认为,髁突颈和髁突颈下骨折移位角度 30°~45°,升支垂直高度降低 4~5 mm,应作为手术治疗的适应证。

非主动治疗

主要针对髁突骨折没有明显移位的患者,给予软食并定期随访。

保守治疗

(1)在儿童,几乎所有类型的髁突骨折首先采用保守治疗。骨折早期,可戴一个 1~2 mm 厚的软𬌗垫,用以降低髁突,缓解急性期症状,同时用头帽颏兜托下颌向前上,在𬌗垫的引导下纠正错𬌗,并适当制动,经 7~10 d 开始进行张口训练,与此同时要特别警惕出现继发关节强直的可能。

(2)在成人,髁突骨折但𬌗关系正常者,只需用头帽颏兜制动 1~2 周,随即配合理疗进行张口训练即可。如骨折移位形成错𬌗,必须通过颌间牵引恢复𬌗关系。

手术治疗

髁突骨折坚固内固定主要有两种方法:小型接骨板固定、轴向拉力螺钉固定。

(1)小型接骨板固定

1)手术时机:最好在伤后 12 h 内进行,因此时软组织尚未出现明显肿胀,但由于患者受到就诊条件限制,一般难以做到。因而手术一般选择在骨折 5~7 d,肿胀已基本消退时进行。

2)手术入路:低位髁突颈和髁突颈下骨折,常采用颌后切口;高位髁突颈骨折,采用耳屏前切口;髁突颈斜行骨折可采用两者联合切口。

3)骨折复位:骨折复位时,先用巾钳夹持下颌角,将下颌升支向下牵拉以扩展复位空间,找到骨折块,解剖复位。

4)接骨板的放置与固定:按生物力学固定原则,接骨板应放置在张应力区,作张力带固定,否则就会影响固定稳定性。

(2)轴向拉力螺钉固定:一般适用于低位髁突颈和髁突颈下横断面骨折,选择环下颌角切口,骨折复位后在骨折线下方升支外侧去除部分皮质骨,打入拉力螺钉,旋入螺帽,直至产生拉力效果。

五、颧骨颧弓骨折

(一)疾病特征

(1)颧骨、颧弓是面侧部比较突出的部分,常因斗殴、车祸、高空摔伤而发生骨折。

(2)骨折常发生在颧骨与上颌骨、额骨、蝶骨和颞骨相关联的薄弱部位,故也称为颧上颌骨复合体骨折。

(3)颧面部塌陷畸形。

(4)张口受限。

(5)眼球内陷、移位,产生复视。

(6)眶下区麻木。

(7)眶周、眼睑、结膜下瘀斑。

(8)颧骨颧弓骨折分类:1961 年 Knight 和 North 提出六分类法,简称 KN 分类。

Ⅰ型:骨折无移位。

Ⅱ型:单纯颧弓骨折。

Ⅲ型:颧骨体骨折、向后外下移位,无转位。

Ⅳ型:颧骨体骨折,内转位,左侧逆时针、右侧顺时针,X 线片显示眶下缘向下、颧骨额突向内移位。

Ⅴ型:颧骨体骨折,外转位,左侧顺时针、右侧逆时针,X 线片显示眶下缘向上、颧骨额突向外移位。

Ⅵ型:复杂型骨折。

Ⅱ型、Ⅴ型骨折复位后相对稳定,无须特别固定;Ⅲ型、Ⅳ型、Ⅵ型骨折复位后不稳定,应给予妥善固定。

(9)影像学检查:华特氏位、CT、三维 CT 等可帮助确定骨折线。

(二)诊断要点

(1)有明确外伤史。

(2)颧面部塌陷。

(3)可有张口受限、复视等功能障碍。

(4)影像学证据。

(三)治疗原则

(1)如仅有轻度移位、畸形不明显,无明显功能障碍者(如张口受限、复视等),可选择巾钳牵拉复位、颧弓单齿钩切开复位、口内入路切开复位、前庭沟入路切开复位、下颌升支前缘入路切开复位、颞部入路切开复位等无须固定、创伤较小的保守治疗。

(2)陈旧性骨折、畸形明显,有明显张口受限、复视等功能障碍者,需手术切开复位后坚固内固定。手术切口常选择口内前庭切口入路,根据需要可附加眉弓切口和下睑缘切口,当伴发颧弓骨折移位时需要做头皮冠状切口。

(3)颧骨骨折复位固定后,要根据 CT 提示进一步探查眶底,如眶底缺损直径>5 mm,应用眶底板或其他材料、自体骨(肋骨或顶骨骨板)进行修补,恢复眶容积,改善眼球内陷、复视等症状。

(4)可吸收内固定材料可应用于颧骨颧弓骨折的固定,因为这是面部骨骼的一个低应力区。可吸收接骨板的优点是随着骨折愈合,植入体可自动吸收,以便骨折及时承载,发生功能性改建,而不会产生应力遮挡,接骨板和螺钉也无须二次取出。

第四节 颞下颌关节疾病

一、颞下颌关节紊乱病

(一)疾病特征

(1)好发于青壮年,发病率女性高于男性。

(2)病程长,反复发作。每次发作与劳累、紧张、忧虑、寒冷及不良咬合习惯有关。

(3)关节区疼痛:疼痛部位包括颞下颌关节及周围咀嚼肌;疼痛形式有自发痛及下颌运动时疼痛,如开口时疼痛和咀嚼痛。

(4)关节运动障碍和(或)下颌运动异常:如开口度、开口型异常,关节绞锁。

(5)关节弹响或杂音。

(6)其他:如头痛、耳闷、耳鸣、听力下降等。

(7)该病常分为以下类型

1)功能紊乱类:翼外肌功能亢进、咀嚼肌痉挛、关节盘后区损伤等。

2)结构紊乱类:关节囊和关节盘附着松弛,关节盘、髁突相对移位。

3)器质性破坏:关节盘穿孔、破裂,髁突骨质破坏。

(二)诊断要点

由于颞下颌关节紊乱病的分类及命名较复杂,至今且尚未完全统一。

(三)鉴别诊断

肿瘤

颞下颌关节区或颌面深部肿瘤也可引起张口受限及疼痛。如颞下颌关节良性和恶性肿瘤、颞下窝肿瘤、翼腭窝肿瘤、上颌窦后壁肿瘤及腮腺恶性肿瘤等,可根据病史及借助影像学检查(增强 CT 或 MRI)进一步鉴别。

各种颞下颌关节的急 慢性炎症

如颞下颌关节急性化脓性关节炎,类风湿性关节炎累及颞下颌关节,急性或慢性创伤性关节炎等。一般均有感染史和创伤史,结合检查不难鉴别。

耳源性疾病

各种外耳道、中耳的急性化脓性疾病可累及颞下颌关节区,影响开口和咀嚼,可借助耳科检查加以鉴别。

癔症性牙关紧闭

癔症性牙关紧闭属于神经官能症的一种,多为年轻女性患者,常有癔症史,无器质性病变基础,发病急,常因受某种精神刺激而发病,可突然出现开口困难或牙关紧闭,如伴有全身其他肌痉挛或抽搐时,易鉴别。

破伤风牙关紧闭

一般都有外伤史,前期常有全身乏力、头晕、咀嚼不适及肌肉酸痛,面部呈特殊的"苦笑"面容或伴有面肌抽搐,症状为持续性发展,可伴有颈项强直、角弓反张。

茎突过长综合征

常伴有咽痛、咽部异物感或梗阻感,吞咽时加重,有时可有耳鸣、流涎、失眠等神经衰弱表现,影像学常显示茎突长度过长或偏斜、弯曲等。

颈椎病

疼痛与开口、咀嚼等无关,常与颈部姿势及活动状态有关,可伴有手的感觉和运动异常,借助影像学检查可加以鉴别。

颞下颌关节特异性感染

如结核性颞下颌关节炎、梅毒性颞下颌关节炎、放线菌病性颞下颌关节炎等。可借助各自的病原学检查进行鉴别。

(四)治疗原则

颞下颌关节紊乱病的治疗目的应该是消除疼痛,减轻不良负荷,恢复功能,从而提高生活质量。治疗前需对病情做出正确的诊断和分析,选择适宜的治疗方法,多采用综合治疗方案,按一定的治疗程序进行,即由简到繁、由保守治疗到非保守治疗、由可逆性治疗到不可逆性治疗。总体遵循以下原则。

(1)初发无器质性病变者,以保守治疗为主,包括各种药物对症治疗、物理治疗、局部封闭、关节腔内药物注射和冲洗治疗、𬌗治疗(如𬌗垫、调𬌗等)、心理支持疗法、肌训练疗法、修复治疗、正畸治疗。

(2)在治疗关节局部症状的同时,应关注患者的全身状况及精神状态,并给予积极的心理支持治疗。

(3)对患者反复进行健康宣教,使其能理解疾病性质及相关的发病因素,以便于能够控制生活中的不良行为(如大张口、咬硬物、单侧咀嚼、紧咬牙习惯等),进行自我保护,自我治疗。

(4)治疗过程中,需遵循一个合理的循序渐进的治疗程序。应先用可逆性保守治疗,如药物对症治疗、物理治疗、局部封闭、𬌗垫治疗等,然后再选择不可逆性保守治疗,如调𬌗、正畸和修复治疗,最后考虑手术治疗,包括关节镜外科及开放性手术。

(5)如关节疾患明确是由𬌗因素造成,简单的调𬌗即能解决问题,则首选相应的调𬌗治疗。

(6)有明确手术指征者,如关节器质性病变、关节强直等,首先考虑手术治疗,但需严格掌握手术适应证。

(7)近年来,一些治疗新方法逐渐发展起来,具有较好的应用前景。

1)关节腔灌洗术:可清除关节内炎症介质、致炎物质以及免疫复合物等,减弱或阻断在关节内的恶性自身免疫循环。

2)黏弹补充疗法:关节软骨的营养来自滑液,滑液还有润滑作用,减少关节运动时的摩擦力,研究发现滑液的高黏特性是由透明质酸所致。此疗法即在关节腔内注入透明质酸作为补充,具有减少摩擦力、保护软骨细胞、抑制关节内粘连、促进滑膜细胞再生和合成透明质酸、封闭痛觉感受器等功能,缺点是价格比较昂贵。

3)关节镜外科:目前颞下颌关节镜的应用已从单纯诊断性关节镜转向治疗性关节镜及诊治同时进行。应用关节镜不仅可以清洗、剥离粘连的关节,还可以复位固定移位的关节盘,甚至可以做髁突表面磨削及高位髁突切除、取出关节腔内的游离体等,在诸多方面已开始逐渐替代开放性关节手术治疗颞下颌关节紊乱病。

4)硫酸氨基葡萄糖的应用:硫酸氨基葡萄糖是关节软骨重要成分之一。研究表明硫酸氨基葡萄糖能保护软骨,即有抗感染作用,还有控制疼痛、减轻和逆转骨关节退行性变进展的作用,同时不良反应甚少,可长期使用。

二、颞下颌关节脱位

(一)急性前脱位

疾病特征

(1)下颌运动异常,呈开口状,不能闭口,唾液外流,咀嚼、吞咽困难。

(2)双侧脱位者,前牙呈开𬌗,仅在磨牙区有部分接触;下颌前伸、颏部前突、两颊变平、鼻唇沟可变浅或消失、脸形相应变长;耳屏前方触诊凹陷,在颧弓下方可触及脱位的髁突;X线片检查显示关节窝空虚,髁突位于关节结节前上方。

(3)单侧脱位者,上述症状仅见于患侧,中线偏向健侧,健侧后牙反𬌗。

诊断要点

(1)有大开口或创伤史。

(2)开闭口困难,下颌处于前伸位。

(3)耳屏前空虚,髁突脱出关节窝,可于颧弓下触及脱位的髁突。

(4)X线片可见髁突脱位于关节结节前上方。

(5)单侧脱位者症状表现在患侧,颏部中线及下前牙中线偏向健侧,健侧后牙呈反𬌗。

鉴别诊断

髁突颈部骨折:骨折可致局部血肿,髁突移位,动度异常,X线片检查可明确诊断。

治疗原则

(1)及时行手法复位,可选用口内法或口外法。复位前让患者做好思想准备,精神不宜紧张,咀嚼肌放松,必要时复位前可行颞下颌关节和咀嚼肌封闭或应用镇静剂。

(2)复位后限制下颌运动2~3周,开口度不宜>1 cm,可用颅颌绷带、颌间弹性牵引、弹力颏兜等。

(3)对药物引起的脱位,应选择不良反应小的替代药物。

(4)对外伤引起的脱位,若合并髁突骨折,下颌升支高度降低者,若条件允许可于磨牙区放置𬌗垫,先行颌间牵引,恢复下颌升支高度及咬合关系后,根据髁突骨折情况选择保守治疗或开放性手术治疗。

(二)复发性脱位(习惯性脱位)

疾病特征

(1)可为单侧,亦可为双侧。

(2)在下颌做大开口运动时发生,临床表现与急性前脱位相同。

(3)反复发作病史,有时下颌正常生理运动即可诱发。

(4)关节造影可见关节囊扩大,关节诸韧带附着松弛。

诊断要点

(1)临床表现似急性前脱位,但有时可自行复位。

(2)反复发作病史,下颌正常生理运动即可诱发,老年人、重病患者更易发生。

(3)关节造影可见关节囊松弛,关节附着撕脱;X线检查除表现为关节前脱位外,髁突、关节结节变平。

鉴别诊断

(1)髁突骨折:应有明确外伤史,X线片及CT检查可明确诊断。

（2）颞下颌关节肿瘤：因肿瘤生长致髁突移位，常为单侧性，逐渐加重，可影响开口度、开口型，影像学检查可进一步鉴别。

治疗原则

（1）手法复位，限制下颌运动。

（2）关节囊内硬化剂注射，使关节囊纤维化，从而限制髁突过度运动，但若使用不当，可引起严重并发症，如面神经瘫痪、骨关节炎等，应慎用。常用硬化剂有 50％ 葡萄糖注射液、无水乙醇、鱼肝油酸钠等。

（3）翼外肌内药物注射，尤其适用于老年痴呆或精神障碍患者，药物可选用 A 型肉毒杆菌毒素。

（4）手术治疗以限制髁突运动，去除阻碍髁突滑动的解剖结构。手术方法包括：关节囊紧缩术、关节结节增高术、关节结节凿平术、颧弓切开术、翼外肌切开术及关节镜外科手术等。

（三）陈旧性脱位

疾病特征

（1）为急性前脱位或复发性脱位未及时复位所致，脱位时间越久，症状越重，复位越困难。

（2）临床症状基本同前脱位，但下颌可做一定程度的运动。

（3）X 线片检查可见髁突位于关节结节前上方。

诊断要点

（1）临床症状和前脱位相同，但下颌可做一定程度的开闭口运动。

（2）前脱位数周或数月未复位者。

（3）X 线片检查可见髁突位于关节结节前上方。

鉴别诊断

颞下颌关节肿瘤：因肿瘤生长致髁突移位，常为单侧性，逐渐加重，可影响开口度、开口型，影像学检查可进行鉴别。

治疗原则

（1）因脱位时间过长，单纯手法复位较困难，可在全麻肌松药的作用下行手法复位。手法复位失败，可试行于后牙置斜坡状𬌗垫后行颌间弹性牵引复位，也可考虑行手术复位。

（2）术后配合颌间牵引，复位后下颌制动 3 周。

（3）脱位时间过长，手术无法复位时，可考虑切除粘连的髁突。

三、颞下颌关节强直

（一）关节内强直（真性关节强直）

疾病特征

（1）多发生于 15 岁以前的儿童，病因多为创伤及化脓性炎症，病程可达数年之久。可分为纤维性强直和骨性强直。

（2）临床表现主要为进行性开口困难至不能开口，面下部发育障碍、畸形，𬌗关系紊乱，髁突动度减弱或消失，下颌角前切迹加深，呼吸困难等。

（3）纤维性强直者开口度可达数毫米，骨性强直累及双侧关节者则表现为牙关紧闭。

（4）儿童骨性强直，因下颌骨具有弹性，仍可轻微开口。

（5）X 线片显示纤维性强直关节间隙变窄、模糊不清，骨质破坏；骨性强直关节间隙消失，髁突与关节窝融合呈骨性球状。

诊断要点

(1)有涉及颞下颌关节的创伤史、手术史或化脓性感染史。

(2)长期进行性开口困难或完全不能开口。

(3)在做开、闭口运动或侧方运动时,髁突动度明显减弱或消失。

(4)儿童时期发生的真性强直者有明显面下部发育畸形及牙列紊乱。

(5)纤维性强直下颌可有一定的开口度。

(6)影像学检查可进一步证实。

鉴别诊断

需与癔症性牙关紧闭、破伤风性牙关紧闭、肿瘤、智齿冠周炎致牙关紧闭等相鉴别。

治疗原则

(1)颞下颌关节纤维性强直行髁突切除术,骨性强直行颞下颌关节成形术。

(2)目前国内较多采用自体肋软骨移植进行重建,恢复下颌升支高度。

(3)手术应尽量保留原有关节盘,以降低强直复发概率,若关节盘无法保留,可考虑插入带血管蒂的颞肌筋膜瓣或其他替代物。

(4)术后 5～10 d 开始进行张口训练,以避免强直复发。

(二)关节外强直(假性关节强直/颌间挛缩)

疾病特征

(1)病变由位于关节外、上下颌间、上颌后份与下颌升支间、上下牙槽间的软组织或肌肉受损伤所产生的瘢痕挛缩所引起,患者常有严重外伤史、感染史、放疗史或不正确的外科手术史。

(2)临床表现为不同程度的开口受限、面颊部瘢痕挛缩或缺损畸形、髁突动度减弱或消失、颌骨发育畸形等。

(3)X 线片检查表现为关节结构正常,关节间隙清晰可见,偶可见颌间间隙狭窄,可有高密度影像。

诊断要点

(1)有创伤、放射治疗、Ⅲ°烧伤及坏疽性口炎等引起颌间瘢痕的病史。

(2)长期进行性开口困难或不能开口。

(3)髁突动度减弱或消失。

(4)面颊部可查及范围不等的颌间瘢痕。

(5)X 线片或 CT 检查显示髁突、关节窝、关节间隙清晰可见,偶可见颌间间隙狭窄,可有高密度影像。

鉴别诊断

应与颞下颌关节内强直、肿瘤、咀嚼肌痉挛、癔症及破伤风所致牙关紧闭等进行鉴别。

治疗原则

外科手术,包括以下方法:切断、切除颌间挛缩的瘢痕;凿开颌间粘连的骨质,恢复开口度;用移植皮片或皮瓣消灭创面;如伴有唇颊组织畸形,也应同时修复。

第五节　涎腺疾病

一、急性化脓性腮腺炎

(一)疾病特征

(1)唾液流量减少、导管逆行感染、机体抵抗力下降、腮腺区损伤及邻近组织急性炎症的扩散均可引起急性化脓性腮腺炎。

(2)多见于慢性腮腺炎急性发作,单侧腺体受累为主;如双侧同时发病,多为并发于全身疾病或腹部大型手术后。

(3)受累腺体肿大、疼痛、压痛;导管口红肿,可有溢脓。

(4)脓液穿破腮腺包膜后,可扩散形成蜂窝织炎。

(5)可有全身中毒症状,高热,白细胞总数增加,中性粒细胞比例明显上升,核左移,可出现中毒颗粒。

(6)肿胀压迫也可能发生暂时性面瘫,炎症消退后可复原。

(二)诊断要点

(1)腮腺区肿胀伴疼痛。

(2)张口轻度受限,受累腺体肿大、疼痛、压痛,导管口红肿,有脓性分泌物溢出。

(三)治疗原则

(1)抗感染治疗:由于致病菌主要为金黄色葡萄球菌,可选择第一代头孢和半合成青霉素等抗革兰阳性球菌的抗生素。也可根据脓液或血液培养加药敏试验的结果,选择最敏感的抗生素。

(2)支持疗法:纠正机体脱水及电解质紊乱,维持体液平衡,加强营养,提高机体抵抗力。

(3)局部治疗:炎症早期局部可给予热敷、理疗,也可饮用酸性饮料或口服1%毛果芸香碱以增加涎液分泌,促使脓液自导管口排出。

(4)使用温热消毒漱口液,保持口腔清洁,利于控制感染。

(5)脓肿已形成时应及时行切开引流。

(6)反复发作,治疗无效,造影显示腺体破坏、脓腔形成、导管扩张者,可行保留面神经腮腺切除术。

二、慢性复发性腮腺炎

(一)疾病特征

(1)慢性复发性腮腺炎分为儿童复发性腮腺炎和成人复发性腮腺炎。

(2)男性多见,可单侧或双侧发病。

(3)腮腺区反复肿胀伴不适,挤压腮腺可见导管口有脓液或胶冻状液体溢出。

(4)年龄越小,复发间隔时间越短,青春期后一般逐渐自愈,少数有迁延至成人期后痊愈。

(5)腮腺造影显示末梢导管呈点、球状扩张,排空迟缓,主导管及腺内导管未见异常。

(二)诊断要点

(1)单侧或双侧腮腺区反复肿胀,幼时多有双侧腮腺区反复肿胀史。

(2)腮腺区轻微肿胀,导管口有少量胶冻样分泌物溢出。

(3)腮腺造影显示末梢导管扩张,主导管及腺内导管无异常。

(三)治疗原则

(1)儿童及成人慢性复发性腮腺炎均有自愈性,治疗以增强抵抗力、减少发作为原则。

(2)抗生素可以缩短病程和减轻严重程度,但一般主张在有急性炎症表现时使用。

三、慢性阻塞性腮腺炎

(一)疾病特征

(1)男性多于女性,大多发生于中年,多为单侧受累,也可为双侧。

(2)腮腺反复肿胀,约有半数患者肿胀与进食有关。

(3)多数患者有局部因素,如导管口周围瘢痕、导管结石或异物阻塞。

(4)晨起时症状明显,挤压腺体后可有"咸味"液体流出。病程较长者可在颊黏膜下扪及粗硬、呈条索状的腮腺导管。

(5)腮腺造影显示主导管、叶间导管、小叶间导管部分狭窄、部分扩张,呈腊肠样改变;部分伴有"点状扩张",但均先有主导管扩张、延及叶间、小叶间导管后,才出现"点状扩张"。

(二)诊断要点

(1)腮腺区反复肿胀。

(2)肿胀与进食明显有关,且晨起时口内有"咸味"液体。

(3)腮腺区扪诊质韧,导管口无红肿,可扪及条索状腮腺导管。

(4)腮腺造影先有主导管扩张、延及叶间、小叶间导管后,可出现"点状扩张"。

(三)治疗原则

(1)以去除病因为主,如去除涎石和黏液栓子、扩张导管。

(2)保守治疗,如自后向前按摩腮腺促使分泌物排出、口含维生素 C 片或进酸性饮食促使唾液分泌排出等。

(3)保守治疗无效者可考虑手术治疗,包括导管结扎术或保留面神经腮腺浅叶切除术。

四、下颌下腺炎

(一)疾病特征

(1)下颌下腺炎主要是指慢性下颌下腺炎,当有急性感染时可转变为急性下颌下腺炎。

(2)下颌下腺炎主要由导管阻塞逆行感染引起,而涎石又是引起导管阻塞最常见和最主要的原因。

(3)慢性下颌下腺炎病史较长,可反复肿胀,偶有刺痛,胀痛与进食有关。

(4)肿胀反复发作后可能导致腺体萎缩、变硬,部分可发展为慢性硬化性下颌下腺炎。

(5)影像学检查可发现明显的结石或导管扩张。

(二)诊断要点

(1)下颌下区反复肿胀。

(2)肿痛与进食有关。

(3)双合诊下颌下腺增大,质地较硬,轻微压痛。

(4)咬合片检查可有阳性结石。

（三）治疗原则

（1）及早去除病因，如摘除涎石。

（2）若发病期长，下颌下腺已纤维化而失去功能，或在腺体内有结石，皆应做下颌下腺切除术。

（3）慢性硬化性下颌下腺炎一般行手术摘除下颌下腺。

五、涎石症

（一）疾病特征

（1）发病频率高低依次为：下颌下腺、腮腺、舌下腺及其他小唾液腺。

（2）进餐时腺体肿痛，餐后 $2\sim3$ h 慢慢消退。

（3）导管口黏膜红肿，挤压腺体可见少许混浊或脓性分泌物溢出。

（4）双合诊常可触及导管前部结石。

（5）涎石阻塞导管可引起腺体继发感染，并反复发作。

（6）下颌下腺常先有结石，然后继发炎症；腮腺往往先有炎症，之后形成结石。

（7）下颌下腺导管内结石大而光滑，腮腺导管内结石较尖锐，且疼痛程度更加剧烈。

（8）X 线片、CT、MRI 检查均可见结石或腮腺导管扩张。

（9）下颌下腺导管结石多为阳性结石，而腮腺导管结石多为阴性结石。

（二）诊断要点

（1）通常病程较长，以下颌下区肿痛为主。

（2）肿痛在进食时明显，进餐后可缓解。

（3）双合诊下颌下腺增大，质地较硬，轻微压痛，导管内少量混浊分泌物溢出。

（4）依靠 X 线片、CT、MRI 检查确诊。

（三）治疗原则

（1）涎石的处理取决于症状持续的时间、反复发作的次数、结石的大小，最重要的是涎石所在部位。

（2）小的涎石可采用保守治疗，进酸食以促进唾液分泌、利于结石排出。

（3）下颌下腺导管前部较大的涎石，如果腺体尚未纤维化，可采用手术方法摘除，也可在涎腺内镜下碎石或取石。腺体内或导管后段结石、腺体反复感染者，通常需要行下颌下腺摘除术或腮腺浅叶切除术。

六、黏液囊肿

（一）疾病特征

（1）最常见的唾液腺瘤样病变。

（2）80％为外渗性黏液囊肿，多由创伤引起。

（3）潴留性黏液囊肿较少见，主要由小涎石或导管系统弯曲，使导管系统部分阻塞所致。

（4）好发于下唇内侧，其次为颊、舌尖腹侧。

（5）呈半透明状，或浅蓝色小泡，状似水泡，质地软有弹性。

（6）易被咬破，流出蛋清样黏稠液体后囊肿消失；多次复发后表现为较厚的白色瘢痕状突起，囊肿透明度减低。

（二）诊断要点

(1)下唇部无痛性、质软肿块。

(2)肿物被咬破后可有蛋清样黏稠液体流出，肿块消失，后又缓慢出现。

(3)下唇内侧可见直径约 1 cm 肿块，表面黏膜透明，质软，界限清楚，无触痛，不活动。

（三）治疗原则

最常用的治疗方法是手术切除。但应注意：若黏液囊肿手术处理不当，复发率可高达 15％～30％，可能与切除不完全或小唾液腺反复损伤有关。如果将囊肿连同损伤的小涎腺一并切除，一般不易复发。

七、舌下腺囊肿

（一）疾病特征

(1)常见于青少年，分为单纯型、口外型或潜突型、哑铃型或混合型。

(2)单纯型最多见，常位于下颌舌骨肌以上的舌下区，呈浅紫蓝色，质地柔软，可有波动感；囊肿较大时可将舌抬起，状似"重舌"，又称"蛤蟆肿"，并可影响语言和吞咽。

(3)口外型又称为潜突型，主要表现为下颌下区肿物，触之柔软，与皮肤不粘连，而口内的口底区囊肿反而表现不明显。

(4)哑铃型或混合型兼有以上两型的特点。

(5)穿刺可抽出蛋清样黏稠液体，囊液流出后囊肿可暂时消失，待自行愈合后囊肿可再次增大如前。

(6)囊肿大到一定程度时，可压迫通气道，导致呼吸困难。

（二）诊断要点

(1)多发于青少年的口底部或下颌下区无痛性肿块。

(2)肿物被咬破后消失，之后又缓慢出现。

(3)肿物表现为蓝紫色突起，质地柔软，界限清楚，无触痛及无明显波动感，穿刺可见蛋清样黏稠液体。

（三）治疗原则

(1)根治的方法是彻底切除舌下腺，治愈率可达 100％。对囊肿的处理则将囊液吸净即可，即使残留部分囊壁组织也不引起复发。

(2)对于潜突塑囊肿，可在切除舌下腺后，将囊液吸净，下颌下区加压包扎，切勿在下颌下区做切口摘除囊肿。

(3)对于全身情况不能耐受舌下腺摘除术的患者或婴幼儿，可做简单的袋形缝合术，但应注意袋形缝合术的治愈率仅为 43％～63％。

八、多形性腺瘤

（一）疾病特征

(1)多形性腺瘤又称"混合瘤"，多发生于腮腺、腭腺、下颌下腺，少见于其他小涎腺。

(2)生长缓慢，可长达数年或十几年。

(3)肿块隆起明显，质硬、边界清、呈结节状、与皮肤及基底不粘连，活动性好，但发生于腭部者除外。

(4)腮腺深叶肿瘤可致同侧的咽侧或软腭膨隆。

(5)短期内突然迅速增大,疼痛,粘连,破溃甚至面瘫,应考虑恶变可能。

(6)影像学检查或唾液腺造影等检查有助于诊断。

(二)诊断要点

(1)多发于腮腺区无痛性肿块,病程较长。

(2)肿块呈进行性增大,但无明显疼痛或其他不适。

(3)肿块表面呈结节状、质地中等、界限清楚、无触痛及无明显波动感;腮腺深叶肿瘤可致同侧的咽侧壁或软腭膨隆。

(三)治疗原则

(1)根治性治疗方法为手术切除,如腮腺浅叶切除或颌下腺摘除。应注意其包膜多不完整,需在肿瘤包膜外的正常组织处切除。

(2)手术时应注意相应神经的保护,同时避免弄破肿瘤包膜或进入瘤腔,导致肿瘤再植。

(3)腮腺多形性腺瘤术后应对术区加压包扎 2 周,防止涎液囊肿、涎瘘发生。

第六节　神经疾病

一、三叉神经痛

(一)疾病特征

(1)三叉神经痛以 40 岁以上中、老年人多见,女性略多于男性。

(2)三叉神经痛多为单侧发病,右侧多于左侧,疼痛常局限于三叉神经某分支分布区域,以第 2~3 支最易受累及;第 1 支者少见,为 2%~5%;疼痛范围不超越面部中线,亦不超出三叉神经分布区域;偶有双侧三叉神经痛者。

(3)疼痛性质为电击、针刺、烧灼、刀割样,并沿神经分布区放射。

(4)三叉神经痛的发作常无预兆,但有一般规律。常呈阵发性疼痛,持续数秒至数分钟后骤然消失;发作时每天疼痛数次至数十次;随着病程的进展,发作次数增多;夜间安静状态下发作次数减少,入睡后一般不发作;间歇与缓解期如常人。

(5)扳机点多在三叉神经分布区域内,为单一或多个敏感部位,如洗脸、说话、进食,甚至风吹等均可引起疼痛发作。

(6)患者常有痛苦表情,伴有患侧面肌抽搐、流泪、流涕、结膜充血等症状。

(7)口腔颌面部与神经系统检查一般无阳性体征。少数患者有面部感觉减退,此类患者应进一步询问病史,尤其询问既往是否有高血压病史。同时进行全面的神经系统检查,必要时包括腰穿、颅底和内听道 X 线片、颅脑 CT、MRI 等检查,可与继发性三叉神经痛鉴别。久病者可见局部皮肤粗糙、色素沉着,系疼痛时患者反复揉搓痛处所致。曾做神经毁损治疗者,相应部位的皮肤感觉异常。

(8)神经干阻滞麻醉可暂时抑制疼痛发作,也可用于确定和鉴别患支。卡马西平可有效控制疼痛,亦可作为诊断参考。

(二)诊断要点

根据典型病史可以做出诊断,但尚需进行全面的神经系统检查,包括颅底和内听道 X 线片、颅脑 CT、MRI 等检查,以便与继发性三叉神经痛鉴别。

(三)鉴别诊断

牙与牙源性疾患

阵发性或持续性疼痛,有病原牙,无扳机点。

鼻窦炎

持续性钝痛,鼻塞,流脓涕,X 线片显示窦腔异常,抗感染治疗有效。

疱疹性神经痛

持续性烧灼样痛,面部有带状疱疹表征或病史。

颞下窝及翼腭窝恶性肿瘤

持续性疼痛,开口受限,面部感觉异常,X 线片可见相应骨质破坏。

颅内疾患

持续性疼痛或持续时间较长的阵发性痛,常伴有其他脑神经症状和神经功能异常,CT 或 MRI 检查可见阳性征象。对于年轻患者或双侧疼痛患者、常规治疗无效者应高度警惕。

青光眼

单侧青光眼急性发作易误诊为三叉神经第 1 支痛。青光眼为持续性痛,无放射性,伴有呕吐、球结合膜充血、前房变浅及眼压增高等。

偏头痛

疼痛部位超出三叉神经范围,发作前多有视觉先兆,如视力模糊、暗点等,头痛高峰可伴呕吐;疼痛为持续性,时间长,往往数小时至数日。

三叉神经炎

病史短,疼痛呈持续性,三叉神经分布区感觉过度敏感或减退,可伴有运动障碍。神经炎多在感冒或副鼻窦炎后等发病。

舌咽神经痛

易与三叉神经第 3 支痛相混淆。舌咽神经痛的部位通常为软腭、扁桃体、咽侧壁、舌根及外耳道等处,吞咽动作可诱发疼痛。用 1% 可卡因喷洒口咽部位,疼痛可消失。

(四)治疗原则

行头颅 MR 和(或)MRA 检查,以除外颅内病变引起的继发性三叉神经痛,并寻找压迫三叉神经产生疼痛的"责任"血管。如经影像学检查确认三叉神经为血管压迫,且患者愿意接受手术、身体状况适合颅内手术时,首选微血管减压术治疗。如患者不能接受微血管减压术,可采用药物治疗或射频温控热凝术等方法治疗。

药物治疗

(1)卡马西平 100 mg,每天 2~3 次,口服。效果不佳时以每天 100 mg 递增至止痛,再连续服用 2 周以上,逐渐减少每次剂量和用药次数达到维持剂量。最大剂量可达 1 200 mg/d。服药期间定期检查血常规、尿常规、肝肾功能。

(2)苯妥英钠 100 mg,每天 2~3 次。根据效果增减剂量和用药次数,方法与卡马西平相同。最大剂量为 600 mg/d。

（3）巴氯芬5～10 mg，每天3次，每隔1 d增加10 mg，直至患者疼痛缓解或出现不良反应，一般维持剂量为50～60 mg，症状缓解后4～6周逐渐减少剂量，不可突然停药，否则可能出现幻视或疼痛复发。

（4）七叶莲、野木瓜、氯硝西泮、奥卡西平等也为临床常用药物。

注射疗法

选用甘油、无水乙醇等药物，注射于患侧的神经干或三叉神经半月节。

手术疗法

（1）三叉神经周围支撕脱术。

（2）经皮三叉神经半月节及感觉根射频温控热凝术。

（3）微血管减压术，是目前公认效果最理想的外科手术方法。常见的责任血管有小脑上动脉（75%）、小脑前下动脉（10%）、基底动脉；其他少见的责任血管还有小脑后下动脉、变异血管（如永存性三叉动脉）、脑桥横静脉、外侧静脉及基底静脉丛等；责任血管可以是一支也可以是多支，既可以是动脉也可以是静脉。除以上3种临床常用方法外，三叉神经疼痛的治疗方式还有半月节微球囊加压术、三叉神经感觉根切断术及三叉神经脊髓束切断术等。

二、贝尔氏面瘫

（一）疾病特征

（1）贝尔氏面瘫多发于20～40岁人群，男性多于女性。

（2）起病急，多在晨起时发现；发展快，24 h可达高峰；可有局部寒冷刺激史。

（3）患侧额纹消失，皱额、蹙眉功能障碍。

（4）患侧睑裂增大，眼睑闭合不全；可伴下睑外翻、溢泪。

（5）患侧鼓腮、吹哨、露齿功能障碍，鼻唇沟变浅或消失，口角下垂，人中、口裂向健侧歪斜，笑时明显。

（6）神经电图、磁刺激运动诱发电位与肌电图检查对诊断、疗效和预后判断有意义。

（7）可根据味觉、听觉、泪液分泌的检查结果，来判断面神经的病变部位。

1）鼓索下：仅患侧面部表情肌瘫痪。

2）鼓索与镫骨肌神经之间：患侧面部表情肌瘫痪，舌前2/3味觉丧失、涎腺分泌功能障碍。

3）镫骨肌与膝状神经节之间：患侧面部表情肌瘫痪，舌前2/3味觉丧失及听觉功能障碍。

4）膝状神经节：患侧面部表情肌瘫痪，舌前2/3味觉丧失、听觉、涎腺及泪腺分泌功能障碍。

（二）诊断要点

根据典型病史及临床检查不难做出诊断，但尚需做颅脑MR等检查，以除外颅内占位性病变引起的面瘫。

（三）鉴别诊断

雷　亨综合征

带状疱疹病毒感染膝骨神经节所致。临床表现除面瘫外，尚有外耳道、耳郭皮肤疱疹及局部疼痛，可伴有耳鸣、听觉过敏。

中枢性面神经麻痹

因脑外伤、颅内出血或肿物等引起。眼裂以下表情肌瘫痪，抬眉、皱额等功能正常，可伴有相应肢体等功能障碍。

　　糖尿病性神经疾患

年长者多见,多有糖尿病病史且病程长。常呈对称性周围神经受损,并出现相应的临床症状、体征,颅神经受累及少见。实验室检查常见血糖升高。

(四)治疗原则

行颅脑 MR 检查,以除外颅内占位引起的面瘫。早期大剂量激素冲击治疗,辅以抗病毒药物、改善微循环药物、B 族维生素及神经营养药物,保护患侧角膜。发病 1～2 周内为急性期,以控制炎症水肿为主;2 周至 2 年为恢复期,以恢复功能为主。2 年以上为后遗症期,以矫正畸形为主。

　　药物治疗

(1)肾上腺皮质激素:激素治疗宜尽早应用,24 h 内效果最佳。具体为泼尼松 10～20 mg,每天 3 次,饭后服;或每天 60 mg 顿服,连服 3～6 d 后逐渐减量,10 d 为 1 个疗程;或地塞米松 10 mg,静脉滴注,连用 3～5 d。

(2)抗病毒药物:利巴韦林 500 mg,每天 2 次,静脉滴注,共用 5～7 d;或阿昔洛韦 200 mg,每天 3 次,口服,共用 5～7 d,或阿昔洛韦 400 mg,每天 1 次,静脉滴注,连用 3～5 d;其他常用药物有干扰素及中药板蓝根。

(3)改善微循环的药物:地巴唑 5～10 mg,每天 3 次,口服;氟桂利嗪 5 mg,每天 1 次,口服;尼莫地平 30～60 mg,每天 3 次,口服;右旋糖酐-40 250 mL,每天 2 次,静脉滴注;其他常用药物有烟酸、复方丹参及葛根等。

(4)维生素类:维生素 B_1 100 mg、维生素 B_{12} 0.5～1 mg,每天 1 次,肌内注射,10～15 次为 1 个疗程;弥可保(活性维生素 B_{12})500 μg,每天 3 次,口服,或 500 μg 肌内注射或静脉注射。

(5)抗胆碱酯酶药:加兰他敏 2.5 mg,每天 1 次,肌内注射;或 10 mg,每天 3 次,口服。

　　物理疗法

急性期可在颌后至乳突区热敷、红外线、超短波治疗;恢复期可用按摩或离子透入。

　　预防发生角膜炎

可滴眼药、带眼罩,减少户外活动。

　　手术治疗

经上述治疗 2 个月无效者,可考虑面神经管减压术。

第七节　颌面部肿瘤

一、颌面部囊肿

(一)皮脂腺囊肿

　　疾病特征

(1)常见于面部皮肤,大小从黄豆大至小柑橘大不等。

（2）一般生长缓慢，无自觉症状，周界清楚。如继发感染时可有疼痛、化脓，界限不清，破溃者可见乳白色油脂状分泌物溢出。

（3）囊肿呈圆形隆起，顶部与皮肤紧密粘连，中央有一个色素点，此为皮脂腺开口点。

（4）囊肿与周围组织界限明显，质地软，无压痛，可活动。

诊断要点

为颜面部缓慢生长的无痛性肿块，质地柔软，边界清楚，可活动，但与皮肤紧密粘连，中央有一色素点。

鉴别诊断

（1）脂肪瘤：呈现为颌面部缓慢生长的无痛性肿块，质地柔软，边界清楚，但扪诊可呈分叶状，与皮肤无粘连。

（2）面颊部纤维瘤：表现为颌面部无痛性生长的肿块，但肿块质地较硬，表面光滑，可活动，与表面皮肤无粘连。

（3）静脉畸形：肿块质软似囊性，边界清楚，体位移动试验可呈阳性，穿刺可抽出静脉血。

治疗原则

手术摘除。对有继发性感染者，应先行抗感染治疗，必要时切开引流，待病灶局限后再进行手术切除。

（二）皮样或表皮样囊肿

疾病特征

（1）多见于儿童及青年。

（2）皮样囊肿多见于口底和颏下，表皮样囊肿好发于眼睑、额、鼻、眶外侧、耳下等部位。

（3）一般没有自觉症状，但位于口底、下颌舌骨肌以上的囊肿，可以使舌体抬高，影响语言、吞咽和呼吸。

（4）囊肿生长缓慢，呈圆形，表面的黏膜或皮肤光滑，囊肿与周围组织、皮肤或黏膜均无粘连，触诊时坚韧而有弹性，似面团状。

（5）内容物为乳白色豆渣样分泌物，若含毛发等皮肤附件结构者为皮样囊肿。

诊断要点

颌面部缓慢生长的无痛性肿块，表面光滑，与周围组织无粘连，触诊有面团样感，穿刺有乳白色豆渣样分泌物。

鉴别诊断

（1）皮脂腺囊肿：颜面部缓慢生长的无痛性肿块，质地柔软，边界清楚，可活动，但与皮肤紧密粘连，中央有一色素点。

（2）甲状舌管囊肿：主要位于颈正中部，舌骨上下位置，肿块呈圆形，质软，可随吞咽或伸舌运动而上下活动，穿刺可抽出透明或微混浊的黄色液体。

（3）舌下腺囊肿：位于口底的舌下腺囊肿多偏一侧，表面黏膜呈淡蓝色，扪之柔软有波动。

治疗原则

手术摘除。

（三）鳃裂囊肿

疾病特征

（1）常见于青壮年（20～50 岁）。

(2)肿块大小不定，生长缓慢，患者无自觉症状，如发生上呼吸道感染后可骤然增大，自觉不适。若继发感染可伴有疼痛，并向腮腺区放射。

(3)临床上常见的是第二鳃裂囊肿，发生于上颈部，胸锁乳突肌上1/3前缘附近；来源于第一鳃裂者发生于下颌角以上及腮腺区；来源于第三、第四鳃裂者较罕见，发生于颈根部锁骨上区。

(4)囊肿呈椭圆形，表面光滑，有时呈分叶状，触诊质地柔软，有波动感，但无搏动感。穿刺可抽出黄绿色或棕色清亮的液体(内含有胆固醇结晶)。

(5)第一鳃裂内瘘开口于外耳道，外瘘口通常在下颌角部；第二鳃裂内瘘开口于腭扁桃体窝上后方，外瘘口位于舌骨水平以下颈侧；第三、四鳃裂内瘘开口于梨状窝或食管上段，外瘘口通常开于颈根部。囊肿穿破皮肤或切开引流后可长期不愈，形成鳃裂瘘。

(6)鳃裂囊肿可以恶变，或在囊壁上查到原位癌。

诊断要点

常常表现为青壮年在感冒后发现颈部肿块，此后缓慢生长，伴发感染时明显增大。肿块扪诊柔软，有波动感，无搏动感，穿刺内容物为黄绿色或棕色清亮液体可以帮助明确诊断，必要时行造影检查明确瘘管走向。

鉴别诊断

(1)颈淋巴结转移癌：颈淋巴结转移癌(尤其是Ⅱa区转移病变)发生坏死液化时，需与鳃裂囊肿相鉴别，转移癌患者一般年龄较大，在口腔或口咽部可查到原发灶，颈部可扪及多个肿大淋巴结。

(2)颈动脉体瘤：位于上颈部，颈动脉分叉处。肿块呈梭形或椭圆形，界清，质地中等偏软，可左右移动，但不能上下活动。大部分肿块可扪及搏动和闻及血管杂音。

治疗原则

手术彻底切除。第一鳃裂囊肿手术中需避免损伤面神经，第二鳃裂囊肿或瘘手术时应谨慎，勿损伤副神经。

二、瘤样病变——牙龈瘤

(一)疾病特征

(1)青年及中年女性较为常见。

(2)多发生于前磨牙的牙龈乳头部位，有蒂或无蒂，唇、颊侧较多见。肿块较局限，呈圆形或椭圆形，有时呈分叶状，大小不一。牙齿可有松动或移位。

(3)因血管分布多寡不同而呈不同的颜色及质地，如下：

1)纤维型色苍白，质韧。

2)肉芽肿型色粉红，质脆。

3)血管型色紫红，质软。

(4)相应部位可见刺激因素，如残根、牙石、不良修复体等。

(5)X线片检查显示，可有牙骨质吸收，牙周膜增宽；较大的肿块可以破坏牙槽骨壁。

(二)诊断要点

诊断要点

中青年女性，位于唇颊侧的牙龈乳头区的局限性肿块，呈圆形或椭圆形，大小不一，一般生长缓慢,随着肿块的增大,可以遮盖部分牙及牙槽骨,破坏牙槽骨壁,牙齿松动、移位。

注意事项

牙龈瘤是一个以形态及部位命名的诊断学名词,是来源于牙周膜及颌骨牙槽突结缔组织的炎性增生物或类肿瘤性病变。

(三)鉴别诊断

牙龈癌

牙龈癌以溃疡型最多见,可表现为逐渐增大的牙龈肿块,表面呈菜花状,无蒂,易出血,早期向牙槽突及颌骨浸润,使骨质破坏,引起牙松动和疼痛。病理检查可明确诊断。

妊娠期龈瘤

发生于妊娠期或长期口服避孕药物的育龄妇女,主要表现为单个牙的龈乳头肿块,以下前牙唇侧多见,牙龈色鲜红光亮或暗紫,质地松软或略带韧性,极易出血,瘤体常呈扁圆形向近远中扩延。分娩后妊娠期龈瘤能自行缩小,但必须去除局部刺激物才能完全消失,有的患者还需手术切除。

(四)治疗原则

(1)去除局部刺激因素,如不良修复体、残根、残冠等。

(2)手术彻底切除。传统观点主张将病变所波及的牙齿同时拔除,手术时应在蒂周的正常组织上做切口,将肿块完全切除,拔除波及牙齿,并用刮匙或骨钳将病变波及的牙周膜、骨膜及邻近的骨组织去除,创面用牙周塞治剂保护或缝合。目前临床普遍做法是,首次治疗时尽量保留能够保留的牙,并适当磨除牙槽嵴,如果是复发病变,则按传统观点处理。

三、颌面部常见良性肿瘤

(一)成釉细胞瘤

疾病特征

(1)多见于青壮年(20~40 岁)。

(2)好发于下颌骨,尤以下颌磨牙区及升支部多见。

(3)病程较长,生长缓慢,多无自觉症状。

(4)颌骨进行性膨隆,引起颜面部畸形及功能障碍。骨皮质变薄,可扣及乒乓球样感。牙齿松动移位,咬合关系紊乱。

(5)穿刺可抽出黄色、黄褐色液体,可含有胆固醇结晶。

(6)X 线检查显示,以多房性阴影常见,边缘呈切迹状,分房大小不等;骨质膨隆,以唇颊侧为甚;内可含牙或不含牙;可向牙根间浸润,牙根呈锯齿状吸收;部分边缘骨质增生硬化,腔内无钙化。颌骨膨胀不明显,密质骨消失,颌骨下缘或角部骨质破坏,房间隔断裂阙如,应警惕恶变可能。

诊断要点

根据病史、临床表现、X 线特点,结合穿刺内容物,可初步诊断。

治疗原则

(1)手术切除。传统观点要求在肿瘤外 0.5 cm 正常组织内截骨,目前普遍的做法是对较小的肿瘤行下颌骨方块切除,以保存下颌骨的完整性;对较大的肿瘤应将病变的颌骨整块切除,以防止术后复发。如术前不能与颌骨囊肿或其他牙源性肿瘤鉴别,术中应做冰冻切片病理检查,以明确诊断。如有恶性变时,应按恶性肿瘤手术原则处理。

(2)部分病例(壁性)成釉细胞瘤可采用开窗减压术,但应严密随访。

(二)血管瘤

疾病特征

(1)血管瘤多见于婴儿出生时或出生后不久。

(2)大部分发生于面颈部皮肤、皮下组织,极少数见于口腔黏膜。

(3)生物学行为具有可以自发消退的特点。其病程可分为增生期、消退期及消退完成期。增生期最初表现为毛细血管扩张,迅速变为红斑并高出皮肤,生长在面部还可能影响闭眼、张口运动等,部分病例可继发感染。一般在 1 年以后进入静止消退期,病损由鲜红色变为暗紫色、棕色,皮肤可呈花斑状。消退完成期一般在 10～12 岁。

诊断要点

根据病史,结合查体结果,可以初步诊断。

治疗原则

(1)对婴幼儿的血管瘤应进行观察,如发展迅速时可给予一定的干预治疗。

(2)治疗应根据病损类型、位置及患者的年龄等因素来决定。

(3)一般采用综合治疗。对生长迅速的婴幼儿(特别是年龄＜1 岁者)血管瘤,可用泼尼松做瘤腔内注射。

(三)脉管畸形

疾病特征

(1)脉管畸形:主要包括静脉畸形、微静脉畸形、动静脉畸形、淋巴管畸形和混合型脉管畸形。

(2)静脉畸形:好发于颊、颈、眼睑、唇、舌或口底部。位置较深者表面皮肤、黏膜色泽正常,表浅病损呈现蓝色或紫色。边界不清,扪之柔软,可被压缩,有时可扪及静脉石。体位移动试验可呈阳性。

(3)微静脉畸形:即常见的葡萄酒色斑。多发于颜面部皮肤,常沿三叉神经分布区分布,呈鲜红色或紫红色,与皮肤表面平,周界清楚。以手指压迫病损表面颜色退去,解除压力后病损恢复原有大小和色泽。

(4)动静脉畸形:多见于成人,常发生在颞浅动脉所在的颞部或头皮下组织中。病损高起呈念珠状,表面皮温稍高。扪诊有震颤感,听诊有吹风样杂音。若将供血的动脉全部压闭,则病损区的搏动和杂音消失。

(5)淋巴管畸形:常见于儿童和青年,好发于舌、唇、颊及颈部。发生于舌部者可表现为巨舌症,表面黏膜粗糙,呈结节状,有黄色小疱突起。颈部巨大的淋巴管畸形亦称为囊性水瘤。病损大小不一,表面皮肤色泽可正常,呈充盈状态,扪诊柔软,有波动感。体位移动实验阴性,透光试验阳性。

(6)混合型脉管畸形:是存在上述一种类型以上的脉管畸形。

诊断要点

根据病史,结合体格检查结果可以初步做出诊断。

鉴别诊断

舌下腺囊肿,发生在口底的脉管畸形应与舌下腺囊肿鉴别,后者可损伤破裂,流出黏液而暂时消失,数日后又逐渐增大。囊肿表面黏膜呈蓝紫色,质地柔软,边界清楚,穿刺有蛋清样黏液抽出。

治疗原则

脉管畸形的治疗应根据病损类型、位置及患者的年龄等因素综合考虑决定。静脉畸形可用无水乙醇、3%鱼肝油酸钠或平阳霉素行病损腔内注射。动静脉畸形可在数字减影血管造影(DSA)下选择责任血管行栓塞治疗。淋巴管畸形主要采用手术切除和硬化剂腔内注射治疗,肿瘤切除后的创面可直接缝合或用局部皮瓣转移修复、游离植皮或组织移植整复。

第八节　牙再植术

一、疾病特征

(1)牙再植术是将因各种原因脱出牙槽窝的牙齿,经过处理后重新植入原来的牙槽窝。

(2)适用于前牙因外伤意外脱出,牙体、牙周条件良好者;错拔的健康牙;位置不正的扭转牙,无法行正畸治疗者。

(3)牙周病患者,牙槽嵴已明显萎缩吸收,牙根部分外露,余牙已明显松动者不宜再植。

(4)多个牙脱位并伴有牙槽突骨折、局部软组织损伤缺损者不宜再植。

(5)牙再植术可分为即刻再植和延期再植,其愈合机制不尽相同。即刻再植是在尽可能保留牙周膜活力的情况下将脱位牙再植,延期再植适用于牙周膜坏死的脱位牙。

二、诊断要点

影响再植牙愈后的因素有离体时间、牙体自身状况、牙根发育情况以及患者年龄等。

(1)外伤后,脱位牙的牙周膜及牙髓组织即刻遭受损伤,而且因干燥、暴露于细菌或化学刺激物下等因素而加重损伤。如果脱出时间<1 h,牙周膜可能完全或部分恢复;脱出时间>1 h,则牙周膜可能出现坏死且发生进行性根吸收。所以,牙再植术的治疗效果与脱位牙在体外时间及牙齿存储介质有密切关系。

(2)即刻再植术时,对于牙体发育未完成的脱位牙,再植后牙髓可能再血管化,可暂缓牙髓治疗进行密切观察。如再植牙出现牙髓坏死,则会出现牙根炎症性吸收导致再植失败,需立即行根管治疗。延期再植者,则需在口外行牙髓治疗后再予以植入。根管内充填氢氧化钙糊剂,以保持根管内的无菌状态。

(3)在延期再植中,患者年龄越轻,成功率越低。所以对青少年患者应谨慎选择适应证。

三、治疗原则

(一)即刻再植中保持牙周膜活力是即刻再植成功的关键

应急处理最好在脱位即刻将牙植回牙槽窝内。如脱位牙受到污染,则可用生理盐水或冷水冲洗除污。如无法即刻再植,则需将脱位牙储存于适当的介质内,包括生理盐水、牛奶或口腔前庭内,随后至就近医院就诊。

术前准备常规行 X 线检查,了解牙槽骨有无骨折;牙槽窝内有无异物残留,并给予及时处理。

脱位牙的处理

外伤导致的脱位牙多伴有不同程度的污染,应以无菌等渗盐水反复冲洗、清除污染物。如污染物与牙体黏附较牢固,可用纱布蘸生理盐水轻轻擦拭以去除之。将脱位牙置于抗生素溶液中浸泡 5 min 左右,再浸入无菌等渗盐水中备用。在治疗过程中应握持脱位牙冠部以保护牙周组织和避免再次污染。如果脱位牙根尖发育成熟,根尖孔已闭合,离体干燥时间>1 h,需考虑行根管治疗后再予以植入。此时,可用氟化物处理根面,以抵制根面的破骨作用。具体步骤为如下。

(1)刮除脱位牙牙根表面坏死的牙周膜。

(2)拔髓。

(3)将脱位牙置于 2‰氟化钠溶液中 20 min。

(4)行根管充填。

(5)生理盐水冲洗根面 2 min。

牙槽窝的处理

用生理盐水冲出牙槽窝内的血凝块和异物,尽量保留牙槽窝内残留的牙周膜组织。用手指压迫牙槽骨壁使之复位,如有牙槽骨骨折则需将骨折片同时进行复位。

复位

将处理后的脱位牙沿其脱位方向植入,用力需轻柔,切忌使用暴力。如无法完全复位,则需拿开牙齿,再次检查牙槽窝。扭转牙复位时,可去除部分牙槽骨壁,使之能按预定要求在新的方位就位。行 X 线检查以确认患牙完全复位。

调𬌗及固定

调𬌗的目的是为了使患牙脱离咬合接触,防止𬌗创伤。固定方法的选择需根据脱位牙的部位、数目及邻牙的情况而决定。常用的方法有不锈钢丝"8"字结扎固定、牙弓夹板固定和复合树脂或自凝塑料固定。

(1)不锈钢丝"8"字结扎固定适用于单个牙再植且邻牙稳固者。

(2)2 个牙以上,或外伤伴有牙槽窝骨折者,需采用牙弓夹板固定。

(3)使用复合树脂或自凝塑料固定时,先将患牙及邻牙唇面切 1/3 酸蚀,随后涂布复合树脂或自凝塑料,将不锈钢丝置于复合树脂或自凝塑料内,进行固定。固定时间一般在 4～6 周。近年来,采用半坚固固定的方法,可将固定时间缩短至 1 周。半坚固固定是将复合树脂或自凝塑料改为使用暂时桥材料,如 Protemp,Luxatemp,Provipond 等。半坚固固定允许牙齿有适当的运动,有助于牙周膜的愈合,减少骨粘连的发生。

根据患者的免疫状态,评估是否需要注射破伤风疫苗预防。

术后常规给予抗生素预防感染。注意保持口腔卫生,给予漱口液含漱,嘱患者选用软毛牙刷刷牙。进流质饮食 1 周,再逐步改为半流、软食、普食。

复查

术后 2～3 d 复诊,检查咬合情况、固定情况,行 X 线检查,了解其复位情况。根尖已闭合的牙齿,牙髓的血运重建一般不会发生,故在 1 周后检查牙髓活力情况,如牙髓出现坏死,应立即拔髓,并用氢氧化钙暂时充填根管。2～4 周后再行永久充填。根尖未发育完成者,再植后可出现牙髓的血运重建,愈合效果良好。

术后 2 月、6 月、1 年、2 年和 5 年定期行临床和 X 线检查。了解再植牙牙髓活力、牙冠颜色及牙根吸收情况,并及时对症处理。

预后

牙再植术后牙髓及牙周膜的恢复主要与以下 3 个因素有关。

(1)牙离体时间长短:离体干燥时间越长,预后越差。离体 20 min 内再植最佳,干燥时间>1 h,牙周膜组织会完全坏死,且可能出现进行性根吸收,需仔细权衡是否适合再植。

(2)脱出后的储存介质:离体牙即刻置于良好的介质内,可以有效保护牙髓和牙周膜组织。

(3)牙根发育阶段:根尖未发育完成者,预后佳;根尖已闭合者,牙髓多数坏死,需再植后行根管治疗。

(二)延期再植

延期再植适用于牙周膜已坏死的脱位牙,即使是延期再植,也应尽早植入,时间越长,愈后越差。

清洁

脱位牙以无菌等渗盐水反复冲洗、清除污染物,尽量保留根面的牙周膜纤维组织。

牙髓治疗

延期再植者需先在口外行牙髓治疗。常规扩大清理根管后,根管内充填氢氧化钙糊剂,以保持根管内的无菌状态。

牙槽窝的处理

彻底清理牙槽窝内的血凝块和肉芽组织。

再植和固定

植入脱位牙,调𬌗,并用夹板固定 4～6 周。

预后

延期再植术后,再植牙与周围牙周组织是骨性愈合。由于骨性愈合导致的牙根吸收与患者的生长发育期有关,如患者处于生长发育期,2 年内发生牙根吸收;如患者生长发育已完成,则牙根吸收可能在 10 多年后才发生。

第十一章　口腔修复

第一节　概　述

一、固定义齿的概念

固定义齿是利用缺牙间隙两端或一端的天然牙或牙根作为基牙（abutment）的一种常规修复体，也称为固定桥（fixed bridge）。与可摘局部义齿相比较，固定义齿在戴入口后，患者不能自行取戴。此外，由于种植技术的应用，也可利用种植体作为桥基进行固定义齿修复；种植修复技术使牙列缺失的患者也有可能采用固定义齿方法进行修复。本章主要介绍的是牙列缺损的局部固定义齿修复（fixed partial denture，FPD）。

二、固定义齿修复的发展

固定义齿修复有着悠久的历史，发展至今，可以简单地归纳为以下几个方面。

修复水平日益提高

早期固定桥的制作方法较简单粗糙，采用拴结的方法将人工牙固定在与缺隙相邻的天然牙上，形态和功能均差。自 20 世纪初 Taggart 将精密铸造技术应用于口腔固定修复后，固定义齿修复的质量得到极大的提高。由于修复技术的不断革新，例如铸造技术及设备的进一步发展，焊接技术、计算机技术的引进等，使固定义齿修复从最初简单的个别牙缺失的三单位固定桥，发展到现在牙列多单位甚至是全颌弓的复杂固定义齿修复。同时修复的设计、材料、工艺等也更加丰富，口腔固定修复进入了快速发展的阶段。

临床应用逐渐增多

固定义齿修复在我国临床应用日益增多，一方面是由于经济的发展，人民生活水平的提高，对修复的美观、舒适、功能等有了更高的要求，人们对牙的保护意识增强；另一方面，固定义齿修复的发展使其在更大程度上能够满足患者的高要求，因此固定修复在临床所占的比例在近 20 年已有成倍地增加。

制作技术日渐精湛

近 20 年固定修复技术的发展较快。牙科合金铸造技术从铜锌金和金合金到镍铬合金、钴铬合金以及钛和钛合金铸造，为临床提供了金属固定桥和陶瓷熔附金属固定桥架；烤瓷技术为临床提供了陶瓷熔附金属固定桥，铸瓷技术和 CAD/CAM 技术为临床提供了全瓷固定桥；种植义齿上部结构制作技术带来了种植基牙固定桥；而采用激光焊接技术分段焊接的方法提高了长固定桥的精度，也使各类附着体更容易地用于固定桥修复。

近年来，更多的义齿加工中心走上了更专业、更规范的道路，基层口腔医疗机构也能够更方便地开展口腔固定修复，使我国口腔修复的水平得到全面的提升。

种植修复技术发展成熟并广泛应用

种植修复技术的发展使固定义齿修复的适应范围逐渐扩大。由于固定修复对基牙条件等有较高的要求,而种植技术的应用,种植基牙提供的支持,大大地拓展了固定修复的临床适用范围,使不少患者的固定义齿修复机会失而复得。

固定 可摘修复联合应用

尽管固定修复已有了很大的发展,但仍不能完全取代可摘局部义齿。将固定与可摘局部义齿联合应用,集两类修复体的优点为一体,最大限度满足患者的要求,成为口腔修复的一种趋势。精密附着体义齿、套筒冠义齿、磁性附着体义齿等即是固定－活动联合修复的具体应用。

口腔修复材料更加丰富

口腔修复的发展,从来就离不开修复材料的发展。目前,固定义齿修复材料已经从以前的以金属和塑料为主,发展到现在的各种陶瓷材料、高分子复合材料、优质合金材料、纳米材料等,其机械性能、美学性能、生物学性能、理化性能、工艺学性能等都更加趋于完善。牙科烧溶陶瓷、复合树脂、钛及钛合金、铸造玻璃陶瓷、热压铸陶瓷、渗透陶瓷、CAD/CAM 机械加工切削陶瓷、超塑性纳米陶瓷在过去不同时期问世,极大地推动了口腔修复的发展,也使固定义齿修复推陈出新,丰富了固定义齿修复的理论和实践。

相关的生物力学研究更加深入

在固定桥的设计方面,早年偏重于机械力学原理,单纯强调要提高修复体的固位力,对修复体与机体的密切关系未给予足够的重视。近年来,固定桥的生物机械原理和固定桥的生理效应得到广泛重视,通过口腔修复的生物力学研究,有助于了解口颌系统的功能,预测其变化,提高修复治疗质量。

目前,围绕固定义齿修复开展的生物力学研究已逐步深入,既有模拟临床的宏观试验研究,也有深入到细胞、分子水平的微观生物力学研究。这些相关的研究成果对指导口腔固定修复临床工作,丰富口腔修复的理论基础知识都有着十分重要的意义。

随着口腔修复科学技术的发展,新技术的出现、新材料的研制和应用、新设备的更新、新观点和新理论的建立,促使固定桥修复与其他相关学科相互渗透,必将出现蓬勃发展的新局面,展示更加广阔的前景。与此同时,医师应该适应口腔修复观念的改变。用固定桥修复单个或少数牙缺失的牙列缺损,正在形成一种趋势,为医师和患者所接受;牙列缺损借助于种植技术和附着体固位技术制作固定桥和半固定桥修复,要求医师对口腔修复的发展有全面的了解,设计和制作更符合口腔生理条件的修复体;主动适应现代医学模式的变革,不仅要具备熟练的诊治能力,还应该具备心理学、社会医学和伦理学知识,帮助患者恢复口腔健康,回归于正常的社会生活中。

三、固定义齿的类型

固定桥的分类方法较多,类型亦多。

(一)按照修复体的结构分类

这是临床上最常用的分类方法,包括 4 种基本结构:双端固定桥(rigid fixed bridge)、单端固定桥(cantilever fixed bridge)、半固定桥(semiridge bridge)和复合固定桥(compound fixed bridge);随着科学技术的发展,除了以上 4 种基本类型的固定桥,还出现了一些特殊结构的固定桥,如种植固定桥(implant-supported fixed bridge)、固定－可摘联合桥(fixed-removablecombined bridge)、黏结固定桥(bonding fixed bridge)等。

双端固定桥

双端固定桥又称作完全固定桥,其两端都有固位体,固位体和桥体之间的连接形式为固定连接。当固定桥的固位体黏固于基牙后,基牙、固位体、桥体、连接体成为一个相对固定不动的整体,从而组成了一个新的咀嚼单位。双端固定桥所承受的殆力,几乎全部通过两端基牙传导至牙周支持组织。故双端固定桥不仅可以承受较大的殆力,而且两端基牙所承担的殆力也比较均匀。在固定桥的设计中,双端固定桥是一种最理想的结构形式,也是临床应用最为广泛的设计形式。

单端固定桥

单端固定桥又称为悬臂固定桥(cantilever bridge)。单端固定桥仅一端有固位体和基牙,桥体与固位体之间由固定连接体连接,另一端是完全游离的悬臂,无基牙支持。悬臂端如有邻牙,可与邻牙维持接触关系。单端固定桥承受殆力时,一端的基牙不仅要承受基牙所受的殆力,还要承受几乎全部桥体上的殆力,并以桥体为力臂、基牙为旋转中心产生杠杆作用,使基牙发生扭转和倾斜。

单端固定桥制作较简单,就位容易,但是在设计中必须注意减轻对基牙不利的杠杆作用力。临床上应严格控制其适应证:缺失牙间隙小;患者的殆力不大;基牙牙根粗大,牙周健康,有足够的支持力;牙冠形态正常,可为固位体提供良好的固位力时,才可以采用单端固定桥的设计。

半固定桥

半固定桥的两端有不同的连接体,桥体的一端为固定连接体,与固位体固定连接;另一端为活动连接体,多为栓体栓道式结构,通常栓体位于桥体一侧,栓道位于固位体一侧。当半固定桥就位后,位于桥体上的栓体嵌合于固位体的栓道内,形成有一定动度的活动连接。半固定桥一般适用于一侧基牙倾斜度大,或者两侧基牙倾斜方向差异较大,设计双端固定桥很难取得共同就位道时。

复合固定桥

复合固定桥是包含上述 3 种基本类型中的 2 种,或者同时具备 3 种的复合组成形式。比较常见的设计是 1 个双端固定桥连接 1 个单端固定桥,或者是连接 1 个半固定桥。故复合固定桥一般包含至少 2 个或 3 个至多个的间隔基牙,包含 4 个或 4 个以上的牙单位。复合固定桥的基牙可能包含前牙、后牙或者同时包含前后牙,形成一个沿牙弓弧形的长桥。在咀嚼运动中,各基牙的受力反应多数时候不一致,有时相互支持有利于固定桥的固位和支持,有时相互影响不利于固定桥的固位和支持;当复合固定桥的基牙数多,基牙离散,桥体跨度较长时,获得共同就位道是比较困难的。

种植固定桥

种植固定桥又称为种植基牙固定桥或者种植基固定桥。种植体由人工材料制作,经牙槽外科手术植入缺牙区的牙槽骨和颌骨内,起着人工牙根的支持作用。在种植体颈部以上的口内开放部位为基桩或基台,是供上部固定桥固位的部分。种植体和种植体支持的上部固定桥共同组成种植固定桥。种植固定桥有种植基牙支持的种植基牙固定桥;有种植基牙和相邻缺隙侧的天然牙共同支持的游离端种植基牙固定桥和中间种植基牙固定桥三类。种植基牙固定桥在缺牙间隙内至少有两枚种植体,缺牙数量增多时,要适当增加种植体数目。在牙弓的游离缺失的部位植入种植体后,用种植体和天然牙共同支持,将常规只能设计可摘局部义齿修复的病例改作游离端种植基牙固定桥,减小了义齿的体积,改善了义齿的功能,满足了患者制作固定桥的要求。在较长的缺牙间隙中植入种植体作中间基牙后,参与到缺隙两侧天然牙共作基牙,将长的固定桥改为复合固定桥,这种中间种植基牙固定桥减轻了两端基牙的负担。

固定　可摘联合桥

固定一可摘联合桥的𬌗力主要由基牙承担,其支持形式与复合固定桥相似,固定桥的固位主要靠摩擦力或磁力,但是患者可以将固位体从基牙上自行摘戴。常用的设计形式为磁性固位义齿、附着体固位义齿和套筒冠义齿,并各具其特色。固定一可摘联合修复体的适用范围较广,临床修复效果好,但制作的技术难度较大,精度要求高。

黏结固定桥

黏结固定桥通常在固位体的结构上与常规的固定桥有所不同。黏结固定桥是利用酸蚀、复合树脂黏结技术将固定桥的固位体直接黏结在缺隙两侧的基牙上,其固位主要依靠黏结材料的黏结力,而预备体上的固位只起辅助的固位作用,这一点是黏结固定桥最大的特点。应用较广泛的黏结固定桥类型是金属翼板黏结桥。黏结固定桥具有磨除牙体组织少,患者易于接受;不显露金属或极少暴露金属;容易更改为其他固定桥设计等优点。不过,黏结固定桥对黏结材料的性能要求较高,对制作的精度要求亦高。

(二)按固定桥的材料分类

金属固定桥

目前临床应用已相对较少,主要针对咬合紧,𬌗龈高度不足的后牙修复。

金属烤瓷固定桥

金属烤瓷固定桥是目前临床应用较为广泛的修复体,兼有金属材料的机械强度和陶瓷材料美观效果,前后牙皆可使用。

金属树脂固定桥

在陶瓷材料应用于口腔修复之前,这类修复体是前牙修复的主要方式,现已很少应用。目前的金属聚合瓷修复体也可划入这类修复,因为"聚合瓷"是加有较多无机填料的高强度树脂材料。

全瓷固定桥

为目前倡导的无金属修复体之一,具有良好的美观性和生物相容性,临床应用正日渐增多,可以采用不同的制作工艺完成。

树脂固定桥

多用于临时性修复。

(三)根据桥体龈端与牙槽嵴黏膜之间的接触关系分类

桥体接触式固定桥

固定桥的桥体龈面与牙槽嵴黏膜接触,为临床常用类型。

桥体悬空式固定桥

固定桥的桥体龈面与牙槽嵴黏膜之间保留较大的间隙,主要用于后牙区牙槽嵴吸收较为严重的患者,也见于部分种植固定义齿修复的患者。

(四)按照修复体的制作工艺分类

整体铸造式固定桥

一般用于后牙全金属固定桥,铸造陶瓷的修复体也可采用整体铸造的工艺完成。

堆塑成形式固定桥

堆塑成形式固定桥包括全瓷修复体和树脂修复体等。多数情况下,堆塑技术与其他成形技术联合应用。

固定桥

CAD/CAM固定桥与其他固定桥的区别在于其特殊而先进的制作工艺,是集光电技术、微机图像处理技术、数控机械加工技术于一体的口腔修复体制作新技术,目前较多地应用于全瓷修复体,包括贴面、嵌体、冠及固定桥,也可用于其他材料的修复体。其特点是除牙体预备外,固定桥制作的自动化程度高、精度高,是近年研究和开发的热点。目前已有Cercon等几个商品化CAD/CAM固定桥加工系统,虽然设备和材料较为昂贵,但具有良好的应用前景。

在实际操作中,多数修复体的制作需要运用数种成形技术才能完成。

四、固定义齿修复的特点及临床应用

固定义齿是利用缺牙间隙两端或一端的天然牙或牙根作为基牙,在其上制作固位体,并与人工牙连结成为一个整体,借黏固剂将固位体黏固于基牙上,患者不能自己摘取的修复体,也是修复牙列缺损中少数牙缺失或数个牙间隔缺失的最常使用的修复设计。固定义齿的𬌗力一般都是由各基牙分担,即牙支持式。在进行修复设计、修复方法选择时,必须充分了解其优点与不足,才能做到合理的临床应用。

与活动义齿相比较 固定桥具有以下主要优点

(1)美观。希望固定修复的患者,有很大一部分出于美观要求,他们不接受传统活动义齿修复的卡环带来的不美观影响。特别是现在应用较多的烤瓷、全瓷修复,其修复效果更加美观逼真。

(2)舒适。固定义齿在形态结构上与天然牙更接近,没有基托卡环等带来的异物感,患者能够很快适应,对患者的语言功能影响小。

(3)方便。固定义齿戴入口腔后,无须取戴,给患者带来便利。

以上三方面的优点能被患者直接感受,也是患者选择固定修复的主要原因。

(4)固定义齿固位作用好。固定桥通过固位体黏固在基牙上,固位力大,行使咀嚼功能时,义齿稳固而无𬌗向移位。

(5)支持作用好。固定桥承担的𬌗力几乎全部由基牙及其牙周支持组织承担,支持力大,能提供较好的咀嚼功能。

(6)稳定作用好。固定桥通过固位体黏固在基牙上,修复体与基牙形成一个新的功能整体,具有较强的对抗侧向移位的能力,修复体稳定作用好。

另一方面 目前的固定义齿也存在一些不足

(1)固定义齿的适应范围相对狭窄,特别是当缺牙较多或为连续缺牙时,往往不能采用固定义齿修复。

(2)固定义齿修复切割的基牙牙体组织相对较多,这是固定义齿修复的最大缺点,如有不慎还可造成基牙进一步的损伤,固定修复后期出现牙髓病变的情况并不少见。

(3)由于固定义齿戴入后难以摘取,当义齿或基牙出现问题需要修理或治疗时,通常只能采取破坏的方式才能将其取下。

(4)固定义齿的清洁不如活动义齿方便。

目前 固定修复的临床应用有三个发展趋势

（1）固定修复的临床应用日益广泛。

（2）种植修复的作用日益显著。种植修复技术不仅扩大了固定修复的适应证，更克服了一些常规固定修复的不足。利用种植体固位的固定修复，可以有效避免对基牙磨除造成的牙体牙周组织损害。

（3）固定－活动联合修复得到推广。目前，在口腔修复的临床实践中，固定修复与活动修复联合应用取得很好的修复效果，特别是复杂的牙列缺损缺失病例，采用精密附着体、磁性附着体、套筒冠、种植技术等，可以将固定修复与活动修复的优点集中起来，取得单纯固定修复或活动修复达不到的效果。

第二节　固定义齿修复的相关生物力学研究

我国口腔生物力学的研究始于 20 世纪 80 年代初，经历了由简到繁、由浅至深的过程，至今已有较大的发展。在口腔修复的生物力学研究中，围绕固定义齿修复开展的研究居多，这与固定义齿修复对基牙及其支持组织的力学要求更高有关。这些研究成果极大地丰富了固定修复的基础理论知识，同时对于固定义齿修复的诊疗工作具有重要的指导意义。

口腔固定修复的生物力学研究目的，是为了探明口腔力学环境下固定义齿及其支持组织的力学反应，找出更为合理的修复设计方案，使固定义齿既结构合理、坚固耐用，能良好地行使功能，又可长期维护支持组织的健康。固定桥修复一般是将两个或两个以上基牙和一个或一个以上缺失牙连成一个整体，其受力结构、𬌗力作用下的承力方式和位移形式均与单个天然牙受力时不同。不同的修复设计将在修复体及其支持组织上产生不同的生物力学反应，从而直接影响到修复的近、远期修复效果，因此，了解固定修复及其支持组织功能状况下的应力分布规律，对于合理设计固定桥，提高修复质量，维护口腔组织健康，准确判断修复治疗的预后都是非常必要的。

一、修复体受载的力学研究

较早的固定义齿的力学研究，主要是对固定桥的受力进行分析，研究固定义齿受力的应力应变规律。不少学者应用力学理论、计算机技术、工程技术、力学模型技术等，对固定修复的应力应变规律进行探索。

研究方法

主要的研究方法有实验应力分析法和理论应力分析法。

研究结果

（1）载荷与固定桥及其支持组织的应力应变一般规律：应用上述实验应力法和理论分析法，分析揭示了固位体、桥体和连接体与基牙连结成整体后的受载应力、应变一般规律。

1）应力的大小和应变的方向与载荷作用的部位、大小有关。

2）表面应变随载荷的加大而增大；离加载点越远，应变越小；同一载荷下，上颌前牙桥的应变大于下颌前牙桥,后牙桥的应变小于前牙桥。

3)加载点位于桥体正中时,桥体表现为弯曲变形;当加载点位于双端固定桥的一端时,桥体产生类似悬臂梁的应力反应。

4)固定桥的拉应力区和压应力区随着多个载荷点的变化而变化。

5)固定桥结构中,桥体的三维结构长度、宽度、高度是影响应变的重要因素。其中,长度(跨度)是最重要的影响因素。

6)固定桥制作材料的刚度影响应变,弹性模量高,应变小。

7)固定桥的连接体增厚,可使连接体区的剪应力减小。

8)当基牙支持力强时,受力后产生的应力和应变均小。

(2)双端固定桥的应力分析。

1)双端固定桥修复后𬌗力分散,基牙及支持组织的应力分布更均匀,有利于牙周组织的健康。

2)由于固定桥两端基牙的牙根大小、形态、数量不同,两端基牙及支持组织分担的力值也有差别。

3)双端固定桥基牙中,若一侧的支持力较弱,应在该侧增加基牙。

4)双端固定桥基牙能够承受较大的垂直向载荷,但对水平向载荷的承受能力最小,应注意减小非轴向力。

(3)半固定桥的应力分析。

1)半固定桥接受垂直载荷时,两端基牙及支持组织的应力分布不如双端固定桥均匀,活动连接端基牙的应力较小。

2)半固定桥的栓道式活动关节处屈矩不等于零,故有一定的对抗栓体𬌗向移位的能力。

3)半固定桥的活动连接端基牙受力时也有可能出现应力集中现象,应予以注意。

(4)单端固定桥的应力分析。

1)两基牙单端固定桥受到垂直载荷时,近缺隙侧基牙承受的是压应力,而且随其倾斜度增加压应力显著增加;而远缺隙侧基牙主要承受拉应力。

2)单端固定桥的最大应力集中于基牙的颈部和根尖区,故应采取减轻桥体𬌗力的措施。

3)两基牙单端固定桥受垂直载荷时,瞬间转动中心位于两基牙间的骨间隔内,旋转运动量较单基牙单端固定桥小。

4)单基牙单端固定桥桥体接受载荷时,基牙的倾斜、旋转最大,对基牙的损伤大,尽量少采用该设计。

二、固定修复支持组织的生物力学研究

(一)基牙和牙周组织的应力分析

(1)基牙牙槽骨高度降低时,支持力减弱,牙周膜内应力增大。当牙根周骨吸收达根长的1/2时,牙周组织的应力增加明显,结合牙的其他条件,谨慎选作基牙。而当牙根周骨吸收小于根长的1/5时,牙周组织的应力增加相对缓慢,可选作基牙。在临床实践中,理想的基牙是极其罕见的,因此不必过分强调理想的基牙,可以通过分散𬌗力,增加基牙数使应力分布改善。

(2)固定桥修复前后相比较,修复后基牙和牙周组织的应力均值相对降低,分布较均匀。

(3)在同一载荷下,基牙牙根数目多、牙根长、根径大、牙周骨吸收少者,则牙根和牙周组织

的应力值较低,分布亦较均匀。

(4)固定桥接受垂直载荷时,基牙牙周组织以压应力为主;接受斜向载荷或水平载荷时,基牙牙周组织同时接受接应力和压应力。基牙对水平、斜向载荷的承受能力较弱。

(5)固定桥两端有毗邻牙和接触关系存在时,部分载荷可传递至毗邻牙及支持组织,可略降低基牙牙周组织的应力。

(6)固定桥基牙颈周区是应力集中区。

(7)龈端接触式桥体和其下牙龈应力分析表明,双端固定桥和半固定桥的载荷几乎全部由基牙牙周组织承担,但桥体下的牙龈组织分担了极少量的载荷,对减轻基牙的负担有一定的帮助。而端固定桥的桥体几乎全部设计为接触式,龈下组织承担了一定的载荷。载荷的大小、部位、方向;桥体的几何尺寸、材料性能;基牙的支持力大小;桥体游离端是否与邻牙存在接触关系等均影响龈组织的应力分布。

(二)应力集中区与结构的关系

固定桥结构的应力集中区包括连接体处,特别是单端固定桥的连接体处;加载点附近也是压应力的集中区;基牙及支持组织的应力集中区分别在基牙颈周围骨皮质处;基牙根尖处、牙槽嵴顶处、牙及骨组织内固定桥旋转运动中心所在之处都是应力集中的区域。

应力集中区与结构存在着密切的相关关系,应力集中之处,固定桥的结构应该加强,防止因应力集中而折断。基牙及支持组织的应力集中区常与组织结构特点相吻合,骨皮质与嵴顶部都是结构致密之处,可以承受较大的应力,作固定桥设计时,应予重视。

(三)倾斜基牙固定桥的应力分析

(1)倾斜牙接受较大的非轴向力,故倾斜基牙固定桥在基牙预备时应尽量减小其倾斜度。

(2)一定倾斜度范围的基牙在固定桥修复后,倾斜基牙接受的力更接近轴向力,可以改善倾斜基牙的应力分布情况。

(3)倾斜基牙固定桥的倾斜度较大时,有可能产生向近中的推力,必要时应该增加前端基牙数。

三、固定修复生物力学研究的新进展

近年来,口腔修复的生物力学研究已将重点转移到口腔相关的生物组织上,已经深入到细胞及分子水平,在这些相关研究中,与牙周及其支持组织关系密切的成骨细胞、破骨细胞、牙周膜成纤维细胞等的研究最多。加载方式对细胞代谢的影响、力学信号的转导等都是人们关注的焦点。

四、生物力学研究在固定修复设计中的应用

双端固定桥

双端固定桥的两端都有固位体,固位体和桥体之间为固定连接,与基牙组成了一个新的咀嚼单位。基牙失去了各自原有的生理运动,将单个牙的生理性运动转换成固定桥基牙的整体运动。双端固定桥可以承受较大的𬌗力,而且两端基牙所承担的𬌗力也比较均匀。相对而言,双端固定桥是一种较理想的设计和应用形式。当双端固定桥的桥体𬌗面受到均匀的垂直向载荷时,所有基牙的牙根被压向牙槽窝,使大部分的牙周膜纤维及其相应的牙槽骨受到向根方的牵引力,根尖部受到压应力。如果固定桥的一端受到垂直向外力时,固定桥作为一个整体

产生旋转运动,其旋转中心(支点)位于两基牙之间的缺牙区牙槽骨内,相当于根端 1/3 和中 1/3 交界处。受力端基牙向根方下沉移动时,另一端基牙则向𬌗方上升移动,受力端基牙接受压应力,而另一端基牙接受拉应力。两端基牙的牙周膜纤维和牙槽骨均接受牵引力,只要应力在生理范围内,能够维护和促进牙周支持组织健康。

单端固定桥

仅一端有固位体,另一端为悬臂无基牙支持,是完全游离的,或与邻牙维持接触关系。单端固定桥桥体承受𬌗力时,以基牙为旋转中心产生杠杆作用,可导致基牙发生扭转和倾斜。在设计中必须注意减轻对基牙不利的杠杆作用力。

半固定桥

两端均有不同的连接体,桥体的一端为固定连接体;另一端多为栓道式结构的活动连接体,为有一定活动度的活动连接。早期普遍认为活动连接体对应力有一定的缓冲作用,可以减轻活动连接端基牙的负担,对此观点现尚存争议。原因是随着制作技术的提高,栓体和栓道精度愈来愈高,栓体紧密嵌合于栓道,并受到栓道轴壁的约束,仅有极小的可能性发生𬌗向移位。密合度越大,嵌合的𬌗龈向高度越大,对栓体的约束力则越大。文献报道半固定桥的桥体中心受力时,两端基牙上的𬌗力分布比较均匀;但是当固定端基牙受力时,固定端受力较大,且活动连接端可能有𬌗向移位。若桥体或固定端基牙受到侧向力时,两端基牙的受力差别较大。迄今为止,通常认为半固定桥的活动端有一定的应力缓冲作用,但不一定能够减轻活动连接端基牙的负担。

复合固定桥

复合固定桥是复合组成形式,受力反应较为复杂。在咀嚼运动中,各基牙有时可能相互支持,有利于固定桥的固位和支持;有时相互影响,不利于固定桥的固位和支持。应该注意的是中间基牙由于位置的原因,不仅承受了较大的𬌗力,而且要求有较强的固位力,对基牙的支持和固位要求均高。另外,复合固定桥常是沿牙弓呈弧形的长桥,容易受到以远端基牙连接线为中心轴产生的转动力的影响,该连线与固定桥唇颊边缘的垂线即为弦高,其高度即表示旋转力的大小,设计中应尽量减小弦高以减小杠杆力;或者调整中间基牙的位置,使布局更合理。

由于固定桥的基本结构与一般的工程桥梁结构相似,固定桥的受力反应,和简单固定梁的受力反应颇为相近。但是,固定桥的固位体是和有一定生理动度的基牙黏固或镶嵌在一起,形成了自己的受力特点;此外,不同的固定桥种类有不同的特点,故分析固定桥的受力反应时,不能完全照搬简单固定梁的受力反应。

第三节　固定义齿的设计要领

一、适应证的选择与把握

固定桥修复能够最大限度地恢复患者的咀嚼功能、语音功能及缺失牙的解剖形态,基本上不改变口腔原有的环境,戴用舒适,容易适应,美观,是受患者欢迎的修复方式。与可摘局部义齿相比较,固定桥基牙的牙体磨除量较大,少数患者难以接受;固定桥制作的难度较大;固定桥修复有更为严格的适应范围,并非所有牙列缺损患者都适合固定桥修复。因此,修复前必须对牙列缺损患者的口腔局部环境进行周密的检查,并结合患者的个体特点和全身情况进行综合分析,确认能否达到固定桥修复的预期效果。为此,应该严格控制其适应证,可以从以下几方面考虑。

缺牙的数目

固定桥的𬌗力主要由缺牙区两侧或一侧的基牙承担,必要时将相邻牙共同选作基牙,所有基牙共同分担桥体的𬌗力。固定桥较适合于少数牙缺失的修复,或者少数牙的间隔缺失,即1个牙或2个牙缺失,由2个基牙支持。如为间隔的少数牙缺失,可增加中间基牙作支持。对多数牙的间隔缺失,应持谨慎态度,在有条件设计中间种植基牙时,也可以设计固定桥。若前牙的咬合力不大,中切牙和侧切牙累加达到3～4个时,只要尖牙的条件好,也可以设计前牙固定桥。总之,考虑缺牙的数目是防止基牙超过负荷能力造成牙周损害,导致固定桥修复失败。对于口内缺失牙太多而余留牙很少的情况下,在没有其他辅助固位、支持措施时,不能采用固定桥修复。

缺牙的部位

牙弓内任何缺牙的部位,只要符合少数牙缺失,或者少数牙的间隔缺失,而基牙的数目和条件均能满足支持、固位者,都可以考虑固定桥修复。对缺牙的部位要求较为特殊的是末端游离缺失的病例。如第二、第三磨牙游离缺失的病例,要求单端固定桥修复,其桥体受力会对基牙产生杠杆作用,可以用第二前磨牙和第一磨牙同时作基牙,基牙支持力量足够,桥体选择减轻𬌗力设计形式,设计单端固定桥修复第二磨牙。如果只用第一磨牙作基牙,则要求基牙条件好,对颌牙为可摘局部义齿的病例,且桥体的颊舌径和𬌗面近远中径均应减小;对颌牙为天然牙或固定桥时,通常不应设计单基牙的单端固定桥。对于多个磨牙游离缺失的病例,牙槽骨条件允许种植者,可以借助种植基牙,设计种植基牙固定桥或种植基牙－天然牙联合固定桥,以解决末端游离病例固定修复的问题。

基牙的条件

固定桥基牙和桥体承受的𬌗力几乎全部由基牙来承担,故基牙的条件是患者能否接受固定桥修复治疗的关键性因素,也是适应证选择中最重要的条件。

(1)牙冠:理想的基牙的牙冠𬌗龈高度应适当,形态正常,牙体组织健康。临床实践中,常常遇到牙冠硬组织缺损或牙冠发育畸形者,只要不影响固位体固位形的预备,能满足固位的要求,可以作为固定桥的基牙;如果牙冠缺损面积过大,牙冠形态不良、临床牙冠过短等,均必须采取增强固位力的措施。例如牙体形态调整预备为有利于固位的形态;增加牙体的𬌗龈向垂直高度;预备辅助固位形;使用根管内桩核固位等,必要时增加基牙数目以满足固定桥的固位要求。达到上述条件的牙冠,可选作基牙。

(2)牙根:基牙牙根应该粗壮并有足够的长度。多根牙的牙根有一定的分叉度最好,支持力最强。随着患者年龄的增长和牙周疾病等原因,牙根周围可能出现牙槽骨吸收,要求最多不超过根长的1/3。必须选用牙槽骨吸收较多的牙作基牙时,应该增加基牙数。对于牙根短、小、细的病例,除使用根桩固位的措施外,也应该增加基牙数。

(3)牙髓:基牙最好是健康的活髓牙。如系牙髓有病变的牙,应进行完善的牙髓治疗,并经过一定时间的观察,证实病变已治愈,不影响固定桥的效果者,可以选作基牙。经牙髓治疗后,考虑到牙体组织脆性增加,应采取桩核等措施增加牙体强度。牙髓治疗不彻底或治疗导致余留牙体组织大量减少时,不宜选作基牙。

(4)牙周组织:基牙要承担自身的和桥体的殆力,必须要求基牙牙周组织健康。最为理想的情况是牙周无进行性炎症,根尖周无病变,牙槽骨及颌骨结构正常,牙槽骨几乎无吸收。但是在临床上很难遇到理想的状况,较为常见的是牙周无不可治愈的炎症,无病理性动度,牙槽骨虽有不同程度的吸收,其吸收最多不超过根长的1/3。牙周病患者经过综合治疗后,要求用固定桥修复少数缺失牙,条件可适当放宽,增加基牙的数目,设计类似牙周夹板的多基牙固定桥。

(5)基牙位置:通常要求基牙的位置基本正常,无过度的牙体扭转或倾斜移位,以便牙体预备时,易于获得基牙间的共同就位道和少磨除牙体组织。个别严重错位的牙,征得患者同意后,可以将牙髓失活后用核冠改变牙冠轴向并用作基牙,取得基牙之间的共同就位道。

咬合关系

缺牙区的咬合关系要求基本正常,缺牙间隙有适当的殆龈高度,对颌牙无伸长,有良好的殆间锁结关系,缺隙侧邻牙无倾斜移位。如果邻牙倾斜,对颌牙伸长等,只要能采取措施,调殆磨短伸长牙,或调磨基牙倾斜面,或者改变固位体的设计,均可以制作固定桥。对于牙缺失导致咬合紊乱者,或伴有余留牙磨耗严重,垂直距离降低不能单独使用调殆的方法,应该在经过调殆、咬合板治疗后作咬合重建。对于缺牙间隙的殆龈高度过小的病例,一般不宜设计固定桥。

患者牙列的覆殆关系对适应证有一定的影响,通常不适宜为重度深覆殆的患者设计固定桥,原因是前伸运动时,下前牙容易撞击上前牙造成创伤。对其他的深覆殆的病例,应结合口内情况分析,只要牙体预备能够为固位体提供足够的间隙,患者无咬合和颞下颌关节症状,就可以考虑作固定桥修复,并注意避免正中殆与前伸殆的早接触。

缺牙区的牙槽

缺牙区的牙槽嵴在拔牙或手术后3个月完全愈合,牙槽嵴的吸收趋于稳定,可以制作固定桥。缺牙区的牙槽嵴的愈合情况与拔牙时间、手术创伤范围、患者的愈合能力等有关。对缺牙区剩余牙槽嵴要求是愈合良好,形态基本正常,无骨尖、残根、增生物及黏膜疾患。临床上常有患者要求立即修复或拔牙后短期内修复,早期修复有助于患者恢复功能和美观,功能性刺激可能减缓牙槽嵴的吸收,可行暂时桥修复。随着牙槽嵴的吸收,桥体龈端与牙槽嵴黏膜之间会形成间隙,影响美观和自洁,待牙槽骨吸收稳定后,可做永久性固定桥。

不同患者牙槽嵴的吸收程度不同,不同的部位牙槽嵴的吸收程度亦不同,对适应证和设计有影响。前牙缺失牙槽嵴吸收较多时,桥体牙龈端至牙槽嵴顶通常留有间隙,或者勉强关闭间隙,但桥体牙过长,都会影响美观。可用可摘式基托关闭此间隙,但是必须注意保持口腔清洁卫生;也可将过长的桥体牙颈部上牙龈色瓷,使之与邻牙的颈缘协调。后牙牙槽嵴的吸收较多时,由于对美观影响小,可以设计非接触式桥体,或者设计接触面积较小的桥体。

患者年龄

患者的年龄对固定桥适应证的选择有一定的影响,随着临床诊疗水平的提高,年龄对适应证的影响正在逐步减小,一般说来,青年和壮年阶段是最佳年龄段,即20~55岁范围内。年龄过小的恒牙特点是临床牙冠短、髓腔大、髓角高,有时根尖尚未发育完全,牙的患龋率较高,在作牙体预备时容易发生意外穿髓。而老年患者经常有牙周组织退缩的情况发生,若年龄过大,牙周组织退缩明显,牙根暴露,牙周支持力下降,还可因牙的倾斜或移位较难取得共同就位道;老年患者常常伴有牙松动、颈部龋齿、重度不均匀磨耗、食物嵌塞和口腔卫生不良的不利因素,给固定桥修复带来困难和不良后果。对于老年患者个别牙缺失,牙槽骨虽有一定程度的吸收,但余留牙无或仅有轻微的动度,牙体组织健康,口腔卫生良好,也可以考虑设计固定桥。如果想要减少牙体磨除量,固位体可以设计龈上边缘形式。

口腔卫生情况

固定桥是患者不能自行摘戴的修复体,虽然设计时要求固定桥能够自洁和易于清洁,但由于固定桥结构的特殊性,桥体龈端和邻间隙难于清洁。患者的口腔卫生差,牙垢沉积,菌斑集聚,容易形成龋病和牙周病,导致固定桥修复失败。为患者制作固定桥前,必须进行完善的牙体、牙周治疗。让患者认识到保持口腔清洁卫生的重要性并密切配合,形成良好的口腔卫生习惯,仍然可以进行固定桥修复。

余留牙情况

在决定选择固定桥设计时,不仅要考虑基牙的健康情况,而且要考虑口内余留牙的情况,特别是在同一牙弓内。要求余留牙牙冠无伸长、下沉及过度倾斜,无重度松动,无不良修复体;牙冠无龋坏或龋坏已经治疗;无根尖周病或牙周病。对于无法保留的患牙,拔牙应纳入患者的治疗计划内并在固定桥修复前进行;一旦在固定桥修复时出现患牙去留问题,应该全盘考虑,是否继续制作固定桥或改变设计为可摘局部义齿。

患者的要求和口腔条件的一致性

在适应证的选择中,应该充分考虑患者的要求,患者在较充分知晓固定桥优缺点后,有制作固定桥的主观愿望,并能接受牙体预备的全过程,能够合作,有良好的依从性,应充分考虑这类患者的要求。患者的主观愿望常和患者的口腔医学常识有关,也和良好的医患沟通有关。口腔医师应认真负责地如实介绍固定桥的相关知识,进行口腔医学的科普宣传。

二、主观愿望与客观条件的协调

口腔的局部条件是选择固定桥的决定因素,医师必须考虑患者的要求和口腔条件的一致性,是最佳适应证还是可选择的适应证,是非适应证还是绝对的禁忌证,应该明确界定。当口腔的客观条件符合患者的主观要求时,固定修复通常能够取得较好的效果;当两者发生冲突时,医师应对患者作耐心细致的解释和引导,取得患者的理解和配合,选择适宜的修复方法,而不能无条件地满足患者的任何要求,否则可能造成事与愿违的结果。固定桥修复虽然有着显著的优点,但也不能滥用,如果选择应用不当,反而会给患者带来不必要的损害。下面一些情况不宜采用固定桥修复。

(1)患者年龄小,临床牙冠短,髓腔较大,髓角高,根尖部未完全形成时。

(2)缺牙较多,余留牙无法承受固定义齿𬌗力时。

(3)缺牙区毗邻牙(基牙)牙髓、牙周已有病变未经治疗时。

(4)缺牙区的𬌗龈距离过小者。

(5)末端游离缺失的缺牙数2个或超过2个时。

(6)基牙松动度超过1°时或牙槽骨吸收超过根长1/3者。

(7)拔牙创未愈合,牙槽嵴吸收未稳定者。

非适应证或者禁忌证并非绝对不变,经过彻底治疗的牙髓病、牙周病患牙,依然可以作基牙;经调磨伸长牙,可能解除牙间锁结;增加基牙或采用种植基牙等手段,可达到固定桥的固位的要求;牙槽嵴吸收未稳定者经过一段时间,吸收稳定后可作固定桥修复。

在临床实践中,适应证的把握是十分重要的。然而,因患者存在个体差异,口内条件各不相同,医师对适应证的掌握尺度经常有差异,通常没有一个绝对的界限,可以有最佳适应证,可接受的适应证,有一定保留条件的适应证,非适应证或者禁忌证。尽管如此,医师应站在患者的立场上,从长远考虑,掌握好适应证的尺度,而这个尺度衡量着医师的医疗技术知识和水平,甚至衡量着医师的职业道德水准。应该注意的是医师如过分放宽适应证,可能给患者带来不必要的损害与痛苦。

三、基牙的合理选择与保护

作为牙支持式的修复体,固定桥修复成功与否,在很大程度上取决于基牙的选择是否正确。

基牙是固定桥的基础,基牙的健康是固定桥存在及行使功能的重要前提,不合理的固定桥设计往往首先导致基牙及其牙周组织的损伤而使修复失败。因此,保护桥基牙并维持其长期健康是固定桥设计必须遵循的原则。

保护桥基牙应从基牙的牙髓、牙体和牙周组织三方面来考虑。在基牙上设计固位体时,要根据基牙的形态及修复体所要求的固位力和支持力选择固位体的种类,尽可能少磨除牙体组织。固位体的设计应该尽可能地减少继发龋的发生,以保持其牙体组织的健康。同样,固位体的设计也应尽可能保持正常的牙髓活力,尤其是年轻患者,牙齿的髓腔较大,更应注意对牙髓的保护。桥基牙的牙周组织健康对保证修复体长期存在并行使功能是非常重要的,应该按照生物力学的原则进行设计,以保证桥基牙在功能活动中不受损害。近年来,随着理工科学的迅猛发展,各学科之间的交叉融合也日益增多,各种先进的技术和方法被引入口腔科学,不少学者进行了口腔生物力学方面的研究,并取得了大量的科学的实验结果。应用这些研究成果指导修复临床,就有可能使固定桥的设计建立在更符合生物力学原理的基础上,这对维护基牙的健康,预防疾病发生,延长固定桥的使用寿命都是十分重要的。此外,修复体的外形应该有利于自洁,对牙龈组织有功能性按摩作用,以促进基牙的牙龈和牙周健康。

基牙的主要功能是支持固定桥,负担着基牙自身和桥体额外的殆力,故要求基牙要有足够的支持负重能力。同时,固定桥是靠固位体固定在基牙的冠或根上才能行使功能,因此要求基牙预备体应该满足固位体的固位形要求,牙冠部或根部提供良好的固位形,所以基牙应有良好的固位作用。由于固定桥将各基牙连结成为一个整体,故要求各基牙间能够取得共同就位道。选择基牙时,应考虑以下因素。

基牙的支持作用

固定桥所承受的殆力,几乎全部由基牙的牙周组织承担,基牙及牙周组织的健康对于固定桥的支持作用非常重要。基牙的支持能力的大小与基牙的牙周潜力有关,即与基牙牙根的数目、大小、长短、形态、牙周膜面积的大小及牙槽骨的健康密切相关。

就牙根的数目而论,多根牙比单根牙支持殆力的能力大;牙根粗壮比牙根细小支持作用强;牙根长比牙根短的支持作用强;从牙根形态来看,分叉的多根牙比单根牙或融合牙根负重能力强,牙根横截面呈椭圆、扁圆或哑铃形时支持作用好。在具体选择时,应该考虑临床牙冠和牙根的比例,临床冠根比例若能达到1:2或2:3较为理想。冠根比为1:1时,是选择基牙的最低限度,否则需要增加基牙。

通常认为,健康的牙周组织均具有一定的牙周潜力,而牙周潜力与牙周膜面积呈正比关系,故牙周膜是固定桥支持的基础,可用牙周膜面积来衡量基牙的质量及是否能选为基牙。牙周膜的面积与牙根的数目、大小、长短、形态有关。长而粗壮的多根分叉牙,牙周膜面积大,支持能力强。临床上,要求各桥基牙牙周膜的面积总和等于或大于缺失牙牙周膜面积的总和。在应用这一原则时,还应该注意下述三个问题。

(1)牙周膜面积是不断变化的,当牙周退缩,或牙周袋形成时,牙周膜面积相应减小。必须正确判断不同程度牙槽骨吸收后的剩余牙周膜面积,以便做出符合实际情况的设计。特别应该注意牙周组织有一定程度退缩或者伴有牙周损害时,牙周膜面积的变化大,牙周膜受损的程度和部位与牙周膜减少的程度密切相关。牙周膜的附着面积在牙根的各部位是不相同的,单根牙以牙颈部最大,故牙颈部牙周膜的丧失会导致该牙较多支持力的丧失。而多根牙以根分叉处附着的牙周膜面积最大,因此,牙槽骨吸收达根分叉时,牙周膜面积和支持力才会有较多的损失。当牙周膜的面积减小,牙周支持组织的耐力也随之下降,牙周储备力也相应减小。

(2)牙周膜的正常厚度为 0.19~0.25 mm,此时的支持能力最大。随着咀嚼功能和牙周的病理变化牙周膜厚度会发生变化,无功能的失用牙的牙周膜变窄;有咬合创伤或松动牙的牙周膜变宽虽然不影响牙周膜面积,但是均减小了支持能力。

(3)牙周膜面积的大小并不是决定固定桥设计的唯一因素。根据牙周膜面积来决定桥基牙的数量,在临床上具有一定的参考价值,但并不能适用于所有情况。

固定桥的𬌗力通过牙周膜传导给牙周组织和牙槽骨,故牙槽骨及支持组织的健康直接影响固定桥的支持作用。基牙周围骨质致密,骨小梁排列整齐,其支持力大。相反,对于日久失用或牙槽骨吸收多或牙周存在炎症的牙,均因支持力减弱不宜选作基牙;如果必须作基牙,应经过相应的治疗后,再慎重选用,并在该侧增加基牙。

固定桥设计一般有三个基本类型:双端固定桥、一端固定桥和半固定桥。在条件许可时,应尽可能采用双端固定桥。一般来说,两个健康基牙可以恢复一个缺失牙的生理功能。但若缺失牙较多,或基牙的条件不够理想,或各基牙条件悬殊,要决定基牙的数目就比较困难。单端固定桥由于其缺乏平衡的支持,基牙受到较大的旋转力,容易造成基牙牙周的损害,应慎用。后牙游离端缺失的单端固定桥修复,桥体长度不应超过一个牙单位,否则再多的基牙也不能获得良好的远期效果。

当固定桥基牙支持力不足时,可以增加桥基牙的数目,以分散𬌗力,减轻某个较弱桥基牙的负担。原则上,增加的桥基牙应放在较弱的桥基侧,才能起到保护弱桥基牙的作用。

也有采用𬌗力比值的方法来判断基牙的支持力,并据此选择基牙和确定基牙数目。但无论以何种方式确定基牙的支持力,必须遵循的原则是:桥基牙负重的大小应以牙周支持组织能够承担的限度为依据,维持在生理限度以内,即牙周储备力的范围内,这样才有维持牙周组织健康的作用。若其负担超过了生理限度,将会损害牙周组织健康,进而导致固定桥的失败。这是固定桥设计中的一条重要生理原则。

造成固定桥失败的原因很多,最常见者是桥基牙负担重逐渐松动,或固定桥的固位不良,固位体松动脱落。因此,在临床上对桥基牙的选择,桥基牙数量的决定和固位体的设计十分重要。在设计中既不能盲目增加桥基牙,也不能让桥基牙超负荷工作,还必须注意少磨除牙体组织,保护牙髓及牙体组织的健康。设计中还要考虑使各基牙受力平衡,𬌗力分布均匀,使固定桥的设计符合生物力学的原则。

总之，应结合患者的实际情况，全面考虑桥基牙的健康、缺失牙的部位、咬合关系、桥的形式、患者的咀嚼习惯等有关情况，综合分析，以判断桥基牙的支持能力，做出合理的修复设计。

基牙的固位作用

基牙良好的固位作用不仅可以对抗固定桥功能运动中的脱位力，而且对基牙的健康也是至关重要的。固位作用与基牙的牙冠形态有密切关系，使用根内固位方式时，与牙根有一定的关系。

基牙牙冠必须有足够的牙体组织、适当的形态和良好的牙体结构，为固位体提供固位形。基牙牙冠的形态和结构与固位体的固位形和抗力形有密切关系。通常，牙冠长、体积大可增大基牙预备面和固位体的接触面积，并能获得辅助固位形以增加固位力。牙冠短小或畸形，例如锥形牙冠，固位效果不好。牙体组织结构正常，固位体固定在坚实的牙体组织上，不仅固位作用好，抗力作用亦好，不易引起牙体组织折裂。相反，钙化不良或釉质发育不全的牙，其组织结构松软或残缺，容易磨损导致牙冠高度降低，对固位体的固位形和抗力形都有影响。此外，容易发生继发龋，导致固位体的松动，进而造成牙髓病变，最终可能导致固定桥的失败。

对于龋病引起的牙冠大面积缺损牙，应在去净龋坏组织后，根据牙冠剩余牙体组织的情况来判断能否用作基牙。有时需要先治疗和填充后，才能满足固位体的固位形要求。如果龋坏已损及牙髓，必须经过彻底的牙髓或根管治疗，用桩核恢复缺损的牙体组织形态。如果系其他原因所致缺损牙，填充后不影响固位体的固位形者，可直接选作基牙；否则将在治疗后用桩核固位和恢复冠部外形。

对于严重磨耗、磨损牙，牙尖高度降低，咬合接触紧，牙本质暴露或已接近牙髓的牙，在牙体预备时，磨出固位体粭面的间隙相当困难，而且牙冠轴面高度不足，固位体的固位力和抗力均不足，是否能作基牙要慎重考虑。既保证足够的固位力又能保持牙髓的活力更好，否则作牙髓失活，以便取得辅助固位形，才能选作基牙。

基牙最好是活髓牙，有正常的代谢能力和反应能力，以维持牙体组织的健康。如果患牙已经过完善的牙髓治疗或根管治疗，牙体组织因失活而逐渐变脆，容易出现牙尖折裂。对无髓基牙的固位形设计，除采用充填材料填充恢复牙冠外形外，必要时应采取固位钉或桩核增强固位，保护基牙受力时不会折裂。

对基牙牙冠几乎完全缺损的根内固位者，要求牙根粗大，有足够的长度，能提供良好的根桩固位形，且要经过完善的根管治疗。

在有条件时，可根据患者的具体情况考虑用种植体作桥基进行固定义齿修复，但对于能否联合使用天然牙与种植体进行固定桥修复，存在不同的观点。在开展种植体修复较早的北美部分国家，目前主张不采用联合应用的固定桥修复，其理由是种植体与牙槽骨为骨性结合，没有动度，而天然牙是由牙周膜将其与牙槽骨连结在一起的，有一定的动度，天然牙与种植体联合应用时受力不均衡，无论对天然牙还是种植体都是有害的，而最终导致修复的失败。而目前国内仍有采用天然牙与种植体联合应用的固定桥修复，认为种植体能起到良好的辅助固位和支持作用，使固定桥修复的适应证范围扩大，且有较长期的成功病例作为支持。

固位体足够的固位力是固定桥成败的关键因素，而不同结构的固定桥对固位力的要求不一定相同。为基牙设计固位力时，除考虑基牙自身的条件外，还应考虑固定桥本身对固位力的要求。这些要求包括固定桥的类型、粭力的大小、桥体的跨度、桥体的弧度、固定桥的材质等。当患者的𬌗力越大、桥体跨度越大、桥体弧度越大时,对基牙的固位力要求越高。

基牙的共同就位道

因固定桥的各固位体与桥体连结成为一个整体,固定桥在桥基牙上就位时只能循一个方向戴入,所以各桥基牙间必须形成共同就位道。

在选择基牙时,应注意牙的排列位置和方向,这与牙体预备时能否获得各桥基牙的共同就位道有密切关系。在一般情况下,只要牙排列位置正常,顺着各桥基牙的长轴方向作牙体预备,即可获得共同就位道。对有轻度倾斜移位的牙,可适当消除倒凹,或稍微改变就位道方向,便可获得共同就位道。对于严重倾斜移位的牙,为了求得共同就位道,必须磨除较多的牙体组织,这样容易造成牙髓损伤,而且严重倾斜的牙,𬌗力不易沿着牙长轴传导,牙周组织易受创伤。但近年来,经光弹性实验证明,桥基牙倾斜在 30°以内者,在固定桥修复后,尚可改善倾斜桥基牙的应力状况。可见基牙倾斜度在一定范围内,仍然可以选作基牙。

对于倾斜移位的牙,如果患者年轻,在有条件时,最好先经正畸治疗改正牙位后,再选作桥基牙;或者选择适当的固位体设计,使牙体预备时既能取得共同就位道,又不至于损伤牙髓,并在另一端增加桥基牙以分散𬌗力,仍可选作桥基牙。如向舌侧倾斜的下颌磨牙,固位体可设计为暴露舌面或部分暴露舌面的部分冠,既可求得共同就位道,又可尽量少磨牙体组织。对于错位严重的牙,如果已影响牙体预备,则不宜选作桥基牙。

当缺失牙的情况复杂时,如缺牙较多或有间隔缺牙需要选用多个桥基牙时,应先取研究模型,在导线观测仪上设计就位道。在考虑共同就位道的同时,必须注意尽量少切磨牙体组织,又要考虑排牙的美观效果,调整缺隙的大小。总而言之,在求得桥基牙的共同就位道时,不能为此而损伤基牙的牙髓和牙周组织,并以此作为取舍桥基牙的重要参考因素。

目前,随着修复技术的提高,固定义齿修复的适应证范围有所扩大,临床上有很多固定桥的设计是前面提到的三种基本类型的组合,可称为复合固定桥。有时固定桥的跨度可达全牙弓,这种分布对基牙的支持、固位及共同就位道都有所影响。

四、固位体的设计

固位体是固定桥中将桥体连接于桥基牙上的部分,它借粘结剂固定在桥基牙上。固位体能抵御各种外力,并将外力传递到桥基牙及其支持组织上,同时保持本身的固定,不至于因外力而松动脱落,这样才能很好地发挥固定桥的功能。因此,它是固定桥能否成功的重要因素之一。

(一)固位体设计的一般原则

(1)有良好的固位形和抗力形,能够抵抗各种外力而不至于松动、脱落或破损。

(2)能够恢复桥基牙的解剖形态与生理功能。

(3)能够保护牙体、牙髓和牙周组织的健康,预防口腔病变的发生。

(4)能够取得固定桥所需的共同就位道。

(5)固位体的美观要求以烤瓷固定桥修复前牙缺失,多采用全冠固位体,固位效果好,美观,坚固耐用,不仅可以较好地修复缺失牙,对桥基牙的颜色、外形、排列等都可加以改善。

(6)固位体材料的加工性能、机械强度、化学性能及生物相容性良好;经久耐用,不易腐蚀和变色,不刺激口腔组织,无毒性。

固位体一般分为三种类型,即冠外固位体(extracoronal retainer)、冠内固位体(intracoronal retainer)与根内固位体(root retainer)。

冠内固位体

冠内固位体即嵌体固位体,因其固位力差,外形线长,容易产生继发龋。对活髓牙来说,嵌体洞形的预备因需要一定的深度易伤及基牙的牙髓;对死髓牙而言,嵌体起不到应有的保护作用,因此目前临床上已很少采用嵌体作固位体。但如果桥基牙已有龋坏,在去净龋坏后,只需将洞形稍加修整,且缺牙间隙小、咬合力小或对固位体的固位力要求不太高,也可考虑选用嵌体作固位体。此外,嵌体还可以向𬌗面和轴面扩展,形成"嵌体冠",利用冠内及冠外联合固位形以满足固位力的要求。

冠外固位体

包括部分冠与全冠,这是固定桥最多采用,也较理想的一种固位体。其固位力强,牙体切割浅,能够满足美观的需要,能较好地保护桥基牙牙体组织,适应范围广。

传统的部分冠包括金属铸造3/4冠及锤造开面冠,不过,随着口腔修复技术的发展,目前已不再采用锤造开面冠。部分冠磨切牙体组织较全冠少,其固位力较嵌体强。前牙3/4冠暴露唇面,可选作前牙固位体,俱因其达不到理想的美观效果,目前已应用较少。3/4冠也可在金属修复中作后牙固位体,特别是前磨牙。对于某些倾斜基牙,部分冠更易取得共同就位道。

全冠固位体包括铸造金属全冠、金属塑料全冠、金属烤瓷全冠、全瓷冠。全冠固位体因为覆盖桥基牙的各个牙面,其固位力最强,对桥基牙短小、缺失牙多、桥体跨度长、承受𬌗力大者,全冠是最适合选用的固位体。全冠固位体对于无牙髓活力的桥基牙还有保护作用,并能同时修复基牙的缺损。铸造金属全冠因其金属的颜色对美观会有影响,所以主要用作后牙固位体,一般不用于前牙与前磨牙。

目前,前牙与前磨牙应用较多的是金属烤瓷全冠固位体和金属塑料全冠固位体,不仅固位力强,且美观效果好,既可作为前牙桥的固位体,也可一并修复桥基牙的变色、釉质发育不全、畸形和缺损等。全瓷冠固位体由于其强度已有较大改善,目前应用已逐渐增多,但因其需要磨除的牙体组织相对较多,适应证还需严格把握。

根内固位体

根内固位体即桩冠固位体。其固位作用良好,能够恢复牙冠外形,符合美观要求。根内固位体主要用于经过完善根管治疗的死髓牙。对于某些牙位异常,且没有条件作正畸治疗的患者,可通过根内固位体改变牙的轴向,以此增进美观。目前,因为烤瓷修复技术的发展,根内固位体一般与全冠固位体联合使用,即将根内固位体做成桩核,再在桩核上制作全冠固位体,这样,可更容易地获得共同就位道。

(二)影响固位力的因素

固位体与单个牙修复体不同,它要承担比单个牙修复体更大的力,且受力的反应也与单个牙不同,故要求更大的固位力。固位体固位力的大小,取决于桥基牙的条件、固位体的类型及牙体预备和固位体制作的质量。

基牙形态对固位力的影响

由于通常采用冠外固位体,只要基牙的牙冠长大、牙体组织健康、咬合关系正常者,能够获得较大的固位力;反之,牙冠短小、畸形、牙体组织不健康或牙体组织缺损,都可以影响其固位力。在此情况下,应选择固位力较大的固位体,如全冠固位体。对于根内固位体,牙根粗长、牙体组织质地坚实的基牙,能够获得较大的固位力。

固位体的类型对固位力的影响

固位体的类型对固位力的影响很大,一般情况下,全冠的固位力大于部分冠,部分冠的固位力大于嵌体。在选用部分冠作固位体时常需要加辅助固位形,以增强固位力,如切沟、邻轴沟、针道等。嵌体的固位效果最差,在需要时,也应考虑增加辅助固位形,或采用嵌体冠,以满足固位和抗力的需要。根内固位体由于桩核的种类较多,其固位力的大小也不同,通常铸造金属桩核的固位力较成品桩核的固位力更大。

固位体的制备对固位力的影响

全冠固位体的固位力与基牙轴面的秴向聚合度有关,基牙牙体预备时,如果秴向聚合度过大,固定桥容易发生秴向脱位。为保证固位体有足够的固位力,又有利于固定桥的戴入,在所有基牙的轴壁彼此平行的前提下,要求秴向聚合角度不超过 5°。尖牙呈菱形,邻面短小时,邻轴沟的长度受限,可将远中切面适当向唇面延伸,或者在尖牙的舌隆突上加一针道,以增强固位力。嵌体固位体的固位力较差,要求洞形有一定的深度,点角和线角清晰,洞轴壁的龈向聚合度宜小,必要时增加辅助固位形,或采用高嵌体固位体的形式。

双端固定桥两端固位力的平衡

双端固定桥两端桥基固位体的固位力应基本相等,若两端固位力相差悬殊,则固位力弱的一端固位体易松动,而固位力强的一端固位体又暂时没有脱落,患者不易察觉,其后果往往是松动端桥基牙产生继发龋,甚至损及牙髓,而固定端的基牙的牙周组织往往也受到损害。因此,固定桥两端的固位力应基本相等,若一端固位体的固位力不足时,首先应设法提高固位力,必要时增加桥基牙,以达到与另一端固位体的固位力相均衡。

单端固定桥由于杠杆力的作用,且固定端承担了全部秴力,故对固位体的固位力要求高,应特别重视。

固定桥的结构和位置等对固位力的影响

固定桥的形态结构不同对固位力的要求也有所不同,固位体固位力大小设计应与秴力的大小、桥体的跨度及桥体的弧度相适应,桥体跨度越长、弧度越大、秴力越大者,要求固位体的固位力越大,必要时可增加基牙数来增加固位力。此外,固定桥的刚度越小,变形性越大,对固位体的固位力要求越高。固定桥在牙弓中所处的位置不同,其承受的咬合力的大小和方向是不同的,对固位力的影响也不同。总之固位体的固位力大小应适合固定桥的需要。

固位体的就位道对固位力的影响

固位体的就位道影响固位力的大小,因此在设计时可以利用制锁作用来提高固位力。固定义齿的共同就位道不仅取决于基牙的形态、位置和排列,还取决于固位体的设计。在选择固位体时,必须考虑各固位体之间应有共同就位道。一般而言,获得共同就位道的难度以全冠固位体最大,部分冠次之,嵌体最小。在使用根内固位体时,如果直接用桩冠作固位体,因其易受根管方向的限制,很难通过预备的方式与其他基牙求得共同就位道,此时可先做核桩,当其固定在根管内以后,再于核上设计制作全冠固位体。此法的优点是,在桥基牙的核形上预备全冠固位体比在根管内预备桩道固位体更容易取得共同就位道。当一端基牙颊舌向倾斜,全冠固位体不易求得共同就位道时,可将倾斜端的固位体设计为部分冠,将倒凹大的一面做适当的暴露。

(三)固位体的边缘设计

对于全冠固位体而言,边缘即颈缘,其伸展的范围视桥基牙的条件和修复体对固位力要求的大小而定。对于牙冠短小的基牙,固位体的边缘应尽可能向根方延伸,因为固位体边缘越向根方伸展,其固位力越大。当然,这种延伸是以不损伤牙周组织为前提的。对于牙颈部明显缩小的牙,或牙周有一定退缩的基牙,固位体边缘的延伸意味着要磨除较多的牙体组织,如果牙冠比较长大,则不必把固位体的边缘延伸至龈缘处。对于前牙来说,固位体的唇面一定要延伸至龈缘下,这样才能保证美观的效果。部分冠的边缘线在前牙不能伸展到唇面,以免影响美观。冠内固位体的边缘应延伸到自洁区。

(四)固位体对基牙的修复和保护

一并修复桥基牙的缺损

若桥基牙有缺损和畸形,在设计固位体时应予以一并修复,若牙冠已有充填物,固位体应尽量将其覆盖,这样可防止充填物的脱落。

防止桥基牙牙折

固位体的设计应防止桥基牙产生牙尖折裂,冠外固位体因牙的𬌗面完全被覆盖,不易发生牙尖折裂,而冠内固位体则应该注意在𬌗面的扩展,适当降低牙尖高度,并将其覆盖,从而避免发生牙尖折裂。另一方面,全冠固位体虽能有效地保护基牙的牙体组织,但在某些情况下,需要与根内固位体联合应用,例如没有牙髓的前牙及前磨牙,在全冠修复的牙体预备后,其颈部牙体组织很脆弱,尤其是有楔状缺损的牙,修复体及基牙易从牙颈部发生折断。因此,全冠固位体修复前在髓腔用桩加强是很重要的。应用断面较低的残根作基牙时,固位体在颈部应对残根有一个箍的保护作用,以防止残根的纵折。

(五)特殊桥基牙的固位体设计

牙冠严重缺损牙的固位体设计

此类牙多为死髓牙或残根,只要缺损未深达龈下,牙齿稳固,应尽量保留。先进行彻底的根管治疗,在根管内插入并黏固桩,用银汞合金或复合树脂充填形成核形,再在其上制作全冠固位体。前牙可先做金属铸造核桩,再做全冠固位体。

牙冠严重磨耗牙的固位体设计

在临床上常见患者的磨牙因磨耗变短,如果作常规的全冠牙体预备,𬌗面磨除后则会使牙冠变得更短,固位力下降。对于这类牙的处理有两种方法,如果是活髓牙,可只预备各轴面,设计制作不覆盖𬌗面的开面冠,但这类固位体要求有性能良好、不易溶解的粘结剂。如果基牙是死髓牙,经过根管治疗后,可从𬌗面利用髓腔预备箱状洞形,设计成嵌体冠固位体,利用箱状洞形增加固位力。

倾斜牙的固位体设计

对于无条件先用正畸治疗复位的基牙,可以改变固位体的设计,以少磨除牙体组织为原则来寻求共同就位道。如临床上常见下颌第一磨牙缺失后久未修复,造成第二磨牙近中倾斜移位。当倾斜不很严重时,在牙体预备前仔细检查设计,使倾斜牙与其他桥基牙一道按最适合的共同就位道进行预备,其原则是不损伤牙髓,尽可能少磨除牙体组织。如作全冠固位体牙体预备时,因为牙的倾斜,其近、远中的垂直轴面都较短,即使在远中面向龈方延伸,固位作用仍有限,而且易在龈端形成台阶。此时可作成不覆盖远中面的改良 3/4 冠固位体,在颊、舌侧轴面预备出平行轴沟,以增强固位。如果磨牙倾斜比较严重,还可设计为套筒冠固位体。其方法是,先按倾斜牙自身的长轴方向进行牙体预备,制作内层冠,将内层冠的外表面做成与其他桥基牙有共同就位道的形态,最后按常规完成固定桥。先黏固内层冠,再黏固固定桥。固位体

（即外层冠）的边缘不必伸至龈缘，因内层冠已将牙齿完全覆盖。当然，有时出于美观需要，也要求外层冠覆盖到龈缘。

近年来，由于粘结技术的迅速发展，对于严重倾斜的桥基牙已有采用少磨牙体组织的黏结固定桥予以修复，即采用金属翼板固位体，由颊舌方向分别就位，并与桥体𬌗面部分组合而成。但这类粘结桥需拓宽足够的邻间隙，才有利于自洁作用。

五、常规及特殊条件下的固定义齿设计

牙列缺损患者口腔局部条件的差异较大，根据固定桥的适应证范围，结合患者的具体情况，如基牙条件、缺牙数目、缺牙的部位、余留牙情况、缺牙区牙槽嵴的情况等，进行综合分析，在此基础上制定修复治疗方案。

对于已经确定作固定桥修复的患者，必须确定最适当的固定桥设计。在固定桥类型中，双端固定桥支持的𬌗力大，两端基牙承受𬌗力较均匀，对牙周健康有利，如果无特殊情况，应尽量采用双端固定桥。

由于固定桥共同就位道的获得存在不同的难度，能够采用短固定桥时，尽量不设计复杂的长固定桥。单端固定桥桥体受力时，基牙接受扭力，故应严格掌握适应证，慎重选用该设计。中间种植基牙的应用，将长固定桥变为复合固定桥，减轻了基牙的负担。种植基牙的应用，使游离缺失也可以设计天然牙－种植体联合固定桥。随着附着体在临床的应用增多，对某些牙列缺损，固定－可摘联合桥为另一种可采用的设计。

在不同的固定修复设计中，尽管有些方案更加完善，但是受限于患者的各种条件，不一定能够成为最终选择的设计，修复医师需要在掌握原则的前提下，结合患者口内的具体情况综合考虑而定。

（一）固定义齿修复类型的设计

单个牙缺失

一般有较好的条件选择双端固定桥的修复，如果基牙条件理想，在单个牙游离缺失的病例中，还可以考虑单端固定桥修复。考虑到对基牙和余留牙的保护，在具备条件时，种植修复应该是首选的方法。

两个牙的连续缺失

对基牙的支持和固位力要求相对更高，有时需要通过增加基牙的方法来保证支持力和固位力。

发生在前牙或前磨牙的连续缺失，通常可以用两个基牙修复两个缺失牙，但如果是磨牙缺失，通常需要增加基牙。磨牙的游离缺失达两个牙，则不能采用常规的固定桥修复，只有在配合种植的前提下，才能以固定义齿修复。

两个牙的间隔缺失

对于间隔缺失的牙，既可以是双端固定桥，也可设计为复合固定桥，如果间隔的余留牙在两个牙以上，尽可能设计为两个双端固定桥，应尽量避免长桥的设计。跨度过长的固定修复体在制作、受力、维护、后期治疗等方面都有一定困难。

三个牙或多个牙缺失

发生在牙弓后段的三个牙连续缺失，一般不考虑设计固定桥修复。多个切牙连续缺失，如果咬合关系正常，缺隙不大，在尖牙存留，且牙周条件良好时，可设计以尖牙为基牙的双端固定

桥；如果咬合紧，𬌗力大，尖牙支持和固位均不足，应增加前磨牙为基牙设计双端固定桥。

(二)固定义齿修复材料的选择

金属固定桥

修复体用金属整体铸造而成，机械强度高，桥基牙磨除的牙体组织相对较少，经高度抛光后表面光洁，感觉舒适。其缺点是不美观，故只能适用于比较隐蔽的后牙固定桥，特别适宜于后牙区失牙间隙缩小或𬌗龈距离小的情况，也适宜于基牙牙冠较短的病例。虽然其适用范围小，但在某些情况下仍不失为一种有效的设计。

非金属固定桥

主要包括全塑料和全瓷固定桥。

塑料固定桥因材料硬度低，易磨损，化学性能不稳定，易变色，易老化，对黏膜刺激较大，故一般只用作暂时性固定桥，其优点是制作方便。目前虽有一些新型树脂材料投入临床应用，但一般也限于制作短期的固定桥修复体。

全瓷固定桥硬度大，化学性能稳定，组织相容性良好，美观，舒适。随着口腔材料研究的进展，陶瓷材料的强度特别是韧性得到很大程度的提高，全瓷固定桥已较广泛地用于临床，特别是用于前牙的修复。

金属烤瓷固定桥

金属烤瓷固定桥是目前临床应用最广的一种固定修复体。金属部分可增加修复体的机械强度，并加强桥体与固位体之间的连接。陶瓷材料能恢复与天然牙相协调的形态和色泽，满足美观的要求。由于这种修复体兼有金属与非金属的优点，故为临床上广为采用，对前、后牙都适用。

(三)固定义齿修复的𬌗设计

固定修复体恢复的𬌗力与咀嚼功能，主要取决于修复体的𬌗面设计。

修复体的𬌗面是其咬合功能面，即上前牙的切嵴和舌面，以及下前牙的切嵴和后牙的𬌗面。𬌗面形态恢复是否合理，直接关系到固定桥的咀嚼功能。𬌗面的恢复应从以下几方面考虑。

𬌗面的形态

𬌗面的形态应根据缺失牙的解剖形态及与对颌牙的咬合关系来恢复。

𬌗面的尖、窝、沟、嵴都应与对颌牙相适应，在恢复咬合关系时，咬合接触点应均匀分布，并使接触点的位置在功能尖部位，尽量靠近桥基牙𬌗面中心点连线。适当降低非功能尖的高度，以减小固定桥的扭力。切忌前伸或侧向𬌗的早接触。有研究表明，正常牙齿牙周膜对垂直𬌗力与侧向耐力的比值为 349：1。

𬌗面的大小

咬合面的大小与咀嚼效能有关，也与基牙承担的𬌗力大小有关。为了减轻基牙的负担，保持基牙健康，常需要减小𬌗力，要求桥体的𬌗面面积小于原缺失牙的𬌗面面积，可通过适当缩小桥体𬌗面的颊舌径宽度和扩大舌侧外展隙来达到此目的。桥体𬌗面颊舌径宽度一般为缺失牙的 2/3；基牙条件差时，可减至缺失牙宽度的 1/2。一般来说，若两基牙条件良好，桥体仅修复一个缺失牙，可恢复该牙原𬌗面面积的 90% 左右；修复两个缺失牙时，可恢复原缺失牙𬌗面面积的 75%，修复三个相连的缺失牙时，可恢复此三牙原𬌗面面积的 50% 左右。在临床设计时，这些数值仅作参考，还需结合患者的年龄、缺牙部位、咬合关系等具体情况，灵活应用。

减少殆力，减轻基牙负担的措施除了减小桥体的颊舌径外，还可以加大桥体与固位体之间的舌外展隙，增加食物的溢出道，减小殆面的牙尖斜度等。对于单端固定桥，由于其杠杆力的作用，殆面减径以减小殆力更是必要的措施，可在近远中向和颊舌向各减径1/3～1/2。

固定义齿修复的殆重建

无论是何种牙的修复都会涉及殆重建的问题。固定桥修复，特别是多个牙单位的长桥修复，殆重建是十分重要的，通过殆面整体的位置和形态的设计完成。对于前牙而言，可以通过固定桥修复，建立新的殆关系，以增进和改善美观等功能。对于后牙而言，可以通过固定桥修复，建立新的殆曲线和有利的咬合关系。

六、固定修复设计中的美学要点

固定桥修复的设计中，美观设计是十分重要的，尤其是前牙固定桥修复。修复体的美观效果主要与修复体的形态、色泽及其与口腔组织的协调性有关。前牙的非对称性修复对修复的协调性要求更高。

(一)美学修复材料的选择和应用

选用美学修复材料是获得理想美学效果的基本条件。随着人们审美要求的提高和美学修复材料的发展，口腔修复体正向着自然逼真、美观、舒适的方向发展。口腔固定修复经历了从金属全冠到开面冠、3/4冠，从开面冠、3/4冠到塑料全冠，从塑料全冠到金属烤塑、烤瓷冠、全瓷冠的变化过程。在这些修复材料中，陶瓷材料由于具有良好的生物学性能和美观的修复效果，成为主流材料。非贵金属烤瓷修复是目前临床应用最广泛的修复方式，具备陶瓷美观、生物相容性好及强度高的优点，但易出现颈缘层次不清楚、颈缘灰线、金属底层影响瓷层颜色再现的问题。近年来，贵金属烤瓷和全瓷材料发展很快，可明显改善固定修复的美学效果。全瓷冠桥的制作技术有粉浆涂塑和渗透玻璃陶瓷技术、热压铸陶瓷技术、CAD/CAM机加工技术、CAD/CAM机加工和渗透复合技术。为了模仿天然牙的层次感，全瓷冠桥一般为多层次的制作方法，即用上述各种方法完成高强度全瓷基底冠或者桥架后，再分层涂塑饰面瓷，易于成形，同时减小修复体表面硬度，避免过多地磨耗对颌牙。

(二)固定修复与牙龈美学

牙龈美学是固定修复美学的重要组成部分，健康的牙龈是获得理想牙龈美学的前提基础，特别是在前牙，牙龈的美观性显得尤为重要。

修复材料对牙龈的影响

临床上使用的非贵金属烤瓷修复体多采用镍基合金，除易引发牙龈炎症外，牙龈变色的情况也常有发生。色差仪分析显示，变色牙龈的明度值和饱和度降低，颜色变得紫红，尤其是边缘龈和龈乳头的改变更显著。

金属烤瓷冠修复后牙龈变色的原因一直存在争议，一部分学者认为是基底冠中的镍、铬和铝瓷竞争形成氧化物经光线折射所致；而部分学者认为是底层冠中的镍、铬在电化学的作用下析出、聚集并进入牙龈，导致牙龈变色；还有人推测可能是修复体颈部悬突刺激或损伤引发炎症所致。有研究发现牙龈变色时牙龈组织结构发生了改变，牙龈组织存在明显炎症反应，且与时间存在明显正相关，变色牙龈的吞噬细胞发生凋亡，机体的免疫防御系统受到破坏，并促进了自由基的产生，最终在自由基代谢失衡下引发牙龈变色。

还有一种牙龈染色现象是可逆的，即金瓷冠粘戴后，游离龈发生变色，冠取下后，牙龈色泽又恢复正常状态。常用的非贵金属不透光,若唇侧龈缘处的牙体预备不足或不规范,基牙游离龈就会呈现出暗色,这是由于游离龈的光透性及金属底层冠对牙根的阻光作用造成的。可采用瓷边缘技术,或选择耐腐蚀的材料覆盖金属边缘,抑制金属氧化物的溶解、析出,同时遮盖金属黑线。非贵金属的腐蚀防护包括在冠内壁涂饰金粉,在颈缘烧制金泥,沉积镀金等。

贵金属合金用于烤瓷修复可减少因金属离子析出而造成的牙龈毒性和变色。贵金属含量增多有利于耐腐蚀性的提高,金铂合金、金银合金最常用于金瓷冠的制作。

修复技术对牙龈的影响

修复治疗与牙周健康密切相关,在修复前应获得最佳的牙龈状态,同时在修复中应以最小的创伤来维持修复牙齿周围正常健康的牙龈外貌。

(1)修复前的牙龈预备:修复前首先要对基牙及失牙区的牙龈健康状态进行评估,对患有龈炎或牙周疾患的应先予治疗以恢复健康。其次应对牙龈作修复美学的评估,对于影响修复美感的牙龈作相应的修整和处理。如对牙龈增生者可行龈成形术,以恢复牙龈的波浪状曲线美;对轻度牙龈退缩者,可适当调整邻牙的牙龈曲线,也可将修复体颈缘设计成龈色或银色,以达到视觉上的和谐;对一些不愿做正畸治疗患者的错位牙和扭转牙,可通过牙龈成形术,以改善牙龈缘曲线或调整牙面长宽比例使之协调;对失牙区牙槽骨缺失较大的可考虑在修复前行牙槽骨重建术或在桥体部分设计义龈,重建和谐自然的龈齿关系。

(2)龈边缘线的设计:修复体龈边缘的位置关系到牙龈的健康与美观。有学者对不同边缘位置的金瓷冠分析表明,冠边缘位于龈下时,龈沟内酶活性均提高,龈下边缘会使牙周组织发生炎症反应,出现细胞营养障碍,细胞渐进性坏死等变化,唾液成分的改变也会进一步加强底层金属的电化学腐蚀。

有调查显示,在微笑时大约有 67% 的人会显露牙龈,在大笑时这一比例将提高到 84%。尽管修复体龈下边缘线对牙周健康不利,但临床上在进行前牙的瓷修复时常常倾向采用龈下边缘线,以期获得美观效果,而龈上边缘线仅仅适用于牙龈退缩、牙冠轴面突度过大的后牙修复。

采用龈下边缘线时操作中应注意以下几点。

1)牙体预备:要求冠边缘和附着上皮间保持 1 mm 或更大的距离,应避免损伤牙龈及上皮附着,因为龈沟内面上皮的损伤可能改变游离龈的高度,使冠边缘外露或出现颈缘“黑线”影响美观。同时,为提供瓷料的美观厚度及避免颈缘悬突对牙龈的刺激,唇颊侧颈缘须磨除 1 mm 的肩台宽度。

2)在牙体预备过程中,机械刺激会导致牙龈组织中成纤维细胞和内皮细胞明显增生,并出现一过性的血管扩张。Ito. H 认为牙体预备时有时会伤及牙龈,金属核上的金属残渣有可能移植入牙龈引起着色。Sakai T 等发现金属离子可影响黑色素细胞的新陈代谢并诱导黑色素细胞渗入牙龈组织结构表面,从而发生病理性色素沉着。

3)排龈线的应用:牙体预备前就应将排龈线放于龈沟内,使牙龈暂时向侧方或根方移位,减少操作时对龈组织的损伤。另外,取模时应再次使用排龈线,这有助于控制龈沟液渗出及出血,暴露龈下边缘线,且有利于印模材料的充盈。

4)暂时修复体:暂时修复体是在完成永久修复前维持牙龈位置形态并保护牙髓、保持预备空间的措施,同时,作为最终修复体的导板,其外形、大小、形态和边缘放置都将为最终修复体提供参考,暂时修复体质量的好坏直接影响最终修复体的牙龈反应程度。0.2 μm 的粗糙度是塑料表面有无细菌黏附的界限,常规的抛光处理很难达到如此的光洁度,所以塑料表面通常都有细菌黏附。暂时修复体必须与牙体边缘密合,表面光滑,应避免其边缘压迫牙龈,以致牙龈退缩,使用时间不宜超过 2~3 周。

(3)固位体龈边缘的制作要求:为维护牙龈的健康美,瓷修复体必须具备良好的适合性,要求其龈边缘与患牙衔接处形成连续光滑一致的面,避免形成任何微小的肩台。修复体还应恢复生理性外展隙,便于牙龈的自洁和生理性按摩,同时也应恢复好邻接触点,以避免食物嵌塞引起牙龈炎症,桥体尽量采用轻接触的改良盖嵴式设计,修复体应光滑,防止菌斑附着,对牙龈产生刺激。

(三)固定义齿的外观

(1)设计固定义齿外观时,应根据患者的年龄、性别、职业、生活习惯及性格特点等来决定修复体的形态、排列、颜色和𬌗关系等,并适应个体口颌系统生理美、功能美的特点。修复体的轴面应具有流畅光滑的表面、正常牙冠的生理突度,以利修复体的自洁、食物排溢及对龈组织的生理按摩作用。良好的邻面接触关系不仅符合美观要求,也有利于防止食物嵌塞,维持牙位、牙弓形态的稳定。𬌗面形态的恢复不能单纯孤立地追求解剖外形美,而应与患牙的固位形、抗力形以及与邻牙、对颌牙的𬌗面形态相协调。𬌗面尖嵴的斜度及𬌗面大小应有利于控制𬌗力,使之沿牙体长轴方向传递。

在固定修复时,对高位微笑和中位微笑的患者,还必须注意处理好烤瓷冠边缘与牙龈缘的关系,不能因颈缘区金属边缘外露,患者为掩盖不美观金属色而影响自然微笑。

(2)固定义齿桥体的美学设计也十分重要。桥体的唇颊面以美观为主,颜色应与邻牙协调,大小和形态应该与美观和功能适应。桥体的大小指近远中横径和切龈向的长度,缺隙正常时较易解决,缺隙过大或过小时则应利用视觉误差加以弥补,使过大过小的桥体看起来比较正常。如较大的缺隙,桥体唇面应增大外展隙,加深纵向发育沟;缺隙过大时,可在唇面制成一个正常宽度的牙和一个小窄牙,或两个基本等宽的牙。如遇较小缺隙,在基牙预备时应多磨除基牙缺隙侧邻面的倒凹区加大间隙,或加深桥体唇侧的横向发育沟。唇颊面还应注意唇面的突度和颈嵴的形态,都应参照对侧同名牙。桥体唇颊面的颈缘线应与邻牙协调,若桥体区牙槽嵴吸收过多,可采用龈色瓷恢复或将颈部区染成银色。桥体的邻间隙处不能压迫牙龈,以免引起炎症。桥体龈面的唇颊侧与牙槽嵴黏膜应恰当接触,在舌侧则尽量扩大其外展隙,减少与牙槽嵴顶舌侧的接触,有利于食物残渣的溢出,且美观舒适,自洁作用好。当固定桥修复需要适当减小桥体𬌗力时可通过缩减桥体舌侧部分的近中、远中径,加大固位体与桥体之间的舌外展隙,减小桥体𬌗面的接触面积,减轻𬌗力,同时可以维持颊侧的美观。

(3)连接体是连接固位体和桥体的部分,既要有足够大小,保证固定桥的抗变形能力,又不能影响美观效果。连接体应位于基牙近中或远中面的接触区,在前牙区可适当偏向舌侧,面积不小于 4 mm²,连接体四周外形应圆钝和高度抛光,注意恢复桥体与固位体之间的楔状隙及颊舌外展隙,利于自洁作用及食物流溢。

(四)医患审美统一

医师在决定治疗之前,尤其是在使用新技术、新材料之前,必须仔细检查患者的口腔局部及全身健康情况,根据具体情况向患者推荐合适的治疗方法,并解释说明原因及费用等情况,征得患者同意后方可进行治疗。同时,必须加强与患者的沟通,正确对待患者的要求,严格掌握适应证,维护良好的医患关系。

作为口腔修复医师除了要熟练掌握口腔医学知识和技能外,还必须具备美容学、心理学的知识,具有较高的审美能力及审美品位。对于不同的患者,能够根据其各自的特点,如性别、年龄、职业、肤色、面部特征等选择合适的修复方法、适当的修复体形态及颜色,达到"以假乱真"的效果。同时,口腔医师有责任和义务向患者提供口腔健康教育和指导,使患者掌握正确的修复体维护方法,建立良好的口腔卫生习惯,维护口腔健康和美观效果。

(五)固定修复美学误区

(1)美学修复就是做烤瓷冠。有些患者认为牙齿不整齐或是颜色不好看,就找到医师要求做烤瓷冠,把前边露出来的牙齿全部做上烤瓷冠,看上去就能更美观。美学修复要考虑牙齿的排列、牙齿与口唇的关系、牙齿与牙龈的关系等,这些都不是简单的仅通过做烤瓷冠可以解决的,可能还需要借助于正畸或者牙龈手术。美学修复的方法有很多种,贴面、全瓷冠等也是较理想的修复方法。医师需要充分与患者沟通,了解患者需求和个性特征,仔细检查制定方案,才能达到个性化的自然美观效果。

(2)为了效果好,尽量多做瓷冠。一般情况下,多做瓷冠能减小修复难度,提高修复效果,但是做瓷冠的过程对牙齿来讲是种不可逆的损伤。因此修复医师应在修复范围、修复方式与修复效果中找到最佳的平衡点,通过漂白、充填、贴面与瓷冠相结合的综合治疗方式,达到牙体损伤最小、美观提升最大的效果。

第四节　暂时固定修复体

对于固定修复(包括冠、桥等)来说,使用暂时性修复体(provisional restoration/temporary restoration)是十分必要的。

一、暂时修复体的功能

恢复功能

修复体可以恢复缺损、缺失牙和基牙的美观、发音和一定的咀嚼功能。

评估牙体预备质量

可以评估牙体预备的量是否足够,必要的时候作为牙体预备引导,再行预备。

保护牙髓

暂时修复体可以保护活髓牙牙髓不受刺激。牙体预备过程的冷热及机械刺激可能对牙髓造成激惹,暂时黏固剂中的丁香油或氢氧化钙成分可以对牙髓起到安抚作用。

维持牙位及牙周组织形态

维持邻牙、对颌牙、牙龈牙周软组织的稳定性。对于牙周软组织手术,如切龈的病例,暂时修复体可以引导软组织的恢复,形成预期的良好形态。而对于边缘线位于龈缘线下较深的病例,修复体可以阻挡牙龈的增生覆盖预备体边缘。

医患交流的工具

暂时修复体还可以作为医患沟通交流的媒介,患者可以从暂时修复体的形态及颜色提出最终修复体的改进意见。

暂时修复体可以帮助患者完成从牙体缺损到最终修复的心理及生理过渡

正因为暂时修复体的功能不仅仅是保护牙髓和维持牙位稳定,因此部分医师只为活髓牙作暂时修复的观念是不正确的,暂时修复体应该是牙体缺损修复,特别是冠修复的常规和必要的步骤。良好的暂时修复因为在最终修复体制作期间为患者提供功能和舒适,可以增强患者对治疗的信心和治疗措施的接受程度,对最终修复体的治疗效果也有明显的影响。

二、暂时修复体的要求

作为暂时修复体,应该满足以下的基本要求。

能有效保护牙髓

要求修复体具备良好的边缘封闭性,以避免微漏,形成微生物的附着,隔绝唾液及口腔内各种液体的化学及微生物刺激。因为要隔绝对牙髓的机械物理刺激,因此制作修复体的材料具备良好的绝热性,因此导热性较低的树脂类材料最常采用。

足够的强度

暂时修复体要能够承受一定的咬合力而不发生破损,对于需要长时间戴用的暂时修复体,最好采用强度较高的材料制作。一般复合树脂类材料制作的修复体耐磨性好,但脆性较大,在取出的时候较易破损;丙烯酸树脂类材料则具有较好的韧性,但耐磨性较差;金属类材料强度较好,但因为颜色的问题只能用于后牙。

暂时修复体在取出的时候最好能够完整无损,因为最终修复体经常会出现形态和颜色不满意需要重新制作的情况,暂时修复体还可以继续使用,无须花费时间和精力重新制作一个新修复体。

足够的固位力

暂时修复体具有足够的固位力同时在功能状况下不脱位。临床上一旦暂时修复体脱出没有再行黏固,在最终修复体试戴的时候会出现明显的过敏现象,影响试戴操作。严重的情况下还会导致牙髓的不可复性炎症影响修复治疗的进度。

边缘的密合性

临床上不能够因为暂时修复体戴用时间短而降低对边缘适合性的要求,相反,暂时修复体边缘对修复效果的影响是极为明显的。临床上也经常发现,如果暂时修复体戴用期间牙龈能保持健康和良好的反应,最终修复体出现问题的几率也会很低,反之最终修复体出现问题的可能性也会很高,因此对暂时修复体边缘的处理应该按照对最终修复体的要求进行。边缘过长、过厚会导致龈缘炎、出血水肿、龈缘的退缩、牙龈的增生等问题,有些问题如龈缘退缩可能会是永久性的,将会导致最终修复体美学性能受影响;相反,如果边缘过薄、过短或存在间隙,则在短时间(1周之内)就会导致非常明显的牙龈组织增生,也严重影响最终修复体的戴入和修复效果。

为保证暂时修复体边缘的密合性,最好在排龈以后,边缘完全显露的状况下再进行暂时修复体印模的制取或口内直接法修复体的制作,这样可以很清楚、精细地处理修复体的边缘。

咬合关系

暂时修复体应该恢复与对殆牙良好的咬合关系,良好的咬合关系不仅利于患者的功能和舒适感,还对修复效果产生影响。如果咬合出现高点或殆干扰,会对患者造成不适,形成基牙牙周损伤甚至肌肉和关节功能的紊乱;反之,如果与对殆牙没有良好的接触或没有咬合接触,则会导致牙位的不稳定或伸长,影响最终修复体的戴入。

恢复适当的功能

一般情况下,我们要求暂时修复体恢复适当的咀嚼发音功能,这样可以评估修复体功能状况下的反应以及修复体对发音等功能的影响,对于特定的病例,则需要暂时修复体行使咀嚼功能。对于前牙缺损的患者,必须要恢复正常的形态和颜色达到一定的美学效果,避免对日常生活的影响,增强患者对治疗的信心和对治疗的依从性。

三、暂时修复体的类型

暂时修复体的制作技术多样,可以从氧化锌丁香油暂时黏固剂或牙胶封闭小的嵌体洞到暂时全冠甚至固定桥。按照制作时采用预成修复体还是个别制作修复体,暂时修复体可以分为预成法(prefabricated)及个别制作法(custom made)两类;按照是在口内实际预备体上制作还是在口外模型上制作的修复体,又可以分为直接法(direct technique)和间接法(indirect technique)两类。

(一)预成法

预成法是采用各种预成的冠套来制作暂时修复体的方法,一般可在口内直接完成,简便、省时。

预成法技术包括成品铝套(银锡冠套)、解剖型金属冠(如不锈钢冠、铝冠)等用于后牙的成品冠套,以及牙色聚碳酸酯冠套、赛璐珞透明冠套等等用于前牙的成品冠套。预成法技术所采用的是单个的成品,因此只适用于单个牙冠修复体的制作,对于暂时性的桥体,则一般采用个别制作的方法。

使用时挑选合适大小的成品,经过适当的修改调磨,口内直接黏固并咬合成形;或口内直接组织面内衬树脂或塑胶,固化后取出调磨抛光后直接黏固。

解剖型金属冠

口内直接法制作后牙暂冠的方法之一。采用大小合适的软质的成品铝冠或银锡冠,经边缘修剪打磨后,直接黏固于口内,咬合面的最终形态通过患者紧咬合后自动塑形。此种暂时修复如果殆面暂时黏固材料过厚,在经过一段时间咀嚼以后,咬合面下陷,可能会与对殆牙脱离接触形成咬合间隙。

这类暂时修复体的边缘不易达到良好的密合,故不宜长期戴用。此外,也不适合作固定桥的暂时修复体。

牙色聚碳酸酯冠套

采用牙色的树脂成品冠套,在口内直接或模型上内衬树脂或塑胶形成的暂时冠修复体,因为是牙色材料,一般用于前牙以获得较好的美学效果。冠套内衬以后,修复体的边缘和形态可以进行精细修磨和抛光,因此可以获得良好的边缘密合性,修复体可以较长时间戴用而不对牙周造成刺激。

制作时应注意,在完全固化之前最好取下修复体再复位,以防止预备体存在倒凹导致材料完全固化后暂冠无法取下。

赛璐珞透明冠套

采用透明的赛璐珞成品冠套,同前牙色树脂冠套一样内衬牙色树脂或塑胶制作暂冠。其临床操作过程与前述牙色树脂冠套的方法相同。

(二)个性制作法

个性制作法是按照患者的口内情况,个别制作的暂时修复体。包括透明压膜内衬法、印模法、个别制作法等。按照材料不同,可采用口内直接制作和取模以后模型上间接制作技术。

透明压膜内衬法

在牙体预备前制备印模,牙体缺损处可以先用粘蜡在口内恢复外形,然后再取模,灌注模型,然后采用真空压膜的方法形成类似于成品冠套的透明牙套。牙体预备后同样取模灌注模型,将制备好的牙套内衬牙色塑料或树脂,复位于预备后模型上,固化以后形成暂时修复体。可用于简单的单冠及复杂的暂时修复体制作。调拌自凝塑料(口内直接法制作的情况下采用树脂或不产热塑胶),然后填充到压膜组织面预备体相应部位,就位到模型上或口内。预备体部位预涂分离剂。口内直接法制作时,在材料完全固化前最好反复取戴一次以防止固化后无法取下。

印模法

该法较适合制作暂时性固定桥,在牙体预备前制备印模,牙体缺损处可以先用粘蜡在口内恢复外形,然后再取模。牙体预备后将暂冠材料注入印模内,然后直接复位到口腔内,固化以后则形成暂时修复体。这种技术制作的修复体可以保持患者原有牙体的形态和位置特征,患者易于接受,但对于需要改变原有牙齿状况的患者以及长桥等复杂情况则操作会显得比较复杂。采用不产热的化学固化复合树脂(Bis-Acryliccomposite)口内直接制作暂时修复体。这类材料对组织的刺激性小,加上固化时材料产热很少,不会对预备牙体产生热刺激。但材料较脆,打磨和取戴时易破损。在口内直接制作暂时修复体应注意邻牙倒凹过大时,可能导致修复体取下困难。制作前可以适当填除过大的倒凹以避免。

个别制作法

牙体预备后制取印模并灌注模型,由技师采用成品塑料或树脂贴面,用自凝牙色塑料或树脂徒手形成修复体的技术。因为需要的步骤较多,因此比较费时。由于是徒手制作,可以较大幅度地改变原来牙齿的排列和形态以接近最终修复体的状况,适用于比较复杂的修复病例,特别是桥体修复的患者。但对于不需要改形改位的情况,可能跟患者原有的牙齿形态差别较大。

四、暂时修复体的黏固

暂时修复体的黏固一般采用丁香油暂时黏固剂,一般可以获得1~2周短期的稳固黏固;对于需要较长时间使用的暂时或过渡性的修复体,则可以采用磷酸锌、羧酸锌或玻璃离子黏固剂等进行黏固。但后期暂冠取下时相对比较困难,并且预备体表面可能残留黏固剂,去除比较困难。

全瓷类修复体或最终修复体需要用树脂黏固或预备体有大面积树脂材料的情况下,应该避免使用含有丁香油材料的暂时黏固剂,因为丁香油是树脂的阻聚剂,会导致粘结界面树脂层不固化,导致粘结强度下降甚至失败。因此树脂粘结界面应该杜绝丁香油污染,如果不慎使用其作暂时粘结或粘结面受到污染,应充分用牙粉和乙醇清洁后再进行粘结操作。目前市场上已出现了不含丁香油的聚羧酸基类和氢氧化钙类暂时黏固剂材料,专门用于树脂粘结类修复体的暂时修复体的黏固。

第五节　全瓷固定桥

一、全瓷固定桥的特点和适用范围

随着高强度陶瓷研究的不断开展,全瓷修复技术的临床应用日趋广泛。目前国内外的临床应用已从前后牙单冠发展到了前牙固定桥,乃至后牙的固定桥修复,展示出全瓷固定桥修复在口腔修复领域广泛的应用前景。

全瓷固定桥没有金属基底,无须遮色,具有独特的通透质感,其形态、色调和折光率等都与天然牙相似。长期以来一直因陶瓷的脆性限制了其临床应用。随着材料学的发展,现已研制出多种机械性能、生物相容性、美观性都非常好的材料,推动了全瓷固定桥的应用。目前在临床上常用的有 In-Ceram Alumina、IPS-Empress Ⅱ,氧化锆材料等多种材料可用于制作全瓷固定桥。

全瓷固定桥为无金属修复,具有良好的生物相容性,美观逼真,不同的全瓷修复系统具有不同的强度。目前全瓷固定桥不仅可以用于前牙,一些高强度的全瓷材料还可用于后牙四单位的固定桥修复。但由于全瓷修复需要磨除较多的牙体组织,因此更适用于无髓牙的修复,而髓腔较大的年轻恒牙作基牙时,为不损伤牙髓,建议不采用全瓷固定桥修复。此外,咬合紧的深覆𬌗患者,特别是内倾性深覆𬌗,不易预备出修复体舌侧的空间,也不宜采用全瓷固定桥修复。

二、临床技术要点

全瓷固定桥的临床技术与全瓷冠修复相同,主要包括比配色、牙体预备、排龈、制取印模、暂时修复、粘结修复体等步骤。

(一)牙体预备

牙体预备应遵从以下原则。

保护牙体组织

牙体预备应在局麻下进行,牙体预备应避免两种倾向,不能一味强调修复体的美学和强度而过量磨除牙体导致牙体的抗力降低;也不能够过于强调少磨牙而导致修复体外形、美观和强度不足。

获得足够的抗力和固位形

满足一定的轴面聚合度和高度,必要时预备辅助固位形以保证固位;后牙咬合面应均匀磨除,避免磨成平面,应保留咬合面的轮廓外形。同时功能尖的功能斜面应适当磨除,保证在正中和侧方咬合时均有足够的修复体间隙。

边缘的完整性

颈缘应该清晰、连续光滑、并预备成相应的形态。目前包括烤瓷修复体均主张 360°肩台预备,主要是保证预备体边缘的清晰度使制作时边缘精度得以保证。舌腭侧的边缘可采用较窄的肩台或凹形等预备方式。

保护牙周的健康

主要涉及颈缘位置的确定,包括龈上、平龈和龈下边缘。以前认为边缘不同位置与基牙继发龋及牙龈的刺激的严重程度有关,但目前的共识是,边缘的适合性相比于边缘的位置而言才是最主要的因素。因此,不论采用何种位置,保证最终修复体边缘的适合性才是问题的关键。对于美学可见区,如前牙和前磨牙唇面、部分第一磨牙的近中颊侧等,为保证美观,一般采用龈下 0.5 mm 的边缘为止;而对于美学不可见区,如前牙邻面片舌腭侧 1/2 及所有牙的舌腭面,则可以采用平龈或龈上边缘设计。龈上边缘的优点包括牙体预备量少、预备及检查维护容易、容易显露(甚至印模前可以不进行排龈处理)、刺激性小、容易抛光等。应此,对于后牙和前牙舌侧、邻面偏舌侧 1/2 的边缘,推荐龈上边缘设计。对于牙冠过短,需延长预备以增加固位者,可采用龈下边缘,但须排龈保证精度。

(二)比色

全瓷固定桥多用于前牙修复,比色、配色是十分重要的工作。比色有视觉比色和仪器比色两种方法,视觉比色简单易行,是目前临床最常采用的技术,但影响因素较多,准确性受到一定的影响;仪器比色法不受主观及环境因素的影响,准确度高,重复性好,但操作复杂,相应临床成本较高,普及性不高。

视觉比色法采用比色板进行。经典的 16 色比色板因本身设计存在的不足,临床颜色匹配率据研究还不到 30%。新型的 Vita 3D Master 和 Shofii Halo 比色板等基于牙色空间及颜色理论设计,比色的准确度较经典比色板大幅提高,临床颜色匹配度可以达到 70%~80%。在有条件的情况下,最好采用新型比色板及配套的瓷粉,以提高临床颜色及美学效果。比色时可采用"三区比色"及"九区记录法",配合使用特殊比色板进行切端、颈部、牙龈、不同层次分别比色,最大限度地将颜色及个性化信息传递给技师。最好连同比色片一起进行口内数码摄像,将数码照片通过网络传递给技师作仿真化再现参考。因为比色片只能传递颜色信息,其他更重要的信息如个性化特征、半透明度、表面特征等可以通过照片的方式得以传递。

比色最好在牙体预备之前进行,以避免牙体预备后牙齿失水及操作者视觉疲劳影响比色的准确性。

第六节　固定桥修复的常见问题及对策

一、固定义齿修复中的常见问题

目前,固定义齿修复应用日益广泛,但同时也有一些问题显现出来。首先在适应证的把握上不够严格,修复设计不合理,治疗过程不规范,最后造成患者心理和生理的双重损害,也危害了医患关系的和谐。

修复设计不合理

在口腔修复治疗过程中,患者的参与程度很高,医患沟通显得尤为重要。有不少设计不合理的固定修复,在于医师没有坚持原则,屈从于患者不切实际的要求,最终导致修复的失败。

修复治疗过程不规范

修复治疗前没有进行认真仔细的检查,必要的修复前治疗没有完成,致使在修复过程中或治疗后出现问题;另一方面,操作的不规范也会严重影响最终的修复质量和效果。

缺乏系统的修复治疗

对于失败病例的总结和分析,部分修复医师的治疗是只要中间、不管头尾,既不重视修复前的基础治疗,也忽略了修复后的相应维护,为修复失败埋下了隐患。

二、固定义齿修复后的常见问题及处理

固定桥的修复效果受到多方面因素的影响,与对患者的检查、诊断是否正确,适应证的选择是否恰当,固定桥的设计是否合理,制作中的各个环节是否准确无误,材料性能是否良好等有着密切的关系。一般来说,只要合乎上述要求,固定桥的寿命是较长的。固定桥是以天然牙为支持的一种人工修复体,随着患者的年龄增长,局部或全身健康的变化,基牙的代偿功能会有所降低,若超出代偿的生理限度将导致牙周组织发生病变,影响固定桥的使用。固定桥一旦出现问题,轻者可在口内作适当处理,严重者往往需拆除固定桥重做,甚至拔除基牙。

(一)基牙疼痛

过敏性疼痛

(1)固定桥在戴入和黏固过程中出现疼痛:多由于活髓牙切磨后牙本质暴露,固定桥就位时的机械摩擦、黏固时消毒药物刺激、冷热刺激、黏固剂中游离酸刺激等都会引起过敏性疼痛。待黏固剂凝固后,疼痛一般可自行消失。

(2)固定桥黏固后近期内遇冷热刺激疼痛:多系牙体组织切割过多已接近牙髓,或因基牙预备后未戴用暂时桥所致。可先将固定桥作暂时性黏固,观察一段时间,待症状消失后,再作恒久性黏固。

(3)固定桥使用一段时期后出现遇冷热刺激疼痛:可能由于:①基牙产生继发龋;②牙周创伤或牙龈退缩;③固位体适合性差,固位不良,桥松动;④黏固剂质量差或黏固剂溶解等原因。除因黏固的问题,在无损固定桥的情况下摘除重新黏固外,一般需要拆除固定桥,治疗患牙后重新制作。

咬合痛

(1)固定桥黏固后短期内出现咬合痛:多为早接触点引起创伤性牙周膜炎,经过调𬌗处理后,疼痛会很快消失。若未及时调𬌗,有时会因创伤而引起急性牙周膜炎,疼痛加剧,必要时需在局麻下拆除固定桥,待痊愈后重做。

(2)固定桥使用一段时期后出现咬合痛:检查叩痛和牙松动度,并用X线片参考,确定是否是创伤性牙周炎或根尖周炎等。处理为调𬌗,牙周治疗,固位体上钻孔或拆除固定桥作根管治疗,甚至需拔除患牙,重新设计修复失牙。

自发性疼痛

固定桥黏固后若出现自发性疼痛,应根据疼痛特征,口腔检查并结合X线片,确诊其引起自发痛的原因。

(1)牙髓炎:可发生在修复后的近期或远期,初期可为冷、热、酸、甜刺激性疼痛,逐步发展为自发痛,根据其牙髓炎的特殊症状不难做出诊断。一旦牙髓炎发生,应该在确定患牙后从固位体的舌面(前牙)或𬌗面(后牙)立即开髓,缓解症状。在根管治疗期间可以保留修复体,以维护美观和功能,根管治疗后可根据情况将开髓孔充填,或重新制作固定桥修复体。

(2)根尖周炎:可表现为自发痛、叩痛或咬合痛,一旦确诊,通常需要作根管治疗,部分已作

过根管治疗的患牙,可采用作根尖切除和倒充填术。

(3)嵌塞性疼痛:首先明确食物嵌塞的原因,触点接触不良可导致食物嵌塞,进而引起牙龈牙周组织的炎症,需要拆除修复体重新制作,恢复良好的邻接关系。此外,对颌牙的楔状牙尖也可导致食物嵌塞,可通过调磨对颌牙缓解症状。对于触点接触良好的水平型食物嵌塞,则需要考虑其他的方法来解决食物嵌塞的问题。

偶尔可见由于异种金属修复体之间产生的微电流引起自发痛,需要改用相同的金属材料修复,或用非金属材料修复。

(二)龈缘炎、牙槽嵴黏膜炎

固定桥戴用后出现龈缘炎或桥体下牙槽嵴黏膜发炎的情况较为多见,可能由于以下几种原因。

(1)龈缘下溢出的多余黏固剂未去除干净。

(2)固位体边缘过长刺激或边缘不密合,有悬突、食物残渣和菌斑集聚。

(3)固位体和桥体的轴面外形恢复不良,不利于自洁和对牙龈的按摩作用。

(4)与邻牙的接触点恢复不良,食物嵌塞压迫刺激牙龈。

(5)桥体龈端与牙槽嵴黏膜间存在间隙,或因压迫牙槽嵴过紧,加速牙槽嵴吸收而出现间隙,以及龈端抛光不足,食物残渣停滞和菌斑附着。桥体龈面或此处残留的粘结剂对牙槽嵴黏膜的压迫,可导致黏膜发炎,出现红肿、疼痛等症状。

(6)口腔卫生习惯较差。

治疗时可去净多余的黏固剂,局部用药消除炎症,通过调磨修改,尽可能消除或减少致病原因。若效果不佳者,应拆除固定桥重做。

(三)基牙松动

固定桥基牙松动可能有局部和全身的原因。

(1)基牙本身的条件差,或桥体跨度过大,设计的基牙数量不足。

(2)桥体𬌗面恢复过宽或牙尖过陡,恢复的𬌗力过大。

(3)咬合不良,使基牙遭受𬌗创伤。

(4)局部或全身健康下降,机体的代偿功能失调,基牙牙周组织的耐受力降低。

对松动的基牙可先采取保守治疗,调𬌗以减轻负担。如果牙周组织损伤严重,且经常引起炎症而产生疼痛,一般应拆除固定桥,治疗患牙,重新修复失牙。

(四)固定桥松动、脱落

固定桥松动、脱落涉及设计、材料、口腔卫生情况及多个技术操作的环节。

(1)两端固位体的固位力相差悬殊,受到两端基牙运动的相互影响。

(2)基牙牙体预备不当,使其固位体固位力不足。如轴面聚合度过大,𬌗龈距太短,或 3/4 冠固位体的邻面轴沟的长度、深度不足等。

(3)桥架变形或就位道略有差异,使其固位体和基牙不密合降低了固位体的固位力,试戴时,有轻微翘动又未被察觉。

(4)金属材料机械强度不足,耐磨性差,固位体穿孔,使得黏固剂溶解,或桥架设计不当,引起桥体弯曲变形。

(5)基牙产生了继发龋。

(6)黏固剂质量差或黏固操作不当等。

固定桥出现松动、脱落,在仔细检查并找出原因后,针对原因作相应处理。若系桥基预备体固位力不足或两端固位力相差大,应重新预备牙体。若因金属桥架制作中的缺陷或材料问题,应重做或更换材料重做。若基牙产生继发龋,应拆除固定桥,治疗充填患牙后重新设计制作。若因黏固剂质量差或黏固操作有误,需选用合格材料重新黏固。

(五)固定桥破损

固定桥戴用一段时间后,可能出现破损的现象有以下几种。

金属固位体磨损穿孔

可能由于牙体𬌗面预备的空间不足,材料的耐磨性差或易腐蚀。

桥体弯曲下沉

多因金属桥架材料机械强度差,或桥架设计不当,如桥体跨度长,𬌗力大,未采用增强桥架强度的措施。

连接体脱焊或折断脱焊

多因焊接技术或焊料有问题。若为整铸桥架,多因连接体的设计不当,如厚度不足或连接处形成狭缝等。

树脂磨损 变色 脱落

目前多采用金属与硬质复合树脂光固化或热压固化法联合制作固定桥,树脂易磨损,时久会失去咬合接触;前牙切缘若舌侧无金属背板支持,易折断;树脂易变色和体积的不稳定性,边缘常出现微漏,色素沉着影响美观;金属桥架的固位形不良或表面处理欠佳,而使金属树脂间结合力下降,出现树脂牙面与金属脱落等不良后果。

瓷折裂与剥脱

瓷的最大缺点是脆性较大,此缺陷最易引发瓷裂或瓷剥脱。

(1)金属桥架设计制作不当,使其强度不足而引起桥架变形;或桥架表面存在锐角、尖嵴或连接体处呈现 V 形狭缝;或金瓷交界处位于𬌗力集中部位;或承受最大𬌗力处无金属基底支持等。

(2)瓷层过厚、气孔率增高或瓷层过薄,都会降低瓷的强度。

(3)金属桥架表面处理不当(包括打磨、粗化、清洁、除气和预氧化),降低了金瓷结合强度。

(4)塑瓷或烧结中的问题,如瓷浆瓷粒缩聚不够,入炉或出炉过快,或反复烧结等。

(5)咬合不平衡,有𬌗干扰,导致应力集中。此外,受创伤或咬硬物时𬌗力过大都有可能引起瓷裂、瓷剥脱。

固定桥破损后,应分析原因,一般都需拆除后重做。对于树脂变色、磨损或烤瓷局部折裂等,在完整摘除固定桥有一定难度时,可在口内用光固化复合树脂直接修补或更换桥体树脂牙面。对于瓷折断而未暴露金属基底,可采用瓷修补的专用光固化复合树脂材料直接在口内修补;若瓷折片小而完整者,可用树脂粘结材料,直接黏固复位;若瓷折脱而暴露金属者,还要在口内粗化金属表面,涂遮色树脂后,用光固化复合树脂修补。用树脂修补瓷缺损的使用寿命有限,一般为 2~3 年。若涉及咬合功能面时,效果更差。因此,对于瓷裂、瓷剥脱的问题,重在预防其发生。

三、基牙牙周健康的维护

固定桥的固位体唇颊侧边缘的位置关系到固位体的固位和基牙牙周的健康。出于美观的原因,固位体唇颊侧边缘一般位于龈沟内 0.5 mm 处,而正常的龈沟深度约 2 mm,固位体唇颊侧边缘进入龈沟内后,可能会改变龈沟内的菌群,影响牙周的微生态环境,一般说来,机体有一定的调整能力,不会引起病理性改变。某些机体在此环境条件下,则可能引发牙周问题。在临床上,因修复原因造成的牙周问题的发生,值得高度重视。固位体边缘进入龈沟对龈组织是有刺激的,故应检查固位体边缘与基牙是否密合;固位体边缘是否粗糙,有无悬突;牙体预备前,有深的龈袋或牙周袋,而未作相应牙周治疗或盲袋切除术;牙体预备过程中,因未作排龈或磨头选择不当伤及上皮附着,使龈沟底受到创伤破坏;固位体唇颊侧边缘是否过长,深达龈沟底,甚至损伤上皮附着。

总之,避免固位体设计和制作中任何的医源性影响,保持龈沟底上皮附着的完整性和生物性封闭的功能,并调动患者的积极性,维护好基牙牙周组织的健康。

第七节 口腔黏接修复技术

一、黏接修复中的问题及避免

(一)桥体与基牙黏接面折裂

首先应查明折裂原因和折裂界面,凡折裂松动者原则上应拆除重做,但有些前牙直接黏接桥,基牙稳固又不承受𬌗力,偶然咬硬物致一侧黏接面折裂,可进行局部修理。

(二)基牙冷热过敏

这种情况多发生在牙龈退缩、牙根颈暴露的患者,由于牙体在酸蚀处理时酸液流浸根颈部所致,因此在酸蚀处理时应避免酸液流向根颈部。一旦发生过敏,可在根颈部涂一薄层釉质或牙本质黏接剂,或给予脱敏漱口液,若不处理,轻者 1~2 周,重者 1~2 个月症状可自行消失。

(三)龈炎

引起龈炎的原因可能是黏接剂覆盖于牙龈上或进入龈沟内,或者因设计不当致桥体龈底部压迫牙龈或不密合。对于前者应认真检查,去除覆盖于龈上的多余复合树脂,并局部用药,对于不密合的要重做。

(四)基牙继发性龋

引起基牙继发性龋的原因多系黏接桥局部折裂但未脱落,尤其是复合树脂置于基牙倒凹区牙颈部或采用基牙邻面制洞用钢丝加强者,凡发现继发龋者,应拆除黏接桥进行治疗。

(五)桥体唇面磨损或缺损

桥体唇面磨损多因采用硬毛牙刷刷牙所致。预防办法是采用软毛牙刷和正确的刷牙方法,一旦发生磨损,可按贴面修复方法处理。至于桥体局部缺损,往往由于金属翼板黏接桥的桥体的金属舌面背较短,𬌗力直接作用于切端的复合树脂或塑料所致。

(六)金属翼板脱粘

金属翼板脱粘的主要原因为金属翼板无固位形,黏接材料黏接力不足,被黏接物黏接面处理未达到要求,因黏接材料黏接力不足以支持黏接桥,所以要设计一定的固位形,其次要选择刚性好的金属材料,一旦发生脱粘,多数应予重做。

二、瓷贴面临床应用现状

(一)瓷贴面的适应证

(1)变色牙、氟斑牙、轻度四环素牙、死髓牙等。

(2)修复中轻度釉质缺损。

(3)修复前牙间隙。

(4)修复轻度错位、异位、发育畸形的牙。

(5)修复前牙牙体缺损。

(二)瓷贴面的优点

(1)修复备牙少,对牙髓刺激性小。

(2)颜色稳定、美观,具有良好生物相容性,耐磨损。

(3)不易于着色和附着菌斑。

(4)尤其是对年轻和牙髓腔较大的牙修复时更有利于保存活髓。

长石质陶瓷是唯一一种看上去自然逼真的材料。热压陶瓷看上去透明度稍差些,介于烤瓷和天然牙之间。如果患者希望他的牙变得雪白,那么可以用上述材料。长石质瓷一般都被看作是白色基调,医生可以通过改变瓷贴面下方的黏接树脂颜色来达到改色的目的。通常,热压陶瓷的颜色调整范围较小。流体树脂的工作性能极佳,由于具有多种颜色,因此在改色方面非常方便。在牙体预备上,如果可能的话,只需要磨除稍多于 0.5 mm 的釉质,不要磨到牙本质。因为釉质层的黏接效果最佳。在备牙时,还要求唇面磨除的厚度应当均等。可以先确认出 3~4 条 0.5 mm 的定位深沟,然后再将釉质磨到定位深沟的位置。

对于一些之后需要行正畸治疗的患者,医生在进行贴面预备时应当准确判断哪些牙需要多磨,哪些不用磨。然后从龈缘到切端进行邻面预备,使边缘隐蔽,但是不要破坏邻接触。

预备体的颈缘应当备至齐龈,或者略在龈下。肩台应当备成圆钝的斜面,便于制作,也可以防止颈缘处崩瓷。由于颈缘处的釉质较薄,因此备牙后,颈部可能会有牙本质暴露。如果龈沟较深,可以放一根细的排龈线,在取模时也可以把它留在龈沟里。切端应当磨除约 1 mm,终止线位于舌侧,切端和唇面转角要圆钝,防止应力集中。

如果贴面是由最好的技工室制作的话,那么医生在黏接前的调改应当是很少的。

三、怎样进行瓷贴面修复操作

(1)用氢氟酸凝胶至少酸蚀贴面 3 min,然后彻底冲洗,并用碱性液中和残余氢氟酸,之后再次彻底冲洗。

(2)用干燥的空气将贴面的内表面吹干至白垩色。随后用瓷底涂剂处理贴面 1 min。

(3)把它吹至白垩色,再涂一次底涂剂。

(4)让底涂剂停留在贴面上,此时你可以用磷酸酸蚀牙齿 30 s。

(5)彻底冲洗并吹干牙体和贴面,直至均出现白垩色。

(6)关闭牙椅的照明灯,将黏接剂涂布至牙体和贴面上。

(7)将流体树脂打入到贴面内,每打一个,就戴一个。将所有的贴面戴入后,检查是否都已就位。

(8)两个贴面为一组,由左及右,依次光照。用两只手稳住其中第一组贴面,保证其就位,同时留出足够的空间以供光照。

(9)用手遮住剩余的贴面,保证除了第一组贴面相邻接处能够被光照到外,其余贴面都不会被照到。先光照 2 s,然后光照牙齿的远中面 2 s。随后将手移到第二组两牙之间,保证其就位,遮住剩余的贴面,留出足够的空间将它们间的邻接面光固化 2 s。

(10)重复上述步骤将剩余的贴面,包括最后一个贴面的远中面全部光固化 2 s。

(11)然后将每个贴面的正中面及切端的舌侧各光固化 2 s。光固化时间不要太长,否则会很难清除多余的树脂,而且浪费时间。

(12)在清除树脂阶段,首先应当使用 Bard—Parker 12 号手术刀。握紧刀柄,将拇指放在牙的切缘,使刀背靠近切缘,然后将手术刀用力往龈方推,去除邻面的树脂。

(13)继续上述操作直到大部分树脂都被清除。然后用柳叶刀去除龈缘处的树脂。用带锯齿的成形片以拉锯式通过邻面。然后再用 Bard—Parker 12 号手术刀进一步将邻面清干净。用蓝色的车针磨除残余的树脂,用黄色车针使贴面平滑。最后,调整咬合、抛光,完成。

第八节　下颌骨缺损的修复技术

下颌骨缺损是颌面部缺损中发生率较高的一种,下颌骨是颜面部最大的骨骼,也是最突出的骨骼,位于面下 1/3,是颜面部外形的主要支撑结构;同时作为颜面部唯一的可动性骨,是咀嚼功能运动的承担者;此外,还是语言功能的间接承担者。下颌骨的缺损与缺失,将给患者的容貌、咀嚼、语言功能带来严重障碍,从生理、心理两方面,严重影响着患者的生存质量。

一、下颌骨缺损后的口腔组织特点

(一)张口受限

这类缺损的患者通常因手术区的瘢痕组织牵拉,使张口受限或口裂小,给取模和修复体的摘戴都带来困难,因而需采用特殊方法才能取出印模。必要时要采用外科方法切除、松解瘢痕,增加开口度。

(二)植骨区颊沟平浅

植骨后,修复的只是下颌骨本体,而不能修复牙槽嵴,因而植骨区无明显颊沟并与口底平齐。此外由于植骨区骨松质结构较易吸收,会在植骨区形成骨尖式骨嵴,被覆黏膜也是较疏松的黏膜,不能负担大的咬合压力,这都要求修复体的设计具有特殊性。必要时应采用手术方法作唇颊沟加深术,修整骨尖、嵴。

(三)咬合错乱

下颌骨缺损,余留骨段的移位,会造成严重的咬合错乱。经植骨术后,大多数能基本恢复原咬合关系;但由于长期缺损后组织牵拉、手术误差等原因,常常还不能准确地恢复广泛密切接触的𬌗关系,还会有开𬌗、反𬌗等咬合错乱的情况,这些都需要采用适当的修复方式如双牙列、𬌗垫、联冠、单冠、嵌体进行修复,以恢复良好的咬合关系。

由于下颌骨特殊的解剖结构和功能特性,尤其是它的活动性,以及缺损后的特点,使得下颌骨缺损的修复既不同上颌骨缺损,又有别于普通的牙列缺损,其修复难度也远大于后两者;因此在修复体的设计上,要针对其特点做出相应设计,方能获得理想的修复效果。

二、第 1 类下颌骨缺损的修复设计

第 1 类缺损通常是患者因各种原因暂不能行植骨修复所致。由于下颌骨缺损的良好修复必须建立在植骨或植入骨代用品恢复下颌骨连续性,建立有效的支持组织的基础上,因而第一类缺损的修复实际上应是下颌骨缺损区植骨术前的准备,修复的目标是使下颌骨的余留段保持在正常位置上,并与上颌保持良好的殆关系,解决植骨前过渡时期的咀嚼问题。

(一)第 1 亚类缺损的修复设计

第 1 亚类缺损的特点是缺损区位于下颌骨前部,缺损区大小不等。前部骨段缺失后,原来双侧肌肉牵拉的肌力平衡被打破,作为整体联动的下颌骨成了独立行动的两个游离骨段,在翼外肌、颞肌、咬肌及降下颌肌群等的作用下分别向内向下偏移,造成颌间关系异常,咬合错乱。修复的重点是使下颌余留骨段保持在正常位置上,恢复其咬合关系。设计的重点是修复体的固位和强度。针对不同的缺损范围,可有下述几种设计。

固定义齿修复

可在缺损区两侧各选择 3 个以上基牙,制作金属全冠桥或烤瓷全冠桥(一般不宜采用 3/4 冠固位体)修复相应的牙列缺损,并通过固定桥来固定两侧余留骨段,恢复下颌骨的连续性。由于骨组织具有一定的自愈能力,固定义齿使双侧骨端保持了相对稳定的位置关系;数月后,骨缺损区可自动愈合,余留骨端间通过骨再生自行修复缺损,达到骨性结合。

这种修复的优点是一次性实现永久性修复,不需再行植骨术;且固定可靠、异物感小。主要适用于缺损时间短,余留骨段的活动性较好,可以准确复位,缺损区小于 1.5 mm,缺损区两侧的基牙健康稳固,并有良好的固位形的患者。

义齿制作的要点是在基牙制备中,两侧的基牙应在正中殆位上,具有严格的共同就位道。下颌两骨段分段取印模,分段做颌记录、按后牙广泛的殆接触关系分别将两段模型与上颌模型固定在一起,并将其固定在殆架上。在此基础上制作修复体,以保证完成的固定义齿能够准确就位。

也可以在切除术前即进行基牙制备,做颌关系记录,从模塑上修去缺损区牙,制作预成固定义齿备用。手术完毕,即可将义齿戴入,既可起到固定夹板的作用,又可即时修复缺损。

可摘局部义齿修复

利用缺损区两侧的全部后牙作为基牙,在各基牙上设计殆支托及铸造卡环,最好是设计带殆支托的分臂卡,调整和磨改各基牙的倒凹深度,使各卡环均能发挥其固位作用。在最靠近缺隙的基牙近中,设计铸造邻面板,使其与基牙的近中邻面密切贴合。缺牙区作金属网状加强,义齿的基托可采用金属基托或金属网,以增加义齿的强度。在缺牙区排列人工牙,人工牙一般不排成密切接触的殆关系,可排成垂直小开殆或水平小开殆,以减小殆力对义齿稳定性的影响。

也可在双侧余留的后牙上设计铸造支托及联合卡环,在基牙的唇颊侧和舌侧均设计颊杆和舌杆,约厚 2 mm、宽 3 mm。缺牙区设计铸造金属网,颊杆、舌杆分别与金属网状结构相连接,通过这种整体铸造的颊、舌杆结构来加强义齿,固定双侧余留骨段,并有足够的强度来对抗

双侧骨段受力作用时产生的扭力。这种设计称为夹板式可摘义齿。

义齿的基托无须做成中空式的。缺损处的基托可适当加厚，以恢复其唇侧的丰满度；龈底部的基托应与黏膜接触，但无压迫。

上颌双侧带翼导板

对于下颌骨前部大部分骨缺损，双侧余留骨段余留少数牙的患者，前述的几种设计均不适用，因为没有足够的牙和骨组织来保持修复体的固位与稳定。此时，可为患者设计上颌牙列双侧带翼导板，利用带翼导板来控制下颌余留骨段，阻挡其偏移。具体设计是：在上颌的双侧牙列的尖牙、前磨牙和磨牙中，各选择 3～4 只牙作为导板的固位基牙，在其上设计钢丝间隙卡，在上颌的中、后部制作腭部基托，在基牙腭侧，将基托向下延伸 8～10 mm，一般不超过下颌牙冠的高度，延伸部分，即翼的外形与上下颌牙列广泛接触、与上下牙位置、外形相一致，翼的舌侧面及下缘要高度磨光。翼状导板就位后，在闭口时导板的翼部恰好卡在下颌余留牙的舌侧面，阻挡下颌骨向舌侧偏移，使下颌骨余留段被动地保持在正常位置上。双侧翼状导板适用于下颌骨前部大部分缺损，余留后牙少，不足以使修复体固位的患者。其作用仅仅是使下颌骨余留段保持在原位上，为后期植骨创造条件。其优点是固位可靠，能有效地控制下颌骨的位置；但是它也使下颌的开闭口动作受到一定限制，带来一些不便。此外，翼状导板的基托面积较大，占据了固有口腔的一部分空间，也使口腔功能活动受到一些影响；进食时，仍需取下导板。

（二）第 2 亚类缺损的修复设计

第 2 亚类缺损的特点是缺损区位于下颌骨的后部或前后部，缺损区大小不等。缺损后最明显的表现是余留侧下颌骨受健侧翼外肌和降下颌肌群的牵拉，使余留下颌骨段出现向内、向下方向偏移，偏移的程度与缺损区的大小成正变关系。当仅余留磨牙区以后的下颌骨时，则会失去下颌舌骨肌等降下颌肌的牵拉，余留骨段会出现整体向内、前端向上的移动，从而造成颌间关系异常，咬合错乱。此类缺损修复的重点是阻止下颌骨的错位移动，使下颌骨保持在正常位置上，为后期植骨创造条件。针对不同情况可采用下述设计。

可摘式下颌翼状导板

控制下颌余留骨段移位还可设计可摘式下颌翼状导板。在下颌的余留牙上，选择 4 只左右有良好支持力和固位形的后牙作为基牙，在基牙上设计两组联合卡，基牙的颊侧设计颊连接杆，颊连接杆向下延伸到基牙近龈缘处，转为水平向，而后连接成整体。颊连接杆向上由下颌牙和相应上颌牙的颊面向上延伸至上颌唇颊沟底 2～3 mm 处转为水平向，并连成一整体。在上颌牙近牙尖部，颊杆沿牙冠颊面边缘外形，连接成一横杆，横杆上可有 2～3 道竖杆与龈缘上方的水平杆相连，形成网格状的"翼"板，并增加横杆的强度。

这种导板的适应证与固定式导板基本相同，但更适于下颌基牙牙冠高大、稳固，有良好的固位形的患者。磨切牙体组织较固定式下颌翼状导板少；必要时还可增加基牙数；植骨后摘下导板，也无须再作基牙修复。但存在着开闭口运动中上颌牙冠颊面磨损的问题。

固定式下颌翼状导板

在余留的下颌骨段上选择 3～4 只健康的基牙，最好是前磨牙与磨牙，按照铸造全冠的基牙制备方法，将所选的基牙作联冠的基牙制备。制作联冠蜡型，在联冠的颊侧制作伸向上颌的翼板。翼板与上颌牙冠颊面外形相一致，高于上颌牙冠高度的部分，应距黏膜 0.5 mm，上缘距上颌颊侧前庭沟底至少 2 mm，以保证在开闭口运动中不会擦伤牙龈黏膜。由此也决定了患者的开口度不能太大，翼板的近远中向长度与联冠长度相同。这种下颌翼状导板黏固后，即固定于下颌基牙上,当开闭口运动时,翼板沿上颌牙颊面滑动,即由上颌牙的颊面控制着下颌运动的方向,阻止其偏移,使下颌骨始终保持在正常的位置上。但在开闭口运动中,翼状导板要对抗使其移位的肌力,使基牙所受的侧向力大,易受损伤,故对基牙支持条件要求高;由于开闭口运动时导板总是要与上颌牙颊面摩擦,可造成上颌牙颊侧磨损。这种设计主要用于余留下颌基牙健康、有足够的支持力和固位力的一侧下颌骨后部及前后部缺损的患者。当植骨术完成并骨愈合后,应拆除导板,并对基牙重行单冠或联冠修复。

双牙列式上颌义齿

在1类2亚类缺损的患者中,有部分患者因年高体弱或疾病原因无法进行植骨手术,因此需要在现有条件下进行修复治疗,可采用本设计。

在上颌双侧的前磨牙和磨牙上分别设计4只卡环,制作全上腭部可摘义齿式恒基托,在此基托制作蜡堤、准确记录下颌余留骨段偏斜后的相对稳定的上下颌位置关系;在恒基托与下颌牙列对应的位置上,排列人工牙,形成𬌗接触关系,即在患者的硬腭部位形成第二牙列。上颌无牙的患者,可设计双牙列的上半口义齿,前牙列为恢复面容,而后牙列则恢复咀嚼功能;上颌有可摘义齿的患者则可使双牙列与可摘局部义齿连成一个整体。其不足是不能恢复患者的正常面容和减小了固有口腔空间,使舌运动受限,可能影响发音。这种在偏斜的下颌位置关系上重建咬合的设计,可以较有效地恢复此类患者的咀嚼功能,临床实践表明这是一种非常实用而简单、有效的修复方式。

这种方法的制作要点是准确记录和转移下颌在偏斜位置的上下颌位置关系。

(三)第3亚类缺损的修复设计

第3亚类即无牙下颌骨的缺损,这种缺损在临床上所占比例很小,但由于余留骨段无牙,余留牙槽嵴又多不能提供足以使导板能控制下颌移位的大气压力和吸附力,无论哪种修复体式导板都难以控制下颌骨的偏移,在临床上进行修复难度很大。因此对于这类缺损的患者应尽可能考虑同期植骨,即使是恶性肿瘤术后的患者也应考虑异体骨式异质材料植入,以及早恢复下颌骨的连续性。如患者因种种原因,暂时不能行各种植骨修复,则应在切除术后即时采用夹板式钛板,将余留的骨段固定起来,使其保持在原功能位置上,为后期植骨修复做准备。

(四)第4亚类缺损的修复设计

全下颌骨缺失后,由于失去了下颌骨的支持和牵拉作用,除了面下1/3塌陷,咀嚼、语言功能丧失之外,还会出现舌后坠,引起咽喉腔阻塞造成窒息的严重后果。因此无论是什么情况下摘除全下颌骨,都必须立即植入骨或骨代用品,以形成下颌支架防止舌后坠引起窒息。如不能即时行自体骨移植,可行异体骨(如半脱钙骨等)植入。如上述两者均无条件,则应植入不锈钢下颌支架或钛制下颌体;否则,需保持气管切开。就全下颌骨缺损来说,其最终解决办法是进行植骨或骨代用品植入后通过骨重建,产生一个骨性下颌骨结构,进而经种植体植入等方法,实现下颌骨的功能重建。自体骨移植,可同期植入种植体;而异体骨植入,通常在两年后才能植入种植体。

三、第2类下颌骨缺损的修复设计

第2类下颌骨缺损即植骨完成后的下颌骨缺损,通过植骨式骨代用品植入,已恢复了下颌的连续性,使下颌骨重新形成一个双侧联动的整体功能单位。此时的下颌骨缺损仅有牙槽嵴和牙列缺损,因此即可将植骨后的下颌骨缺损简化地看成需采用义齿修复的牙列缺损,因而义齿修复的原则基本上也适用于植骨后的下颌骨缺损修复。

(一)第1亚类的修复设计

第1亚类为植骨后的下颌牙槽嵴及部分牙列缺损,因而可以采用可摘局部义齿,固定义齿和种植义齿进行修复。

可摘义齿的设计要点

(1)充分利用基牙支持:下颌骨缺损后,植骨区在较长的时间内,支持力较差;且受压力后,骨吸收速度和程度都显著大于正常下颌骨,因而应尽可能地利用余留牙、余留牙根来支持、固位义齿。对余留牙,特别是邻近缺牙区的基牙应采用联冠形式进行加强,通常将邻近缺牙区的2~4只余留牙用铸造联冠和烤瓷联冠连接成一个整体,作为支持单位,在其上设计较多的𬌗支托;将残根、残冠经完善的根管治疗后,用桩核加全冠的形式进行修复,作为支持基牙,即使是松动Ⅱ度的牙根,也应在行根管治疗后,顶端制作钉盖帽,留作覆盖牙根,通过这些方式使义齿的主要𬌗力分布在基牙上。对那些采用了肋骨移植修复下颌缺损的患者,更应注意这一点。卡环以铸造卡环为宜,同时增加义齿基托或连接体的刚性,一般不采用应力中断设计,其目的均是让基牙承负较大的𬌗力,而减缓义齿对植骨区的压力。

(2)弹性缓冲衬垫:缺损区较大的患者,由于植骨区不同程度的骨吸收所造成的余留骨尖嵴和其上覆盖的较疏松的黏膜组织,一方面使植骨区无足够的支持力,另一方面又很容易在𬌗力下出现压痛,因此必须采用弹性缓冲衬垫的方式加以解决。在缺损区义齿基托的组织面,均匀地衬垫上一层硅橡胶,利用硅橡胶的弹性,缓冲𬌗力,并使𬌗力均匀分布于植骨区组织上,从而减少骨吸收和减轻疼痛。衬垫的厚度以 2 mm 为宜,过厚会影响义齿的咀嚼功能,过薄则难起到缓冲作用。一般说来基托衬垫面积大,则缓冲效果好。

(3)恢复咬合:对于轻度的咬合关系紊乱,可以采用咬合调整和在相应的可摘义齿部位上设计𬌗支托的方式恢复其咬合;也可采用铸造联冠、单冠、高嵌体等形式恢复其咬合关系。对于多个牙垂直向开𬌗在 1 mm 以上者,应考虑在开𬌗区设计金属网架式𬌗垫,并与可摘义齿连接形成一个整体;对于水平向开𬌗,又明显影响美观者,则可采用双牙列进行修复,恢复𬌗关系及面容;对于同时有垂直向开𬌗和明显水平开𬌗者,则应采用具有𬌗垫和双牙列双重功能的高覆盖义齿。通过这些方式,都可有效地恢复余留牙列的咬合关系。

固定义齿设计要求

固定义齿在植骨后的下颌骨缺损修复中的应用面较窄,其主要用于缺损区较小(一般前牙不超过 4 个,后牙不超过 3 个)的患者。固定义齿所承负的𬌗力全部由基牙承负,这样植骨区不承负𬌗力,因而不会产生压痛,对植骨后的下颌骨缺损修复是一种很好的方式。这种固定义齿的设计与常规的固定桥设计基本相同,其基牙的选择,也是根据基牙的牙周膜面积和牙周储备力来计算的。当缺损区位于牙弓转弯处(如尖牙区)时,要特别注意基牙的支持力与固位力,一般应多增加一个基牙。

植骨后的缺损区无牙槽嵴,骨组织与口底平齐,这样就给固定义齿的桥体设计提出了特殊要求。通常将这种义齿的桥体龈面设计为悬空式,桥体龈面距黏膜间距应大于 3 mm,便于自洁和刷洗。

但这种设计如在前牙,会引起美观问题和影响发音,部分患者不愿接受。对这一问题,可以用硅橡胶为患者制作局部人工牙龈,利用桥体下的倒凹部分使人工牙龈固位,解决患者的美观和改善发音,可以获得很好的效果。

种植义齿的设计

种植技术的发展为下颌骨缺损的修复开辟了一条新的途径。医师们可以根据需要将各种不同的种植体植入植骨段上或患者的无牙颌骨上,以种植体为支持和固位基础进行修复。根据需要可以制作固定义齿或可摘义齿,无论是哪种义齿都能获得满意的固位和支持,并能弥补常规固定义齿适应证窄,可摘局部义齿体积大、易引起压痛和骨吸收等不足,是植骨后下颌骨缺损修复的较理想方式。

种植固定式义齿,主要适用于植骨区有足够骨量,能植入与缺损牙数量相近种植体,且种植体间能够获得严格的共同就位道的患者。设计要点是种植体的支持力与𬌗力相适应,种植体周围及桥体下方黏膜组织健康的保持。当种植体数量不足时,可以采用在天然基牙上设置栓道式附着体的形式,与种植体一起形成混合支持式固定义齿。

可摘式种植义齿是在种植体上设置一些特殊的可摘式上部结构,使义齿与种植体间成为可摘式连接,义齿不仅可获得良好的固位与支持,又可由患者自行摘戴,进行种植体护理。它还具有种植体数量少,手术操作简单、制作工艺简化,适应证广、美观、减少创伤等优点,特别适用于植骨术后的大范围下颌骨缺损患者。在下颌骨缺损修复中应用较广的是种植体—杆卡式附着体固位的可摘义齿和种植磁附着体固位的可摘义齿。

(二)第 2 亚类的修复设计

第 2 亚类为植骨术后的无牙颌。此类缺损最有效的修复方法是行种植全口义齿修复。

常用于第 2 亚类修复的设计有以下 4 种。

第　种

在颌骨的前端即尖牙之前植入 2 只种植体,在其顶端设置固位杆,将 2 只种植体连在一起。这种设计中,杆和种植体仅起固位的作用,义齿主要由余留牙槽嵴和黏膜支持。此类设计的稳定性略差,义齿后端可有轻度转动。主要适用于植骨区在下颌骨前部,植骨区较小且余留下颌骨段牙槽嵴吸收较少的患者。但不适用于尖型牙弓的患者。

第　种

第 2 种属牙槽嵴与种植体共同支持式。通常在颌骨前端植入 3～4 只种植体,以杆式支架将几只种植体连接固定起来,由种植体和杆式支架承负一部分𬌗力,而由余留牙槽嵴负载另一部分𬌗力,此时种植体及杆式附着体就具有支持和固位的双重功能。这类设计,义齿的固位、稳定均很好。主要适用于植骨区在下颌骨前部、植骨区较大、前颌弓牙槽嵴窄小、颌骨后段骨吸收适中的患者。

第　种

第 3 种属种植体支持式,在颌骨前端,即颏孔前端填入 4～7 只种植体(植骨区不受颏孔之限制),以杆连接,并将杆式支架向最后两只种植体远中延伸 1 cm,以承负义齿𬌗力。这样,义齿的𬌗力即通过杆式支架传递到种植体上,义齿的基托可以相应缩小,义齿磨牙区需进行减牙、减径,以减小𬌗力,防止过大之咬合力作用于杆的游离端,进而引起远中种植体骨界面的损伤。这类设计适应证较广泛,可适用于下颌骨前段或后段植骨的患者,特别是下颌骨植骨区大、颌骨后段骨吸收明显的患者和不适于黏膜支持的患者。

第　种

第 4 种属种植体支持的固定全口义齿,在颌骨前端及植骨区植入 6 只以上种植体,在种植体上设置固定义齿桥架,并将桥架向远中方向延伸,在此基础上制作螺丝固定式固定义齿。这种义齿的殆力完全由种植体支持,义齿与植骨区黏膜无直接接触,不会造成压痛,咀嚼效率高、异物感小。但要求下颌骨及余留区的骨质条件较好,种植体数量多,各种植体间有严格的共同就位道,且种植体周围的卫生维护较为困难。这种设计可适用于多种下颌缺损后植骨的情况,特别适合植骨区大的情况。

除以上 4 种设计外,还有种植磁附着式义齿,以及应用其他类型附着体的种植全口义齿,可用于第 2 亚类的修复。

四、修复技术

下颌骨缺损的修复不同于上颌骨缺损修复,需应用一些特殊技术和方法,基本上是固定义齿、可摘义齿和种植义齿这些常用技术方法。在此基础上,按修复的具体条件做一些变化。因而这里只介绍翼状导板的制作。

上颌翼状导板是下颌骨缺损最常用的保持下颌骨位置的修复体。它设置在上颌,以上颌牙为固位和支持基础来控制下颌骨段的移位。根据导板可否移位,又分为不可调式翼板和可调式翼板。常用的是不可调翼状导板。

不可调式翼板即上颌伸向下颌区的翼板为固定结构,不能调整其位置。其制作方法如下。

(一)基牙制备

在上颌双侧后牙区各选择 2～3 只牙周组织健康的牙(也可包括尖牙),牙的位置宜分散,作为导板的固位基牙,以小柱状车针制备出卡环间隙沟。由于导板的卡环无须承负和传递殆力,卡环一般均可设计为弯制钢丝卡。为减小导板体积并增加其强度,也可设计整体铸造的导板,此时,其卡环需铸造完成。

(二)制取印模

采用公用托盘或个别托盘法制取上颌印模;采用分段印模法或个别托盘法制取余留下颌骨的印模,对于已严重偏斜移位的下颌骨,可采用分瓣印模法取全余留骨段的印模,以人造石灌注模型。

(三)记录正中颌位关系

将灌制的上下颌模型,按照正中咬合关系对合在一起,加蜡固定后,转移固定到殆架上。

(四)制作导板

打开殆架,在上颌模型腭部画出基托范围及卡环位置,按照共同就位道方向,填去上颌后牙腭侧颈部倒凹、下颌余留牙舌侧颈部倒凹,注意这些部位的倒凹不能填得过多,以便使导板与牙体能保持密切接触,增加导板的抗力。在此基础上弯制卡环,并将所弯制的间隙卡或圆环形卡以蜡固定于模型上,用 2 mm 的蜡片制作腭部基板。基板边缘在非翼板侧,止于上颌牙腭侧导线殆向 1 mm 处,在翼板侧,基托边缘应与殆面平齐,用 3 mm 厚的蜡片贴附在余留下颌骨段牙的舌侧,并压出相应的形态,高度较牙冠高度长约 2 mm,以覆盖全部余留后牙及尖牙为宜,而后关闭殆架,使上下颌牙列保持广泛密切的接触关系。将上颌的腭部基托与下颌牙舌侧的导板固定连接成一整体,打开殆架,将蜡型整体喷光,即形成完整的翼状导板蜡型。将蜡型装盒、充填、热处理,即可完成。

(五)翼状导板的戴用

将翼状导板戴入上颌牙,检查其基托,边缘长短、固位适宜后,在张口位将余留的下颌骨段向外牵拉,越过翼板后,再闭口,此时余留牙颌骨便被动地沿着翼板滑向正中殆位,并保持在正中𬌗位上。当患者张口时，下颌牙即沿着导板滑至开口位。

这种方法，可用于双侧或单侧翼状导板的制作。

第九节　牙列缺损的可摘局部义齿修复

一、后牙游离端缺失的修复原则

后牙游离端缺失的修复常采用天然牙和黏膜共同支持的可摘局部义齿。由于义齿的支持形式不同，即牙齿提供了相对不动的支持，而牙槽嵴黏膜具有相对的可移动性，因而在行使咀嚼功能时，义齿的下沉，对近中的基牙易造成扭力，使基牙扭转，支持义齿的牙槽嵴因受力不均造成创伤，加速牙槽嵴的吸收，或两者相互作用，形成恶性循环，最终使基牙松动脱落，修复失败。故对这类义齿的设计既要符合力学要求，又不能损伤口腔健康的支持组织，还要符合生物学的要求。许多学者在这方面做了大量的研究工作，寻求对支持组织损伤最小的合理设计，使游离端义齿的设计更符合生物力学的要求。

修复牙列缺损的目的：既要修复缺失牙，恢复其功能，又要保护口腔余留组织的健康，使义齿造成的不利影响减至最低程度。要达到这些要求，义齿的设计是关键，游离端义齿的设计更要针对其特点加以分析。

二、根据义齿游离鞍基的受力特点找到解决义齿下沉方法

(一)义齿游离鞍基的受力特点

游离端鞍基在垂直方向上的移位

垂直受力时，基牙和覆盖在缺牙区牙槽嵴上的黏膜有不同程度的移动，由于垂直向分力是𬌗力的主体，故游离鞍基有明显下沉倾向。下沉量除与牙槽嵴顶黏膜的性质和纤维量有关，还与牙槽嵴的吸收程度有关。游离鞍基的下沉可能对基牙和牙槽嵴造成损害。设计中应采取减小𬌗力的措施，如设计近中𬌗支托和卡抱力较小的卡环固位臂，或者在支点线前端设计间接固位体，以减轻基牙的负担。

上述措施虽然增强了对抗鞍基下沉的力量，但相对加大了牙槽嵴的负担，故应该尽量扩大基托面积，以分散𬌗力。

另外一种垂直向运动是进食黏性食物时，游离鞍基可沿支点线𬌗向移动，继而可能导致连接体压迫黏膜组织，卡环固位臂𬌗向移动而失去固位作用。设计时应在支点线前端放置间接固位体，并利用末端基牙远中倒凹区固位，防止𬌗向移位。

游离鞍基在水平方向上的移位

义齿受到侧向𬌗力时，游离鞍基可能出现左右摆动，牙尖斜度越大，牙槽嵴越低平，黏膜越厚，则侧向移位越大。此外，还应该考虑工作侧鞍基沿支点线的侧方旋转移位。为了减小鞍基受侧向𬌗力引起的摆动，可以采取设计间接固位体，双侧联合设计，设计坚硬的连接体减小牙尖斜度，扩大基托，减小𬌗力等措施。

　　游离鞍基前后向的移位

　　基牙和牙弓内的其他余留牙对游离鞍基的前后向移位一般都有良好的拮抗作用。由于下颌义齿的牙尖与上颌天然牙牙尖斜面接触。可能导致下颚义齿向远中移位,移位程度受到牙尖斜度及肌力的影响,主要依靠基牙上的卡环来防止远中移位,尖牙常由于牙冠外形的原因,无法提供足够的固位力防止鞍基远中移位,值得注意。

(二)防止可摘局部义齿游离鞍基下沉的方法

　　多设计𬌗支托

　　扩大基托面积,分散𬌗力,减轻主要基牙牙槽嵴的负担。

　　正确使用卡环可设计　　卡环对抗下沉

　　(1)近中𬌗支托可减少基牙的扭力,同时也减少牙槽嵴的损伤。

　　(2)近中𬌗支托小连接体与基牙舌面近中接触,有对抗侧向力的作用。

　　(3)Ⅰ型杆与基牙接触面积较小。

　　(4)当受垂直向力时,Ⅰ型杆离开基牙,扭力减少。

　　采用功能印模法

　　以补偿鞍基下沉以及较厚黏膜的弹性。

　　使用应力中断设计

　　(1)回力卡环:由于其远中𬌗支托不与基托连接,𬌗力传导时,减轻了基牙的负荷,有应力中断的作用。

　　(2)采用弹性连接体。

　　(3)采用近中𬌗支托。

　　(4)降低支点,采用铰链式连接。

　　设计平衡力强的间接固位体

　　减轻𬌗力

　　必要时减少人工牙的数目和颊舌径。

三、游离端义齿的固位体的设计

　　对游离端义齿固位体,国内外学者进行了许多研究,提出各式各样的设计形式,从传统的卡环固位型发展到套筒冠固位体和精密、半精密附着体以及磁性固位体。下面简单介绍。

(一)卡环型(可摘局部义齿)固位体

　　卡环型固位体是将卡环置于基牙的倒凹区,利用卡环的弹性起固位作用,是目前临床上应用最广泛的一种固位体。为了减小对支持组织的损伤,学者们对固位体的改进主要集中在支托凹及支托的位置和形式、固位臂的形式及对抗臂的方式。

　　　　卡环

　　1963 年 Kratochvil 根据游离端义齿用一般设计存在的问题进行研究,提出 RPI 卡环的设计。其后 Krol 等人进一步系统提出了 RPI 卡环组,即为近中𬌗支托(R)、邻面板(P)和Ⅰ型杆式臂所组成,这种设计在国外应用较广泛。其优点是:当垂直向𬌗力加于游离鞍基时,Ⅰ型卡环臂部在近中龈区离开牙面,邻面板亦移至倒凹区,两者均未与基牙接触,可减小对基牙的扭力;近中支托垂直向下的小连接体和邻面板可保证必需的对抗作用,因此不需舌侧对抗臂,患者感觉舒适,舌面龈组织没有基托覆盖,可受到生理性刺激;Ⅰ型卡环臂与牙齿接触面小、美观,产生龋病和牙周病的机会少;义齿受力时,近中支托对基牙的扭力比远中支托小,对基牙的远中龈组织不产生挤压作用。自 RPI 设计观点提出后,1983 年 Eliason 在 RPI 卡环的基础上提出了 RPA 卡环组,即用圆环形卡环的固位臂代替 Ⅰ 型杆式臂,克服 RPI 卡环组的某些不足。例如,当患者口腔前庭的深度不足时或基牙下存在软组织倒凹时不宜使用 RPI 卡环组。1982 年 Boueher 用改良式 L 杆型卡环代替 Ⅰ 型卡环,提出了 RPL 卡环组。

回力卡环

回力卡环因有应力中断作用,用于后牙游离端缺失可大大减轻基牙的负荷,起到保护基牙的作用。回力卡环基牙一般为双尖牙或尖牙,牙冠较短或为锥形牙。卡环臂尖端位于基牙的唇(颊)面倒凹区,绕过基牙的远中面与支托相连接,再转向舌面的非倒凹区,在基牙近中舌侧通过连接体与腭(舌)杆相连。卡环臂尖端位于基牙舌面倒凹区时,与远中支托相连,转向近中颊侧通过连接体与基托相连者称反回力卡环。两者均为铸造卡环,由于远中支托不与基托或小连接体相连接,𬌗力则通过人工牙的基托传到黏膜和颌骨上,减小了基牙的扭力,起到应力中断作用。

悬锁卡环

固位方式上的另一个重要变化是悬锁卡环的提出和应用。1960 年 Simmon 提出悬锁卡环活动义齿,特别是 1981 年 Becker 等对悬锁卡环的使用作了系统分析总结后,悬锁卡环在游离端可摘义齿修复中应用日趋广泛。其组成包括以下三部分。

(1)铸造唇杆,铸造唇杆的一端以铰链形式与义齿的支架相连,另一端以锁与义齿相连。

(2)固位指,唇杆上附有若干个固位指伸出,一般是 Ⅰ 型卡环的形状,位于余留牙唇面的侧凹区。

(3)卡环的其他部分,根据牙列缺损的具体情况和设计需要而定。

悬锁卡环义齿的特点是义齿由舌侧就位,由全部余留牙保证义齿的固位和稳定,适用于基牙牙周情况较差的患者,对余留天然牙有牙周夹板固定作用。

其他类型的卡环

在不同的传统卡环基础上,近年来又涌现出许多新型的卡环,如 1981 年 Mclarmey 提出了近中沟对抗卡环,简称 MGR 卡环,用于上颌游离端缺失,以上尖牙为主的冠外固位体。另外各种混合型卡环组亦在广泛应用中,如联合卡环、改良 T 型卡环、Y 型卡环等,均用于游离端义齿的修复中,起到了较好的效果。

(二)套筒冠

套筒冠固位体亦属于冠外固位体的一种,是先在基牙上黏固金属全冠或核桩冠,冠的轴面应平行、无倒凹。在此冠外制作金属冠,此外层金属冠连接于可摘局部义齿相应的部位,义齿就位时,义齿上的外层冠与基牙上的内层冠相套合,故称为套筒冠固位体。其利用内外两冠之间的摩擦力,增强义齿的固位。套筒冠制作步骤包括制作内冠、外冠及将外冠与基托连接三步。操作过程要求精确,并且要求外冠与义齿基托连接坚固,目前国内已有应用。

(三)附着体

附着体是在欧美广泛应用的一种固位体,它能很好地保护基牙,具有固位作用强、美观等优点。在游离端义齿修复中应用较多的是冠内附着体和冠外附着体,按其精密程度又可分为精密附着体和半精密附着体。冠内附着体可分为两部分:一部分是翼,一部分是槽。一般将翼连接于义齿上,将槽埋于牙体修复物中。槽有带栓道的全冠、部分冠或嵌体等,黏固到牙体后使之成为牙体的一部分,然后在可摘局部义齿相应部位做栓体,也就是翼。义齿就位时,将栓体插到栓道内,利用义齿栓体与基牙上栓道间的摩擦力,增强义齿的固位。精密附着体的横断面有 T 形、鸠尾形、卵圆形或 H 形,各壁之间相互平行,半精密附着体的各个壁有一定的倾斜度,有利于义齿的就位,但不能提供足够的固位力量。40 多年前 Thompson 设计了一种半精密附着体,用于游离端义齿,被称为 Thompson 附着体,一直作为半精密附着体的范例使用至今。冠外附着体的固位部分设计在基牙的牙冠之外。它们同样由两个主要部分组成:一部分是突出部分连于基牙牙冠上,另一部分连于修复的义齿上。Dalbo 附着体是半个世纪来冠外附着体的典范。但因 Dalbo 附着体操作技术复杂、精度要求高、价格昂贵,国内尚未广泛应用。

(四)磁固位体的应用

游离端义齿固位形式的另一变化是磁固位体的应用。由于游离端义齿的特点是远中为游离缺失,其修复体的卡环对主要基牙产生较大的扭力。Pozzoll 等于 1986 年设计成一种闭路磁体固位装置,即在邻近缺失区的天然牙上采用软磁合金制作全冠,远中伸一基座即衔铁,在义齿与衔铁相对应的部位安装一固位磁体,当义齿戴入口内时两者形成一闭路磁体固位单位,而产生固位力。磁固位有如下优点:操作简单,不需另行增加附件,不需要新技术;由于磁铁接触能相对滑动,这样使基牙侧向应力减至最小;材料价廉;存在着持久固位力;义齿移动时其底座能自动就位;新型钴一钐合金具有强大的磁力,其体积可以减至最小;磁固位技术能改进余留牙的卡环分配,同时有利于美观,在游离端可摘局部义齿修复中应用。

四、可摘局部义齿基托折裂的修理

基托折裂主要是由于基托强度不够,例如基托过薄、过窄,又无金属加固设计,塑料热处理不当产生气泡,连接体位置不合适,使基托产生薄弱环节。也可由于患者使用不当,被咬断、压断或跌断等造成。

修理方法:如基托折断处的断面较大且清晰,可以正确拼对者,可用蜡黏固在正确位置上,然后在组织面灌注石膏,翻制石膏模型,以便固定基托。此时应注意断裂面不能有任何移位。待石膏凝固后,在基托折断处两侧各磨成约 5 mm 的斜坡,深达石膏面,但不得损坏石膏模型。滴少许室温固化型塑料单体在折断处基托表面,使其表面溶胀,调拌室温固化型基托塑料,充填折断处。待塑料固化后取下义齿,磨平抛光即可。如果基托折断面不清楚,无法正确拼对者,可将折断义齿戴入口中,连印模取下灌模、脱模,再在石膏模型上修理。如基托仅为裂缝,可直接在组织面灌注石膏进行修理。如基托过薄者应在修理时适当加厚,应弯制加强丝横跨裂缝,以增加强度。若基托与黏膜不密合或咬合不平衡应进行重衬和调磨。

隐形义齿修复主要是适应证的选择要适当,它主要适用于前牙或前磨牙等小范围缺牙、基牙健康、间距适中、有适宜倒凹者效果最好。对于咬合过紧,缺牙间隙小,基牙过度倾斜者应慎重隐形义齿修复。特别是单个牙缺失,基牙近远中必须保持间隙,以利于铸压时,材料能顺利通过,以免灌注不全。弹性材料包埋人工牙唇颊侧颈缘不少于 1 mm 宽度,支托安放时应注意黏接牢固,否则易造成人工牙脱落及支托移位。隐形义齿基托卡环与基牙为面式接触,卡环及基托具有一定弹性,义齿可以在一定范围内通过弹性变形而就位,因此要求固位卡环臂应有 1 mm 左右厚度,否则太薄弹性不足造成固位不良甚至折裂。对游离端缺失及后牙间隔缺失者应放金属支托,防止义齿下沉压迫黏膜引起疼痛。

第十节 覆盖义齿修复概述

覆盖义齿(overdenture)是指义齿基托覆盖并支持在天然牙,或已经完善治疗的保留牙根、牙冠,或种植体上的一种全口义齿或可摘局部义齿。被覆盖义齿覆盖的牙或牙根被称为覆盖基牙。覆盖基牙的保留,能有效阻止和减缓剩余牙槽嵴的吸收,增强义齿的固位、稳定和支持。覆盖义齿是保存和利用口腔内残根、残冠以及一些松动牙的一种理想的修复体形式。

覆盖义齿较传统的全口义齿有诸方面的优点:美学、语言、咀嚼、健康、固位力、功能改善和提高生活质量。具体来讲,保留的牙根对维持牙槽骨高度和保留牙周本体感受器有独特的作用;在基牙根面安放附着体,能使义齿产生良好的支持、稳定和固位作用;附着体的固位形式对基牙本身也有保健作用,基牙的垂直受力能改善基牙的牙周状况,延长基牙寿命;另外,减少拔牙对患者心理接受程度也有重要影响。

覆盖义齿的发展,经历了 100 多年的历史。早在 1856 年,Leilge 就提出将能保留的余留牙截断至齐龈水平,然后再在其上戴入义齿。1888 年,Evens 描述了一种依靠牙根固位的修复体,他也因此被认为是精密附着体的发明者。1958 年,Miller 出版介绍了关于义齿下的覆盖基牙可以用金属的冠帽覆盖的方法,但学术界对此技术的兴趣一直很有限。直到 Brewer 与Morrow 在 1975 年出版了关于《覆盖义齿》的教科书,覆盖义齿的概念才开始牢固形成。随着 20 世纪 70 年代早期覆盖义齿修复方式被长期随访结果肯定,人们逐渐意识到牙周支持组织的健康直接影响了覆盖义齿的发展,认为义齿基托和根帽形状必须与牙周状况匹配。近 30 年来,覆盖义齿的类型又有明显的更新,主要是牙体保存学的发展、牙周病治疗技术的进步及新的固位式附着体的出现,使覆盖义齿的应用更多,效果也更好。目前常用的覆盖义齿附着体有机械式附着体和磁性附着体之分,机械式附着体固定于牙根以增强义齿的支持和稳定,此方法已使用了近一个世纪,此类附着体包括球形和杆式附着体,其中杆式附着体是这一领域内的先驱;磁性附着体于 1977 年首次应用于覆盖义齿固位,至今也有了长足的发展。而种植技术在口腔修复学领域的应用,更为覆盖义齿提供了广泛运用的技术基础,无牙颌也可以制作种植覆盖全口义齿。在欧洲,覆盖义齿倾向于使用精密附着体,而在美洲,则多直接使用覆盖基牙。随着覆盖义齿临床应用的增加,对其成败的评价标准逐渐取得一致,主要是依据覆盖基牙牙周的健康状况及是否出现龋病或其他疾患,而不是附着体的使用与否或义齿的精度如何。

潜没牙根覆盖义齿(submerged root retentive overdenture)是将无污染的活髓牙根或经根管治疗的牙根全部潜没于牙槽嵴黏膜下,再在其上制作覆盖义齿。它可成为既便利又经济的牙槽骨保持方法,同时也可以作为支持全口义齿和可摘局部义齿的一种手段。

将牙根保留于牙槽嵴黏膜下的牙槽骨中无明显病变,不仅可以保留牙槽骨不吸收,提高义齿的修复效果,而且可以保留潜没牙根的活力。Berelander,Glickman (1942)等通过动物实验证明,潜没牙根的覆盖义齿修复效果好,牙根有活力。1961 年由 Bjom 发表了关于潜没牙根的报道,不久他又将此研究进一步用于人。随后很多学者和医师将潜没牙根应用于临床实践中,均取得了良好的效果。X 线片检查显示潜没牙根的牙周膜正常,硬骨板存在,无根尖周病变。Johnson 还发现,潜没活髓牙根的根管口有骨样牙本质形成,根面和牙髓断面有不同程度的骨样牙本质沉积。

覆盖义齿比普通活动义齿有更好的固位、支持和稳定,能保护口腔组织,具有口腔生理功能,能减轻患者拔牙的痛苦且易于修理、调整。随着人们对预防牙医学的认识和重视程度的提高,越来越多的人希望有高质量的修复体,而牙体治疗和牙周病学的发展也使更多的残根和松动牙得以保留,覆盖义齿的应用也得到了很大的发展。

第十一节 覆盖义齿修复实用基础理论

一、牙根的支持与固位

牙根的支持与固位

牙根是牙体外层由牙骨质覆盖的部分,也是牙体的支持部分。天然牙通过牙根固定于牙槽骨内,牙根通过牙周膜将所承受的殆力通过不同方向的牙周纤维均匀地传递到牙槽骨上。当有侧向力作用于牙时,通过牙周膜的压缩、拉伸,又能有效地缓冲侧向力,防止牙槽骨组织直接受到过大的压力而受损伤。这种传力方式决定了天然牙能够承负较大的殆力。牙根缺失后,牙的这种缓冲殆力的作用也随之消失,义齿所承负的殆力通过基托直接传递到牙槽骨上,而牙槽骨本身承负压力的能力有限,如压力大于所能承负的阈值,则会加快骨吸收的过程。如保留部分牙根作为义齿的支持组织,即利用了牙周膜这种特有传力方式,因而可以有效地承担部分殆力,减轻牙槽骨的负担,从而起到减缓无牙区牙槽骨吸收的作用,同时使义齿获得更为有效的支持。Risein(1978),赵铱民(1990)等分别对戴用普通全口义齿的患者组和戴用覆盖全口义齿的患者组的咀嚼效率进行了测定,发现戴覆盖全口义齿的患者其咀嚼效率较戴普通全口义齿的患者高 26% 以上,在诸项因素中,覆盖义齿通过牙根获得更为有效的支持是一个主要原因。

覆盖基牙尤其是长冠基牙,不但可以提供垂直向的支持,还有一定程度的固位力。与全冠修复相似,其固位力的大小与基牙的殆高度、轴壁聚合度以及基托组织面与覆盖基牙的密合度有关。覆盖义齿可通过调整铸造顶盖的聚合度、增加固位附件的方法来获得有效的固位力。

覆盖义齿冠根比例的改善

冠根比例是指牙冠与牙根的长度之比,解剖学上的冠根比例是以牙釉质与牙骨质交界处作为分界线;临床上的冠根比例是通过 X 线所显示的牙槽骨顶的水平线来划分,健康牙的解剖牙冠与牙根的比例与临床牙冠与牙根的比例是相同的,约大于或等于 1:1.5。牙和牙周膜的另一个特性是能够承负较大的垂直向殆力,而承负侧向力的能力较低。理想的冠根比使牙齿能够承受适当的侧向力和较大的垂直向力而不致损伤。

在功能运动中,牙的旋转中心介于牙槽骨顶端和牙根尖之间。当有牙周炎或牙周组织退行性病变时,牙槽骨将出现吸收,牙周组织向根向移动,使临床牙冠延长,牙根比变大。因牙周膜和牙槽骨的存在,每个牙均有其旋转中心,进行功能活动时,旋转中心位于牙槽骨和牙根之间。理想的冠根比使受力侧的力矩小于平衡侧的力矩。但随牙周组织增龄变化和牙周组织的炎症,其旋转中心下移,杠杆力臂逐渐加长,牙受力的动力矩增加。殆力的水平分力作用于牙槽骨边缘,加速牙槽骨进一步吸收。当这种骨吸收达到一定程度,牙即出现松动。如果将这样的牙选作固定义齿或可摘局部义齿的基牙,设置固位体及支托,则必然加重其负荷,使其受到过大的侧向力作用,加速骨吸收,甚至牙松动脱落。如将其牙冠截除到平齐牙龈位置,改为覆盖基牙,则可以使其冠根比明显减小,缩短力臂,减小牙受力的动力矩。义齿覆盖在保留牙根顶端,主要将垂直向𬌗力传递给基牙,而很少传递侧向力,这样就可以使基牙在功能活动中,减轻或消除作用在其上的扭力和侧向力,而主要承负垂直方向的𬌗力,从而减小了对基牙的创伤,使牙根在最佳的承力方式下发挥作用。这不仅对义齿起到良好的支持作用,同时在侧向力减轻和适当的生理刺激的前提下,牙周组织的健康可以得到明显改善,使原来认为不能保留的牙得以保留。临床观察也发现,保留牙根的牙周组织健康状况有明显改善,松动减轻。覆盖基牙的存在,防止或减缓了基牙区及其附近骨组织的吸收。

二、牙槽骨高度的维持

牙与牙槽骨间相互依存的关系

牙与牙槽骨间存在相互依存的关系。牙槽骨在义齿修复中起着承负𬌗力,稳定、固位义齿的作用,其质量直接影响着义齿的修复效果。保存健康的牙槽骨是义齿取得良好修复效果的关键,而保留健康的牙或牙根又是保存健康牙槽骨的关键。牙槽骨是随着牙的生长、萌出而发育,依赖于牙的健康和功能而保持的。牙槽骨支持着牙,牙齿又通过𬌗力这种特殊的方式给予牙槽骨以生理的功能刺激,使牙槽骨得以长期健康地存留,两者间相辅相成,互为依存。一旦牙缺失,牙槽骨失去了功能性刺激,出现失用性萎缩,开始吸收,牙槽骨的高度和宽度都将发生变化(高度降低,宽度减小)。缺牙时间越长,这种改变就越明显,直至牙槽骨完全吸收,只剩下颌骨的基骨。而在有牙保留的部位,牙槽骨通常比较丰满,这种状况在临床检查中可以经常看到。虽然影响牙槽骨吸收的因素很多,牙周疾病、创伤咬合等多种原因都可引起牙槽骨的吸收,但以牙的缺失与否对牙槽骨的存在影响最大,也最直接。残根和残冠部位的牙槽骨大多健康而丰满,这充分说明保存天然牙或牙根对牙槽骨的保留有重要意义。

全口义齿修复与牙槽骨高度的维持

牙列缺失常规全口义齿修复后,义齿所传递的𬌗力刺激的方式和刺激的量都与天然牙有很大区别,义齿只能减缓牙槽骨的吸收,而不能防止和阻断牙槽骨吸收,因此患者在戴用全口义齿后牙槽骨仍然持续吸收。临床观察也表明,随戴用时间的增加,全口义齿的固位效果越来越差,重新制作也不如初戴时稳固。原因除了牙槽骨的吸收,还有拔牙后牙本体感觉的丧失,无法调节𬌗力的大小,使全部的咬合力都从基托传递到黏骨膜上,从而进一步加速牙槽嵴的吸收和萎缩。时间越长,吸收越严重,而且下牙槽骨的吸收大于上牙槽骨的吸收,这可能与下颌的形态和体积有关。也说明下颌牙槽骨对义齿传导的各种力量的反应比上颌敏感。临床上很多患者长时间戴用全口义齿后,牙槽骨的质和量都发生明显的变化,义齿固位较差,不能承受咬合力,黏膜出现压痛。因此,延缓牙槽骨吸收成为全口义齿远期修复效果好坏的关键。

覆盖义齿与牙槽骨高度的维持

覆盖义齿与全口义齿的最大区别就是其基托下有牙和牙根,缓冲了义齿传递到牙槽骨的力量,将部分𬌗力传递到保留的覆盖基牙上,给覆盖基牙部位的牙槽骨以适当的功能性刺激,有利于牙槽骨的保存。同时还由于基牙承担了部分𬌗力,减轻了缺牙区所承受的𬌗力负担,减缓缺牙区骨吸收速度,使牙槽骨得以保存,不发生持续性吸收。此外,牙周膜的纤维具有极好的黏弹性,可将压力转变为牵引力,减轻了𬌗力对牙槽嵴的不利作用,保护了牙槽嵴的健康。认识到牙与牙槽骨之间相互依存的关系后，人们开始采用保留牙根的方式来保留牙槽骨。1978 年 Cmm 等对上颌全口义齿和下颌覆盖义齿患者进行的 5 年随访观察发现，使用覆盖义齿的患者，覆盖基牙牙根周围的牙槽骨吸收 5 年统计测量为 0.6 mm，仅为使用普通全口义齿患者相应部位牙槽骨吸收量的 1/9。Loiselle 等对使用覆盖全口义齿的患者进行了 2 年的随访观察表明，保留牙根周围的牙槽骨无明显变化。这些研究说明了保留牙根可以有效地减少牙槽骨吸收。

三、义齿功能提高

本体感受器的作用

人的本体感受器多位于肌、肌腱、韧带、关节和牙周膜等处，能感受与运动和体位有关的本体感觉冲动。牙周膜是参与咀嚼活动的重要器官之一，其内有丰富的本体感受器，能感受机械刺激。口腔生理学的研究表明，咀嚼功能是依靠整个口颌系统的统一协调运动来完成的。这种统一协调运动，是通过感受器—中枢神经—运动器官的神经系统来调控完成的，即以牙、牙周膜等作为精细的感受器，感知食物的大小、性质、硬度等，将其感觉信号传入中枢神经系统，感受刺激的性质、强度和刺激时间，再由中枢神经系统依据所接收的信号，对刺激做出恰当的反应，产生指令调节和控制咀嚼肌，产生与食物性质相适应的肌力，从而准确地完成咀嚼功能，避免机体组织受到损伤。如这个传导路上的任何一部分发生障碍，都会影响咀嚼功能的完成，出现部分功能紊乱或引起口颌系统的病理性改变。牙和牙周膜作为这个传导路的起端，在咀嚼功能中起着极为重要的作用。牙周膜内的本体感受器，对压力刺激尤其敏感，具有很强的辨别力，实验表明牙可感受 1.5 g 的负荷、8～10 mm 的厚度、2 mm 的位移。牙齿缺失后，牙周膜随之丧失，虽然本体感受转移至其他部位，但精确性差。动物实验证明牙在截去牙冠和大部分牙根，只剩下小部分牙根的情况下，仍能保持牙周膜精细的感受能力。施加轻微的力也会出现明显的神经反射，对本体感觉的传导路无影响。Edel 发现，牙槽骨吸收几乎对牙周膜本体感受器无影响，只要牙根与牙槽骨间存在少量牙周膜，牙周膜本体感受器就依然存在并能发挥作用。这为覆盖义齿的应用提供了另一重要的理论基础。

覆盖义齿是支持在天然牙或牙根上的修复体，通过牙根的保留，也就保留了牙的这种精细的本体感觉能力，这种感觉的保留，使得其所感知的信号更为精确。当义齿行使功能时，𬌗力的刺激通过牙根的牙周膜本体感受器传递到中枢神经，中枢神经信号再反馈到牙周膜及相关的肌肉和颞下颌关节，对咀嚼肌群的调控就会更加精细和准确。通过调节𬌗力的大小，避免过大的𬌗力造成覆盖基牙及其牙周组织的破坏，从而也决定了覆盖义齿比普通全口义齿能更好地完成咀嚼功能。临床研究证明，无论是天然牙还是死髓牙根，只要有牙周膜存在，均可辨别食物团块的大小、厚度、硬度和粗细质地等。Loiselle 和 Crum 发现，戴用覆盖义齿的患者可辨别出 0.1 mm 厚度变化的钢丝并能控制侧向运动，重复作牙尖对牙尖的咬合运动，而戴用常规全口义齿的患者则不能。这都说明牙根及牙周膜的存在使覆盖义齿具有强的辨别能力，能感觉出力的方向，控制力的大小，提高咀嚼效率。

良好的支持 固位和稳定

由于牙或牙根的保留，牙周膜通过反馈系统可以调节𬌗力，使支持组织免受或减轻创伤，可防止或减少牙槽骨的吸收，增强对义齿的支持、固位和稳定。因覆盖基牙附近的牙槽骨得以保存，剩余牙槽嵴高大，义齿的功能稳定性较好。覆盖基牙的存在，防止和减缓了缺牙区及其附近骨组织的吸收,覆盖基牙上还可安放各种附着体,因此义齿的固位力强。而良好的支持、固位和稳定使咀嚼时义齿稳固不脱位,对食物的咀嚼效果好,咀嚼效率高。

有效保护口腔软硬组织

覆盖义齿在保持口腔组织方面也具有优越性:覆盖义齿可以保留一些普通义齿难以利用的、需拔除的牙及牙根,保持机体的完整性,免除了患者拔牙的痛苦和缩短了等待义齿修复的时间。截冠改变了冠根比例关系,能有效地减小或消除基牙所受的侧向力和扭力,使牙周膜免受损伤,获得生理性休息,有利于牙周病的治疗和维持牙周组织的健康,为牙周愈合修复创造条件,牙动度可得到改善,甚至完全稳固,从而长时间得以保存。保留远端牙用作覆盖基牙,可以减少游离端义齿鞍基的下沉,降低牙槽嵴所承受的殆力和近中基牙承受的扭力,减轻牙槽骨所承受的压力,减缓骨组织的吸收,对牙槽骨和近端基牙产生良好的保护作用。

第十二节　覆盖义齿的分类

随着口腔修复学材料与技术的不断发展,覆盖义齿已由传统的单纯覆盖牙根的形式发展至多种形式,如利用双套冠、附着体及磁性固位体等增加固位。种植技术在口腔修复学领域中的运用,更为覆盖义齿提供了广泛运用的技术基础,无牙颌也可以制作种植覆盖义齿(implant overdenture)。覆盖义齿的分类方法有多种,按义齿基托覆盖的范围可分为局部覆盖义齿与全口覆盖义齿。

根据制作时机的不同,又可将覆盖义齿分为三类:①即刻覆盖义齿(immediate overdenture):覆盖基牙完成预备或拔除无法保留的患牙后即刻戴入,用于一些特殊病例,满足患者早日佩戴义齿的要求;②过渡性覆盖义齿(transitional overdenture):原有可摘局部义齿,基牙出现病变无法保留牙冠时,可将基牙行牙体、牙周治疗并截冠后,将可摘局部义齿改为覆盖义齿后继续使用;③永久覆盖义齿或长期性覆盖义齿(definitive overdenture):患者即刻覆盖义齿或过渡性覆盖义齿使用一段时间,适应义齿修复后,重新设计制作新的、更符合口腔生理要求的覆盖义齿,可使用较长时间。

根据所利用的覆盖基牙的形式和特点,又可以将覆盖义齿分为四种类型:①根面覆盖义齿:由保留牙根和牙槽嵴黏膜组织共同支持的覆盖义齿,其设计、固位方式与普通全口义齿和可摘局部义齿大致相同;②长冠基牙的覆盖义齿:覆盖基牙通常是保留牙而不是牙根,义齿覆盖在原牙列上,通过设置在牙上的卡环等固位体实现固位,主要用于先天性口腔缺损畸形(如腭裂、颌骨裂)、全口牙重度磨耗患者的修复;③附着体式覆盖义齿:这种覆盖义齿的固位,主要依靠装置在保留牙根和义齿基托上的一些特殊的机械式或磁性附着体来实现的,可分为依靠机械摩擦力固位的机械式附着体、依靠磁引力固位的磁性固位体;④种植覆盖义齿:无牙颌患者牙槽嵴低平无法取得良好固位和稳定的,可采用植入种植体,并在种植体上附带固位装置,一般用于下颌低平的无牙颌患者。

下面将简要介绍各类型覆盖义齿的特点及适用范围。

一、根面覆盖义齿

根面覆盖义齿的基牙根管口充填银汞、树脂为简单覆盖义齿；而用金属帽状物覆盖则为根帽式覆盖义齿。

(一)简单覆盖义齿

简单覆盖义齿即对基牙进行预备后，将覆盖义齿直接制作在基牙上或用银汞、树脂充填根管口后制作覆盖义齿。其优点是制作简便，治疗时间短，治疗费用少；但是也有一些缺点，如基牙直接暴露在口腔环境中，缺少帽冠的保护，容易发生龋坏，特别是在根管充填物的周围，易发生继发龋，而且若基牙为活髓，则易出现过敏症状。因此，简单覆盖义齿应严格选择适应证，如重度磨损牙、氟斑牙、无龋坏病史者。在此基础上，还应采取脱敏和积极的防龋措施，如果患者是龋病的易感人群，则不应选择简单覆盖义齿。

(二)根帽式覆盖义齿

根帽式覆盖义齿是用金属帽状物覆盖在覆盖基牙上，覆盖在长冠基牙上者又名长冠顶盖或筒状顶盖，因基牙颈部至𬌗面的外形呈圆顶锥，故又名冠帽；覆盖在短冠基牙上的顶盖又名短冠顶盖，也叫根面帽。

覆盖基牙已有龋坏或口内其他余留牙有龋坏，各种原因导致根面龋坏达龈下者，可以利用根面帽恢复缺损部分并使𬌗面升高至龈上。需要调节义齿固位力大小及获得侧向力支持者，可以利用根帽不同的设计获得。基牙为活髓、有过敏症状者，也可以利用冠帽得到保护。

冠帽有单、双层之分。单层是覆盖并黏固在整个覆盖基牙牙冠表面的冠帽，双层是在单层冠帽上再制作一冠帽，并在其近远中和舌侧颈部各制作长 4～5 mm 的固位装置以固定于覆盖义齿的组织面。

根帽式覆盖义齿的优点

(1)根帽将基牙与口腔环境完全分开，可以预防基牙龋坏。

(2)可以根据需要调整根帽轴面聚合度从而调整义齿固位力的大小。

(3)可以防止基牙过敏。

(4)若设计双层冠帽，则具有缓冲𬌗力的作用。外层冠帽，盖在内层冠帽上，两者之间约有 1 mm 的间隙，义齿基托组织面与承托区黏膜轻微接触，义齿受到𬌗力时，外层冠帽才与内层冠帽紧密接触，基牙开始受𬌗力并将𬌗力传导到支持组织上，基托与黏膜紧密接触。𬌗力消失后，义齿又回到原来的位置，基托下软组织得到休息，避免持续压力造成牙槽嵴吸收。

根帽式覆盖义齿的适应证

(1)覆盖基牙已有龋坏或口内其他余留牙有龋坏者。

(2)各种原因导致的根面缺损达龈下者，可用根帽恢复缺损并使𬌗面升高至龈上。

(3)需要调节义齿固位力大小及获得侧向支持者。

(4)基牙为活髓伴有过敏症状需要防治者。

二、附着体式覆盖义齿

附着体(attachnent)是近年来发展起来的一类辅助义齿固位的固位装置。附着体在覆盖义齿中的应用，大大增加了义齿的支持、稳定与固位作用。附着体一般由阳性和阴性两部分组成，阳性部分常固定于覆盖基牙的牙根或种植体上，阴性部分固定于义齿基托内。

（一）附着体在覆盖义齿中的作用

支持作用

附着体可以和牙槽黏膜共同支持，为覆盖义齿提供牙周支持作用，减轻软组织负担。

固位作用

固位作用是附着体在覆盖义齿中最基本、最重要的作用，相当于局部义齿的卡环。

稳定作用

除磁性附着体外，附着体都可以使义齿获得足够的侧向支持作用，使义齿保持稳定。

缓冲作用

附着体可以在义齿受𬌗力之前先吸收部分𬌗力，再将𬌗力沿着几乎与基牙长轴一致的方向传递到基牙的牙周组织及基托下组织，减轻𬌗力对覆盖基牙及基托下组织的负担。

但附着体也存在一定的缺点：①当取下义齿时，某些附着体如根上附着体、杆式附着体等固定在基牙上的部分，突出于口腔中，不仅影响外观，患者还有不适感；②由于增加了附件，常使义齿局部基托变薄，易于破折；③口腔维护较麻烦，菌斑难以控制；④制作较复杂、费用较高。

（二）覆盖义齿应用附着体的适应证

（1）牙槽嵴严重萎缩、吸收或覆盖基牙个数较少，牙周状况较差，一般覆盖义齿难以获得足够的固位力与支持力者。

（2）牙槽嵴过于丰满或前突，制作唇侧基托会影响美观，不能设计唇侧基托者。

（3）基托的刺激会引起患者严重的恶心和影响发音，一段时间后仍无法克服者。

（三）覆盖义齿附着体的类型

按附着体位置和结构分类，可分为根上附着体、根内附着体、杆卡式附着体和磁性附着体四类。前三类也可归为机械式附着体，覆盖义齿依靠保留的覆盖基牙上的机械式附着体实现固位，多为两件式制成的半成品，将其直接黏固或铸造后黏固在牙根上及装置在义齿基托中，义齿就位后利用两者间的机械摩擦力实现义齿固位。磁性附着体则是利用磁性物质辅助修复体固位的装置。

根上附着体

根上附着体又称为杵臼式附着体（mortar-pestle attachment），是附着体中使用最广泛的一类附着体。由阴阳两部分组成，基本模式是由一个设置在牙根上的杵状结构和一个设置在义齿基托内的臼状结构两部分组成，其中最多见的是 Dalbo、Ceka、Kurer 和 Rothermann 附着体。

各类根上附着体的基本结构相似，设在牙根上的为一圆形或半圆形的杵状结构，可直接黏固或焊接、包铸于基牙的顶盖帽上。臼状结构呈圆筒状，附着体部件由尼龙杆臼做成，具有一定的弹性，固定于覆盖义齿基托之内。当义齿戴入时，臼状结构发生弹性形变，义齿就位后臼状结构恢复原形状，对杆起到卡抱作用。在不承受𬌗拼字命令力的情况下，杵臼之间约有1 mm的间隙，当义齿承受𬌗力时，间隙消失，杵臼接触，发挥固位作用，容许义齿在咀嚼时有少许垂直方向的移动，使牙槽嵴黏膜和覆盖基牙共同分担𬌗力，避免𬌗力集中，造成基牙负担过重。因阳性部分呈圆球形，当义齿受到侧向力作用时，还容许基托作轻微的旋转，以免基牙遭受过大的扭力。若在单颌覆盖义齿有两个以上的基牙安放这种固位体，其阳性部分应相互平行，以取得共同就位道。这类附着体体积较大，占据较大的空间，一定程度上有碍排牙，只适于颌间空隙较大的病例。

根内附着体

虽然也为杵臼式结构组,它的设置恰恰与上述根上附着体相反,是将臼状结构设置在牙根中,而将杵状结构装置在义齿基托上。以 Zest 附着体为代表,阳性部分呈球顶柱状,以尼龙做成,有定弹性,一端固定在覆盖义齿基托内,当行使功能时,阳性部分可随义齿轻微地移动和弯曲,避免覆盖基牙承受过大扭力。这种附着体的最大优点是当义齿取出后,口内无突出物,患者无异物感,不占据大的口腔空间,不影响人工牙的排列和义齿的厚度和强度,尤其适用于颌间距小的患者。但其不足之处在于,根内阴性部分结构细小,不易清洁,根面牙本质暴露在外,易发生龋坏;此外由于需切割较多牙体,会使牙根壁过于薄弱而引起折裂;食物残渣等进入阴性部分后易导致义齿无法完全就位而出现翘动。

以上杵臼式附着体的共同优点是杵臼式结构间密切的接触关系,可使覆盖义齿获得较好的固位。但另一方面,这种密切接触的机械锁扣关系,使这种附着体不能有效地缓冲侧向力,覆盖义齿所受的侧向力通过附着体大部分传递到基牙根上,当侧向力超过一定范围后,即可造成基牙根的损伤。因此,这类附着体的基牙条件应更健康,且要求多个基牙根之间必须具有严格的共同就位道,略有偏移,覆盖义齿就不能就位,临床操作难度较大,适应证较窄。

杆卡式附着体

杆卡式附着体是用越过无牙区的金属杆,将两端基牙上的铸造顶盖连结在一起的附着体。是由金属或塑料制成的预成杆和金属或尼龙预制的卡两部分组成。将杆设置在保留牙根上,将卡设置在义齿基托组织面上,义齿就位后,通过杆和卡之间的弹性卡抱作用,使义齿实现固位。杆与基牙上的铸造顶盖可以焊接或铸造为一整体,也可以通过特制的螺丝钉固定起来。杆卡之间暴露约 1 mm 的间隙,可以起到缓冲的作用。

杆卡式附着体通过杆将 2 个或多个基牙连结成一个整体,可根据义齿的固位需要,通过增减卡的数量来调节固位力的大小。同时增加了基牙对抗侧向力的作用,可保护基牙,也可分散𬌗力,减轻单个基牙的负担,还可固定松动的基牙,起到牙周夹板的作用,具有良好的固位、稳定和支持作用,因而近年来得到越来越广泛的应用。

磁性附着体

该固位系统由一对异极磁体所组成,其中一极嵌入义齿中,称固位体;另一极固定于覆盖牙根或种植体上,称衔铁。当义齿戴入后,因磁铁的吸力使义齿就位于衔铁上,产生固位力,使义齿保持在牙槽嵴上。

磁性附着体有多种,从磁路设计上来看,有开放磁路和闭合磁路之分;从应用材料上看,有简单成对永磁体和永磁体与磁性合金之分;从闭路磁体的设计形式来看,可分为"三明治"、钢帽式等多种。目前最流行的是钕铁硼永磁体的闭合磁路磁性附着体,包括澳大利亚的 Keystore、美国的 Indedent、日本的 Migfit 和 Hitach 等,以及国内由第四军医大学研制的 Z-1 型闭合磁路磁性附着体。

磁性附着体具有的主要优点:①增强固位力;②操作简单;③可自动复位;④不传递侧向力有利于基牙健康;⑤体积小;⑥美观。

磁性固位的覆盖义齿适应证广泛,凡有符合基牙条件的保留牙根及残冠都可设置磁性固位体,但患者的上下颌关系应基本正常,牙列可排于牙槽嵴顶端。单颌义齿的颌间距离不低于 6 mm,以便有足够的空隙设置磁性固位体,并有一定厚度的塑料覆盖磁性固位体。

三、种植体式覆盖义齿

种植体式覆盖义齿是近年来迅速发展起来的一种新型口腔修复体。种植覆盖全口义齿，是以植入颌骨的人工种植体和黏膜共同支持的全口义齿，以附着体和基托共同起固位作用。适用于单颌或全口牙列缺失，但因颌骨条件限制等原因不能接受种植固定桥修复者。通常单颌需植入 2～4 个种植体。其特点是可以有效改善义齿的固位和稳定、制作简单、价格合理，患者可自行取戴，易于清洁。种植覆盖基牙是以种植体及其上的附件为支持，种植体及其上的附件相当于覆盖基牙和其上的固位部分。其特点是可根据患者身体情况、缺牙的部位、剩余牙槽嵴吸收的程度、颌间距离以及义齿的设计要求等，选择种植体植入的部位、方向和数量，依据医师和患者的意愿制作出修复效果最佳的覆盖义齿。

第十三节　覆盖义齿的治疗原则

一、适应证与禁忌证

（一）覆盖义齿修复的适应证

（1）先天、后天缺损畸形或错𬌗畸形，如先天性腭裂、部分恒牙胚缺如、部分无牙（partial anodontia）或小牙畸形（microdontia）、牙釉质发育不全以及颅骨—锁骨发育不全症（cleidocranialdysostosis）等。临床常表现为颌面部硬软组织缺损、牙稀少、牙列不齐、牙冠或牙根形态异常（锥形牙、棒形牙或短根牙）和咬合异常，X 线片见牙根短。若用一般修复方法，则义齿难以达到良好的固位、稳定和支持作用以及美观等效果。此外，如前牙拥挤、开𬌗、反𬌗、低𬌗等不能采用外科手术或正畸方法矫治者，都可采用覆盖义齿。

（2）龋病、外伤、严重磨损等，可导致牙冠大部分缺损或过短，或根管治疗后牙冠脆弱，不适宜作为普通义齿基牙的患者。

（3）口内有余留牙伸长，有低位、过度倾斜或错位牙，以及严重影响咬合、破坏面容或妨碍义齿戴入的牙的患者。

（4）牙周病患者的牙已有一定的松动或者吸收，余留牙的牙周组织健康状况较差，不宜作为固定义齿或可摘局部义齿的基牙，但其在牙弓中的位置适当，尚有一定支持力，治疗后可考虑作为覆盖基牙。

（5）患牙虽适宜全部拔除，但为了减轻牙槽嵴吸收，增强义齿的固位和稳定，可选择一些牙周健康较好的牙，治疗后作为覆盖基牙。

（6）单颌游离端缺牙患者，对颌为天然牙，为减轻牙槽骨负荷，同时对抗较大的𬌗力，应尽量保留主要𬌗力区的牙及残根，作为覆盖基牙，可有效减少游离鞍基下沉，保护鞍基下软组织及邻缺隙基牙的健康。

（7）因系统性疾病，如高血压、心脏病等，而不能拔牙的患者，可采用覆盖义齿修复。

覆盖义齿主要适用于成年人，因其颌骨的发育和牙的萌出均已完成，患牙根管治疗效果好;青少年处于生长发育期,虽也可行覆盖义齿修复,但需定期观察覆盖基牙的健康状况、义齿与口腔组织间的适配性和患者的生长发育情况,防止义齿对生长发育造成不良影响;儿童期可在乳牙的残根上制作覆盖义齿,作为缺隙保持器或过渡性修复体,以预防因乳磨牙早失导致第一恒磨牙近中倾斜和移位;儿童期覆盖义齿适用于乳牙牙冠大范围破坏、残根、龋坏破坏到髓室底、牙釉质发育不全造成的牙冠缺损,以及广泛的浅表性龋坏等病例。

(二)覆盖义齿修复的禁忌证

(1)牙体、牙髓或牙周疾病没有治愈者不能做覆盖义齿。这些未经治疗的残根、残冠也不能作覆盖基牙。覆盖在这些牙上的义齿不是覆盖义齿,而是不良修复体。

(2)丧失维护口腔卫生能力者,有全身性疾病者。

(3)癫痫病患者和有严重精神障碍者。

(4)修复牙缺失和缺损的禁忌证也适用于覆盖义齿修复。

二、覆盖义齿的设计

覆盖义齿与普通义齿的差别在于它保留和利用了部分覆盖基牙,而义齿的其他结构并无明显改变,因而覆盖义齿的基本设计要求与普通可摘局部义齿、全口义齿基本相似。但是,覆盖义齿的设计也有其特殊性。由于覆盖基牙有易患龋坏、龈炎及牙周炎的特点,以及骨组织倒凹会增加覆盖义齿制作难度,因此在设计覆盖义齿前,必须充分考虑临床因素(牙周状况、余留牙所能起的作用、口腔卫生、剩余牙槽嵴条件、神经肌肉功能等)和非临床因素(患者的经济条件、合作态度和能力、对义齿及佩戴活动义齿的看法和愿望等),做出最佳设计。一般情况下具有下列条件者可考虑设计覆盖义齿:①至少有一个可保留的牙;②通过教育可达到保持良好的口腔清洁习惯和卫生状况者;③由于患者口腔条件差,如牙槽嵴吸收严重、口腔干燥、对异物反应太敏感,常规修复方法效果差者;④用其他修复方法时,对余留牙无益反而会受到损害者。

(一)基牙的选择

选择覆盖基牙时,应同时考虑下列几个方面的条件。

牙周状况

牙周情况是基牙选择的主要指标。覆盖基牙牙周组织应无明显炎症、牙龈无出血、有正常牙龈附着、无牙周袋或牙周袋浅、无溢脓感染、牙松动度小于Ⅱ°及牙槽骨吸收不超过根中1/2。若覆盖基牙上拟设置附着体,则基牙选择应更为慎重,牙的松动度应小于Ⅰ°,牙槽骨吸收不超过根上1/3。对一些因系统性疾病不能拔牙,以避免拔牙手术为主要目的而选择覆盖义齿的患者,覆盖基牙的条件可以适当放宽。

牙体 牙髓状况

牙龋坏、磨损或折断在牙龈下1 mm以上,牙或牙根、牙髓、尖周感染能被控制和治愈者,可选作覆盖基牙。根管已钙化,无法进行根管治疗,但无任何根尖症状者,可直接用其作覆盖基牙。根尖有感染,因根管钙化或不通畅而难以进行根管治疗者,不宜选作覆盖基牙。

覆盖基牙的数量

覆盖基牙的数量不限,可为一个或多个,从治疗、费用、修复效果等多方面来考虑,单颌保留2～4个覆盖基牙最为理想。若仅余留一个牙或牙根,且条件较好,也有保留价值。在先天性牙稀少、小牙畸形、严重磨耗,以及腭裂、颌骨裂等口腔畸形患者,基牙数量不限,原则上不主张再拔牙,除非这些牙不适于保留或影响修复效果。

覆盖基牙的位置

覆盖基牙在牙弓中的位置对覆盖义齿的受力状况、力传递与分布以及义齿基托下软硬组织的健康至关重要,合理的基牙位置可以使咬合力均匀分布。一般而言,覆盖基牙的位置取决于口内余留牙的位置和健康状况,最理想的位置是牙弓的前后、左右均有基牙,且位于咬合力最大的位置。

(1)可摘局部覆盖义齿基牙的位置:如果为远中游离的局部覆盖义齿,若能在远中尽可能接近磨牙后垫处保留一覆盖基牙,则可使义齿的设计接近或等于牙支持式,有利于𬌗力的传递和口腔组织的健康。若无完善的磨牙根,也可作牙半切术,保留健康的牙根,该牙根经治疗后可作为覆盖义齿的基牙。

其他部位缺失的局部覆盖义齿,则视缺牙的部位来选择和保留覆盖基牙,最理想的部位是在牙弓上承受𬌗力量大的部位。如果缺牙部位的对颌为天然牙,特别是下颌多个后牙缺失时,选择前磨牙为覆盖基牙最理想。

(2)全口覆盖义齿基牙的位置:全口覆盖义齿因基托范围大,覆盖基牙的位置和数目就尤为重要。通常情况下,前牙和后牙均可选择,但多选择前牙,特别是尖牙。主要原因是牙槽嵴的前部唇舌径较小,比后部牙槽嵴窄,易吸收;前牙为单根牙,根管治疗容易;尖牙的牙根长且粗大,往往是牙弓上最后脱落的牙,且在牙弓上占据重要的位置(牙弓转角处)。Defranco 报道,保留下颌尖牙的覆盖义齿不仅尖牙区牙槽嵴吸收较少,而且两侧尖牙之间及尖牙远中的牙槽嵴仍可保持一定的高度和宽度,有利于义齿的支持和平衡。但如果尖牙的位置偏向唇侧,妨碍人工牙的排列或义齿的戴入,在牙弓中尚有前磨牙或磨牙存在时,也可考虑拔除尖牙。无论以何牙为覆盖基牙,基牙最好分散在牙弓的左右两侧,这样既有利于支持义齿、保持全口覆盖义齿的平衡和稳定,又利于保护义齿基托下软硬组织的健康。如果有 4 个分散在牙弓的前后、左右的基牙形成四边形支承义齿,使义齿的中心与支承面的中心相吻合,其效果最理想。由基牙形成的支点线垂直于矢状面的义齿较稳固,应避免设计斜线式支点线。

(二)覆盖义齿修复类型的选择

由于覆盖义齿有良好的修复效果,在临床上广泛应用,并且随着口腔修复技术的发展,已由根面帽覆盖义齿发展衍生出多种类型的覆盖义齿,以满足临床各种不同缺损类型、修复要求的需要。

临床上选择何种覆盖义齿的主要依据:应依据基牙牙体牙周情况、缺牙区牙周情况、义齿的固位稳定、患者的修复要求及义齿的制作费用等多种因素来决定。

(三)覆盖基牙的类型

在覆盖义齿中,覆盖基牙所起的作用是有区别的,有些覆盖基牙仅起支持作用,而有些覆盖基牙既起支持作用,又起固位作用。前者主要指用银汞、树脂等封闭根管口的短冠基牙和不带附着体的铸造顶盖帽等;后者主要指长冠基牙和带各种附着体的基牙。

根据患者口内余留牙缺损程度、颌间距离和覆盖义齿的设计等,可将覆盖基牙分为长冠基牙和短冠基牙。

长冠基牙

长冠基牙是指在牙龈缘上保留 3～8 mm 牙冠的基牙。为防止侧向力过大对基牙造成损坏,原则上冠长不能超过根长的 1/2,或在龈上 3～5 mm。因长冠基牙对义齿具有良好的支持与固位作用,而受侧向力和扭力也大,在设计时应特别注意:①牙应具有良好的支持骨,牙周健康,原则上冠长不能超过根长的 1/2;②牙数目不宜过少,最好前后、左右均有散在分布的基牙;③颌间距离应大,基牙不影响人工牙的排列并保持义齿有一定的厚度及强度。

因此,长冠基牙主要适用于以下情况。

(1)需要保存患牙活髓、预防基牙龋坏者。

(2)覆盖义齿需获得一定的侧向支持及固位者。

(3)过度磨损牙、釉质发育不全、牙髓退变、先天牙缺失及小牙畸形等。

短冠基牙

短冠基牙是指牙冠截断后断面平齐牙龈缘或在龈上 3 mm 以内者。因其保留的牙冠较短,改变了冠根比例,所受侧向力极小,甚至不受侧向力的作用,可有效地保护覆盖基牙的健康,短冠基牙主要适用于以下情况。

(1)牙周退缩,临床牙冠增长,需要调整冠根比例者。

(2)颌间距离偏小或正常,设计长冠基牙会影响基牙的排列或义齿厚度及强度者。

(3)牙冠缺损严重或为残根,但仍符合覆盖基牙的要求者。

(4)错位牙、过度倾斜牙。

(5)口内余留牙较少或牙周健康情况不太理想者。

(6)上述情况经根管治疗,预后良好者。

值得注意的是,短冠基牙因去除牙冠较多,常累及牙髓组织,无论基牙是否活髓,设计短冠基牙时,均应先进行完善的根管治疗。

(四)基托的设计

覆盖义齿被认为是有牙参与支持的可摘局部义齿,基托下覆盖有天然牙或牙根,基托的设计形式与覆盖基牙牙周组织的健康、义齿的功能、美观和使用寿命有密切关系。因此,其基托的设计与全口义齿或可摘局部义齿既有相似之处,也有差异,其具体要求是:①基托不会引起菌斑聚集;②基托对边缘龈无机械损伤;③基托有利于保持良好的口腔卫生;④基托不影响唇、颊、舌的正常生理运动;⑤基托不影响美观与发音;⑥基托便于修理。

临床研究表明,环基牙开放式基托设计,即在覆盖基牙的四周避免基托与基牙周围组织接触,测试表明基牙龈沟内温度远低于基托与基牙周围牙龈接触者。若此处用抛光的金属制作,效果远较用塑料制作好。但这种开放式设计也会引起一些不良后果,如因基托变薄,增加了折断的危险性;可能美观效果较差;易造成食物嵌塞;对某些发音有影响,如发"S"音困难。故这种开放式设计要求:①基托尽可能少覆盖边缘牙龈;②邻面间隙的边缘用金属制作;③覆盖基牙越多,预后越好,开放间隙也可更大。

设计时应特别注意以下几点。

义齿基托设计与牙周组织健康的关系

实验研究和临床观察均证实,环基牙开放式基托设计有利于牙周组织的健康,这是因为:①避免了基托对牙龈直接的机械损伤;②因具备一定程度的自洁作用和唾液可自动环绕基牙流动的冲洗作用,预防了因食物嵌塞引起的菌斑聚集;③即使在佩戴义齿的情况下,也可用牙间刷清洁基牙;④可避免因冠帽外形不良和口腔卫生差所导致的牙龈过度增生。

基托设计与功能和美观的关系

基托设计的重点之一是在不影响美观和功能的前提下,恢复拔牙后牙槽嵴的吸收。因覆盖基牙牙周有丰满的牙槽嵴,不需要用人工材料恢复其外形,覆盖基牙的唇颊侧不设计基托,不会影响唇颊的位置和功能。通过检查基托下的食物嵌塞、颊肌推动食物团块的困难程度、说话时唇的运动受限等，可以了解基牙唇颊面基托伸展程度对软组织功能的影响。

　　无牙颌区基托的设计

　　无牙颌区基托的设计与全口义齿基托伸展范围和形状相似，但也有如下区别：①避免过度伸展；②在牙槽嵴萎缩不严重时，前牙区人工牙应直接排列在牙槽嵴上，以取得良好的美观效果；③在某些情况下，基托的伸展受制于义齿的就位道，基托应止于牙槽嵴的观测线上，否则易引起倒凹区基托的食物嵌塞和堆积。

三、覆盖义齿的生物力学

　　覆盖义齿应力传递特征是利用力的传递特征以维护覆盖基牙和剩余牙槽嵴的健康，只有认识各种覆盖义齿应力传递特征，才能更好地指导临床医师正确地选择附着体和设计义齿。

　　研究应力传递特征的方法甚多，现以光弹法（photoelasticity）为例，分析介绍应力在覆盖义齿上的传递特征。

（一）应力传递特征

　　采用弹性附着体保留下颌尖牙，修复体为双侧远中游离设计，对常规设计、栓钉附着体及组织杆附着体等基牙力的传递，以及后部无牙区受力情况进行研究和比较。

　　常规设计

　　常规设计共有三种形式：第一种设计是在基牙冠部充填银汞；第二种设计是在基牙冠部黏固一圆突形的铸造钉帽；第三种设计是𬌗面为凹形的铸造钉帽。

　　应力分析结果：在三种常规设计中，冠部为银汞充填的基牙承受应力最小，但在后部无牙区表现出较大应力。这意味着该设计比帽状设计允许较多的应力分布到后部区域，除了后部直接负重外，负重主要沿基牙长轴传递。

　　两种铸造金属钉帽传递到基牙的应力大致相等，传递到基牙上的应力较银汞设计的大，是银汞设计的两倍。显然两种铸造钉帽设计限制了覆盖义齿水平向的移位，结果导致基牙的转矩力增大。

　　铸造金属钉帽传递到基牙根尖方向的应力较𬌗面凹形铸造钉帽的大。两种钉帽设计比银汞合金设计提供了较大的稳定性，这是因为基牙𬌗面的高度不同所致。稳定性增加是由支持结构的应力增加而伴随产生的。

　　银汞设计主要将根尖方向的力引导到基牙，并有较多的力直接分布到后部无牙区。负重后义齿总是向后部无牙区旋转。

　　总之，所有常规设计应力均由基牙和无牙区均分。

　　栓钉附着体

　　栓钉附着体包括根上附着体和根内附着体，根上附着体有 Bischof-Dosenbach、Ceka、Rothermann，Gerber，Ancrofix，Gintaox，Kurer press 等。

　　应力分析结果为：由于栓钉附着体具有固位的结构，故基牙上所承受的应力较大，因此，所有类型的栓钉附着体对义齿提供的固位和稳定作用，均较常规设计的大。

　　Ceka 和 Bischof-Dosenbach 附着体在两侧基牙上显示的应力较 Ancrofix 的大，但后部无牙区产生的应力较小，这意味着 Ceka 和 Bischof-Dosenbach 设计没有像 Ancrofix 一样将𬌗力分散到后牙区。Ancrofix 产生较大的根尖端应力，较小的近中和远中向扭力；在后部无牙区显示较大的应力和跨弓(cross arch)应力,比研究中的任何一种栓钉类型均大;这证实应力分布在基牙和后部无牙区。Ancrofix 在咬合部位的半球形设计,允许修复体有较大的旋转,这使殆力得到有利的分布,减少了基牙上的应力,支持组织能较好地接受传递到 Ancrofix 附着体上的侧向力。Rothermann 附着体在研究的栓钉类型中的殆龈高度最低(1.7 mm),但它不能像 Ancrofix 一样分配应力。虽然 Gerber 与 Ceka 和 Bischof-Dosenbach 的高度相同,但对支持组织产生较小的应力,这是因为该设计具有垂直弹性之故。垂直负荷施加到 Ancrofix 附着体的覆盖义齿上时,基牙的扭力比 Rohermann 或 Gerber 附着体中的任何一个均小。

Kurer press 栓钉略短于 Ancrofix 附着体,因此,它与 Ancrofix 一样产生有利的应力传递特征。Zest anchor 在基牙区的应力较 Ancrofix 的大,但比 Rothermann 和 Gerber 的小;这是一种期望的对基牙产生较小转矩的根内设计,该设计具有较好的冠根比例,同时在初戴义齿时,尼龙的阳性部分与金属套筒密合较紧,但当尼龙阳性部分暴露到口腔唾液中并受到磨损时,允许有较大的自由动度。

Gintaox 与 Zest anchor 在结构上相似,故分布到天然牙上的应力也类似。

组织杆附着体

组织杆附着体(tissue bar attachment)有 Dolder 杆、King connector 和 Hader 杆。

组织杆比常规设计有强大的应力集中作用,固位力强的 King connector 附着体在两侧基牙上显示的转矩比 Doldeir 杆和 Hader 杆大。Hader 杆在基牙根尖端显示的力比 Dolder 杆大,比 King connector 的转矩小。King connector 与其他类型的杆相比,没有可调节的弹性。因此,这种强的适合性,使修复体不能在圆杆上旋转。King connector 具有一个可调节的金属阳性部分,它进入到杆上的精确开口内,固位程度可改变,但这仅仅是在修复体垂直活动时起作用。

(二)临床应用原则

临床上选择覆盖义齿附着体设计时,应使咀嚼力达到最均衡的分布。下述原则有助于这种选择。

(1)常规设计是维护组织结构的轻佳设计,特别是银汞修复的基牙,但这种设计不能像其他设计那样,提供良好的固位和稳定性。

(2)在所研究的栓钉型附着体中,弹性球形设计较其他各种栓钉附着体,能更为有利地转移应力至口腔剩余组织结构上。

(3)在所研究的各种组织杆中,具有弹性的组织杆较其他组织杆能对基牙产生更多有利的影响。

第十四节　根面帽覆盖义齿

一、根管治疗

根面帽覆盖义齿的制作与可摘局部义齿和全口义齿相同,其基牙都是以残根为保留形式。

因此基牙应先作好完善的根管治疗。

截冠

(1)截去牙冠的作用：①重新调整冠根比，减小基牙所受粭力尤其是侧向力和扭力，保护基牙牙周组织健康；②消除倒凹，有利于义齿固位；③为义齿提供足够的排牙空间；④使义齿基托有足够的厚度和强度，延长修复体使用时间；⑤加大口腔内空间，减小异物感和发音障碍。

(2)步骤：用金刚砂车针截去牙冠，至龈缘平齐，若基牙健康状况好，可稍高，在龈上1～3 mm；若基牙条件差则可略低。一般情况下牙体预备的量取决于基牙有无活力、预计基牙所承受负荷的大小、颌间间隙大小等。如有可能，活髓牙可保留活髓，否则根据需要作牙髓失活。如果基牙要支持义齿，可在龈上 1 mm 处截断，如果基牙要对抗侧向力，则应保留龈上3 mm 的高度。然后修整外形，将根面修成光滑的圆顶状，根管口的周围磨成小平面，以便粭力沿基牙长轴传递。最后将根面打磨圆钝，并高度抛光。

根面的处理

牙冠截除后，余留的牙根面直接暴露在口腔内，由于被覆盖义齿基托覆盖后，唾液冲洗作用及食物对牙根面摩擦的自洁作用降低，易造成牙垢、菌斑附着，导致牙根面龋坏。因此，必须对基牙的牙根面进行特殊的保护性处理，防止根面龋坏。临床上常用的方法有如下几种。

(1)根面涂布防龋药物：对基牙健康状况良好，不易患龋病，并能保持良好口腔卫生者，可在根面涂布防龋药物，或在覆盖义齿内放置防龋凝胶，可有效防止根面龋坏。

(2)复合树脂根面帽：是由复合树脂材料充填并覆盖根面，形成根面帽状修复体，截冠完成后，将牙根面磨成边缘与龈缘平齐，中央略内凹，扩大根管口，预备成直径与深度 2～3 mm 的箱状洞形；再用光固化复合树脂充填并覆盖整个根面，并修成光滑的圆顶状，高度抛光。

(3)银汞合金根面帽：牙根面预备同复合树脂根面帽，但应在根管口洞形底部用倒锥钻磨一圈，形成倒凹固位形，以防止银汞合金脱落；然后充填银汞并覆盖根面，形成圆顶状，高度磨光。

(4)铸造根面帽：截除牙冠后，去除部分充填物，深度离根管口 5 mm 左右，磨除锐边、锐角，用直接法或间接法制作类似于桩核的桩部形态的钉道用于固位，牙根面则形成厚约0.5 mm的圆顶状结构，与龈缘平齐或稍高，并行包埋铸造。铸造根面帽应与根管壁和牙根面完全密合，严密覆盖整个牙根面。磨牙铸造根面帽制作时，可直接利用髓腔作固位形，若髓腔破坏较大可沿根管口形成 2～3 个钉道以辅助固位。试戴、抛光完成后，再用黏固剂将其黏固在根面上。

二、覆盖义齿的制作

覆盖义齿的制作原则和方法与普通可摘局部义齿、全口义齿相似。在制作之前，应对患者进行全面、系统的检查，根据每个患者的具体情况制订修复计划。在选择基牙、义齿设计和基牙预备后开始制作覆盖义齿，应按常规取印模、灌模、记录颌位、转移粭关系，制作完成覆盖义齿，初戴。

步骤

(1)预备覆盖基牙，并作根面处理。

(2)取印模，灌注模型。

(3)记录颌位，转移粭关系。

（4）完成覆盖义齿制作。

（5）初戴义齿。

注意事项

覆盖义齿由于覆盖基牙的存在，因此在制作过程中与普通义齿也有不同的注意点。

（1）覆盖基牙的存在使覆盖义齿成为混合性支持，即由覆盖基牙和牙槽嵴黏膜共同承担𬌗力。由于黏膜组织在承受压力后出现的弹性形变与基牙受压后出现的牙周膜形变，两者间存在不等同性，前者明显大于后者，使义齿的支持也出现了不均衡性。一方面，在咀嚼活动中，覆盖牙根可与义齿较早接触，使义齿承负的应力主要传递到基牙上，造成基牙承负过大的压力，影响基牙的健康。另一方面，这种早接触又可成为义齿的支点，成为义齿不稳定的因素。因此在覆盖义齿设计制作中，必须考虑覆盖基牙的缓冲。主要有以下几种缓冲方法。

1）常规制取印模、灌注模型后，在覆盖基牙的顶部均匀地刷涂一层厚度为 0.2～1 mm 人造石作为缓冲区，待其结固后，在此基础上制作覆盖义齿。义齿戴入后，𬌗力的作用使黏膜组织受压后发生弹性形变。当这种形变到极限时，义齿基托正好与覆盖基牙接触，此时黏膜组织将与基牙共同承负𬌗力。

2）缓冲基托组织：在义齿完成后，戴入患者口内时，将基托检查指示剂（亚甲蓝、甲紫等）涂在牙根面上，嘱患者闭口作正常咬合，而后按照咬合指示剂所指示的部位，将有印迹的基托部位均匀磨去约 0.1 mm，使𬌗力较小时，基牙处基托没有接触印迹，而𬌗力较大时，基牙处基托有均匀的接触印迹，从而保证患者在行使咀嚼功能时，咬合力为黏膜组织与覆盖基牙共同均匀支持。

3）采用压力法制取印模：在取印模时，先用硬质材料（红膏等）取得黏膜处的加压印模，使黏膜组织失去弹性，再取整个印模，使取得的印模上的黏膜组织已发生弹性形变，这样制作的覆盖义齿也可达到𬌗力均匀的效果。

4）加衬：在与覆盖基牙相对应的基托组织面上衬垫弹性材料，使其有 0.1～0.5 mm 的弹性。

当患者口内保留基牙较多且位置分布合理时，应以覆盖基牙支持为主，不采用上述方法。如为可摘局部义齿，覆盖基牙条件较好，位置适当，则义齿可以少设计一些支托而由覆盖基牙来承负部分𬌗力。

（2）由于覆盖基牙的存在，牙槽嵴吸收不明显，在覆盖基牙的唇侧周围的骨组织有倒凹，倒凹的存在限制了义齿基托的伸展，使义齿难以获得足够的基托覆盖面积，影响义齿固位，解决这一问题有三种方法。

1）尽可能加大义齿固位力：可通过保留基牙一定的长度或整个基牙，安放卡环等固位体，或在覆盖基牙上加用附着体，制作附着体式覆盖义齿，利用磁性或机械式附着体来解决义齿的固位问题，使减小基托范围后不致影响义齿固位。

2）若基牙本身条件较差，则不宜采用附着体：如患者组织倒凹明显，前庭沟较深时，可以考虑采用弹性带翼基托，即以直径 0.8 mm 的钢丝弯制成伸入倒凹区的弹性杆，其一端与非倒凹区基托相连，另一端（即游离端）与一片游离的塑料基托相连，利用钢丝的弹性形变，使游离的基托进入倒凹区，增加义齿的固位。

3）采用弹性基托材料制作弹性基托：这种以尼龙材料为基础的弹性基托材料，具有较高的韧性和弹性。其做成的基托在适当压力下可发生弹性形变，进入一定深度的组织倒凹后，又恢复原来的形状,利用这一特性,可用于解决覆盖义齿的固位问题。制作义齿基托蜡型倒凹大小有两种形状,若倒凹区较大,则需将倒凹区基托制作成游离翼状,将倒凹区内的基托分为两部分,加大基托弹性,不致使就位时基托弹性形变过大而造成不可逆的变形;若倒凹区较小,可制成非游离翼状,增加固位力。另外,这种弹性基托材料由于其良好的韧性,有很高的抗弯曲强度和抗折强度,因而可用于颌间距离较低的患者,防止义齿折裂。

第十五节　覆盖义齿修复中常见的问题及处理

一、常见的问题

(一)覆盖基牙龋坏

覆盖基牙因覆盖在义齿基托下,几乎不会受到口腔自洁作用的影响,细菌容易在其周围生长繁殖,从而导致覆盖基牙的龋坏。有研究发现在覆盖义齿戴入后 2～3 个月内即可产生龋坏,尤其是不注意口腔卫生的患者,龋坏发生更早、更多。覆盖基牙如未经良好的根面处理和保护,易发生龋坏,有资料表明,未作根面特殊保护的覆盖基牙戴覆盖义齿 1 年后,龋坏率达86%。覆盖基牙的龋坏多发生在无保护性修复物的冠面和根面上,或铸造顶盖边缘与牙根面交界处,尤以根管口充填物与周围牙本质交界处为好发部位。因此,在覆盖义齿的修复过程中或戴入后,都要十分重视基牙和基牙根面的防龋处理和口腔卫生。

(二)重度磨损牙

(1)重度磨损一般涉及的牙多,牙髓退变者可不作牙髓治疗,只要消除倒凹,磨光、磨钝点角和线角,并加以药物防龋即可。有牙髓病、尖周病和需要截短牙冠者,则需作去髓术、根管治疗等处理。

(2)重度磨损的牙伴垂直距离变短,尚存有相当大的颌间间隙,利用覆盖义齿加高咬合,恢复生理性颌高度之后,又能保持 2～3 mm 的颌间间隙。同时,义齿覆盖区也能具备一定的厚度和强度。但是,也经常存在牙冠磨损变短而颌间间隙不大的情况,这时就需要采取去髓、截去牙冠或增加颌间高度的方法,为覆盖义齿创造排牙和增加覆盖区强度所需要的空隙。

(3)某些牙重度磨损患者常有功能错乱性不良习惯,如紧咬牙、夜磨牙等,应特别注意覆盖义齿的设计,加强义齿的强度,以对抗较大的𬌗力。

(三)错𬌗畸形牙

(1)腭裂、少牙症等先天缺损的患者,牙冠牙根形态常出现异常(锥形牙、棒形牙、短根牙或牙中牙),牙位异常,倒凹大,咬合关系紊乱,常不能作一般基牙;但可用作覆盖基牙,以覆盖义齿修复,能达到良好的固位、稳定、咀嚼、发音和美观等效果。异位畸形牙除影响排牙和基托强度,占据口腔空间而影响患者舒适和发音,有碍义齿就位外,一般不行截冠处理,稍作磨改和药物防龋即可。龋发生率高的患者,则需做钉嵌体或去髓后作钉盖保护。

(2)前牙开𬌗、反𬌗、拥挤或个别牙错位,若不能采用正畸或外科手术方法治疗时,可去髓后全部截去牙冠,利用排牙以改善咬合和排列,做成覆盖义齿。

（3）斜轴牙，为了避免倒凹，一般都需要去髓后截冠至与牙龈嵴顶平齐。如因固位需要，也可保留 3～4 mm 牙冠，但需要消除轴壁倒凹，以便于义齿取戴，防止扭力。消除倒凹后，如𬌗力作用的方向与长轴极不一致，亦会使倾斜侧受力过大，从而加快牙槽骨的吸收。这种情况可采用钉盖、冠帽等，通过连接杆与其他基牙或覆盖基牙相连接，以分散𬌗力，对抗扭力。

（4）低𬌗牙、部分阻生牙，如有假性盲袋，需切除牙龈，以免因自洁作用差而发生龈炎、龋坏，低𬌗部分可用钉嵌体、盖嵌体保护。

（5）短根牙、牙根内（外）吸收、旁穿根管或冠钉低位折断不易取出等，均可截冠做覆盖义齿。

（四）覆盖基牙牙龈炎

与覆盖基牙龋坏相似，覆盖基牙的牙龈炎症也是因为此处缺乏口腔的自洁作用，同时也由于覆盖义齿基托部压迫、基牙根面修复体边缘刺激及口腔卫生不良等因素引起，一旦覆盖基牙出现牙龈炎，就必须及时处理，若不及时处理，可导致牙周炎甚至覆盖基牙丧失。

（五）覆盖义齿制作困难

因覆盖基牙或牙根的存在，牙槽嵴比较丰满，颌间距离较小，被保留牙的牙龈和牙槽骨常有明显的隆起和倒凹，影响着基托的位置、厚薄和外形，有时甚至影响到美观。有时因骨突较大而影响义齿的取戴，或义齿戴入后基托与黏膜不贴合，避开倒凹，不做基托则不利于固位，一旦进入倒凹区，义齿就位会出现困难。

（六）时间和费用

牙髓、牙周治疗量很大，加之采用钉盖、冠帽或附着体等处理，往往需要花费较多的时间和费用。

二、常见问题的处理

覆盖义齿的优点很多，但这种基托对基牙的覆盖状态，使牙的周围环境会因此而有所改变。由于基托覆盖，使唾液的冲洗、食物对牙与邻近软组织的摩擦等作用降低，牙自洁作用差；造成食物碎渣的集聚，菌斑的沉着，细菌的繁殖生长；致使覆盖义齿龋坏和龈炎的发生率较高。因此，必须重视牙体病、牙周病的防治，以保证覆盖义齿有良好的预后。

（一）龋坏牙的处理

（1）龋坏组织必须彻底清除，并作适当的预防性扩展。注意充填或修复方法的选择和牙体预备的抗力形和固位形。消除薄壁弱尖，以免以后发生牙折、继发龋或补料及修复物的折脱。

（2）需要截冠的牙必须进行牙髓治疗。牙髓坏死、坏疽或根尖感染的牙，需进行根管治疗，根据根尖病变的情况，作根尖刮治术或根尖切除术。健康牙或有牙龈炎的活髓牙则可做去髓术或干髓术。

（3）作为覆盖义齿的基牙，可采用基牙表面涂氟、义齿组织面放入氟凝胶等方法进行防龋。

（二）牙周病牙的处理

（1）消除病理性盲袋，根据盲袋的深浅采取不同的处理方法。深度不到 3 mm 者可用药物烧灼或电烙，超出 3 mm 的盲袋可采用切龈、内刮或翻瓣等牙周手术。

（2）截冠必须彻底，一般与牙槽嵴平齐，这样可以完全消除侧向力和扭力的影响。牙周情况较好者，为了固位需要，也可保留 1～2 mm 牙冠。截冠最好在消除病理性盲袋后进行，因手术后牙龈将退缩，留冠高度相应地增加，不利于彻底消除侧向力和扭力。

(3)牙周病牙一般无龋,去髓截冠后,采用银汞或其他可塑性材料充填,加上药物防龋即可。患者龋发生率高,或需要连结固定分散孤立的松动基牙时,则需采用钉盖上加连接杆式的附着体。

(4)松动牙,尤其是松动孤立牙,应注意缓冲,目的在于使覆盖基牙承担的𬌗力与周围黏膜、牙槽骨接近一致,以免牙周负担过重加速牙周情况的恶化。

(5)义齿修复后定期复查,必要时行牙周手术,保持良好的口腔卫生能预防和减少牙周病的发生。

第十二章　口腔种植

第一节　种植手术设计

一、牙种植体植入术

种植牙的修复效果受到了越来越多人的肯定,也受到了很多牙齿缺失患者的关注。很多人关心,做种植牙主要有哪些步骤,需要做哪些术前检查。

术前检查

(1)牙周检查(治疗牙周病)。轻微的牙周病仅侵犯牙龈,若不及早治疗则会蔓延至深部而破坏牙周膜、牙槽骨与牙骨质。有牙周病的人在植牙前一定要先将牙周病治疗好,否则牙周病的细菌很可能会沿着种植体侵袭牙槽骨,以致骨质流失。种植体周围的地基不见了,种植便会失败。

(2)骨质评估(补骨技术)。植牙前应该进行骨质评估,通常缺牙愈久,缺骨情形就会愈严重,一旦牙槽骨宽度不够,那么在植牙前,最好先做引导骨再生长,或是骨重塑生长,骨再生,让牙槽骨的条件足够植牙。一般来说,是以人工合成骨粉或去除抗原的动物异种骨来做补骨的操作,必要时甚至必须从患者的颏部或智齿后方牙槽骨进行自取骨移植。

(3)拍摄口腔曲面断层全景片。特别需要指出的是,拍摄口腔曲面断层全景片是种植牙的步骤中比较重要的一个环节,不少医院或者门诊陈旧的设备也是造成种植牙不成功的一个重要的原因。拍摄口腔曲面断层全景片评估骨质立体位置,可帮助牙医师精准了解病患口腔的状况,不用再如同"盲人摸象"一般,并能降低病患对植牙手术的恐惧。

制作手术模板

医师将手术定位模板制作精良,可使牙床骨的植体位置趋利避害地往较佳的方向定位,减少手术中突如其来的变数。

种植手术

先照 X 线片,血常规检查,设计治疗方案,需要 3d 左右时间。手术将种植体植入骨内后7～12 d拆线,再根据情况制作临时牙冠或临时义齿。

安装牙冠或义齿

安装牙冠或义齿 3～6 个月后,更换或安装恒久牙冠或义齿。恒久牙冠为烤瓷材料制作,其质地优良,色泽逼真,舒适美观,恢复功能满意,经久耐用。

牙周的维护

植牙后关键是种植牙的定期清洁保养,因种植牙仍像真牙一般,会遭受牙周病侵袭。若发生软组织或硬组织问题时,无法及时做适当处理,可能会造成种植体周围炎,甚至种植失败。

二、口腔种植的设计

失牙区种植床状况是影响种植术成败的重要因素之一。由于缺牙的时间比较长,或者缺牙位于上、下颌后牙区,因为上颌窦底位置较低或下颌神经管的存在,可能会出现种植术区骨宽度和高度不足而无法进行常规种植义齿修复的情况。因此,上颌窦底提升术、下牙槽神经移位术、引导骨组织再生术等新技术,将可能为患者解除忧愁。上颌窦底提升术是指通过手术将上颌窦底黏膜抬起,植入植骨材料,增加牙槽嵴的垂直高度,使之达到 10 mm 以上,以满足种植牙植入的需要。

引导骨组织再生技术是根据组织细胞迁移速度不同的特点(上皮细胞和成纤维细胞迁移速度较快,而成骨细胞移行速度较慢),创造出骨组织优势生长的环境。方法是选择屏障膜,将其置于软组织与骨缺损之间,建立生物屏障,阻止干扰骨形成的上皮细胞进入骨缺损区,允许有潜在生长能力、迁移速度较慢的前体成骨细胞优先进入骨缺损区并且优势生长,从而实现缺损区的骨修复性再生。

在进行了系统周密的全身及局部检查之后,确认患者为牙种植的适应证,决定施行口腔种植手术、修复,医生要制订种植修复方案。

(一)种植设计

种植系统的选择

种植系统要结合患者与医生条件选择。首选种植系统是否可靠,是否有长期观察的大宗病例的临床实践,是否有真正满意的结果。

患者颌骨的骨量和质量

根据 X 线检查的情况,准确了解种植区的有关解剖结构。

患者的经济条件

我国目前限制种植修复发展的主要因素是价格问题,国外的种植体价格高,很难普遍接受。

种植部位的选择

从修复的角度,最需要在游离端缺失时,用种植体在牙槽嵴远中端提供支持;在缺牙间隙过长时,以种植体在缺隙中间提供桥基;在无牙颌时,通过种植体支持支架式固定总义齿和覆盖总义齿。

种植数量确定

到底种多少个种植体,有两方面因素,第一是支持修复体的需要,第二是解剖条件的可能。

种植体上部结构的选择

根据患者的具体情况、医师所掌握的技术手段和患者要求,可酌情选用多类型的基台与固位装置相互配合。

使用逆行设计法则可以准确完成设计,取得最佳效用。其方法为根据美观和咬合的要求在模型上排牙,确定修复类型、上部结构、种植体的种植部位、种植数量、种植方向及种植体的长度。这样先确定修复的最后结果,再逆向推导选择修复体和种植体。逆行设计法则的执行载体是手术模板,通过模板可以控制最后达到最初的设计要求。

(二)口腔检查

口腔检查张口度、缺牙部位、缺失间隙大小、软组织愈合情况、咬合关系和牙槽骨形态等。缺牙区牙槽嵴宽度、厚度,一般应在 7 mm 以上,常用种植钉的直径为 3.3～4.8 mm。周围至少应有 2 mm 的骨质包绕,骨量不足会导致骨吸收种植失败。咬合时缺牙区牙槽嵴顶到对殆牙距离＞5 mm,以容纳修复体基台及上部结构。

（三）X 线检查

根据不同情况选用根尖、曲面断层全景、头颅侧位、咬合、体层片等，了解种植区解剖结构、骨的质与量（不能显示牙槽骨的宽度，骨皮质的厚度）。

颌骨断层 CT 可清晰显示出三维结构，精确计算出骨量，帮助选择最佳种植部位，避免因黏膜肥厚造成牙槽突丰满的假象。

（1）事先应对缺牙做一副活动义齿，最好戴 1 个月以上，这样可以在一期手术到二期手术的几个月间（镶装种植义齿以前）不影响咀嚼和美观。

（2）如有拔牙、牙槽手术，应等 3 个月以后待骨缺损恢复，X 线片显示牙槽骨质量及形态满意后再考虑做种植牙。

（3）做种植牙手术时，应保证身体健康。做一般的血常规检查，轻度高血压患者，血压应恢复正常，妇女应避开月经期。

（4）手术前应保持口腔清洁，事先应洁牙并治愈口腔炎症、其他疾病等。

（5）种植手术一般在门诊手术室进行，手术后即可回家休息，也可住院，住院期间生活可自理，一般不需陪伴。

（6）最好带着以前用的义齿及缺牙前的照片供修复医师参考，以便做出的种植义齿在牙齿排列及色泽上更自然逼真。

三、口腔种植体材料及表面处理

机体的许多组织和器官可以用具有生物相容性的材料替代和修复，如关节头的置换、血管支架置入和骨折的固定等。口腔种植修复所处环境及其功能具有特殊性和复杂性。种植体被植入颌骨硬组织中，穿出覆盖在骨组织表面的软组织进入口腔内，支持义齿就所处环境而言，种植修复整体上以软组织生物学封闭为界，分别处于机体的内外环境；就种植修复的功能而言，冠和桥将𬌗面的咀嚼应力通过种植体颈部的连接部位传递到种植体，继而分布在周围的软组织和硬组织中，机械应力经过在种植修复材料内的几次转移，最后向支持组织分散。

（一）种植体材料

决定种植材料的生物相容性的主要因素是种植体主体材料成分和表面处理方式。生物相容性是选择种植材料的一个重要标准，出于种植修复中负重功能的考虑，种植材料的机械强度也同样重要。

化学惰性或生物惰性材料，如氯化陶瓷和碳素等，很少释放有害的离子和颗粒，基本不影响种植体的生理性愈合。当然，并没有绝对的生物惰性材料，现有材料对周围组织或多或少都会产生一些不利影响。与生物惰性材料不同，生物活性或生物反应性材料，如玻璃陶瓷和磷酸钙陶瓷，可以通过材料的部分溶解和释放离子来促进骨的形成。这些生物惰性和生物活性材料是最好的生物相容性材料，骨与种植体间不存在任何结缔组织间隔，能够提供骨和种植体的直接结合。但由于机械强度低，只能用作具有承载能力的生物材料表面的涂层材料。

许多作为种植体材料的金属能够形成骨与种植体的骨结合，如钛及钛合金不锈钢。从材料的机械性能、生物化学性能考虑，钛及钛合金是最好的选择，并且能够获得骨与骨种植体界面的长期稳定。

钛及钛合金具有比重轻、耐高温、抗腐蚀和生物惰性等特点，具有理想的生物相容性，是口腔种植体的主流材料。多数金属及合金在空气和富氧环境中会形成强氧化物。钛及钛合金的氧化是一个被动过程,暴露在室温的空气和组织液中就可以发生氧化,在表面形成一层具有化学稳定性的氧化膜。作为种植体材料,这种反应是有利的。在骨面缺乏运动和不利的外界环境条件下,被动氧化的表面状态减少了生物腐蚀现象的发生。

种植体植入颌骨后,处于封闭的环境中,被刮掉氧化膜的部分在体内将被重新氧化。这是钛作为种植体材料的重要特性之一。和大多数金属材料相比,钛的弹性模量和抗压强度较低,最接近皮质骨的相关机械参数。钛的抗拉强度是颌骨皮质骨的 10~15 倍,完全可以满足种植体的设计强度要求。钛种植体的抗疲劳强度比抗拉强度小,在承担拉力、切力负重的区域,种植体外形应避免形成过锐的角和过薄的断面。钛的弹性模量比皮质骨大 6~7 倍,在设计中,这种特性对实现机械应力的转移和分布是很重要的。

不同级纯钛的成分略有差别,从机械强度的角度考虑,一般选用 a 级纯钛。常用的钛合金为钛-铝-钒,机械强度更高,作为种植体细小部件(如种植体和基台的连接缝、种植体的螺纹和表面微孔等)的材料,为种植体的设计提供了很大的设计空间。钛合金和纯钛一样可以获得被动形成的表面氧化层。氧化层的厚度、纯度和稳定性与种植体的生物相容性有关。钛和钛合金的骨种植体界面均能发生骨结合。氧化层厚度不均,平均约几纳米,其有骨结合能力。钛在局部组织液中会发生一定的腐蚀,在种植体周围可以见到黑色颗粒聚集,从中检测到钛的存在。实质性器官中,主要是肺脏可以检测出钛,而肝脏、肾脏和脾几乎检测不到。目前,有许多关于添加铁、铂和其他合金元素的钛合金的研究,并且已经获得了物理稳定性和机械强度均较高的新产品。

纯钛比合金有更大的机械弯曲性,这个特点对骨内盘状种植体是非常有利的。钛和钛合金材料种植体无法使用普通铸造技术制作,原因是钛元素的熔点很高,在普通铸造条件下,熔融过程中无法控制氧氮氢的吸收,将导致金属的脆性增加。在高度真空或超纯惰性气体保护条件下,允许钛和钛合金进行铸造,但由于细微结构或微孔结构等的不同,造成其抗疲劳强度和抗断裂强度等机械性能与锻造钛合金还存在一定差距。

(二)种植体的表面处理

骨与种植体的骨结合是代谢活跃的骨组织和具有生物相容性的金属这两种不同材料的结合,除了患者的生理条件、可用骨量及医源性因素(如手术损伤和负重时机等)以外,最主要的影响因素是种植体的表面处理技术。

种植体的表面处理是指用机械和化学方法使种植体表面疏松粗糙化,从而具有更好的生物黏附力、表面张力、表面亲水性、骨组织亲和力和适宜的电势能,当然也包括防止污染和表面净化(去除污染)等。

事实上,种植体表面处理也应当包括单纯表面抛光和氧化膜的保护,但是由于疏松粗糙的种植体表面显著地扩大了骨与种植体的接触面积,能产生更加稳固的骨结合,所以目前所使用的种植体表面处理更趋向于骨的疏松、粗糙化。除了表面机械抛光外,目前种植体表面处理主要有如下 4 种类型。

种植体表面加成法

种植体表面加覆在钛及钛合金表面附着生物活性材料,使种植体表面粗糙化,如钛浆涂层、羟基磷灰石涂层等。

种植体表面减少法

用研磨材料喷射种植体表面使其粗糙化,如喷砂加酸蚀表面处理,可吸收性研磨介质表面处理等。

种植体表面轰击法

直接轰击种植体表面使其粗糙化,如电子束热处理、激光处理和离子注入法等。

种植体表面氧化法

用电化学氧化处理增加种植体表面氧化层的厚度。

目前种植体表面处理方法达几十种,有些已经成功应用于临床,如表面加成法和表面减少法;有些正处于研究阶段,如表面轰击法和表面氧化法。每一种表面处理都有其优点,但共同的特点是形成粗糙表面比未经处理的光滑,具有更好的生物活性和骨结合能力。从目前的对比研究中还未发现各种方法处理的种植体在种植修复长期成功率方面存在显著性差异,并且在愈合过程中的成骨能力、负重能力和抗扭力能力等方面也显不出明显差别。

(三)种植体表面的处理形式

机械加工

这是最早期的种植体表面加工方式,虽然已经有多年临床成功应用的报道,但由于与骨组织的结合速度不如经粗化处理的种植体系,所以此类型的处理方式有日见减少的趋势。

喷砂加酸蚀表面粗化处理

这是目前主流的表面处理方式,国际上大多数主流种植系统皆有这类型的处理方式。

表面氧化处理

实际上任何钛材在与空气接触后很快就在表面形成氧化层,所以这里所指的表面氧化处理是指其在通过氧化过程中某些因素的控制,使之形成具有多孔性的粗化氧化表面。

钛浆喷涂

目前此类型处理方式已逐渐被喷砂加酸蚀表面粗化处理取代,ITI 种植系统早期以钛浆喷涂表面处理为主,但目前已改变为以喷砂加酸蚀表面粗化处理为主。

羟基磷灰石涂层

表面多层球状结构

混合型

目前在很多种植系统中,种植体的表面涉及两种或更多类型处理方式的结合。

四、口腔种植后的修复方式及修复材料

种植修复系统通常根据种植体的材质、形状结构、表面结构以及连接方式进行分类。口腔种植学的临床实践使得当代口腔种植体材料以及种植体形态趋向单一化。种植体主要由四级商用纯钛制成,螺纹柱状、根形种植体已成为世界范围内被广泛接受的种植体形态。研究证明适度粗糙的表面结构可以增加种植体表面面积和骨结合。因此,目前临床上使用的种植系统一般为经过各类表面处理而获得不同粗糙程度的粗糙表面。种植体与其上方的修复体通过一定的结构相连接,主要分为外连接和内连接两种。

(一)常规修复方式

(1)固定修复。

(2)单个牙齿修复(后牙)。

(3)单个牙齿修复(前牙)。

(4)种植后固定牙桥体局部修复。

（5）上颌窦内提升种植。

（6）上颌窦外提升种植。

（7）全口继修复（上颌，颌帽体）。

（8）全口修复（上颌，8 颗种植体）。

（9）全口种植修复（下颌，6 颗种植体），覆盖义齿。

（10）4 颗种植体，卡杆固位，可摘覆盖义齿。

（11）2 颗种植体，卡杆固位，可摘覆盖义齿。

（12）2 颗种植体，球帽固位，可摘覆盖义齿。

（13）4 颗种植体，扣固位，可摘覆盖义齿。

（二）种植牙上部修复及修复材料

一颗种植牙由种植体、种植体基台和人工牙冠三个部分组成。牙冠是用于修复牙齿的一种方法，当牙齿损坏后且难于通过补牙的方式修复时，可用不同的材料制成人造牙冠，套在改小了的天然牙冠上。根据制作材料，牙冠可以分为贵金属牙冠、全瓷牙冠、金属烤瓷牙冠等。不同的牙冠材料，是影响种植牙价格的因素之一。

（三）种植牙牙冠的材料

金属牙冠　　镍铬合金烤瓷牙冠

镍铬合金烤瓷牙冠在金属牙冠中是最普遍的品种，其价格相对较低，很多人都认为"便宜无好货"，实则此观点是患者认识上的误区，因为一些技术水平不过关、不专业的口腔诊所往往难以达到镍铬合金牙冠的技术要求，造成修复后的口腔异味、牙龈变黑、牙龈红肿，甚至引起其他身体疾病的情况出现，所以镍铬合金牙冠才被患者们误解。其实，做镍铬合金牙冠选择稍贵一点的口腔医院，技术水平过硬的专家，完全可以享受镍络合金牙冠"物美价廉"的优势。

贵金属牙冠　　黄金烤瓷牙冠

黄金烤瓷牙冠最大的优点是在黄金表面的瓷粉能更忠实地反映出自身的颜色，使牙冠的色泽自然、真实、美观。黄金烤瓷牙冠具有贵金属的极佳性能，化学性能稳定，不易被氧化和分解，所以不刺激牙龈，不会引起牙龈变色。

由于强度高于一般的烤瓷材料，所以与瓷粉的结合力也较强，牙齿修复后不易脱瓷，更具生理功能。另外，黄金具有对力的缓冲作用的特殊物理性能，所以用力咀嚼时，不易出现基牙疼痛症状。

黄金烤瓷牙冠是运用在牙冠制作上最早的材料之一，它具有很高的强度，而且金与瓷的结合牢固，有很好的生物相容性，无刺激，不会出现其他金属牙冠在与牙龈接触的地方变色的情况。

全瓷牙冠

在全瓷牙冠中以铸瓷牙冠较为常见，它在牙冠中是一种比较特殊的类型。全瓷牙冠完全由瓷粉构成，所以不含有金属层，完全由陶瓷切削烧制而成，因为少了不美观的金属层，牙齿的层次和颜色得以最大限度地体现出来。全瓷牙冠是当今最完美自然的义齿，它可以达到与患者自身的自然牙一样的透明度和美观。

（四）全瓷冠

全瓷冠是以陶瓷材料制成的覆盖整个牙冠表面的修复体。与普通烤瓷牙比，全瓷冠有以下优点。

透明度好　色泽更逼真

这是普通烤瓷牙无法达到的。因为烤瓷牙的金属内冠是不透明的,这直接影响到其透明度,使烤瓷牙的颜色呈白垩色。全瓷冠则用有良好透明性与折光性的高强度瓷内冠代替了金属内冠,使全瓷冠颜色更接近天然牙。

牙龈不变色

全瓷冠不含金属,且内冠又是瓷内冠,所以不会引起牙龈变色。

内外冠结合好

普通烤瓷牙的金属和瓷的结合是薄弱环节,经常可见到瓷与金属剥离,出现崩瓷现象。全瓷冠则是内外冠都是瓷,可减少崩瓷现象的发生。

健康

瓷对人体有极好的相容性和稳定性。极少有人对瓷过敏,对以后做头部核磁共振也没有影响。而普通金属如镍铬合金,口腔中可以释放金属离子,容易造成牙龈的变色和过敏,特别是女性的过敏率较高,同时普通金属的铸造精度较低,容易造成牙龈的红肿和出血,对前牙的美观也造成不利的影响。

全瓷冠可以最大限度改变牙齿的颜色、形态、位置,对于严重变色、缺损、畸形的牙齿有很好的修复效果。对美观要求高或者对金属过敏者特别适用全瓷冠。

五、种植患者术后随访

(一)种植义齿随访的重要性

种植义齿的随访是维持种植体长期稳定使用的重要保证。通过随访可以早期发现种植义齿出现的问题,及时阻断疾病进程,将危害降至最低程度,避免造成不可挽回的损失。同时,随访也是评估种植义齿疗效的途径之一。目前,尚无系统数据对比随访与不随访的种植义齿使用寿命情况,但学者均认为随访是提高种植义齿使用寿命的重要途径。因此,有必要反复对患者强调随访的重要性,这对增加种植体义齿使用寿命以及维持长期疗效都是必不可少的条件。种植义齿修复后,患者对种植义齿使用及维护尚不熟练,因此1周复诊,随之1个月、3个月、6个月和1年复诊即可。

当患者出现以下任何一种情况时均应尽快就诊。

(1)种植义齿松动、脱落,包括冠、基台、螺丝等种植义齿内部件。

(2)种植义齿损坏,包括修复体崩裂、金属支架断裂及义齿折断等。

(3)种植体周围疼痛、黏膜红肿、溢脓等。

不同患者对口内种植义齿的关注及重视程度不同,发现异常的时机以及对待同样问题的处理态度也不同,因此应告知患者不及时就诊的严重后果,包括义齿损坏无法使用甚至是种植体的失败,以免带来不可挽回的损失。

(二)主观感觉

主观感觉是患者对种植义齿使用后最直接的感受及体会,对患者而言,主观感觉便是评价种植义齿的标准,对医生而言它也是评估种植体成功与否的重要参考指标。主观感觉也能很好地引导医生进行相应的检查,很大程度下帮助医生发现种植义齿使用中出现的异常情况。

从外观、语音、咀嚼等方面评估种植体支持的全口义齿,并以分值的形式让患者进行评分,使用统计学的方法得出相应的数值以表示患者各方面以及综合的主观满意程度,更客观地评定患者的满意度。

(三)客观检查

客观检查是指通过器械或仪器对口腔进行检查,既包括体格检查如视诊、探诊,也包括仪器检查如X线片等。种植义齿的客观检查既包括上部分即冠活动义齿等的检查,也包括下部分即种植体和基台的检查,以及从种植体动度、牙周组织、咬合及X线片几方面的检查。

第二节 口腔种植临床热点问题

一、对于老年口腔种植患者进行手术

(一)全口牙缺失的种植方法

种植覆盖义齿

种植覆盖义齿于上下颌牙槽骨内分别植入2颗种植体,以达到固定全口义齿的目的,固位及舒适度较传统全口义齿明显要好。

种植覆盖义齿的主要优点:稳定性好;咬合力大,减少压痛;减小基托面积;增加牙槽骨的饱满度;维护简单。

种植固定义齿

种植固定义齿于上下颌牙槽骨内分别植入6颗种植体。

做全口固定烤瓷修复,固位佳,美观逼真,更舒适自然,同自己的牙齿一样。

老年人是最容易牙齿缺失的群体,不要觉得人年纪大了,牙齿松动脱落正常,其实,老年人牙齿缺失的主要原因是牙周病导致牙龈萎缩,牙齿松动脱落。种植牙的出现有效改变了传统义齿异物感强烈、容易松动的状况,它美观、牢固、舒适、异物感小、咀嚼效率高,这无疑将大大提高老年缺失牙患者的晚年生活质量。因此,也越来越受到老年患者们的青睐。

老年人在做种植牙过程中,会全程采取安全麻醉手段,另外,种植前患者也会接受检查。老年人种植牙的前提是身体健康,未患有糖尿病、高血压、心脏病及其他严重疾病。不过,当以上疾病得到良好控制,也是可以做种植牙的。

(二)老人做种植牙的优势

种植后,可显著预防由缺牙导致的牙槽骨吸收。同时,提高口腔咀嚼效率与舒适感。有效提高老年人生活质量,并且可以摆脱传统义齿的不足。具备自身牙根的种植牙,有助于消化功能运作。不仅恢复咀嚼功能,还可承受25 kg的拉力,所以,寿命非常有保障。

二、下牙槽神经移位种植术

(一)下牙槽神经移位术

下牙槽神经移位术是暴露下颌管的颊侧骨面,将下牙槽神经血管从神经管内完整移位,避开种植区,种植窝穿过该处神经管,预备到理想深度,植入种植体后再将神经复位的方法。

采用合适器械,准确判断下颌管的位置和走行,可以安全地施行血管下牙槽神经血管术。

随着先进工具、器械(如超声骨刀)的出现,下牙槽神经移位术的安全性也大为提高。其优点包括:①扩大了局部种植适应证;②可以植入更长种植体,从而提高种植成功率;③不用植骨或减少用量,减少了取骨的并发症,降低了费用,避免植骨术的一些缺点;④比牵张成骨术简单易行,治疗费用低,治疗周期短。

(二)术前准备

术前拍摄放射片,包括曲面断层片和直线体层片,可以用钢球在预期种植位点定位,有必要时还可以通过CT检查确定下颌管的具体走行。结合口腔内的检查结果、诊断模型、外科模板和种植体的预期位置等,设计骨窗大小及高度位置。术前重点在于明确下牙槽神经的位置和走行。

(三)手术过程

切口

选择角形切口,切透骨膜,向根方剥离骨膜至设计的骨窗下缘下方,充分暴露下颌骨颊侧,找到颏孔。

暴露下颌管

结合X线片大概明确下颌管颊侧皮质骨和松质骨,宽度大于下颌管,深度到下颌管,长度稍大于种植区近远中距离。

切取符合要求大小的矩形或方形骨窗,下颌管应位于骨窗水平高度正中,切取深度应到下颌管,去除颊侧骨后可见到部分下颌管内壁和管内神经。制作骨窗或钻磨皮质骨可用球钻和超声骨刀。球钻钻磨时应小心操作,不能损伤神经。超声骨刀相对安全得多,一般不会损伤下牙槽神经血管束。

移位神经 植入种植体

将神经从暴露的下颌管内小心移位出来并用橡皮条标记保护。预备种植窝,植入种植体,植入的种植体将截断下颌管。自体骨或骨代用品恢复局部骨缺损,复位移位的神经。

注意事项

(1)暴露下颌骨较为容易,下牙槽神经较粗,一般不会造成损伤。而解剖颏孔相对困难,由于颏管位于颏孔之前,加大了移位难度,并容易受到损伤,甚至造成部分或全部断裂。

(2)使用球钻开窗时要选择磨损较小的锋利球钻,准确把握球钻的磨除方向和深度。开窗时要用水冷却,尤其是在接近下颌管内壁时,防止过热损伤下牙槽神经。

(3)有条件者应使用超声骨刀切骨,因为超声骨刀对软组织损伤较小,不会伤及下牙槽神经血管束。

(4)在骨高度、宽度都不足时,下牙槽神经移位术无法解决颊舌侧的种植体暴露和骨缺损,需要应用其他方法。

三、即刻拔牙、即刻种植和即刻修复的临床要点

目前,临床上应用最广的是以两段式种植为基础的延期种植,该技术已相当成熟,但是也存在几个难以克服的缺点:延长了患者的无牙期,影响患者的生活质量;由于牙槽骨的进行性吸收而使骨量减少,影响种植效果;由于增加了手术次数而加重了患者的痛苦。

(一)即刻种植

即刻种植是指患牙拔除后,立即在新鲜拔牙窝内植入种植体。随着技术的不断发展和患

者对美学要求的不断提高,即刻种植受到越来越多患者的青睐,并在临床上应用越来越广泛。

即刻种植的优点

(1)缩短疗程,减少患者的痛苦。

(2)避免和减少了由于牙槽骨的生理性吸收造成种植区骨量不足而进行的大范围的植骨。

(3)有利于种植体植入理想的长轴位置,使其更符合生物力学要求。

(4)预备中减少了对局部骨的损伤,保持牙龈组织软组织的自然形态,有利于最大限度地达到自然纯真的美学修复效果。

(5)长期效果与延期种植相似。

研究表明,2 年内牙槽骨吸收 70％～80％是在牙拔出后 3 个月发生的。拔牙后前 6 个月牙槽骨吸收可达 3～4 mm。此外,拔牙窝还会出现一系列生物学改变,如龈缘和龈乳头萎缩,邻牙向拔牙间隙倾斜,由于骨改建导致骨密度的变化等。这种改变会明显影响后期植入种植体的方向、种植区软硬组织的美观以及长期效果。拔牙后立即植入植骨材料或人工牙根能有效地预防牙槽嵴吸收,使骨丧失达到最低程度,尤其对难治性牙周病患者,可降低常规种植时可能存在的重建骨缺损的难度。

即刻种植的适应证

由于即刻种植具有独特的优点,并取得了较佳的治疗效果,在临床上得到了广泛应用,其适应证范围也在不断扩大。只要适应证选择正确,一般可以获得延期种植较难达到的软组织美学效果。

(1)正常前牙或单根牙因外伤导致的冠折、根折及冠根折无法保存者。这是即刻种植最常见的适应证,一般能获得良好的修复效果。外伤短期内不会发生严重的炎症反应,骨脊高度、唇颊侧丰满度和龈缘高度基本正常,牙间乳头形态无明显变化,可得到极为满意的功能和美学效果。但根折后在折断线周围易发生牙槽骨吸收和肉芽组织增生,应及早即刻种植。

(2)龋病导致的残冠和残根不能保留者。一般根尖区没有病变或病变不严重,骨组织吸收不重,丰满度改变不大,牙拔除后可以同期种植。

(3)准备拔除的患牙根尖区无进行性炎症,有根尖肉芽肿但范围局限者。在去除根尖肉芽肿并清理术区后,骨缺损边界清楚,最宽直径小于种植体直径,在预备种植窝过程中缺损消失。有可能被感染的缺损边缘也被去除,同期种植不会受影响。

(4)口内余留牙因重度牙周炎不能保留,需要拔除者。患牙拔除后即去除了感染源,彻底清洁术区——搔刮拔牙窝,磨除部分牙槽骨后进行即刻种植,可以减少植骨量,降低延期种植时可能存在的重建骨缺损的难度。

(5)牙根持续性外吸已无法保留,但局部无急慢性炎症者。

(6)拔牙窝根尖下方有充足骨量,可为种植体提供足够支持者。

(7)前牙区相对于整个牙列更适合即刻种植。前牙牙根相对较直,拔牙时对牙槽窝的损伤较小;牙根形态和种植体相似;牙槽窝下方具有较充分的骨量,允许植入较长的种植体;前牙咀嚼力较小;同时患者希望前牙修复时间短,美观要求高以及牙周软组织萎缩少等。

(二)即刻种植的禁忌证

虽然即刻种植的优势明显,但如果适应证选择不当,甚至对属于禁忌证的病例也进行即刻种植,则有可能造成骨嵴和龈缘退缩明显,种植体植入后无法获得初期稳定性,甚至最后不能发生骨结合,导致失败。缺牙区软组织有明显炎症,口腔卫生差;种植区牙槽骨有骨折和较大骨缺损,或拔牙窝下方骨量不足;患牙位置不理想,与对颌牙咬合关系不良;有牙－牙槽骨粘连等,拔牙将造成严重的骨破坏,牙颈部周围的牙槽嵴高度降低和颊舌侧骨缺损等。

(三)效果及影响因素

种植窝与牙槽窝的关系

种植窝的方向不是与牙槽窝相对平行的。首先在腭侧骨壁中 1/3 处定点,再于此点开始,沿与唇侧骨壁平行的方向备种植窝,以保留足够的唇侧骨组织。

是否需要植骨

唇颊侧骨壁缺损需要植骨。唇颊侧骨壁无明显缺损情况下,种植窝与拔牙窝之间的间隙大于 1 mm 需要植骨。

如何关闭创口

牙龈形态较好可以直接上愈合基台。唇侧牙龈较差,可以通过腭侧转移牙龈瓣关闭创口。条件允许可以进行即刻修复。

如何保证种植体的初期稳定性

种植体的植入深度要位于拔牙窝下 2 mm。

注意事项

(1)采用微创拔牙,拔牙时尽可能避免周围骨损伤。

(2)拔牙后尽可能完全去除感染的组织,用大量冷生理盐水反复冲洗拔牙创。

(3)将种植体植入拔牙窝下至少 2 mm(一般 3～5 mm)或选用较粗的种植体以获得良好的初期稳定性。

(4)非潜入式种植体的颌口边缘一般位于原牙槽嵴下方 2～3 mm,有利于未来的美学修复。

(5)当种植窝与拔牙窝间存在 1 mm 以上的骨缺损时,需要应用植骨技术,可以获得更理想的临床效果。

(6)前牙区经常发生软组织量不足的情况,可选择外展式颌口的种植体,以利于挤压颈部软组织,保持原来的丰满度。

(7)种植体应按照理想的长轴方向植入,同时尽量靠近一侧骨壁,以获得一定的初期稳定性。

(8)种植区骨量不足患者可以采用骨挤压技术减少骨量损失。

(9)准确定位。

(10)有时磨牙区的残根较细而短,拔牙窝浅,可即刻植入两个种植体支持一个修复体或一个宽的种植体。拔牙后准确估计骨缺损,保证种植体的初期稳定性。

操作程序

(1)切口。拔牙前后均可,不宜过大。拔牙前切开黏膜可以在直视下拔牙,便于保护牙槽骨。大范围切口可造成术后软组织退缩,龈缘降低。

(2)拔牙。应完整拔除患牙,尽量保存牙槽骨。用较细的根尖挺于根周间隙,使牙根与骨组织分离,待牙根松动后将其完整取出。拔牙过程中避免用力摇动患牙。

(3)拔牙创处理。刮净拔牙窝内牙周膜、牙体碎片和肉芽组织。

(4)冲洗。大量冷生理盐水反复冲洗,去除残余的软组织、碎屑和异物。

(5)测量。测量牙颈部宽度和牙根长度,进一步确定种植体长度和直径。

（6）定位。球钻定位，一般位于腭侧骨壁中 1/3 处。

（7）预备种植窝和植入种植体。于腭侧骨壁中 1/3 定点处开始，沿与唇侧骨壁平行的方向备种植窝，将种植体植入拔牙窝下至少 2 mm（一般 3～5 mm），种植体的颈缘位置一般在原牙槽嵴下方 2～3 mm。尽量选择较长的种植体，在备洞过程中尽量收集自体骨屑，以备植骨需要。

（8）植骨。当种植窝与拔牙窝间存在 1 mm 以上的骨缺损时，需要应用植骨技术。

（9）缝合。

第十三章　口腔正畸

第一节　种植钉支抗技术

一、常用种植钉植入工具

(1)不锈钢种植钉螺丝刀、连接杆及常用微螺钉。

(2)钛合金种植钉螺丝刀、连接杆及常用微螺钉。

(3)配备带弯机头的种植钉螺丝刀、连接杆及常用微螺钉。

二、颊棚区种植钉植入步骤

（一）植入步骤

(1)颊棚区植入部位常规消毒。

(2)植入部位局部麻醉。

(3)在下颌第一磨牙与第二磨牙之间的颊侧近牙根处,用 11 号手术刀切开软组织一个小口,约 2 mm 大小。

(4)将预备好的不锈钢骨钉置入螺丝刀连接杆的套筒内。

(5)在附着龈切口处,手持螺丝刀垂直骨面旋入骨钉 1～1.5 mm。

(6)然后改变角度,与磨牙牙根接近平行方向钻入骨内。注意骨钉的长轴尽量与磨牙的长轴平行。

(7)种植钉植入颊棚区的状况。

（二）有关文献资料

下颌外斜线区（颊棚区）。

解剖结构:位于下颌第一、第二磨牙颊侧下颌体外侧的骨突起。此处皮质骨非常致密,为植入骨钉的理想部位。由于下颌神经管位于下颌骨磨牙靠近舌侧的下方,因此在颊侧外斜线区,几乎没有重要神经血管经过,该处是非常安全的植体区。

（三）骨钉种类

2 mm×10 mm 不锈钢骨钉或 2 mm×12 mm 不锈钢骨钉。

（四）临床应用经验

非拔牙病例

非拔牙病例可作为正畸支抗将整个下颌牙列朝远中移动,常用于安氏Ⅰ类错殆病例。

拔牙病例

需要增强后牙支抗,内收下颌前牙,关闭拔牙间隙者,通常用于双颌前突病例。

颊棚区种植钉作为正畸支抗,将能够使整个下颌牙列朝远中移动,常用于矫治安氏Ⅲ类畸形病例。

三、上颌颧突种植钉植入步骤

（一）植钉步骤

（1）在上颌第一磨牙近中颊根附近的膜龈联合上方常规消毒、局部麻醉。

（2）用 11 号手术刀切开软组织一个约 2 mm 大小的小口。

（3）在临床使用 2 mm×10 mm 不锈钢骨钉，首先在上颌第一磨牙近中颊根附近的膜龈联合上方将螺钉垂直骨面钻入 1～1.5 mm。

（4）然后改变螺钉钻入方向，使之与上颌平面成 55°～70°角，再将螺钉钻入颧下嵴的骨性区域。

（5）种植钉植入颧下嵴骨内的状况。

（二）相关文献资料

上颌颧下嵴：上颌颧下嵴是位于上颌骨颧突的一个皮质骨区域，是一个可以触及的骨嵴，顺沿上颌牙槽突和颧突之间的弯曲形态。在青少年，它位于上颌第二前磨牙和第一磨牙之间，而在成人则位于上颌第一磨牙上方。

近年来，从锥体束 CT 的影像和干颅骨标本的研究中，观察到上颌第二磨牙近中颊根区域的颊侧骨质比上颌第一磨牙近中颊根区域的颊侧骨质要厚得多。

植入方法：在临床使用 2 mm×10 mm 不锈钢骨钉，首先在上颌第二磨牙近中颊根附近的膜龈联合上方将螺钉垂直骨面钻入 1～1.5 mm，然后改变螺钉钻入方向，使之与上颌平面成 55°～70°角，再将螺钉钻入颧下嵴的骨性区域。

由于不锈钢骨钉具有良好的刚度和锐度，因此，不需使用预钻打孔进行助攻，直接旋入骨头即可。

对于矫治设计需要远中移动整个牙列的正畸支抗而言，在颧下嵴区植入骨钉的方法要明显优于牙根之间植入的支抗微螺钉。

支抗微螺钉常规植入附着龈区而非黏膜区。

（三）禁忌证

禁忌证包括患者年龄过小，以及上颌窦底位于上颌磨牙牙根之间者。使用 284～340 g 的力远中移动整个上颌牙列，施力过大会造成微螺钉脱落。

（四）骨钉种类

多选用 2 mm×10 mm 不锈钢骨钉，钉过长则可能穿通上颌窦，少数病例也可采用 2 mm×12 mm 骨钉。

（五）使用目的

（1）用于非拔牙矫治病例，将整个牙列朝远中移动，常用于 Ⅱ 类病例。

（2）用于拔牙病例，最大限度内收前牙关闭拔牙间隙，最常用于双牙弓前突的病例。

（3）单侧使用可以矫正上前牙中线偏斜的病例。

（4）可配合舌侧骨钉将伸长的上颌磨牙压低。矫治开始，骨钉植入后可以即刻加力，上颌骨骨质不如下颌骨骨质致密，施力勿超过 250 g，每次均宜测量力量大小，注意勿施力过大，否则容易导致骨钉松动脱落。

（六）临床应用经验

（1）使用安放在上颌颧下嵴区的微螺钉，可以作为磨牙推进器支抗推磨牙向后矫治

Ⅱ类错殆。

亦可作为磨牙推进器支抗推前磨牙向近中移动矫治骨性Ⅰ类错殆,对于适宜病例也可以作为强支抗将整个上颌牙列向远中移动矫正Ⅱ类错殆。

(2)对有些轻微的Ⅱ类错殆成年病例可以考虑使用微螺钉,将上颌牙列向远中移动而采用不拔牙治疗。

(3)通常情况下,利用微螺钉将上颌牙列向远中移动,将Ⅱ类错殆矫治成Ⅰ类,只需约 6 个月的时间。

在上颌颧下嵴区安放微螺钉是一种在牙根之外安放微螺钉的方法,位于牙根外侧,与在牙根之间安放微螺钉不同,螺钉的尺寸不再限于 1.2~1.5 mm,而是使用 2 mm×10 mm 或 2 mm×12 mm 的不锈钢螺钉来实现双侧皮质骨结合,避免了牙根损伤,螺钉也几乎不会出现折断。与在牙根之间安放的微螺钉一样,上颌颧下嵴区安放微螺钉也是一种非常好的支抗。对向远中移动整个上颌牙列来说,上颌颧下嵴区安放微螺钉要大大优于牙根之间的微螺钉。

有学者应用种植钉磨牙推进器技术,通常使用 2 mm×10 mm 的不锈钢螺钉,只在钉子入口软组织处做一小切口,不需助攻,直接钻入骨内。

安放在上颌第二磨牙近中颊根上方要优于上颌第一磨牙上方。种植钉植入部位最好安放在附着龈区而非黏膜区。

(4)禁忌证如下。

包括患者年龄过小以及患者的上颌窦底过低。

(5)主要作用如下。

作为种植钉磨牙推进器技术支抗,推后矫治Ⅰ类错殆,推前矫治骨性Ⅰ类错殆。单侧推前矫治偏颌畸形;颊向压低上颌磨牙矫治开始;适宜病例亦可作为强支抗牵引上颌牙列向远中移动矫治Ⅱ类错殆。

四、上颌切牙根间钉植入步骤

(一)方式一

上颌中切牙与侧切牙之间植入种植钉。

植钉步骤如下。

(1)植入部位常规消毒,局部麻醉。

(2)用 11 号手术刀切开软组织一个约 2 mm 大小的小口。

(3)将预备好的种植钉置入螺丝刀连接杆的套筒内。

(4)使用 1.4 mm×8 mm 种植钉,在上颌中切牙与侧切牙牙根中间膜龈联合上方将微螺钉垂直骨面钻入。

(5)上颌切牙根间种植钉植入后状况。

(二)方式二

上颌中切牙之间植入种植钉。

植钉步骤

(1)植钉部位常规消毒,局部麻醉。

(2)用 11 号手术刀切开软组织一个约 2 mm 大小的小口。

(3)将预备好的种植钉置入螺丝刀连接杆的套筒内。

(4)使用 2 mm×8 mm 种植钉,在上颌中切牙牙根中间膜龈联合上方,将微螺钉垂直骨面钻入。

(5)上颌中切牙牙根之间种植钉植入后状况。

(6)头颅定位 X 线侧位片显示上颌中切牙牙根之间种植钉植入后状况。

临床应用经验

上颌中切牙的唇舌侧均局部麻醉后,为避免刺激唇系带,骨钉头尽量靠近唇侧牙龈;若唇系带太低,则可先切除后再植入骨钉。

施力方法

使用链状橡皮圈小于 200 g 力量,先套住骨钉上的"香菇头",绕过切牙间矫正弓丝,再回套在骨钉头的下方。

骨钉种类

2 mm×7 mm 不锈钢骨钉,2 mm×8 mm 不锈钢骨钉。

使用目的

(1)欲将上颌前牙朝远中移动时,可以预防前牙伸长而出现的深覆𬌗。

(2)治疗露龈微笑。

(3)治疗深覆𬌗。

五、拆除下颌颊棚区种植钉步骤

(一)拆钉步骤

(1)常规消毒植钉区。

(2)用螺丝刀连接杆套筒对准颊棚区种植钉钉帽。

(3)连接杆套筒套紧种植钉钉帽状况。

(4)套紧钉帽后,反向旋转螺丝刀,即可将种植钉拧松逐渐退出骨组织。

(5)种植钉已经拆除。

(二)临床应用经验

当骨钉已完成正畸支抗任务后,除非发生种植体周围炎,一般可留着观察数月后,必要时可以随时启用,免得需要应用时,又得再次植入。

拆除骨钉时,常规消毒后,直接用植钉工具套住钉帽,反向旋转即可轻松取出。因骨头无感觉神经,故不必用麻药。若骨钉周围有软组织覆盖,则需用少量麻药将软组织进行处理后将骨钉取出。

六、种植钉支抗拉下颌磨牙近中移动

临床应用经验如下。

在患者下颌采用种植钉支抗(下颌尖牙与第一前磨牙牙根之间植入种植钉,一般使用 1.4 mm×6 mm 或 1.5 mm×8 mm 规格种植钉),拉下颌磨牙近中移动关闭拔牙间隙。

该患者尖牙舌面黏接了舌侧扣,医生在患者舌侧尖牙与下颌第二磨牙之间挂橡皮链,颊侧前牙段种植钉与下颌第二磨牙之间挂橡皮链,实施双轨弹力牵引近中移动下颌磨牙策略。

七、腭侧钉拉上颌磨牙近中移动

临床应用经验如下。

左侧上颌第一磨牙缺失的患者。采用种植钉支抗技术在左侧腭侧尖牙与第一前磨牙之间植入 2 mm×10 mm 种植钉，通过种植钉挂弹力橡皮链牵引第二磨牙近中移动关闭拔牙间隙，注意该患者颊侧同时挂了橡皮链实施双轨弹力牵引移动后牙近中移动关闭拔牙间隙。

后期治疗，为了避免咬合干扰，在两侧下颌磨牙做了黏接式𬌗垫。

八、种植钉植入下颌颊棚区临床病例

临床应用经验如下。

骨性反𬌗患者，下颌拔除了 2 颗第三磨牙（腾出磨牙远移空间）；在矫治上颌前牙反𬌗邪的同时，下颌颊棚区植入 2 mm×10 mm 种植钉拉整体下颌牙列远中移动矫治类错𬌗，会获得成功。

第二节　改良支抗装置及临床应用

一、Nance 托附牵引钩装置矫治上中切牙倒置阻生

临床应用经验如下。

治疗替牙期患者，利用改良 Nance 托作为支抗装置，牵引中切牙倒置阻生矫治，改良 Nance 托的前方伸出一个牵引钩。术者利用 Nance 托前方的牵引钩作为支点，挂橡皮链牵引倒置中切牙转体朝𬌗向移动可获得成功。

对于替牙期的患者来说，由于处于乳恒牙交替阶段，利用牙齿作为支抗来牵引矫治倒置的上颌中切牙，显然支抗力量不足。

支抗的合理设计对这个病例来说是一个至关重要的因素。而采用附有牵引钩的改良 Nance 托作为支抗装置是一个明智的举措。

二、腭杆与斜导（平导）装置的嫁接

（一）临床应用经验

矫治器辅助装置的焊接

将患者口里原有的横腭杆取下，用直径 1 mm 的不锈钢丝弯制导板连接支架，钢丝与横腭杆连接部位采用先点焊、后银焊的方法焊接牢固。然后放回工作模型上涂塑胶制作斜导。该装置基本的特点是将两者的功能合二为一。

固定式斜导压低下前牙并导下颌向前，腭杆联合应用可以加强后牙支抗。但在后期治疗中，临床医生可以根据矫治进程需要，方便地将斜导部分拆除而保留腭杆的功能。

腭杆与斜导 平导 装置嫁接的作用

该装置常用于矫治过程中深覆𬌗状况仍然没有解决，影响后续矫治进程，急需打开咬合的病例。腭杆与斜导（平导）装置的嫁接是一种加强矫治疗效的有力补充手段。

临床矫治过程中由于种种原因，原有的治疗方案与该患者目前的治疗状况不相适应，需要变更矫治计划，比如牙列拥挤的临界病例，原来设计不拔牙矫治；但在诊断性治疗 5 个月后，患

者牙弓突度增加,影响面型美观。

这时,就要及时修改治疗计划,采取拔牙矫治。腭杆与斜导(平导)装置的嫁接也是同样的道理,原来设计横腭杆支抗,经过一个阶段治疗,患者的覆𬌗加深,医生可以很方便地利用原来的腭杆焊接支架涂胶制作平导装置;如果患者需要解决深覆𬌗的同时解决磨牙的远中关系,则可焊接支架涂胶制作斜导装置。

点评

在正畸治疗中,支抗的控制是很重要的环节,很多初学正畸的医生在正畸治疗过程中不易控制后牙的支抗,往往发生支抗的丢失,造成后牙的近中移动,导致拔牙间隙没有被前牙很好地利用控制好后牙推出的间隙,必须要用到横腭杆加强后牙支抗,前牙区要打开咬合,同时要加强前牙硬腭区域对后牙的支抗(即要用到 Nance 托),此时把 Nance 托改良成变异的前牙平导(斜导),既加强了后牙支抗方便远中移动前牙,改善覆盖和前突的问题,又能压低下前牙打开咬合,方便黏接下前牙托槽,尽快进入矫治体系,节约时间,提高效率,并能改善前牙的覆𬌗关系;该装置亦可作为推磨牙向远中移动之后,出现后牙支抗不稳定,采用横腭杆加斜导成为强支抗组合装置,将反作用力传至硬腭,让前牙后移减小覆盖,同时斜导导下颌向前,压低下前牙,后期可磨改斜导为平导,利于远中移动。

一个联合腭托带前牙区的小斜导,导下颌向前改善磨牙远中关系,同时横腭杆能很好地控制后牙支抗,前牙小斜导又有 Nance 托的作用,更加强了后牙的支抗,这样方便后期上前牙的内收,改善上前牙的覆盖,达到改善患者侧貌的效果。腭杆与斜导(平导)装置的嫁接,加强了支抗,改善深覆𬌗,同时也是一种非依赖型装置,能保证戴用时间和矫正效果。

临床上制作的横腭杆中的 Ω 曲的曲部分最好是朝向远中,这样后期不至于会压迫软硬腭引起患者不适。横腭杆嫁接斜导后,既加入了前腭部的支抗,使支抗增强变成了强支抗,斜导同时又做了压低下前牙和导下颌向前打开咬合的工作,同时进行矫治可大大缩短疗程。

三、巧用固定式小斜导

(一)临床应用经验

(1)斜导铺塑胶制作的范围一般从上颌牙弓一侧尖牙远中延伸到另一侧尖牙的远中,但按这样标准制作的斜导装置却不便于尖牙的远中移动(尖牙舌轴嵴以下颈缘被塑胶包裹);而深覆𬌗的矫治又是临床上一个比较棘手、比较耗费时间的过程。

(2)将常规制作的固定式斜导妨碍尖牙远移的塑胶部分去掉,改制成 2 到 2 范围铺塑胶的小斜导,此装置既可以辅助打开咬合,又不妨碍尖牙的远移。此 II 类深覆𬌗成人病例就是使用改进后的小斜导进行矫治的。

(3)我们可以清晰地看到该患者的上尖牙基本上与侧切牙是相毗邻的,其装配的固定式小斜导范围只到两边侧切牙的远中,不可能影响到尖牙的远中移动。

我们还可以看到两侧尖牙托槽的近中主弓丝上套着一个经压缩的镍钛螺旋推簧,唇侧主弓丝的 2 到 2 之间还装配着一个可调节式滑动杆,这是利用前牙整体支抗远移尖牙。

(4)我们可以看到两侧尖牙已经向远中移动了约 4 mm 距离,在镍钛螺旋推簧的近中还可以见到两个小圆管,这是一个不需拆卸主弓丝,就能够很方便地给推簧加力的简便装置。下次复诊,该患者的上尖牙毫无疑问会继续向远中平稳移动 1.0~1.5 mm。

第三节　正畸技工的基本素养

口腔正畸技工人员是技工室的主要技术人员,但又不同于一般的技工,他们既是脑力劳动者,又是体力劳动者,不仅需要有较强的动手能力,还必须有与本专业相适应的一些基本素养。

总的来说,主要包括以下几点。

(1)具有良好的职业素养和职业道德,具有高度爱岗敬业的奉献精神,一丝不苟、精益求精的质量意识,遵章守纪、服务临床的规范意识。

(2)具有扎实的口腔医学理论知识,同时具有一定的社会人文科学知识。

(3)熟练掌握本学科、专业及相关学科的基础理论,具有初步口腔保健和口腔疾病预防知识,具有较系统的专业知识,了解本专业的新进展,具备跟踪本专业先进技术、先进设备和先进工艺的能力。

(4)正畸技工技术与工艺学、材料学及美学有紧密联系,所以要求技工具有相应的知识,另一方面,制作正畸矫治器需要使用的器械和材料较多,故需要技工了解各种器械和材料的机械和理化性能。

(5)善于将理论知识应用于实际生产中,能够处理在工作中所遇到的各种问题。

(6)具备创新意识,勇于开拓,促进学科的发展。

(7)需要系统地掌握技工制作的基本技能、方法和相关知识,有一定的发展潜力,具有扎实的口腔技工实际操作技能和规范的操作规程。

(8)具备熟练制作常用矫治器及正确使用口腔正畸技工常用材料的能力。

(9)具备从相关专业或其他领域吸收知识为本专业服务的能力。

第四节　正畸技工的劳动卫生

口腔正畸技工由于其工作的性质,在日常工作中,劳动强度大,劳动环境复杂,需接触很多有害物质,受到物理、化学、生物等因素的危害,但长期以来,口腔正畸技工的劳动卫生问题,未能引起足够的重视。

随着学科的发展,人们认识能力的提高,口腔正畸技工必须认识到掌握劳动卫生知识的重要性,逐步改善工作环境,加强劳动防护措施,学会在劳动中保护自己。

一、口腔正畸技工的劳动特点

劳动强度大

目前,国内从事专业正畸技工工作的人员很少,满足不了实际需求,现有的正畸技工超负荷工作,而且口腔正畸技工在制作各种矫治器时,既费脑力,又费体力,因此劳动强度很大。

常处于强迫体位

口腔正畸技工工作时要使用各种器械,受到方向、角度和照明条件的限制,经常是在弯腰、曲背的姿势下工作,有时会不知不觉地在一个固定姿势下连续工作很长时间,尤其在进行打磨抛光时,条件更差,非常劳累。

精神高度集中

矫治器的制作全部是依靠手工操作,技巧性强,难度大,连续工作时间长,正畸技工必须专心致志,保持精神高度集中,因此常常造成精神紧张和视力疲劳。

经常接触有害物质

口腔正畸技工工作中要使用多种化学物品和金属材料,接触酸、丁烷气、高分子化合物等,在金属材料的加工过程中,还会产生大量的金属粉尘、一氧化碳、二氧化碳等污染工作室内的空气。

噪音污染

技工在工作中,尤其是打磨、抛光时常常受到噪音的危害,长此以往,易造成神经性损伤、耳部疾患等。

交叉感染危险

技工室接受的口腔模型、𬌗位记录的蜡𬌗堤、损坏修理的矫治器等未经严格消毒处理,是导致交叉感染的潜在因素。

二、常见的职业病与防护措施

常见的职业病

由于劳动特点、工作环境等因素,使口腔正畸技工易患颈椎病、腰椎病、颤抖、塑料过敏、呼吸道疾病、肝炎、痔疮和神经性损伤如神经性耳聋、记忆力减退、肌肉痉挛等职业病。

预防措施

对于常见职业病必须采取预防措施,以保护口腔正畸技工的身体健康。

(1)在口腔正畸技工及从事技工工作的医务人员中普及劳动卫生知识,增强劳动中自我防护意识,严格执行操作规程。

(2)合理规划技工室,改善工作环境。在设计建造技工室时就要使其符合卫生学的要求,技工室应阳光充足,通风照明条件良好,室内布局合理,工作方便。将产生粉尘、噪音及有害气体的工作安排在专用房间内,与日常工作室隔离,以限制污染源的扩散,并在这些专用房间内安装消音、除尘装置,增加室内的空气流通,有条件的将涂塑、清扫、打磨等操作在防护罩内进行。

(3)口腔模型、蜡𬌗记录及受到污染的器械物品,要实行严格的消毒处理,杜绝病菌的传染。

(4)做好个人防护,操作时戴口罩、帽子及防护眼镜。

第五节　正畸矫治器制作常用设备和器械

与许多学科一样,正畸矫治器制作所需的器材和设备是应正畸临床的需要产生的,同时新的设施的产生，又能在一定程度上促进正畸学的发展和进步。修复学技工所用器材常被用于正畸技工，如技工操作台、牙科电机、技工钳等，但正畸技工也有一些专业用设备，如点焊机、细丝钳、"Ω"曲弯制钳等。

一、正畸技工常用设备

技工操作台

技工操作台又称技工桌，是正畸技工必备设施，常具有的功能包括吸尘、打磨、照明等，可改善技工室的环境。

模型修整机

模型修整机用于修整石膏或人造石模型。

牙科电机

牙科电机具有体积小、携带方便、噪音低、切削力强等优点。一般有脚踏开关、速度选择旋钮、正反转开关等不同的功能。

压膜机

压膜机可制备矫正器、固位器等。

抛光机

抛光机可安装绒布轮，主要用于矫治器基托的抛光。

点焊机

点焊机用于焊接带环、钢丝及其他附件。

二、正畸技工常用器械

技工常用钳子

(1)弓丝成形器：用于弯制标准正畸方弓丝形态。有粗、细丝的弯制槽沟。

(2)细丝钳：钳喙较细长，一喙为圆形，另一喙为方形，主要用于弯制细丝。

(3)日月钳：一喙为细圆形，另一喙为凹月型，用于弯制小圈或曲。

(4)"Ω"钳：用于弯制"Ω"曲。

(5)方丝转矩钳：用于正畸方丝的弯制。

(6)梯形钳：用于弯制小曲。

(7)技工钳：两喙均为三角形，用于弯制单臂卡等稍粗弓丝。

(8)大弯钳：制作单臂卡、唇弓等的弯曲处。

(9)双曲簧钳：弯制双曲舌簧等。

(10)三臂钳：用于弯制较粗钢丝的小弯处。

(11)箭头卡钳：一弯制箭头卡的专用钳。

(12)粗丝切断钳：用于切断较粗硬的钢丝。

酒精灯

酒精灯用于烫蜡等。

焊枪

焊枪用于焊接。

雕刻刀

一头是锋利两面刃的尖刀，另一头是镰刀形或小挖匙形，用于模型和铺蜡等的小范围修整。

蜡勺

蜡勺用于铺蜡及局部修整等情况。

金冠剪

剪刀的喙部分弯、直两种,可用于剪裁带环片和较细的钢丝。

𬴃架

𬴃架用于转移咬合关系,便于在模型上制作矫治器。

石膏调刀

石膏调刀用于调拌石膏或印模材。

标记笔

标记笔用于钢丝弯制时位置的标记。

排刷和毛笔

排刷和毛笔用于物件表面的清洁和分离剂的涂抹等。

各种磨头和抛光轮

各种磨头和抛光轮用于基托或矫治器金属部件的调磨和抛光。

第六节 正畸矫治器制作常用材料

正畸矫治器的制作包括可摘矫治器和部分固定矫治器部件的制作。所需材料包括各种金属丝印模材料、模型材料、牙科树脂等。

一、金属丝

正畸使用的弓丝类型较多,从形态上有圆形弓丝、方形弓丝;材料上有 18-8 不锈钢丝、镍钛丝、澳丝及 β-钛丝(TMA)等;由细到粗有不同尺寸。主要用于固定矫治器或可摘矫治器各种弓丝、曲、固位卡环等的弯制。

印模材料及模型材料取模型时,首先是用各种印模材料(正畸常用的是藻酸盐)取得牙齿的阴模,再用各种模型材料(主要是石膏)灌入阴模,模型材料固化后即为我们所需的阳模。

(一)印模材料

口腔正畸技工大多数是在口外制作各种矫治器,印模材料必须能够准确地记录口腔软硬组织的解剖形态和空间关系。

印模材料的种类很多,可分为非弹性印模材料和弹性印模材料。非弹性印模材料包括印模膏、印模石膏、氧化锌丁香酚、蜡等;弹性印模材料包括藻酸盐印模材料、琼脂、硅橡胶、聚硫橡胶等。但由于正畸技工所需的模型精确性相对于修复技工的要求较低,所以国内最常采用的是操作较简单、价格适中、准确度较好的藻酸盐印模材料。

藻酸盐类印模材料

早在 1947 年,Eisenstark 系统介绍了藻酸盐类印模材料。它是一种不可逆性凝胶,具有弹性良好、不易变形、体积收缩小,印模的尺寸准确、坚韧性好、撕裂强度高、性能稳定等特点。因其分散介质是水,所以又称为水胶体印模材料,是目前国内外应用最广,较为理想的印模材料之一。

常用的有藻酸钠、藻酸钾、藻酸铵等。有糊剂和粉剂两种。根据凝固时间的不同分为冬用型和夏用型,冬用型凝固时间较长。

藻酸盐印模材料的组成主要包括藻酸盐、胶结剂、缓凝剂、反应指示剂、增稠剂、填料、香精等。其中藻酸钠、藻酸钾等是溶于水的,粉剂型藻酸盐加水搅拌后,藻酸钠或藻酸钾中的钠或钾与胶结剂中的金属离子置换,产生沉淀,多价的金属离子使相邻的藻酸盐产生交联,沉淀和交联就是藻酸盐印模材料凝固的基本原理。

在使用中的注意事项包括:搅拌时间一般在30～45 s之间;水粉比严格按说明书要求,水过少或过多都可能导致模型失真;取模后尽快灌模,少数医师在取模后暂时浸入水中保存,待空闲时再灌模的做法是不正确的;调印模材料时注意气温因素,如冬季藻酸盐印模材料凝固较慢,过早从口中脱出可能造成模型变形。

硅橡胶弹性印模材料

硅橡胶弹性印模材料属于高分子合成橡胶,作为印模材料,性能优越,具有良好的弹性、韧性和强度,印模精度较高,材料固化后不易变形,是目前性能最佳的印模材料之一,但价格偏高,限制了其在国内正畸学中的应用。硅橡胶有两组份和三组份之分,三组份的存储时间更长。

(二)模型材料

常用的模型材料包括熟石膏、人造石、超硬石膏、树脂、低熔合金等。正畸技工常用的是各种石膏类模型材料。

熟石膏

熟石膏又称半水石膏,化学成分是β-半水硫酸钙,加水后转变为二水硫酸钙,其溶解度降低,结晶析出,沉淀并交联成致密的固体,这就是其凝固原理。

调拌石膏时,加水比例应为100 g石膏加水40～50 mL,加水过多可使晶体间交联减少,固体中孔隙增多,从而有损于材料强度。搅拌速度快、时间长、水温高则凝固快,如加食盐则凝固更快。

人造石

人造石化学成分是α-半水硫酸钙,凝固原理同熟石膏,但人造石结晶粒的晶体呈棱柱状,明显整齐,比较规则,而熟石膏的结晶粒疏松,不规则。加水搅拌时石膏需水多,以便有孔的颗粒达到饱和,并润滑颗粒使其取得适宜的稠度。人造石孔隙率下降,只需少量水即可调拌,混水率为0.25～0.35。人造石凝固时间相对长,模型含水量较低,结晶比石膏致密且坚实,硬度和强度都比石膏大得多。

超硬石膏

超硬石膏是过饱和二水硫酸溶液在一定温度和压力下,使半水硫酸钙不断析出、干燥处理而得。其纯度更高,晶体表面积较小,混水率更低,硬度更高。

彩色石膏

有时用于区分模型的不同部位或填倒凹时用。

三、基托树脂

基托树脂是一种高分子合成树脂为主要成分的材料。

根据其凝固条件分为自凝型、热凝型、光固化型等，目前口腔临床常用的是自凝型、热凝型两种。

热凝型树脂形成的基托中气泡较少，强度较高；自凝型树脂形成的基托操作较方便，成形后尺寸变化较小。由于正畸所需的矫治器主要是短期佩戴的，一般自凝型的强度已经能满足要求，而且自凝型的尺寸变化较小，操作简便，所以正畸常用的是自凝型树脂。

自凝型基托树脂由自凝牙托粉和自凝牙托水两部分组成。自凝牙托粉的组成包括聚甲基丙烯酸甲酯共聚粉、少量引发剂和着色剂，自凝牙托水的组成包括甲基丙烯酸甲酯、少量促进剂、缓聚剂等。调制树脂时，粉液比在 2∶1 左右。自凝塑料的凝固时间：夏季 8～15 min，冬季 15～25 min。一般在糊状期填树脂塑形。

四、其他常用材料

带环片

由于国内的正畸科室所备的带环种类和型号有限，所以常需用带环片制作个别带环。带环片的厚度一般在 0.1～0.15 mm 之间。

不锈钢细管

各种细管主要用于插入弓丝或口外弓等。

螺旋扩大器

螺旋扩大器可直接焊在带环舌侧用于扩弓。

永磁材料

利用永磁材料同极相斥、异极相吸的磁力性能可以矫治错位的牙和颌骨。永磁料，又称硬磁材料，是当磁化场去掉之后，仍具有磁性的材料。稀土永磁材料是将钐、钕混合稀土金属与过渡金属（如钴、铁等）组成的合金，用粉末冶金方法压型烧结，经磁场充磁后制得的一种磁性材料。按开发应用的时间顺序可分为第一代锶钴（1∶5 型 $SmCo5$）、第二代锶钴（2∶17 型 $Sm2Co17$）、第三代钕铁硼（$Nd2Fe14B$）。NdFeB 系永磁体的磁能积在 27～50 MGOe 之间，被称为"永磁王"，是目前磁性最高的永磁材料。

Kawata（1977 年）首次将铂钴磁铁作为上、下前牙制作成方丝弓托槽，利用托槽间的吸引力或排斥力，实现正畸所需的牙齿移动，从而解除了传统使用牵引簧或牵引圈等引起的不适。其后，永磁体在正畸学中进行了许多有效的尝试，包括牵引埋伏牙、关闭间隙、远移磨牙、Activitor、Twin block、FOMA 等。

记忆合金

钛镍记忆金属丝应用于正畸只有 30 年的历史，但已占据了重要的地位，是正畸材料学的重大发展。

钛镍合金丝具有两种特性：一是形状记忆，另一种就是具有良好弹性。

透明膜片

透明膜片用于制作压膜保持器。

焊金 焊媒

焊金是用来焊接金属或合金的合金，要求其熔点低于被焊金属 100 ℃，熔化后流动性大，便于均匀地流布在焊接面上。焊金包括银焊合金、金焊合金、锡焊合金等,目前正畸技工常用的是银焊合金。

银焊合金,又称白合金焊,是以银为主体的焊金,成分中还有铜、锌等元素,正畸常采用低熔点者以减少焊接对弓丝的影响。

焊媒的作用是清除焊接面上的金属氧化物及杂质,以保障焊接的顺利进行。银焊使用的焊媒主要成分是硼砂或硼酸。口腔用的焊金、焊媒有成品出售。

蜡片齿科

蜡片齿科用蜡有很多种,正畸技工常用的主要是基托蜡,商品名为红蜡片。

其配方甚多,组分中大致包括石蜡、蜂蜡、棕榈蜡、地蜡、合成蜡、填料、色素等,其中石蜡占主要成分。

由于使用季节和临床的要求不同,分为冬用蜡(深红色)和夏用蜡(粉红色)两种,前者软化点低(38 ℃～40 ℃),后者软化点高(46 ℃～49 ℃)。

分离剂

分离剂在正畸临床中常用于石膏与石膏之间,树脂与石膏之间,蜡与石膏之间等情况的分离,以保障各自表面的完整。常用分离剂有藻酸盐分离剂、肥皂水、液体石蜡等。

抛光材料

矫治器基托的抛光和义齿基托相同,先用电机磨头磨平,再用抛光布轮蘸上浸湿的浮石粉或石英粉进行抛光。

第七节　正畸矫治器制作所用器械 模型的消毒

口腔正畸患者常常被认为是没有疾病的健康人群,因此正畸科医务人员对感染控制的重视程度往往不如口腔内、外科。由于消毒很不方便,又受着消毒液消毒质量与消毒时间的制约,医疗器械便成了交叉感染的载体。

口腔印模由于直接接触患者的唾液甚至血液,表面含有多种微生物,包括某些致病菌,传统的流水冲洗最多只能去除 40%～90% 的细菌,若未经特殊的消毒处理立即灌注模型则易造成乙肝、艾滋病、结核等传染性疾病在医患、患者与患者之间交叉感染。在我国这样一个乙肝高发国家,对口腔医疗感染的控制直到 20 世纪 80 年代末才开始注意,对印模的有效消毒已是一个迫切需要解决的问题。

研究表明,藻酸盐印模表面有滞留、吸附病毒的能力。微生物可由印模污染石膏模型、制作者,乃至打磨、抛光设备,从而引起交叉感染。而未经消毒的印模、模型和器械物品直接带入技工室后,会将原本不接触患者血、唾液的区域变成污染区,既损害了技工室工作人员的身体健康,又成为医院内感染的传播媒介。在取印模、灌注模型等操作中,有效地对印模消毒,以切断感染源,就能有效控制院内交叉感染。因此,对进入技工室的印模、模型和器械物品等必须进行严格消毒。

一、原则

高温高压灭菌法具有彻底性,但缺乏易行性;浸泡法简单易行,但某些消毒剂的使用或是过长时间的浸泡会影响到印模的稳定性;喷涂法和紫外线灯法缺乏彻底性,且喷涂法可能会对人体产生污染。在消毒剂的选择上除要求其自身有强的灭菌能力外,还要求其能与细菌充分接触,在局部达到并维持尽可能高的浓度。

在这一点上,显然浸泡法比喷涂法更有优势,此优势在细菌具有较强的抵抗能力时体现更明显。而臭氧因其为气体,密度远小于液体,故消毒效能也明显低于浸泡法和喷涂法,所以要综合运用各种方法。

总的来说对口腔印模最理想的消毒方法是既能达到高效消毒效果,又不影响模型尺寸变化,且对人和环境无害。

不同的微生物对不同的消毒液和消毒方式有着不同的耐受力。消毒效果与消毒剂的种类、浓度、作用时间密切相关,因此消毒剂的选择应有针对性,且对多数致病菌和条件致病菌有杀灭作用。

2%酸性戊二醛或2%碱性戊二醛可以改善模型的表面质量。相反不能使用中性戊二醛消毒印模,因为它可以与印模材发生反应从而影响印模的表面质量。

戊二醛不应使用喷涂法,因为它的烟雾可以迅速达到致死量。此外它的烟雾还可以引起过敏症以及其他不良反应。戊二醛和次氯酸钠对于 HIV 不具有灭活性,而 HBV 则可以被这些制剂灭活。

次氯酸钠仅仅能被用来消毒,而不能用来杀菌。在"普遍性隔离预防"的原则下(即视所有患者为 HBV 或 HIV 等病原体的感染者,并采取最好的防止交叉感染的措施),认真、审慎进行病史的采集,对患有乙肝、艾滋病等传染病的高危患者,应避免用不可逆性水胶体、聚酯橡胶取模,应采用加成型硅橡胶取模,方能进行长时间浸泡以达到灭菌效果。

二、方法

(一)器械

最佳方法为快速高温蒸汽灭菌法,这种消毒方法对技工器械使用性能无不良影响。工作端及关节未发现锈蚀,未发现高温高压对切断剪的剪切力造成明显影响,通过加强管理,规范操作,做好保养工作,采用高温蒸汽灭菌法消毒技工钳等器械,既可保持器械的良好使用性能,又确保了患者及医护人员的健康。

(二)印模

影响印模消毒质量的因素主要为消毒剂的组成和浓度、消毒的时间、消毒所用的方法以及不同消毒剂与印模材料间的配伍。

浸泡消毒是目前最常用的印模消毒方法,印模从口腔取出后,马上用流水冲洗以尽量去除表面残留的唾液、血液以及碎屑,然后在消毒液中浸泡至规定时间,取出再用流水冲洗,轻轻甩干水分后灌注石膏。常用消毒液主要有戊二醛、次氯酸钠、碘伏、酚液等。浸泡消毒的效果好,通过改变浓度及浸泡时间,可以达到完全灭菌的效果,但其可能引起印模形变,破坏表面细微结构。

主要是浸泡时间对模型的尺寸有影响,消毒剂种类对模型尺寸形变量的影响很小,浸泡

30 min模型的形变量在临床可接受范围内。有些消毒液还可能腐蚀金属托盘,比如戊二醛、次氯酸钠浸泡会造成金属托盘腐蚀。硅橡胶印模具有较高稳定性,无论使用何种消毒剂,均能经受较长时间的浸泡消毒,精度基本不发生改变。

喷雾消毒也是一种常用的印模消毒方法。常规流水冲洗印模,甩去表面的水分,先用喷雾消毒剂均匀喷上一层,然后用流水冲洗甩干,再次喷上消毒液后放入相对湿度为100%的密闭容器中达到规定的消毒时间,取出后流水冲洗甩干灌模。喷雾法对印模的尺寸稳定性影响较小,但由于口腔结构的特殊性,消毒剂可能积聚在印模的某一部分,使得其他部分消毒不完全;对于含水量较高的印模材料,由于材料溢水降低表面消毒剂的浓度,影响消毒效果;还有就是消毒剂的挥发对人体健康有潜在损伤。

其他消毒方法:近年有的厂家在藻酸盐印模材料中加入四价铵、氯化物等消毒剂,方法简单易行,如0.5%的84消毒液或0.25%的NaClO消毒液直按调拌藻酸盐印模材在30 min时即可获得良好的消毒效果。

常用消毒剂有:2%万福金安消毒液,2%戊二醛溶液,5%艾力克溶液,0.5%的84消毒液或0.25%的次氯酸钠(NaClO)消毒液,0.5%碘伏,1%新洁尔灭,1 000 mg/L的健之素消毒液,500 mg/L二氧化氯消毒剂等。其中,0.5%碘伏及0.5%的84消毒液30 min浸泡后消毒效果较好;500 mg/L二氧化氯消毒剂浸泡消毒30 min比戊二醛、甲醛以及普通含氯消毒剂具有一定优越性,对多数微生物具有良好的杀灭作用,且不影响印模材料结构;此外,1 000 mg/L的健之素消毒液浸泡印模2 min,即可达到消毒合格,方便省事,又可防止长时间放置模型变形,值得推广应用。

(三)模型

传统的紫外线法(臭氧柜法)对模型各面的消毒不够彻底,需消毒的模型要从几个面照射后才能有效,比较麻烦,而且时间较长。采取高温高压和环氧乙烷熏蒸消毒灭菌,存在增加设备投入和消毒时间较长等因素影响工作。

消毒液法可起到较好的消毒作用,且不会对操作者及环境造成危害。操作方便,不需更多的设备投入,对环境无特殊要求,消毒时间适宜,不影响正常工作。有利于提高工作效益,并可根据需要消毒模型的多少,适当更换容器的大小即可。缺点是消毒剂渗透到模型中,在日后使用过程中具有刺激性。

推荐使用简单易行的微波炉法:将灌注的石膏模型用保鲜纸包裹,放入家用微波炉中用中档功率照射5 min消毒。微波炉作为一种热辐射能对有害的病毒、细菌及繁殖体都具有很强的杀灭作用,且无刺激、无过敏、不着色、成本低、操作简便,解决了使用过程中的石膏模型消毒问题。

第八节　预防性矫治器

一、缺隙保持器

乳牙列的完整和正常形态是儿童颌骨正常发育的前提条件,也是恒牙正常替换和预防错畸形的重要保证,如果乳牙因龋坏等原因而致牙冠宽度减小甚至牙齿早失时,相邻的牙齿会向缺隙处移位或倾斜,使缺隙变窄进而牙弓弧形长度减小,以致无足够的位置让后继恒牙萌出,造成后继恒牙错位或阻生。为了避免这种情况的发生,就需要用缺隙保持器做保持。

缺隙保持器应满足以下作用和要求:应保持足够的间隙以保证后继恒牙的萌出,如果缺隙已经缩小,则应恢复缺隙至一定宽度再保持;可以防止对颌牙过度萌出;不妨碍恒牙的正常萌出及颌骨的正常生长;尽可能恢复缺失牙的正常功能;安全可靠。

缺隙保持器主要有:丝圈(冠)式缺隙保持器、舌弓矫治器、暂时性义齿保持器、阻萌式缺隙保持器、间隙恢复式缺隙保持器、滑动关节缺隙保持器、导萌式缺隙保持器等,下面具体介绍它们的制作方法。

(一)丝圈(冠)式缺隙保持器

适应证

丝圈(冠)式缺隙保持器主要用于单个乳磨牙的缺失,如第一乳磨牙早失而第二乳磨牙存留或第一磨牙已经萌出到位而第二乳磨牙早失。

组成

基牙带环(或冠)和阻挡丝。

要求

(1)如果是第一乳磨牙早失,需要在第二乳磨牙上制作带环,要求同带环的制作;若在第一磨牙,可以选择成品带环。

(2)如果基牙大面积龋坏,修复后需要冠修复,可制作丝冠式缺隙保持器。

(3)阻挡丝的颊舌向宽度应比其后继恒牙颊舌径稍宽;其顶部应顶在近中邻牙的远中面最大凸点的正下方;同时不能妨碍近中邻牙的颊舌向生理性移动。

制作步骤及方法

(1)取模、灌模。

(2)如果需要制作乳牙金属冠,其方法与乳牙金属冠制作相同,但需将制作好的乳牙金属冠戴到患者口内试戴,试戴好后,再次制取印模,然后将乳牙金属冠转移到阴模内,在金属冠颊舌侧的内侧涂抹少量阴模材料,可以固定金属冠,防止灌注时牙冠移位;同时还有利于焊接牢靠。

(3)如果制作带环,其方法与带环制作相同,则不需上述两次取模过程。

(4)阻挡曲的弯制。使用直径 0.8 mm 的不锈钢丝弯制阻挡曲。弯制时,最好事先画好外形线。阻挡曲的顶端略呈一凹形,其目的是避免妨碍缺隙近中牙齿的生理性运动。阻挡曲的焊接部分位于基牙的颊舌侧,长度为基牙近远中径的 2/3,高度为基牙临床冠的 1/2,并与咬合面平行。整个曲应圆滑、流畅。

(5)焊接。用石膏或橡皮泥固定住阻挡曲作常规焊接,如果是丝圈式缺隙保持器,则焊接前须去除基牙颊舌面的部分石膏,使带环与基牙部分脱离接触,避免影响焊接效果。

(6)打磨抛光。打磨时应注意不要伤及阻挡曲。

(二)舌弓式缺隙保持器

舌弓式缺隙保持器包括下颌的舌弓式缺隙保持和上颌的 Nance 托、横腭杆。

适应证

用于多个乳磨牙早失,而且恒切牙已经萌出的病例。

组成

两侧基牙带环、连接左右基牙的钢丝。

要求

(1)钢丝与前牙舌隆突轻轻接触,距离龈缘 1～1.5 mm。

(2)保持器不能对基牙产生矫治力。

制作步骤及方法

(1)模型制作。

(2)带环制作。在基牙上制作带环,具体方法见带环的制作。

(3)舌弓的弯制。用直径为 0.9 mm 的正畸用不锈钢丝弯制舌弓,舌弓就位后不应给基牙施加矫治力;在前牙区,舌弓应与舌隆突轻轻接触,从尖牙开始,钢丝弯向内侧,以绕开后牙的舌尖,对于未完全萌出的恒牙,舌弓不要与牙齿贴合(避开该牙),对于早期丧失的乳磨牙区,应考虑到后继恒牙萌出的空间,弯制舌弓时要做出缓冲。在基牙的近中常弯制 U 形曲,以便临床调节。缺隙的近远中也可放置指簧,一端位于邻牙的近远中邻接点稍下方,一端焊接在舌弓上。

(4)固定舌弓。弯制完成后,可用蜡或石膏将舌弓固定在带环的舌侧面上。

(5)焊接。将模型固定在焊接台或耐火砖之类的东西上,然后焊接。

(6)打磨。打磨焊接部,完成整个装置。

(三)导萌式缺隙保持器

适应证

导萌式缺隙保持器用于单个游离端乳磨牙的早失,主要是指第二乳磨牙早失,而第一恒磨牙尚未萌出的病例。

组成

基牙带环、引导丝。

要求

在制作缺隙保持器之前,如果未萌出的第一恒磨牙完全被龈组织覆盖,则应先切除第一恒磨牙近中𬌗面覆盖的龈片,尽量显露其近中面边缘嵴。带入导萌式缺隙保持器后,引导丝必须与第一恒磨牙的近中边缘嵴相接触。这样,第一恒磨牙便会沿着斜面萌出。

制作步骤及方法

(1)模型制作。必须在显露第一磨牙近中边缘嵴后再取模,而在模型上,第一恒磨牙近中面的正下方附近切除部分石膏,具备一定的深度。

(2)将上下颌模型上𬌗架。

(3)基牙带环的制作同乳牙带环的制作。

(4)引导丝的设计。

水平部的长度:对于第二乳磨牙丧失的病例,可通过拍摄 X 线片,根据下面公式算出(必须测量水平距离(与咬合平面平行)):

L(引导丝长度)=实际基牙牙冠宽度/X 线片中基牙牙冠宽度×X 线片中基牙远中最大膨隆部到第一磨牙近中最大膨隆部的距离

垂直部的长度:通常为第二乳磨牙的远中面最大膨隆点到第一磨牙近中最大膨隆点的垂直距离,再加上 1 mm。

水平部与垂直部的交角：一般情况下，二者是直角，具体在临床戴用时，还可根据实际情况调节该角度。

(5)固定。用蜡等固定用材料固定好靴形部与冠的接合，并将其暂时性地粘结到模型上。

(6)焊接。焊接应迅速，同时焊接一定要牢靠。

(7)打磨完成。由于引导丝须插入龈下，所以一定要事先将其打磨光滑，在装戴到患者口内之前应彻底消毒，以免继发感染。

注意：第一恒磨牙萌出检验后，须换成丝圈式保持器。

(四)暂时性义齿保持器

暂时性义齿保持器属于功能性缺隙保持器的一种，临床上采用这种缺隙保持器是因为这种保持器既能保持缺隙的近远中距离，又能恢复早脱或失牙的咀嚼功能，并能阻止对颌牙的伸长，促进牙颌的生长，对于前牙还可恢复面部的形态和美观，因此实际上是属于小儿的活动部分义齿修复。

适应证

可用于个别乳磨牙早脱、乳前牙早脱、乳切牙的残根残冠、多数乳磨牙单侧或双侧早脱、乳尖牙及乳磨牙单侧或双侧早脱等情况。

组成

与活动义齿类似，包括人工牙、固位体和基托，但一般没有𬌗支托设计，也可不用唇颊侧基托，以免妨碍恒牙胚、牙弓、牙槽及颌骨的正常生长发育，具体设计见下文。

要求

缺隙保持器设计简单，制作方便，但对牙弓及颌骨的生长有一定的限制作用，为了尽量减小这种障碍，一般每半年观察一次，确定是否需要更换缺隙保持器。

制作步骤及方法

(1)模型制作。

(2)上咬合架。

(3)基托外形线的设计。由于儿童处于生长发育期，随着恒牙的萌出，其牙槽亦将发生很大变化，所以基托的外形线亦应随年龄的增加做相应的改变。基托外形线的设计应注意以下两点。

1)由于颌骨的生长主要表现为唇颊侧的增生，因此前牙区唇侧及后牙区颊侧基托应尽可能设计得小一些，一般来说，上下颌后牙颊侧基托外形线应位于牙槽嵴顶到前庭沟距离的1/2以内。

2)乳尖牙间宽度的改变。乳尖牙间的宽度将随着恒侧切牙的萌出而增大，因此基托的设计应不妨碍它的生理性移动。

基托其他边缘的设计基本与活动义齿相似，但如果戴用过程中出现乳恒牙替换情况，应注意替换牙舌侧部基托的缓冲。

(4)固位装置的制作。就固位卡环的使用而言，原则上以不用为好，在前牙替换期不应在乳尖牙上设计卡环，而应代之以设计唇弓。如果义齿装戴较稳定，则应尽早撤去卡环。小儿义齿的固位卡环一般为 0.7 mm 直径的不锈钢丝弯制。

(5)排牙。排列后牙时，应注意咬合关系，应使人工牙与整个牙弓协调；排列前牙时，可适当利用发育间隙。

(6)固定、填塑。在模型表面涂分离剂,用蜡将卡环等固位装置固定于模型,划出大概的基托范围,将粘丝期的自凝塑料均匀涂布,形成基托。

(7)打磨抛光。打磨时应注意勿使树脂过热,如果发现基托中有气泡,则可用自凝树脂修补。另外,那些残留在基托上的红色外形线印记和石膏碎片应彻底清除。

(五)滑动关节缺隙保持器

适应证

滑动关节缺隙保持器适用于需要较长时间保持两侧后牙区缺隙的患者。

组成

滑动关节缺隙保持器与暂时性义齿缺隙保持器类似,但在基托正中,即自上颌两侧第一双尖牙之间或下颌中切牙之间切开,装上一个滑动关节,使两侧基托可向侧方沿关节滑动。

要求

保持器既不影响牙弓和颌骨宽度的生长,又不需经常更换。

制作步骤及方法

滑动关节缺隙保持器基本制作步骤及方法与暂时性义齿缺隙保持器相同。下面具体介绍一下滑动关节的制作:滑动关节由长 $10\sim15$ mm,内径为 $1.0\sim1.2$ mm 的不锈钢圆管和直径 $0.8\sim1.0$ mm 的不锈钢丝组成。

先将圆管的一端磨一个长 $5\sim7$ mm、宽度比不锈钢丝直径略大的缺口。再将不锈钢丝的一端弯曲成钩状,顶端留下约 3 mm 长度,将多余部分剪去。将钢丝的另一端自圆管备有缺口的一端插入,钢丝出圆管后,将钢丝的钩状端置于圆管的缺口内,然后留出足以作为连接体的长度。

将圆管没有缺口的一端埋入一侧基托内,钢丝出圆管作为连接体的部分埋入另一侧基托中,滑动关节即制作完成。为了避免两侧基托围绕滑动关节旋转,还可做成双管双丝滑动关节。

(六)阻萌式缺隙保持器

适应证

当乳牙早失后,恒牙胚如无牙槽覆盖,往往会提前萌出,对于早萌的恒牙,拍摄 X 线片后,如果发现牙根发育未达到根长的 $1/3\sim1/2$,则用阻萌器阻止其萌出同时保持缺隙的宽度。

组成

很多缺隙保持器稍加改变即可作为阻萌式缺隙保持器。可分为活动和固定两种。

要求

在阻萌过程中牙根仍然继续发育,待牙根发育超过根长的 $1/3\sim1/2$ 后,即可停戴阻萌器。

制作步骤及方法

固定阻萌式缺隙保持器与丝圈式缺隙保持器基本相同,只是将阻挡丝加焊几根钢丝,形成阻挡恒牙萌出的网;而活动阻萌式缺隙保持器则是利用覆盖于早萌恒牙的基托,通过传递咀嚼压力,起到阻止恒牙萌出的作用。

(七)间隙恢复式保持器

适应证

乳牙早脱后未予及时保持缺隙,邻牙向缺隙倾斜或移位,最常见为第二乳磨牙早脱后,第一恒磨牙常向近中倾斜移动而使缺隙缩小。

组成

具体组成和制作见远中移动磨牙装置,局部扩弓装置等。

二、破除不良习惯矫治器

口腔不良习惯是错殆畸形的常见病因之一,对儿童的口腔不良习惯须说服引导,下意识的行为是不能自行纠正的,需要戴用专门的矫治器破除或矫正不良习惯,促进牙颌、面的正常生长发育。

矫治口腔不良习惯的矫治器种类较多,每种矫治器又能矫治几种口腔不良习惯,但不管是哪种口腔不良习惯,矫治器临床根据具体矫治口腔不良习惯的原理主要有以下几种:改变了口腔环境,使原有的口腔不良习惯不能继续发生,如长腭刺矫治舌习惯,将舌体限制在固有口腔内,使原有舌习惯动作不能发生;对有口腔不良习惯的儿童时刻有"提醒"的作用,口腔环境的改变对儿童也是"提醒",如腭网等矫治吮指习惯,儿童在吮指时不再感觉舒适,因而提醒儿童要改变吮指习惯;对儿童不良习惯有惩罚性质的矫治器,如腭刺,矫治吮指习惯和咬下唇,儿童吮指及咬下唇时,腭刺对手指或下唇刺激,使其立即终止其吮咬动作,从而矫治不良习惯。

(一)腭刺

腭刺可为附加于上颌可摘矫治器的装置,也可与腭网或 Nance 托合用,主要用来矫治舌习惯、吮指习惯等口腔不良习惯。

适应证

腭刺多用于矫治舌习惯、吮指习惯、咬唇习惯等口腔不良习惯的纠正。

矫治器组成

如果是可摘式的,则固位体及基托前缘安放 4~6 根不锈钢丝制作的腭刺。一般固位条件好的多在哈雷氏保持器上加腭刺。而固定舌刺则是在 Nance 托中安放不锈钢丝,或将腭网焊于不锈钢丝上,详见腭网。

要求

(1)固位要好,固位条件较差的替牙期儿童,改用邻间钩箭头卡环等正畸用固位体。无法固位的改用其他不良习惯矫治器。

(2)腭刺用直径 0.7~0.8 mm 的不锈钢丝弯制,放置 4~6 根,一般安置于前牙舌侧基托前缘,排列成与上颌牙弓弧形基本一致,距离龈缘 6~7 mm,其长度应达到上下颌牙咬合时下前牙的舌侧龈缘处,并离开龈组织 2~3 mm。

每根钢丝均应弯成中部向前突出以适合下前牙舌侧的弧形。腭刺不可过长,不可过短,其位置也不能太前,不能太偏后。

注意要点如下。

(1)尽量使用可摘式的矫治器,因为腭刺对口腔功能影响很大,初戴时进食困难,采用可摘式,方便患者进食,否则易造成患者的逆反心理,拒绝戴用。

(2)腭刺多做在上颌,腭刺的位置具体要参考患者的错殆类型及咬合情况,同时要用动态的眼光制作,如前牙反殆的患者,上颌的前方牵引移动或下颌的后移,那么腭刺就要远离下颌前牙。

(3)腭刺固定要注意不影响涂塑,又不影响其连接固定。

(4)固定矫治过程中配合使用的腭刺,多制作可摘式的,固位使用后牙邻间钩。

制作步骤和方法

(1)取印模,转移殆关系。

(2)上殆架。

(3)弯制固位体及腭刺。

(4)涂分离剂。

(5)蜡固定,固定腭刺的蜡紧靠基托前缘处,固定蜡不要太多。

(6)涂塑成形,一般用自凝塑料直接涂塑。

(7)磨光。

(二)腭网

用不锈钢丝弯制的多个连续的弯曲,形似网状结构,其位置及作用与腭刺相同。可附加于可摘式矫治器上,也可焊接于舌弓上,做成固定的。

适应证

腭网多用于矫治吮指、吮唇、咬唇、舌习惯等口腔不良习惯的纠正,其原因是破坏了口腔原有环境。

组成

(1)可摘式:可摘式矫治器基托前缘放置弯制的连续的不锈钢丝弯曲。

(2)固定式:上颌固定舌弓上焊接弯曲的不锈钢丝。

要求

多个连续弯曲的不锈钢丝腭网的排列位置与腭刺相同,而且与牙弓的弧度一致,上下咬合时,不压迫下前牙舌侧龈组织,又不能阻挡舌的前伸,起到类似腭刺的作用。

制作步骤及方法

(1)材料:直径为 0.8~0.9 mm 的不锈钢丝,自凝塑料,0.16mm 带环片,0.8 mm 直径不锈钢丝。

(2)上殆架。

(3)制作。

可摘式:制作固位体,用 0.8 mm 直径的不锈钢丝弯制多个连续的弯曲,按要求用蜡固定,自凝塑料涂塑、磨光。

固定式:在第一双尖牙上做带环或第二乳磨牙上做金属全冠。不锈钢丝作舌弓。用 0.8 mm直径的不锈钢丝弯制多个连续的弯曲,按上述要求,点焊,调整位置后银焊、磨光。

注意:①腭网最好上殆架制作,便于调节,减少医生椅旁工作时间;②不管是腭网还是腭刺,制作成固定式时,先点焊一个点,便于调整其位置,待定好位后,再点焊牢固,然后再银焊。

(三)唇挡丝

唇挡丝将下唇向外侧撑开,在唇与牙之间形成一道屏障,改变了口腔环境,是常用于矫治吮咬上下唇习惯的矫治装置,附着于可摘式矫治器的双曲唇弓上。

适应证

唇挡丝多用于矫治咬下唇及吮吸上下唇习惯,吮指习惯也可用其矫治。

组成

可摘式矫治器的双曲唇弓上焊接几根唇挡丝,分别位于切牙的唇侧,替牙早期的儿童也可用 2 根唇挡丝,位于两个上中切牙的唇侧。

要求

(1)可摘式矫治器的双曲唇弓用直径 0.9 mm 的不锈钢丝弯制,双曲唇弓的水平段位于上前牙的中 1/3。

(2)唇挡丝用直径 0.8 mm 的不锈钢丝弯曲,向下伸于下前牙唇侧。其长度应达下切牙龈缘至黏膜转折的中份。

每根丝均应在上切牙切缘处弯转向下后方,至下切牙唇面时又弯转向下前方,但又不能接触下切牙,并将每根唇挡丝的末端弯成一小圈。唇挡丝的前后位置应既能撑开上下口唇,而又不刺伤软组织。

制作步骤及方法

材料:直径 0.8~0.9 mm 不锈钢丝,自凝塑料(粉和液)。

(1)弯制可摘式矫治器固位体。

(2)用直径 0.9 mm 的不锈钢丝弯制双曲唇弓。

(3)用直径 0.8 mm 的不锈钢丝按上述要求弯制唇挡丝。

(4)将固位体,双曲唇弓用蜡固定,自凝塑料涂塑,硬固后磨光。

(5)将上述做好的矫治器戴入模型内,用标志笔标出每根唇挡丝的位置,点焊机点焊,放入模型调整至符合上述要求,用锡焊或银焊焊接,磨光。唇挡丝也可先不成形,只在双曲唇弓上焊接 0.8 mm 的不锈钢丝,钢丝位于上颌切牙的唇侧,留有足够长度,将矫治器戴入患者口腔内按上述要求弯制唇挡丝。

注意:①唇挡丝最好用银焊,牢固;②临床戴用时,嘱患者不能将下唇置于唇挡丝的后侧,否则适得其反。

(四)前庭盾

前庭盾又称前庭屏,为用塑料制成的盾状矫治器。临床多用于口呼吸的纠正、唇肌功能训练和上颌前突的预防性矫治。值得一提的是前庭盾是正畸临床最基本的功能性矫治器,许多复杂的功能性矫治器都是由前庭盾演化改进而成,即前庭盾以变异形式、以组件出现在其他功能性矫治器中。

前庭盾只夜间戴用,广为患者所接受,治疗配合好。前庭盾松散地固定在前庭区,长期戴用对生长发育期儿童没有不利的影响。

适应证

前庭盾可用于以下情况。

(1)破除口呼吸,尤其是原有鼻堵塞性的口呼吸,但鼻呼吸道畅通者。

(2)破除吮咬指、唇及舌习惯等口腔不良习惯。

(3)乳牙期及替牙期的早期开𬌗畸形的矫治。

(4)替牙期早期轻度上颌前突伴有间隙的矫治。

(5)早期唇肌功能不足、上唇短缩、开唇露齿的矫治。可在前庭盾前部中央附一钢丝牵引钩,作为唇肌功能的训练器。

(6)可用于使口腔及面部肌肉松弛,如唇裂患者术后可用前庭盾将肌肉撑开,使不与牙齿接触,就可以减轻口周瘢痕组织对牙𬌗上施加的压力。

制作步骤

(1)模型制作。

（2）固定：上下颌的殆关系，将上下颌在正中殆位上用蜡固定。

（3）铺蜡：将后牙区牙列及牙槽颊侧铺两层蜡片，远中至第一恒磨牙远中，用蜡将前牙的覆盖填平封闭，使全口牙及牙槽除上颌前牙外，唇颊侧全部覆盖蜡，并具有一定厚度，使前庭盾离开牙及牙槽 2～3 mm。

（4）雕刻、修整外形，表面上光。

（5）弯制牵引钩。用直径 0.8 mm 不锈钢丝弯制牵引钩。

（6）钢丝固定用蜡将弯制好的牵引钩固定于模型上。

（7）涂塑。调自凝塑料涂塑。

（8）浸水塑料硬固后，模型及矫治器放入水中浸透。

（9）取出矫治器。用雕刻刀去除固定钢丝用的蜡，从矫治器后缘插入基托与石膏之间，轻轻拨动，取出矫治器。然后将矫治器表面的剩余蜡去除，切勿用热水冲烫，以免塑料基托变形和蜡附着于矫治器塑料表面，影响磨光。

（10）磨光。打磨抛光。

也可按下列方法制作前庭盾。

（1）前庭印模及模型。在热水中先将印模膏浸泡变软后，揉捏成一马蹄形。令患者在正中殆位咬合，将已软化的印模膏放入患者的口腔前庭部直达第一磨牙远中，嘱患者闭口轻轻作唇、颊肌运动。

趁印模膏尚未变硬前，术者可作必要的边缘修整，然后用冷水冷却，待印模膏硬固后从口中取出，用蜡片围绕成盒状，直接灌成石膏模型。

（2）模型处理及制作前庭盾。模型灌出后，在石膏前庭模型的后牙区铺一层隔离蜡，蜡的厚度由两侧尖牙远中面逐渐增厚至 2～3 mm，用蜡填平前牙覆盖，用铅笔在模型上画出前庭盾的周界，其上下缘离开唇黏膜皱襞约 2 mm，远端止于第一恒磨牙或第二乳磨牙的远中面。然后涂以分离剂，用自凝塑胶涂塑，硬化后打磨抛光即可。

制作注意点：前庭盾涂塑时动作要快，以免塑料凝固，影响操作，塑料的厚薄要均匀，边缘杜绝刀边样。涂塑结束后用湿棉花覆盖塑料表面帮助降温。

（五）唇挡

唇挡为前庭盾的一种改良形式。利用唇部肌肉的力量起矫治作用，或将唇撑开改变口腔环境，矫治口腔不良习惯。唇挡可附着于可摘矫治器上，或通过钢丝，颊面管与后牙相连。

适应证

唇挡多用于吮咬唇齿习惯的矫治。唇挡将唇撑开，改变了口腔环境，从而纠正吮咬唇等口腔不良习惯。

组成

唇挡由前部的塑料及将其与基托、带环相连的不锈钢丝组成。

要求

（1）连接用钢丝。用直径 0.9 mm 不锈钢丝弯制。

（2）不管是附加于可摘矫治器上，或是与后牙带环相连接的唇挡，其钢丝上必须弯制 U 形纵曲，以便调整唇挡的位置。

制作步骤及方法

材料：直径 0.9 mm 的不锈钢丝，自凝塑料（粉和液）。

(1)附加于可摘矫治器上的唇挡

1)前牙区前庭部垫2层蜡片,刮平,蜡的范围略大于唇挡。对上前牙唇倾度大的,可适当加厚所垫蜡层。

2)按双曲唇弓要求弯制钢丝,只是在其水平段弯2～4个波浪折,便于固定塑料。在唇系带处弯制V字形弯曲,缓冲唇系带。

3)双曲唇弓弯成高位唇弓,钢丝离开蜡片0.5～1.0 mm。

4)钢丝固定。

5)自凝塑料涂塑。唇挡与可摘矫治器一起涂塑,塑料厚2 mm。

6)磨光。

(2)与后牙带环相连的唇挡。

1)前牙前庭部垫蜡,同"附加于可摘矫治器上的唇挡"。

2)用直径0.9 mm钢丝弯制连接部分,在带环颊管前缘弯制"U"形曲。

3)自凝塑料涂塑。

4)磨光。将唇挡打磨抛光。

5)固定。将磨光的唇挡固定于模型上。

(六)唇弓附短刺

在可摘矫治器的双曲唇弓上附短刺,以矫治吮、咬唇习惯。静止状态时,短刺不刺激唇黏膜,当患者吮咬上下唇齿时,唇齿受到压力,短刺就会刺激唇黏膜,而提示患者。

适应证

此矫治器主要用于矫治顽固的吮咬上唇或下唇习惯。

组成

可摘矫治器的双曲唇弓的水平部分,焊接长2～3 mm、突向前方的不锈钢丝。

要求

(1)矫治器制作于被吮咬唇的一侧。

(2)双曲唇弓用直径0.9 mm的不锈钢丝制作。

(3)短刺用直径0.6 mm的不锈钢丝制作,放置4～5根,长2～3 mm,向前突出,末端磨光滑以免刺伤唇黏膜。

制作步骤及方法

(1)弯制固位体及双曲唇弓。

(2)钢丝用蜡固定后,自凝塑料涂塑。

(3)塑料硬固后,磨光,戴入模型上。

(4)在双曲唇弓上用标志笔标出钢丝刺所在的位置,用长0.6 mm的不锈钢丝制作短刺、点焊于双曲唇弓上,调整至合适的位置后,焊接。

(5)磨光。

(七)腭屏

腭屏也称舌屏,为塑料制作,附着于上颌可摘矫治器舌侧基托,可位于前牙区,也可位于两侧后牙区,利用塑料形成的屏障,而阻挡舌的向外伸展。矫治舌习惯。

适应证

腭屏主要用于舌习惯的矫治,也用于吮吸及咬的习惯矫治。

组成

(1)上颌可摘矫治器,一般为哈雷保持器,替牙期固位条件差者,固位体改用邻间钩、箭头卡环。

(2)可摘矫治器基托前部或两侧塑料向下延伸至对颌牙的舌侧,形成屏障。

要求

(1)前牙区腭屏。上颌前牙舌侧的基托朝着上颌牙弓弧度向下延伸,形成塑料屏障,其长度应上下颌牙咬合时,达到下前牙舌侧龈缘的下方,但不接触龈组织,腭屏的厚度自基托部向下逐渐减薄,约为 3 mm,过厚则会减小固有口腔体积,妨碍舌的正常活动。

(2)后牙区腭屏。用于侧方伸舌习惯。腭屏自上颌后牙舌侧基托处,向下延伸至下颌相应处的舌侧。其他要求同上牙区腭屏。

制作步骤及方法

材料:直径 0.8~0.9 mm 的不锈钢丝,自凝塑料。

(1)模型制作。

(2)在正中殆位上咬殆架,采取反上殆架,便于腭屏的涂塑操作。

(3)标志笔在下颌模型舌侧画出腭屏的范围。

(4)下颌舌侧制作腭屏部位,填一层红蜡片缓冲。

(5)弯制钢丝。

(6)钢丝用蜡固定后,自凝塑料涂塑。

(7)磨光。

(八)后牙区斜面导板

后牙区斜面导板是一种具有积极的矫治作用的功能矫治器,对长期偏侧咀嚼习惯,并造成两侧颌骨的生长及肌功能发生异常改变、下颌偏斜、颜面不对称,进行矫治,协调下颌关系。

适应证

后牙区斜面导板用于矫治长期偏侧咀嚼习惯,虽经相应的治疗,去除偏侧咀嚼的原因,恢复废用侧的咀嚼功能,但下颌仍不能自然回到正常位置。

组成

(1)上颌可摘矫治器,一般为哈雷保持器,对替牙期固位条件差的,固位体改用箭头卡环、邻间钩。

(2)在下颌偏斜的另一侧的上颌矫治器的后牙区基托,塑料向下延伸,作成斜面导板。

要求

(1)后牙斜面导板,在上下颌基本协调的构成殆关系上制作。

(2)斜面导板只与下颌后牙的舌面接触。

制作步骤及方法

(1)模型制作

(2)训练患者下颌向正常的上下颌关系偏斜咬合,并让其记住此位置关系。取此构成殆关系的咬合蜡记录,转移殆关系。

(3)上咬合架,在构成稳关系后上咬合架。

(4)弯制钢丝。

(5)磨光。

注意:①后牙区斜面导板必须在𬌗架上制作,必须取得正确的𬌗关系;②矫治过程中要注意调磨、修整斜面。

第九节　可摘矫治器

一、上颌𬌗垫式矫治器

上颌𬌗垫可摘矫治器是纠正反𬌗的常用矫治器,基托塑料延伸并覆盖在𬌗面(多后牙)上,垫高咬合,解除反𬌗牙的锁结关系。

(一)基本组成

固位装置

邻间钩、单臂卡、箭头卡等。

作用装置

双曲舌簧:置于上颌反𬌗牙的舌面的舌隆突处;给垫:自凝塑料做成,为基托的延伸、加高,𬌗垫用来垫高前牙,以𬌗垫式矫治器解除反𬌗前牙的反锁结关系。

基托

用自凝塑料制作,连接作用,将整个矫治器连成一个整体。

(二)作用原理

𬌗垫垫高了前牙,解除反𬌗前牙的反锁结关系,双曲舌簧推上颌前牙唇向移动,从而达到矫治反𬌗的目的。

(三)临床应用

适应证

(1)乳牙𬌗、替牙𬌗、恒牙𬌗均可应用。

(2)牙性、功能性及轻度骨性前牙反𬌗但下颌能后退者。

禁忌证

骨性安氏Ⅰ类前牙反𬌗,下颌不能后退者。

(四)制作过程

器材

技工钳、梯形钳、切断钳、酒精灯、雕刻刀、调塑刀、小酒杯、𬌗架。直径 0.7 mm 或 0.8 mm 不锈钢丝、直径 0.9 mm 或 1.0 mm 不锈钢丝、直径 0.5 mm 澳丝、自凝塑料、蜡片、分离剂。

制作步骤

(1)模型制作。要尽量使齿槽座、𬌗面形态、边缘伸展清晰、准确。

(2)取咬合蜡记录。尽量取下颌后退位咬合蜡记录。咬蜡时用调塑刀插入到反复𬌗最深的牙齿切嵴,以保证打开咬合。

(3)将上下颌模型上𬌗架。

(4)模型处理。用雕刻刀将石膏模型工作面表面的石膏瘤去除,固位体部位作牙体预备。

（5）画线。用红蓝标志笔在石膏模型表面画线，红色画出钢丝的位置，蓝色画出基托的范围，在后牙颊尖画出塑料范围，在模型腭盖后部画出塑料范围。

（6）涂分离剂。

（7）弯制固位体及作用部件。在石膏模型上弯制箭头卡，邻间钩、单臂卡环等固位体，双曲舌簧。

（8）钢丝固定。用蜡将弯制好的固位体及双曲舌簧固定于石膏模型上，用蜡将邻间钩等越𬌗钢丝进行包埋。

（9）涂塑。调自凝塑料，涂塑，及时用雕刻刀刻去边缘多余的塑料，以减轻打磨的工作量，用手轻压边缘，使其与模型贴合。

（10）浸水。塑料硬固后，模型及矫治器放入水中浸透，目的是便于矫治器脱离石膏模型。

（11）取出矫治器。用雕刻刀去除固定钢丝用的蜡，从矫治器后缘插入基托与石膏之间，轻轻拨动，取出矫治器。然后将矫治器表面的剩余蜡去除，切勿用热水冲烫，以免塑料基托变形和蜡附着于矫治器塑料表面，影响磨光。

（12）磨光。打磨抛光。

（五）临床戴用期注意事项

（1）初戴矫治器时，应做到固位良好，这是矫治的基础，基托贴合，下颌后牙与𬌗垫均匀接触。教会患者及家长取戴，交待不适感、注意事项，强调一定要戴用吃饭、注意口腔卫生、爱护矫治器。

（2）初戴时考虑到患者的不适感，不要急于加力，待患者适应 1 周后舌簧再加力，随着前牙反𬌗的解除应逐步调磨𬌗垫。

（3）定期复诊检查，开始戴入可每周观察 1 次，以后可每 2～3 周观察 1 次。复诊时应检查有无疗效，颞颌关节有无不适，下颌切牙有无叩痛或松动，反𬌗的纠正情况，患者的戴用情况以及口腔卫生情况。

（4）前牙反𬌗解除后应分次磨除后牙𬌗垫，每次磨去 0.3～0.5 mm，直至全部磨除。

（5）反𬌗纠正后还需戴原矫治器保持 6 个月或更长些，否则牙复发的力量可致使前牙内倾或出现拥挤现象。

二、颌𬌗垫式矫治器

下颌𬌗垫式可摘矫治器常用于配合固定矫治器，解除反𬌗前牙或后牙以及锁𬌗的反锁结关系，是纠正反𬌗的一种可摘矫治器。

（一）基本组成

固位装置

前牙区邻间钩、双曲唇弓、后牙下颌𬌗垫式矫治器区单臂卡等。

𬌗垫

自凝塑料作成。

基托

基托用自凝塑料制作，连接作用，将整个矫治器连成一个整体。

（二）作用原理

𬌗垫用来垫高咬合，以解除反𬌗牙或锁𬌗牙的反锁结关系，有利于固定矫治器纠正反𬌗或锁𬌗。

（三）适应证

（1）替牙𬌗、恒牙𬌗均可应用。

（2）前牙、后牙反𬌗或锁验。

（四）制作过程

器材

技工钳、梯形钳、切断钳、酒精灯、雕刻刀、调塑刀、酒杯、𬌗架。

直径 0.7 mm 或 0.8 mm 不锈钢丝、直径 0.9 mm 或 1.0 mm 不锈钢丝、自凝塑料、蜡片、分离剂。

制作步骤

（1）模型制作。

（2）取咬合蜡记录（同"上颌𬌗垫矫治器"）。

（3）将上下颌模型上𬌗架。

（4）模型处理。用雕刻刀将石膏模型工作面表面的石膏瘤去除，固位体部位作牙体预备。

（5）画线。画出钢丝的位置和基托的范围。

（6）涂分离剂。

（7）弯制固位体及作用部件。在石膏模型上弯制邻间钩，单臂卡环等固位体。

（8）钢丝固定。用蜡将弯制好的固位体固定于石膏模型上。

（9）涂塑。调自凝塑料，涂塑。

（10）浸水。塑料硬固后，模型及矫治器放入水中浸透，目的是便于矫治器脱离石膏模型。

（11）取出矫治器。用雕刻刀去除固定钢丝用的蜡，从矫治器后缘插入基托与石膏之间，轻轻拨动，取出矫治器。然后将矫治器表面的剩余蜡去除。

（12）磨光。打磨抛光。

注意事项如下。

（1）下颌𬌗垫一般不单独使用，多配合固定矫治器使用，解除锁结关系，自身无积极的矫治作用，戴用时间短，因此制作要求不高，无须上𬌗架。临床戴用时直接调磨𬌗垫高度，这样可简化技工操作，但须注意𬌗垫要有一定厚度，且前高后低。

（2）由于其多配合固定矫治器使用，且戴在下颌，考虑到重力因素，对固位体要求也就不那么高。

（3）对下前牙存在散在间隙的牙反𬌗患者，可在下颌𬌗垫的前牙区加双曲唇弓，一方面辅助固位，一方面可内收下前牙，提高疗效，但下切牙舌侧基托须缓冲 1～2 mm。

（五）临床戴用期应注意

（1）初戴矫治器时，教会患者及家长取戴，交待不适感，注意事项，强调一定要戴用吃饭、注意口腔卫生、爱护矫治器。

（2）初戴时考虑到患者的不适感。

（3）反𬌗解除后应分次磨除后牙𬌗垫，直至全部磨除。

三、导弓式矫治器

导弓式可摘矫正器是结合𬌗垫矫正器的特点改制而成的，为一种功能与机械的混合式装置,一方面利用舌簧的机械力施于上前牙,另一方面借助于肌张力通过导弓对下颌作用,使下颌后移,同时内收下前牙。这种矫治器能达到同时矫正上、下颌的目的。

(一)基本组成

固位装置

邻间钩、单臂卡、改良式箭头卡(其制作同可摘矫正器)。

作用装置

导弓:为作用于下颌前牙的倒 U 形唇弓,外形与双曲唇弓相似;双曲舌簧:置于上颌反𬌗牙的舌面的舌隆突处(方法同𬌗垫矫正器);平面𬌗垫:自凝塑料作成,为基托的延伸、加高,𬌗垫用来垫高前牙,以解除反𬌗前牙的反锁结关系。

基托

基托用自凝塑料制作,连接作用,将整个矫治器连成一个整体。

(二)作用原理

平面𬌗垫垫高了前牙,解除反锁前牙的反𬌗结关系,导弓作用于下颌前牙、内收下前牙,同时通过牙齿将矫治力传递到下颌,使下颌向后,双曲舌簧推上颌前牙唇向移动,从而达到矫治反𬌗的目的。

(三)临床应用

适应证

(1)乳牙𬌗、替牙𬌗、早期恒牙𬌗均可应用。

(2)牙性、功能性及轻度骨性前牙反𬌗但下颌能后退者。

(3)对下前牙有散在间隙的反𬌗患者,可通过导弓内收下前牙。

禁忌证

(1)骨性安氏Ⅲ类前牙反𬌗,下颌不能后退者。

(2)恒牙列前牙拥挤、扭转等。

(四)导弓式矫治器的制作

器材

技工钳、梯形钳、切断钳,酒精灯、雕刻刀、调塑刀、小酒杯、𬌗架。直径 0.7 mm 或 0.8 mm 不锈钢丝、直径 0.9 mm 或 1.0 mm 不锈钢丝、直径 0.5 mm 澳丝、自凝塑料、蜡片、分离剂。

制作步骤

(1)模型制作。要尽量使齿槽座、𬌗面形态、边缘伸展清晰、准确。

(2)取咬合蜡记录。将蜡片烤软卷成马蹄状,置于下颌牙弓上,嘱患者张口,下颌放松,用右手轻轻推下颌向后,使前牙切端呈对刃𬌗。垂直方向上,前牙解除反𬌗锁结,临床操作时因为牙齿的唇侧有伸展的蜡而看不清,用调塑刀插入前牙之间,以咬合到调塑刀为度。引导下颌向后的同时注意中线关系。咬合蜡从口内取出时不要碰到口内组织,尤其是口角,以免变形,然后放置冷水中冷却硬固,再次放入口腔,检查咬合关系,确定无误后取出蜡置于冷水中备用。

(3)上𬌗架。在转移的𬌗关系上上𬌗架。

(4)模型处理。用雕刻刀将石膏模型工作面表面的石膏瘤去除,固位体部位作牙体预备。

(5)画线。用红蓝标志笔在石膏模型表面画线,红色画出钢丝的位置,蓝色画出基托的范围。

(6)弯制固位体及作用部件。固位体及双曲舌簧(只在反𬌗的上颌前牙上)的弯制同𬌗垫式可摘矫治器。导弓选用 19 号(直径 1.0 mm)不锈钢丝弯制(乳牙𬌗患者用 20 号,直径 0.9 mm)。

导弓与双曲唇弓相似,首先用手指弯曲成一规则弧形,使之于下颌前牙中 1/2 处与牙齿接触;在两侧尖牙近中将钢丝垂直向上弯成直角,再于上颌尖牙颊侧弯制倒 U 形曲,要求均匀离开颊侧黏膜 1.0 mm,不妨碍牙齿的萌出及上颌前牙的移动;在尖牙及第一前磨牙之间伸向舌侧形成连接体,埋入基托内。

(7)涂分离剂。

(8)钢丝固定。用蜡将弯制好的固位体及双曲舌簧、导弓固定于石膏模型上,越𬌗钢丝用蜡包裹。

(9)涂塑。调自凝塑料,涂塑,注意及时用雕刻刀刻去边缘多余的塑料,以减轻打磨的工作量,用手轻压边缘,使其与模型贴合。

(10)浸水。塑料硬固后,模型及矫治器放入水中浸透,目的是便于矫治器脱离石膏模型。

(11)取出矫治器。用雕刻刀去除固定钢丝用的蜡,从矫治器后缘插入基托与石膏之间,轻轻拨动取出矫治器。然后将矫治器表面的剩余蜡去除,切勿用热水冲烫,以免塑料基托变形和蜡附着于矫治器塑料表面,影响磨光。

(12)磨光。打磨抛光。

制作注意点

(1)越𬌗钢丝一定要用蜡包裹,以增加固位体钢丝的长度,增加其弹性。

(2)自凝塑料涂塑时,塑料厚度确定、边缘修整后,涂塑完成,此时千万别忘记用湿棉球布于塑料表面,帮助降温,因为自凝塑料固化过程是放热反应,会损坏基托。

(五)临床戴用期注意事项

(1)初戴导弓式矫治器时,应做到固位良好,这是矫治的基础。基托贴合,前牙垂直分开 0.5 mm 左右,下颌后牙与𬌗垫均匀接触。

教会患儿及家长取戴,交代不适感、注意事项,强调一定要戴用吃饭、注意口腔卫生、爱护矫治器。

(2)初戴时考虑到患者的不适感,不要急于加力,待患者适应 1 周后再加力,舌簧加力按𬌗垫矫治器的方法,导弓一般不加力(下颌恒前牙有间隙者可稍加力),主要依靠肌肉的功能力。随着前牙反𬌗的解除应逐步调磨𬌗垫。

(3)定期复诊检查。开始戴入可每周观察一次,以后可 2～3 周观察一次。复诊时应检查有无疗效,颞颌关节有无不适,下颌切牙有无叩痛或松动,反𬌗的纠正情况,患者的戴用情况以及口腔卫生情况。

(4)前牙反𬌗解除后应分次磨除后牙𬌗垫,这点同𬌗垫式矫治器。

四、后牙扩弓矫治器

扩大牙弓是获得间隙的有效方法之一,同时纠正牙弓的长度、宽度异常。在牙弓的后部通过长度和宽度的扩大,获得一定间隙,能够使拥挤错位的牙齿排列整齐,解决后牙反𬌗。在混合牙列或恒牙列早期,由于儿童正处于生长发育的快速阶段,快速扩大上颌牙弓时,可以使腭中缝扩宽而颌弓宽度增大。使牙弓不协调的牙量骨量关系得到改善或矫正。

(一)后牙扩弓矫治器的适应证

(1)后牙牙弓宽度有缩窄,双尖牙及磨牙舌向(或倾斜)错位,横𬌗曲线可能成为平的或反的曲线。适宜于扩大牙弓的宽度。

(2)基骨(颌弓)发育正常者。因为扩大牙弓除用扩弓螺旋快速扩弓外,一般多系牙齿移动,故扩大牙弓必须在基骨范围内,如基骨发育不足,牙弓扩大将超过基骨范围而使矫治失败。故基骨发有不足的可选用快速扩大牙弓的方法。

(3)乳磨牙根未吸收或仅少量吸收或恒牙(双尖牙)根已形成 1/2～2/3 甚至以上者。

(二)基本组成

后牙扩弓矫治器由固位部分、作用部分及连接部分组成。用可摘矫治器扩大牙弓时,同样采用各种卡环和双曲唇弓进行固位,因其力量较大,固位要特别注意。常用的后牙扩弓矫治器的加力部件有扩弓簧(分裂簧)、扩弓螺旋簧两种。基托作为连接部分。

(三)基托式螺旋扩弓器

组成

由扩弓螺旋簧、基托、双曲唇弓和固位卡环组成。

矫治原理

通过固位卡环将扩弓器固定在牙弓上,转动螺旋簧调节孔加力,矫治力通过基托传递至颌骨和牙齿,由颌骨和牙齿共同承担。快速扩大者,一般每次转动 1/4 圈,每日转动 2 次,连续2～3 周,使腭中缝迅速打开。此种矫治器对腭中缝的扩大作用远不如 Haas 等固定的扩弓器。其主要作用是通过牙轴的颊向倾斜扩大牙弓。

适应证

(1)年龄:主要用于生长发育期的儿童,年龄在 8～14 岁。年龄越小,骨缝扩开的作用越明显,可使颅面生长发有趋于正常化。

(2)拥挤度:主要用于严重拥挤或者严重宽度不调(如后牙反𬌗)病例。

(3)骨性Ⅲ类错𬌗:上颌发育不足进行前方牵引的安氏Ⅲ类错𬌗可以合并使用腭中缝扩展。

(4)安氏Ⅰ类错𬌗:下颌后缩的患者,在导下颌向前时需合并扩大上颌牙弓。

制作步骤

(1)模型制作。

(2)牙齿预备.将石膏模型上的石膏瘤刻除及固位体、支抗牙齿预备。

(3)画线。

(4)钢丝弯制。弯制双曲唇弓及固位卡环。

(5)涂分离剂。

(6)选择合适的螺旋簧,并用蜡固定在合适的位置。

(7)涂塑。用自凝塑料将螺旋簧与双曲唇弓及固位卡环连接,暴露螺旋孔。

(8)打磨抛光。

制作注意事项

(1)根据需要选用适当型号和规格的螺旋簧,安放在矫治器基托的适当位置。

(2)需对称性扩大牙弓各段的宽度时,用一个扩弓螺旋簧安放在正对双侧的第二双尖牙间的腭部基托正中,其螺旋轴与腭部中线垂直。

（3）除将供调节的螺旋孔暴露之外，螺旋簧的其余部分均分别包埋固定于基托中。

（4）加力前，在正对螺旋调节孔处与螺旋轴成垂直的方向将基托切开，基托的两部分仅由螺旋簧连接。

（5）如果上颌牙弓缩窄导致后牙反𬌗矫治器除以上设计外，必须增加后牙平面𬌗垫。

（6）如果牙弓缩窄伴有前牙拥挤，长轴前倾或内倒，旋转错位、深覆𬌗或后牙反𬌗等，也必须根据不同情况，在矫治器上同时设计其他附簧、平面导板或后牙𬌗垫等。

临床应用注意事项

（1）螺旋扩弓簧安放在上颌矫治器基托的不同部位，可以扩大牙弓的宽度或长度，也可以扩大单侧牙弓或双侧牙弓或局部区域扩大。

（2）加力时，用调节杆插入螺旋孔中转动螺旋，便推动基托向两侧或前后方向分离。临床上慢速扩大每周转动 1/4 圈（45°）；快速扩大，每次转动 1/4 圈（45°），每日转动 2 次，连续 2～3 周。

（3）对于年龄较大的患者，腭中缝已闭合的，可以采用慢速扩弓，即每周扩大一次，每次仍转动 1/4 圈（45°）。

（4）下颌牙弓双侧宽度需扩大者，扩弓螺旋簧应置于下颌切牙舌侧基托的中线处，螺旋轴应与中线垂直，加力前沿中线切开基托。对于需单侧扩大牙弓宽度者，螺旋簧安放在偏缩窄侧正对第二双尖牙舌侧基托至腭中缝的中央部处，转动螺旋即可获得单侧扩大的效果。

（四）扩弓簧后牙扩弓器

比较简单实用，扩大后牙牙弓时，可用 1 个至多个扩弓簧对称或不对称地扩大后牙牙弓的宽度。

组成

扩弓簧后牙扩弓器由扩弓簧、分裂基托、双曲唇弓和固位卡环基托等组成。

矫治原理

通过固位卡环将扩弓簧固定在牙齿上，加力时，用长鼻钳夹住扩弓簧的菱形底施力，使菱形口张开，此时前部基托外缘间宽度增大，基托呈扇形分开，再用日月钳在菱形体部弯曲处，作相反方向施力，使后部基托外缘间的宽度增大基托平行分开。矫治力通过基托传递至颌骨和牙齿。由颌骨和牙齿共同承担。由于扩弓簧加力较小，不能达到快速扩大腭中缝。此时为慢速扩弓，一般 2～3 周复诊由医师加力。

适应证

①单侧或双侧后牙反𬌗；②后牙舌倾，牙弓狭窄，牙列拥挤；③安氏Ⅱ类错𬌗，牙弓长度不调纠正后，上颌牙弓扩大，协调后牙𬌗关系；④配合骨性安氏Ⅲ前方牵引，扩大牙弓，协调后牙𬌗关系。

制作步骤

（1）模型制作。

（2）牙齿预备。将石膏模型上的石膏瘤刻除及固位体、支抗牙齿预备。

（3）画线。

（4）弯制双曲唇弓、固位卡环及菱形扩弓簧。

（5）涂分离剂。

（6）蜡固定。将弯制的钢丝用蜡固定在合适的位置。

(7)涂塑。用自凝塑料将螺旋簧与双曲唇弓及固位卡环连接,暴露菱形扩弓簧加力部位。

(8)打磨抛光。

注意事项

(1)后牙对称性缩窄者,可将两个菱形扩弓簧分别置于正对第一双尖牙和第一恒磨牙处,在腭中缝处采用分裂基托。

(2)单侧牙弓明显均匀缩窄,只需要扩宽缩窄侧,分弓前后径较短者,只用一个扩弓簧安放在偏缩窄侧的第一双尖牙舌侧,使簧的口部和底部的连线与腭中缝平行。

(3)若单侧为非均匀缩窄,则簧口底与腭中缝应成一定角度,角度大小取决于需要移动的牙齿的部位和牙齿移动方向。若牙弓单侧缩窄、磨牙为中性𬌗关系,则扩弓簧应与中线平行。如果牙弓的前中段单侧缩窄、拥挤,磨牙为轻度远中𬌗关系,则扩弓簧应与腭中缝成一定的角度。当扩弓簧加力时,不仅有向侧方扩张的力,同时也有向远中的分力使磨牙微向远中移动。

五、前牙扩弓矫治器

通过牙弓长度的扩大,在前部牙弓上获得一定间隙,能够使拥挤错位的牙齿排列整齐,解决因前牙舌倾造成的前牙反𬌗内倾等。特别在混合牙列或恒牙列早期,由于儿童正处于生长发育的快速阶段,扩大前部牙弓可获得良好效果。使不协调的牙量骨量关系得到改善或矫正。

(一)基本组成

用可摘矫治器扩大牙弓时,矫治器的组成和一般可摘矫治器基本相同。要求达到固位良好,除各种卡环和双曲唇弓外,主要靠矫治器基托上的各种扩大牙弓的装置或附件。常用的是扩弓簧(分裂簧)、扩弓螺旋簧、双曲舌簧及圈簧等。

(二)矫治原理

利用前牙扩弓矫治器进行矫治时,可将切牙向唇侧移动,以达到增加牙弓前段长度的目的。可在左右尖牙舌侧各安放一个菱形扩弓簧,也可分别在两侧放置扩弓螺旋簧或者在每个上下颌前牙的舌侧放置一个双曲舌簧。调节菱形簧、扩弓螺旋簧或双曲舌簧施力于前牙,即可矫正上颌前牙的位置,恢复牙弓前段的长度解决前牙拥挤或矫治前牙反𬌗。

(三)临床应用

前牙扩弓矫治器主要适用于以下两种情况。

(1)上颌切牙内倾伴尖牙唇向低位,牙排列轻度拥挤。矫治时,可采用将所有切牙同时移向唇侧,增加牙弓前段长度的方法。可在左右尖牙舌侧各安放一个菱形扩弓簧,菱形口正对尖牙,以两侧双尖牙及磨牙为支抗牙。

如系尖牙唇向错位,为了尽快引导尖牙进入牙弓,也可将扩弓螺旋簧放于双侧尖牙近中舌侧基托处。唇弓的连接体则固定于尖牙两侧远中部的基托中,转动螺旋后,唇弓产生向舌侧的轻微压力,即可压迫尖牙进入牙弓的正常位置。当下颌切牙内倾或舌向错位,牙弓前段缩短,牙排列拥挤。矫治时,主要应推切牙向唇侧以扩大牙弓的前段长度。菱形扩弓簧应安放在两侧下颌尖牙舌侧。后牙区放置邻间钩及适宜的卡环,使矫治器固位良好。切牙间放置邻间钩或纵簧,使前段基托也有良好的固位。当扩弓簧加力时,切牙便向前方移动,当下颌牙弓的长度与上颌牙弓协调之后,可以根据需要,改变纵簧为其他弹簧,继续排齐下前牙。

(2)上颌切牙舌向错位形成前牙反𬌗。此类病例矫治时,可在每个上颌前牙的舌侧放置一个双曲舌簧。前牙有扭转错位者,还应设计双曲唇弓,以双尖牙和磨牙为支抗,放置各种固位体并附双侧后牙𬌗垫以解除反𬌗前牙的锁结关系。调节双曲舌簧施力于前牙,即可矫正上颌前牙的位置,恢复牙弓前段的长度以矫治前牙反𬌗。

(四)前牙扩弓矫治器的制作

器材

雕刻刀、技工钳、梯形钳、三臂钳、三德钳、切断钳、调塑刀、小酒杯、分离剂、自凝牙托粉、自凝牙托水、不锈钢丝(直径 0.7~1.0 mm)、酒精灯、红蜡片、蜡勺。

制作步骤

(1)模型制作。

(2)模型修整。刻去模型上的石膏瘤,邻间钩、箭头卡的模型制备。

(3)画线。

(4)钢丝弯制。根据各种扩弓器的需要弯制相应的邻间钩、箭头卡、单臂卡、双曲唇弓、菱形簧、双曲舌簧。

(5)涂分离剂。

(6)附件固定。用蜡将附件按要求固定在模型上,不能填入基托的附件如扩弓簧等须全部用蜡包裹。

(7)涂塑。按照先前的画线范围涂塑。

(8)分裂基托。在正对扩弓簧簧口与扩弓簧长轴垂直处,或在正对扩弓螺旋簧螺旋调节孔处与旋转轴成垂直的方向用薄砂片将基托切开,基托的两部分仅由扩弓簧或扩弓螺旋簧连接。

(9)打磨抛光。

制作注意点

(1)弯制钢丝时注意后牙卡环的连接体需包埋于后部分裂基托内,前牙唇弓、固位体的连接体包埋于前部分裂基托内。

(2)需要制作𬌗垫打开咬合的病例,𬌗垫咬合时无早接触点,两侧应能均匀接触,咀嚼时下颌运动应不受干扰。𬌗垫的高度以解除锁结牙后稍高 1 mm 即可,颊侧𬌗垫应伸展到牙冠外形高点线上。

(3)分裂簧的弯曲处应圆钝,不能形成锐角、死角。分裂簧的两侧弯曲的连接体应对称伸入基托内约 2/3 长,两侧应对称。簧体离开腭中缝黏膜面 1.5~2 mm,如腭盖高拱者则应离开腭中缝多一些。

(五)临床戴用期注意事项

(1)初戴矫治器时,应教会患者及家长如何取戴,特别是使用分裂基托的矫治器较一般可摘矫治器更容易折断,故更要注意正确的取戴方法,交代可能出现的不适感及注意事项,强调一定要按医嘱戴用、注意口腔卫生、爱护矫治器。

(2)如矫治器戴用后出现压痛,应嘱患者在复诊前坚持戴用半天到一天,否则不能明确压痛点,给修整调磨带来难度。

(3)乳牙𬌗或替牙𬌗患者因牙齿解剖形态的原因,矫治器在临床上戴用时容易出现固位不良的情况,对于此种矫治器的制作应注意增加固位体的数量及增加邻间钩的数量以加强固位力。

(4)对于制作𬌗垫式矫治器治疗前牙反𬌗的病例,一旦反𬌗解除,应及时分次调磨后牙𬌗垫以利于后牙的建𬌗。

六、分裂基托推磨牙向后矫治器

乳磨牙早失或先天缺恒前磨牙常可导致磨牙的近中移位及前磨牙区的拥挤错位,可使用分裂基托推磨牙向后,将磨牙推回远中正常位置,以恢复牙弓后段长度,解除拥挤。

(一)基本组成

分裂基托推磨牙向后矫治器的组成和一般可摘矫治器基本相同,要求达到固位良好,除分裂基托、卡环和双曲唇弓等外,主要靠矫治器基托上附各种扩大牙弓的装置或附件。常用的是扩弓簧、扩弓螺旋簧等,可根据患者的牙弓大小,腭盖高度,需扩大部位和移动的牙齿数目等来选择使用。

扩弓簧:又称分裂簧,是一种特殊形式的弹簧,有菱形、椭圆形及鞍形等(详见上颌扩弓矫治器),扩弓簧的两连接体部分别固定于分裂基托两个部分内,依靠加力可使簧口分开基托变宽,而移动牙齿,起牙弓扩大作用。

扩弓螺旋簧:系成品,种类繁多,有单导杆螺旋簧、双套杆螺旋簧等,双套杆螺旋簧调节范围较大,螺旋簧的主要组成为螺纹钉及外面套有的大小合适的螺纹套,螺纹套的末端及螺纹钉的头均分别固定于分裂基托的两部分内,加力时,通过旋动螺旋孔,使螺旋钉与螺旋套分开,从而使分裂基托两端距离加大,起移动牙齿、扩大牙弓作用。

(二)矫治原理

前磨牙区拥挤错位而牙弓长度缩短的患者,大多因乳牙早失或先天缺恒前牙所致,常需将磨牙推回远中正常位置,以恢复牙弓后段长度,矫治牙列拥挤。对在混合牙列或恒牙列早期者,由于儿童正处于生长发育的快速阶段,可运用分裂基托推磨牙向后矫治器,运用加力后扩弓簧或扩弓螺旋簧产生向外扩大的力,此力通过基托作用于牙齿及牙周组织,从而利用整个牙弓作支抗,移动牙弓内一侧或双侧磨牙,扩大牙弓前后径,解除拥挤,获得良好效果。

(三)临床应用

分裂基托推磨牙向后矫治器适用于替牙期或恒牙早期单侧或双侧前磨牙区轻度拥挤错位患者,可有效推磨牙向后,解除牙量骨量不调,矫治拥挤。

推双侧磨牙向后

扩弓簧较为常用,可用双侧扩弓簧及分裂基托同时推两侧磨牙向远中,扩弓簧位于双侧第二前磨牙与第一磨牙间舌侧,簧口正对两牙之间或正对第二前磨牙,扩弓簧连接体部分别固定于分裂基托两个部分内,利用打开此簧时的压力推磨牙向后。也可使用扩弓螺旋簧,根据需要选用适当型号和规格的螺旋簧,在两侧第二前磨牙舌侧各安放一个,螺旋轴与牙弓后段平行,此时调整加力的矫治力仅为远中方向,推磨牙向远中。若磨牙区牙弓的宽度也稍为缩窄,螺旋轴可与牙弓稍呈角度,此时,旋转螺旋推磨牙向远中的同时牙弓后段的宽度也会适当增加。除将供调节的螺旋孔暴露之外,螺旋簧的其余部分均分别包埋固定在基托中。使用前,在正对螺旋调节孔处与旋转轴成垂直的方向将基托切开,基托的两部分仅由螺旋簧连接。

前牙区设计双曲唇弓及邻间钩等增强固位,固位体设计与其他可摘矫治器相同。在用分裂基托矫治器推双侧磨牙向远中时必须加强磨牙以前的支抗,若前牙纵轴较垂直,则可调节双侧扩弓簧使同时加力。若前牙位置正常或稍前倾,只宜在左右两侧轮流加力推磨牙向远中。如果颌内支抗不足,则可在前牙区附唇挡,利用唇肌力量,加强前部支抗及推磨牙向后。唇挡可附于通过第一磨牙卡环颊面管的活动弓丝上,唇挡接受的唇肌压力,即通过穿过唇挡弓丝的绕簧传至磨牙,起加强支抗及推磨牙向后的作用。唇挡也可直接固定在高位双曲唇弓的水平部分,通过此唇挡借助于唇肌的压力加强牙弓前段的支抗,进而促使后牙向后移动。

若后牙前移伴牙弓双侧缩窄,不仅需要扩大牙弓的长度,同时还需扩大牙弓的宽度时,可在正对两侧第一前磨牙的舌侧中央,再增放一个扩弓簧或螺旋扩大器即可。

推单侧磨牙向后

只有单侧磨牙近中移动所致牙弓单侧缩短者,只需在该侧安放扩弓簧即可,基托及固位设计同用于牙弓双侧后段长度扩大的矫治器。若因第二乳磨牙早失而造成下颌第一恒磨牙近中向错位,也可以在第一乳磨牙与第一磨牙之间的颊侧设置扩弓簧,减少舌侧不适感,该簧用直径0.7 mm的钢丝弯制。横行剖开基托并调节该扩弓簧,即可将第一磨牙推向远中。也可以将扩弓簧只放在第一乳磨牙与第一恒磨牙之间。通过调节该弹簧,也能将第一磨牙推向远中。

(四)制作步骤

器材

技工钳、梯形钳、切断钳、酒精灯、雕刻刀、调塑刀、小酒杯、不锈钢丝、自凝塑料、蜡片、分离剂,如选用扩弓螺旋簧,则需有成品扩弓螺旋簧。

制作步骤

(1)印模及模型制作。与一般可摘矫治器的制作要求相同,要特别注意齿槽座、𬌗面形态、舌侧上颌腭盖、下颌舌侧翼缘区软组织伸展清晰、准确。

(2)模型的牙体预备。用雕刻刀将石膏模型上工作面表面的石膏瘤刻去,按需要进行邻间钩、箭头卡等固位装置的牙体预备。

(3)画线。

(4)涂分离剂。

(5)钢丝的弯制。按设计进行双曲唇弓、箭头卡、单臂卡、邻间钩等固位装置的弯制,根据患者的牙弓大小、腭盖高度、需扩大部位和移动的牙齿数目等来弯制合适的扩弓簧或选择使用合适的扩弓螺旋簧。弯制扩弓簧时上颌用直径0.9～1.0 mm的不锈钢丝,而下颌用直径0.8 mm的不锈钢丝弯制,弯制时先用日月钳或梯形钳形成扩弓簧的尖端,根据大小在钢丝两端对称处用笔作记号,分别将钢丝两端弯向内,形成所需菱形扩弓簧的形状,再于两侧钢丝交叉处各向外弯曲,形成扩弓簧的开口,钢丝的末端再向外弯成波浪形,形成连接体。

(6)固定支架。在自凝塑料涂塑前将不锈钢丝附件按要求用蜡固定,扩弓簧及扩弓螺旋簧的作用力部分需全部用蜡包住。

(7)自凝塑料的涂塑。涂塑矫治器的基托部分,注意及时用雕刻刀刻去边缘多余的塑料,以减轻打磨的工作量,用手轻压边缘,使其与模型贴合。

(8)浸水。塑料硬固后,模型及矫治器放入水中浸透,目的是便于矫治器脱离石膏模型。

(9)取出矫治器。用雕刻刀去除固定钢丝用的蜡,从矫治器后缘插入基托与石膏之间,轻轻拨动,取出矫治器。然后将矫治器表面的剩余蜡去除,切勿用热水冲烫,以免塑料基托变形和蜡附着于矫治器塑料表面,影响磨光。

(10)分裂基托。在正对扩弓簧口与扩弓簧长轴垂直处,或在正对扩弓螺旋簧螺旋调节孔处与旋转轴成垂直的方向用薄砂片将基托切开,基托的两部分仅由扩弓簧或扩弓螺旋簧连接,切口两侧断面应平滑且彼此平行。

(11)打磨抛光。

制作注意点

(1)弯制钢丝时注意被移动的磨牙卡环的连接体需包埋于后部分裂基托内,前磨牙及前牙位体的连接体包埋于前部分裂基托内。

(2)分裂簧的弯曲处应圆钝,不能形成锐角、死角。分裂簧的两侧弯曲的连接体应对称伸入托内约 2/3 长,以增强固位,两侧应对称。

(3)分裂簧弯曲的两侧连接体连线和两侧磨牙或前磨牙的同名牙尖连线平行,并与伸展区外形相适应,离开黏膜 0.5～1 mm,避免加力时压迫黏膜。

(4)分裂簧作用部分应充分暴露于基托外,离开基托 3～4 mm,以便于调节加力。

(五)临床戴用期应注意以下几点

(1)初戴矫治器时,应做到固位良好,这是矫治器作用的基础,基托固位体贴合。教会患者及家长取戴方法,交代可能的不适感,注意事项,强调一定要坚持戴用,注意口腔卫生。

(2)分裂基托矫治器的分裂基托部分尤其容易损坏变形,要注意嘱患者用正确方法安全戴用、小心爱护。

(3)初戴时考虑到患者的不适感,不要急于加力,待患者适应 1 周后再加力。

(4)定期复诊检查,一般每 1～2 周调整加力 1 次。复诊时应检查有无疗效,颞颌关节有无不适,磨牙有无叩痛或松动,咬合情况,患者的戴用情况以及口腔卫生情况等。扩弓簧每次加力后使宽度增加 1～1.5 mm,以不超过 2 mm 为宜。扩弓螺旋簧则每次加力 1/4 圈。

七、口外弓推上颌向后可摘矫治器

(一)基本组成

口外弓推上颌向后可摘矫治器是抑制上颌发育、推上颌、牙弓向后的有效矫治器,临床广为使用。用基托等附件将上颌连成一个整体,有着固定矫治器无法替代的效果。

常规使用的口外向后牵引上颌的可摘矫治器,由以下部分组成:

(1)支抗部分。常用头、枕、颈作支抗,根据牵引力的方向和患者的头形,可选用不同规格、型号的成品头帽。如进行高位牵引可选择高位牵引用头帽;进行水平牵引,可选用枕部支抗用的中位牵引头帽;进行低位牵引,则用以颈部作支抗的成品颈带。

(2)作用力部分。可分为口内和口外两部分。

口内矫治器:为固位良好的上颌活动矫治器。在可利用的牙齿上尽可能地放置卡环与邻间钩,以增强矫治器的固位作用。由于此期的患者多处于混合牙列期,固位较困难,而良好的固位是矫治成功的关键。口内矫治器有两种类型:一般可在第一双尖牙及第一磨牙上放置改良箭头卡环或改良环卡,并在磨牙箭头卡环上焊接内径为 1.2 mm 的颊面弓管,以便插入口外唇弓的内弓。基托中央应放扩弓簧,使上颌牙弓推向后方时扩大牙弓宽度与下颌牙弓宽度相适应。此外,有时也可在相当于侧切牙远中口内矫治器的双曲唇弓上,弯制左右两个与𬌗平面平行的小圈或焊接弯向前的拉钩,然后采用 J 钩,进行水平或高位牵引。

口外弓:常用的口外弓由内弓和外弓两部分组成,可选用成品或自制。

(二)作用原理

口外弓是口外牵引的一种,口外牵引是利用头颅的顶、枕、额、颈及颏等部作为支抗以移动错位牙、牙弓或颅骨的一种有效方法,对于上颌发育过度的青春发育期儿童,常见 Angle Ⅰ类,可以在其生长发育期间采用口外弓推上颌向后可摘矫治器抑制上颌发育,使错𬌗得以矫正。

（三）临床应用

口外弓推上颌向后可摘矫治器的临床应用。

（四）制作

（1）模型制作。要尽量使齿槽座、𬌗面形态、边缘伸展清晰、准确。

（2）模型处理。用雕刻刀将石膏模型工作面表面的石膏瘤去除，固位体部位作牙体预备。

（3）画线。用红蓝标志笔在石膏模型表面画线，红色画出钢丝的位置，蓝色画出基托的范围。

（4）弯制固位体及作用部件。在可利用的牙齿上尽可能地放置卡环与邻间钩，以增强矫治器的固位作用。

（5）涂分离剂、钢丝固定、涂塑、形成𬌗垫。

（6）打磨抛光，焊接口外弓管。

（五）临床应用及制作中注意事项

（1）临床应用初始，口外牵引力值从小到大，不要一下加到很大力量，可以在一个月复诊时视疗效增减。

（2）矫治器一定要有良好的固位，否则口外弓加力后易脱落。

（3）口外弓管焊接时一定要注意不能脱焊、假焊。

（4）后牙𬌗垫应做成非解剖式，以利于上颌、上牙弓的移动。

八、𬌗板

在较为复杂的颌骨手术的中，需要使用全牙弓𬌗板来保证术后有良好𬌗关系。因离断的颌骨、牙弓术后由于肌肉的收缩等力量常易使颌骨位置改变，上下唇弓保持不足以使𬌗关系维持稳定，这样容易使术后的𬌗关系出现紊乱。当术前正畸完成后，在术前须再将牙𬌗模型在𬌗架上做一次模型外科。上下颌骨模拟手术后应有良好的𬌗关系，依此𬌗关系制作一个塑料的全牙弓𬌗板（处于上下牙列之间），作为手术中确定固定颌骨位置之用。在双颌手术中，中间𬌗板能在第一期手术后用来建立一个过渡的咬合位置，最后的终末𬌗板将帮助患者恢复良好的咬合关系。

（一）基本组成

𬌗板不带基托及任何固位装置，为覆盖全牙弓𬌗面的马蹄形塑料。

（二）作用原理

全牙弓𬌗板是依照模型外科的𬌗关系制作的，术中依此𬌗关系定位牙颌，术后通过𬌗板上的小孔将其与唇弓结扎而固定。同时再加上上下唇弓间的颌间固定，这样就能使术后取得模型外科所设计的良好𬌗关系。

（三）临床应用

用于较为复杂的正颌外科手术病例定位及保持良好𬌗关系。

（四）𬌗板的制作

制作步骤

（1）通过面弓转移将模型固定在半可调节型𬌗架上，在模型上作参考线。

(2)模型外科根据手术预测,在模型上按照计划移动颌骨,把模型依此设计重新摆放。

(3)根据手术后颌骨的最终位置,将上下颌模型固定在铰链型𬌗架上,制作𬌗板,以备手术之用。上下颌模型之间应留有𬌗板的间隙,但间隙不能过大,以防𬌗板过厚,患者关节不适。一般制作完成的𬌗板厚度为 2 mm。

(4)制作𬌗板:在牙齿上涂分离剂后,在下颌骨牙列𬌗面铺上一定厚度的自凝塑料(有条件的可使用丙烯酸树脂条),然后关闭𬌗架,让上颌牙齿咬在尚未凝固的塑料上,修整唇舌侧边缘多余的大块塑料。

(5)塑料固化:为减少气泡的产生,可在一压力容器内固化。

(6)浸水:塑料硬固后,模型及矫治器放入水中浸透,目的是便于矫治器脱离石膏模型。

(7)打孔、磨光:沿着𬌗板的唇颊面用牙钻打孔,把钢丝附着在𬌗板上,全部完成后,打磨抛光。

制作注意点

(1)全牙弓𬌗板应在完成模型外科的牙𬌗模型的良好关系上制作,模型不能移动,否则做出的𬌗板将在外科手术中引导额骨至错误的位置。

(2)𬌗板不带基托及任何固位装置,仅覆盖全牙弓𬌗面。𬌗板厚度约 2 mm,不宜太薄,以免戴用时折断。要求其𬌗面有较深的沟窝以覆盖牙尖及边缘,边缘需沿牙齿轴面向下延伸约 0.5 mm。

(3)铺自凝塑料时,需初步估计涂塑的量,不能过多,防止关闭𬌗架时溢出太多,也不能太少,以覆盖牙齿轴面 0.5 mm 为宜。

(4)修整期不能太迟,以拉丝期为佳,修整时注意手法用刮而不是向外侧拉,一旦发现𬌗板被拉伸变形,应立即用手将其按压复位。当自凝塑料进入面团期时,切勿再进行修整,防止变形。

(5)在𬌗板唇颊侧边缘的前牙及前磨牙区钻小孔。手术过程中以此𬌗板上的上下𬌗关系作为牙颌的定位关系。𬌗板通过唇颊缘上之小孔与唇弓结扎而固定。

同时再加上上下唇弓间的颌间固定,这样就能使术后取得模型外科所设计的良好𬌗关系。

(6)全牙弓𬌗板一般需戴用 8~10 周,直到骨端愈合充分稳定后才去掉。

九、牙弓夹板

牙周病是发生在牙周组织的一种口腔慢性疾病。牙周病的治疗应该是一个综合治疗,牙弓夹板固定治疗是其中治疗方法之一。

(一)牙弓夹板应具备的条件

(1)制作与使用简便,在制作时以少切割牙体组织为原则。

(2)固位力强,固定效果良好,能抵御来自各个方向的外力。

(3)符合口腔卫生条件,有自洁作用。

(4)对口腔软硬组织无不良刺激。

(5)不妨碍其他牙周病治疗的进行。

(6)适当照顾舒适和美观。

(二)牙弓夹板的原理

牙周病常常给患者造成牙列缺损或缺失的巨大痛苦。但临床证明牙周病患者经过及时、有效的治疗后,有些患牙可以长期保留,或可延长患牙的使用时间,这对于保存牙槽骨和保持牙列的完整起到了积极的作用。在牙周病修复治疗中,牙周夹板是一种治疗松动牙的治疗装置,通过夹板将一些松动牙和健康牙连接固定在一起,形成一个新的咀嚼单位,以分散殆力,减轻牙周组织的负荷,使患牙得到生理性休息,为破坏了的牙周组织愈合修复创造有利条件。

(三)牙弓夹板的临床应用

牙弓夹板治疗的适应证

(1)个别牙或一组牙松动Ⅰ～Ⅱ度,牙槽骨吸收达根长的1/2～2/3,经过牙周治疗炎症基本消失,余留牙周组织尚正常者。

(2)缺失牙少的牙列缺损,但伴有多数余留牙松动者。

(3)个别牙或一组牙有明显的殆创伤,并有创伤殆症状和咀嚼功能降低或丧失。

(4)牙周病导致上前牙呈扇形移位,或后牙颊舌向、近远中向移位,患牙牙槽骨吸收未超过根长的1/2的年轻患者,经牙周治疗炎症消失,可考虑先做正畸治疗,待患牙复位后再做夹板固定。

牙弓夹板治疗的治疗原则

(1)尽量保留和治疗患牙牙周病。在修复治疗配合下,可以促进牙周组织的愈合,咀嚼效能得以提高,患牙的使用年限可以延长。因此,尽一切可能保存患牙,是治疗牙周病的基本原则。

(2)牙弓夹板固定松牙。固定松牙的数目和范围,取决于牙松动度及其在牙弓上的位置。

(3)修复缺牙和咬合邻接关系。消除食物嵌塞和创伤性殆,建立上下协调的殆关系,恰当地恢复咀嚼功能,维持牙周组织的健康。

(4)合理控制。给力控制殆力可以保护基牙和余留牙。

(四)常见牙弓夹板种类与制作方法

可摘式牙弓夹板

可摘式牙弓夹板是患者能自行摘戴、长期使用的牙弓夹板。夹板体积一般较大,松动牙固定效果不如固定式夹板,但易于清洁卫生;便于进行其他治疗;切割牙体组织较少,制作简便,修理也较方便。

这类夹板的制作方法基本与可摘局部义齿相似,针对不同口腔情况和牙周病患牙的特点,设计不同形式的松动牙固定装置。现将其各部分结构,可摘式牙弓夹板及制作方法介绍如下。

(1)固定卡环可由钢丝弯制或金属铸造。它与固位卡环的不同要求是卡环臂不进入倒凹区而置于导线之上。双臂卡环颊舌两臂相互作用,单臂卡环需要对侧高基托相对抗,基托边缘置于导线以上,环抱外形高点区,才能达到固定松动牙的目的。固定卡环能有效地控制患牙近中、远中和颊舌方向的松动,而对殆、龈方向松动的控制差。

(2)长臂卡环即延伸卡环,常应用于邻缺牙区基牙松动、相邻牙健康的情况下。卡环近体部段置于患牙导线之上,以固定松动牙,卡环臂端部分置于健牙导线之下,利用健牙倒凹达到固位作用。

(3)连续卡环可用卡环丝弯制或金属铸造而成,用于固定相邻的数个松动患牙,卡环丝位于患牙外形高点处,不进入倒凹区,无游离臂端。弯制连续卡环需与舌侧高基托共同使用。

(4)颊钩金属铸造制成,用于两相邻后牙之间,钩端置于颊侧外展隙近殆部位,体部越过殆面进入舌(腭)侧,与树脂高基托相连接,起固定松动牙的作用。其越殆部分有防止食物嵌塞、恢复咬合和分散殆力的作用。

(5)双翼钩用于相邻两前牙之间、切 1/3 外展隙处,金属铸造制成,一个双翼钩固定两个松动的牙。

(6)殆垫用于需加高殆高度,恢复咬合关系,分散殆力,多个松动牙固定的全牙列修复体。根据其殆间腺大小,殆垫可用金属、树脂或金属树脂混合制作。

固定式牙弓夹板

固定式牙弓夹板是指经过黏固后患者不能自行取下,需长期戴用的夹板。其设计原理和制作方法基本与固定桥相同。通常采用不同类型的联冠,在夹板固定范围之内,在基牙和患牙上制作人造冠,根据不同的口腔情况,选择全冠、部分冠、嵌体等作为固位体或固定器,如有缺牙间隙,则作成桥体。用整铸法或焊接法连成一体,经试合、黏固,达到固定松动牙的目的。

固定式牙弓夹板制作要求如下。

(1)牙体预备时,作为夹板固位体或固定器的人造冠的龈边缘,除了要求与基牙密合、与牙体外形一致、高度磨光之外,一般都置于龈缘之上、冠的颈 1/3 区。

(2)殆面的预备应注意磨改殆面的形态,降低牙尖高度。增加溢出沟,加大外展隙,以降低殆力,消除扭力。

(3)要注意去除轴面过突外形,过大倒凹,加大颊(舌)外展隙,敞开楔状腺,以免菌斑集聚和食物滞留。

(4)若固定松动牙同时需修复缺牙,其桥体一般做成卫生桥体,前牙桥体为了美观和发音,可采用改良接触式桥体。

固定可摘式夹板

固定可摘式夹板是固定夹板与可摘式夹板的联合使用。

对那些松动的和健康的、在牙弓上连续的、分散的或孤立的牙,尽量使用联冠、套筒冠、弓杆连接等方法,将其连接固定在一起,形成多基牙,为可摘式夹板提供支持和固位的基础。固定部分固定在基牙上,可摘部分患者能自行摘戴。此类夹板,尤以套筒冠为固定器的夹板,其内冠为圆锥形,内冠金属表面高度抛光,相邻内冠之间有较大的间隙,患者容易清洗基牙,能有效控制菌斑形成。夹板的固定效果同固定式牙弓夹板相似。此类夹板的制作关键,在于固定与可摘两部分的连接装置,同时又要求它有固位和缓冲的作用。此类装置即为精密或半精密附着体,常用的有栓体栓道、套筒冠、杆卡式附着体、磁体附着体等。

(五)牙弓夹板制作及临床应用注意事项

牙弓夹板在制作和临床戴用过程中应注意以下几点。

(1)取研究模,作为进一步检查、设计和选择托盘等用,记存模型还可用作观察、对比疗效研究之用。

(2)牙周病松动牙的取模,要防止因托盘选择不当,将患牙推移而变形;要正确调拌、使用印模材料,保持良好的弹性。

(3)可摘式牙弓夹板的支架制作,要求按共同就位道正确描画导线,倒凹区和非倒凹区界限分明,设计明确具体。

(4)固定式牙弓夹板的各种人造冠的制作,严格要求达到共同就位道,防止夹板对患牙产生不应有的推拉力量,损伤牙周组织。人造冠和桥体外形应符合降低殆力、避免扭力、有利于保护牙龈组织和自洁作用的要求。

（5）戴夹板后应定期复查，每3个月、半年随访，了解患者适应、使用情况，设计、制作情况和松动牙固定疗效，及时发现问题，及时处理。

十、前方牵引用口内𬌗垫矫治器

（一）前方牵引用口内𬌗垫矫治器的组成

与常规的𬌗垫矫治器相比，该矫治器只有固位和连接部分，没有加力部分。由于前方牵引矫治器属于一种矫形力矫治器，作用力较大，通常达到1 000 g以上，所以其口内部分需要有极强前方牵引用口内𬌗的固位能力，否则矫治器容易脱位而使治疗失败。

可以采用以下两个措施来增强固位：

（1）尽可能地多放置固位体，尽量选用固位能力强的固位体。通常应设计4～6个固位体，必要时可设计更多。应优先选择改良箭头卡作为固位体，有条件时可用固定矫治器的组件（带环）来固位。

（2）尽量加大矫治器基托的范围。基托应覆盖上颌牙弓的所有牙齿，与软组织完全密合。必要时可将基托范围越过𬌗平面扩展到牙弓颊侧，直至前庭沟底，远中伸展到上颌结节远中，类似于总义齿的基托伸展范围。

（二）矫治器原理

前方牵引用口内𬌗垫矫治器是前方牵引矫治器的口内部分，是前方牵引作用力的承受载体。该矫治器本身并不产生矫治力，其作用是将矫治力传递到上颌牙弓及牙槽骨，促进上颌骨向前生长。

（三）矫治器临床应用

前方牵引矫治器的口内部分，是前方牵引作用力的承受载体。

（四）矫治器制作步骤

器材

技工钳、梯形钳、切断钳、酒精灯、雕刻刀、调塑刀、小酒杯、𬌗架。直径0.8 mm或0.9 mm不锈钢丝、直径1.0 mm不锈钢丝、自凝塑料、蜡片、分离剂。

制作步骤

（1）模型制作要尽量使齿槽座、𬌗面形态、边缘伸展清晰、准确。

（2）取咬合蜡记录。

（3）上𬌗架、在转移的𬌗关系上上𬌗架。

（4）模型处理。用雕刻刀将石膏模型工作面表面的石膏瘤去除，固位体部位作牙体预备。

（5）画线。用红蓝标志笔在石膏模型表面画线，红色画出钢丝的位置，蓝色画出基托的范围。

（6）第一恒磨牙放置改良箭头卡，第二恒磨牙放置单臂卡，第一、二双尖牙之间放置邻间钩作为固位体。如果没有第二恒磨牙，则把单臂卡放在第一双尖牙上，或者在中切牙上放置单臂卡或改良箭头卡或短唇弓以增强固位。所有固位体均采用直径0.8 mm或0.9 mm的不锈钢丝弯制。牵引钩采用直径1.0 mm的不锈钢丝，从腭侧基托内伸出，在侧切牙与尖牙之间越过切缘，然后向龈方弯折形成牵引钩，供挂橡皮圈用。牵引钩应离开前牙唇面2 mm左右，以方便橡皮圈的摘戴；但也不能离开太多，以免刺激嘴唇。

(7)涂分离剂。

(8)钢丝固定。用蜡将弯制好的固位体及牵引钩固定于石膏模型上,越𬌗钢丝用蜡包裹。

(9)涂塑。调自凝塑料,涂塑,注意及时用雕刻刀刻去边缘多余的塑料,以减轻打磨的工作量,用手轻压边缘,使其与模型贴合。基托范围尽量大,与上颌牙弓的所有牙齿舌面紧密接触。在后牙区形成𬌗垫,𬌗垫厚度以解除前牙反𬌗为准。

(10)浸水。塑料硬固后,模型及矫治器放入水中浸透,目的是便于矫治器脱离石膏模型。

(11)取出矫治器。用雕刻刀去除固定钢丝用的蜡,从矫治器后缘插入基托与石膏之间,轻轻拨动,取出矫治器。然后将矫治器表面的剩余蜡去除,切勿用热水冲烫,以免塑料基托变形和蜡附着于矫治器塑料表面,影响磨光。

(12)磨光。打磨抛光。

(五)临床戴用注意点

(1)由于该矫治器作用力较大,初戴矫治器时,应做到固位良好,否则矫治器容易脱位。

基托贴合,前牙垂直分开 0.5 mm 左右,下颌后牙与𬌗垫均匀接触。教会患者及家长取戴,交代不适感、注意事项,注意口腔卫生、爱护矫治器。

(2)初戴时考虑到患者的不适感,加力不宜太大,待患者适应后再逐渐加力。随着前牙反𬌗的解除应逐步调磨𬌗垫。

(3)定期复诊检查。开始戴入可每周观察 1 次,以后可 1 月复诊 1 次。复诊时应检查反𬌗的纠正情况,患者的戴用情况,矫治器固位情况以及口腔卫生情况。

(4)前牙反𬌗解除后应分次磨除后牙𬌗垫,这点同𬌗垫式矫治器。

第十四章　口腔科护理

第一节　口腔颌面外科疾病一般护理常规

一、指导新入院患者做检查

指导新入院患者做胸部 X 线片,心电图,尿、粪便常规及血液检查,认真向患者解释检查的必要性及注意事项,同时对患者提出的问题耐心地解答。血液检查包括血常规、血生化、血清四项、凝血功能和血型,可以了解有无心、肝、肾、肺、凝血功能异常,排除异常疾病,为手术做好充分准备。

二、指导唇腭裂患儿家属

停止让患儿吮吸母乳或奶瓶,教会患儿家属用汤匙喂养患儿。向患儿家属说明手术后若继续给予吮奶将影响创口愈合及引起伤口感染、重新裂开等,同时术后患儿对突然改变的喂养方法不适应而哭闹也会影响伤口愈合。

三、向腮腺手术患者讲解术后饮食的重要性

禁食一切酸辣刺激性食物,以防形成腮瘘。腮腺术后局部加压非常重要,必须加压包扎 5~7 d,若仍有积液,应继续加压包扎直至痊愈。若加压不当、敷料松动、脱落,术区可出现积液,或发生感染或涎瘘,包扎过紧又容易出现呼吸困难等。

四、指导术后需戴鼻插管返回病房的患者

对术后需戴鼻插管返回病房的患者,要加强术前心理疏导。充分与患者沟通,讲解成功病例及介绍手术相关知识,让患者树立信心,教会患者床上排痰、翻身、排便及简单的手势对话方法,取得患者的全面配合。

五、各种管道护理

对留置尿管、切口引流管等应注意保持管道通畅,严格观察尿液和引流液颜色、性状及量,如有异常,及时通知医生并协助处理。

第二节　口腔颌面外科疾病术前护理常规

一、一般护理常规

同口腔颌面外科疾病一般护理常规。

二、静脉输注

遵医嘱给予抗生素皮试(详细询问过敏史),皮试阴性者遵医嘱给予静脉输注抗生素抗感染,预防术后感染。

三、口腔护理

术前口腔准备对预防术后感染非常重要。口腔本身就是个污染的环境,术前一定要保持口腔清洁。根据具体情况及时给患者行牙周洁治术,及时治疗口腔内及鼻腔的炎症,入院后就遵医嘱给予 1:5 000 复方呋喃西林溶液含漱,以预防术后感染。

四、肠道准备

全身麻醉患者手术前 1 d 进食正常饮食,晚餐应进食易消化食物,避免太油腻食物。21:00 开塞露灌肠,防止患者全身麻醉后术中肛门括约肌松弛大便排出,污染手术台,引起并发症。24:00 禁食、禁水,以防麻醉或手术过程中所致的呕吐而引起窒息或吸入性肺炎。

五、皮肤准备

保持术区清洁,预防术后伤口感染。手术前 1 d 术区备皮,备皮时防止刮破术区皮肤,晚间洗澡、更衣、剪指甲,对术中要取前臂皮瓣的患者,严禁在此处静脉穿刺。

六、心理准备

不良的心理状态会降低机体抵抗力,不利于疾病的康复。消除患者心理上的紧张情绪和一切不利因素,鼓励患者以正确的态度对待手术,积极主动配合医疗护理,有利于疾病早日康复。

七、教会患者

掌握床上翻身、排尿、排便、有效咳嗽、咳痰的方法及技巧,以预防术后肺部并发症、压疮和下肢静脉血栓的发生。

八、手术物品准备

(1)一次性尿垫 1 包:防止术后呕吐物或血性分泌物污染床单。

(2)1 条橡胶单和 1 条中单:防止术区渗液或大便、尿污染床单。

(3)床头备全麻盘、氧气瓶、负压引流瓶和 1:5 000 呋喃西林溶液以备术后吸氧、雾化吸入及吸痰用。

九、向患者交代

手术前将手表、发卡、首饰、活动义齿等贵重物品摘下交给其家属保存,以防丢失,请勿化妆。

第三节　口腔颌面外科疾病术后护理常规

一、一般护理常规

按口腔颌面外科疾病一般护理常规护理。

二、呼吸道的护理

口腔颌面部手术多涉及口底、咽部、舌、颈部等紧邻上呼吸道上端区域,术中多有口、咽等呼吸道的损伤,又有术中术后软组织的进行性肿胀及组织移位,术后常有窒息情况发生,直接危及患者生命。保持呼吸道通畅防止术后窒息,对口腔颌面外科术后患者尤为重要。全身麻醉术后应去枕平卧 6 h,头偏向一侧,有利于分泌物流出,并及时用吸引器吸出口鼻内分泌物、呕吐物,防止误吸,并给予低流量氧气吸入;术后戴气管内插管返回病房者应及时进行有效吸痰,预防痰液干燥结痂,进行呼吸道湿化,加强管道固定预防脱落及意外拔管,保持室内空气流通,相对湿度、温度适宜。清醒或拔管后的患者应协助其更换体位、叩背,协助排痰。

三、术后伤口的观察与护理

(一)出血的观察与护理

口腔颌面部血供丰富,术后极易出血,对能发现的活动性出血,应及时报告医生,并立即给予压迫、包扎止血。若不是明显的血管破裂出血,患者局部软组织肿胀进行性加重,应考虑有内出血的可能,遵医嘱应用止血药物,同时用冰块局部冷敷,防止肿胀压迫呼吸道影响呼吸。在止血的同时建立静脉输液通道,补足血容量,防止失血性休克的发生。监测脉搏、血压、尿量,观察颈部、口底有无血肿,若伤口持续少量出血且伴局部疼痛、呼吸困难或肿胀进行性增大,常是继发出血的征兆,应引起重视,并在床旁备好气管切开包,以防呼吸道窒息。

(二)移植皮瓣的观察与护理

观察皮瓣的颜色、血供、皮温,正常时色泽红润,轻压皮瓣后 1～2 s 恢复红润。吻合血管发生血供障碍时,皮瓣会出现肿胀和颜色变化,且皮瓣温度比邻近正常皮肤低,颜色苍白多为动脉供血不足,发绀时为静脉回流受阻,颜色发黑时皮瓣有坏死的可能。通过观察皮瓣的色泽、弹力、肿胀程度、温度及毛细血管的充盈程度,能够客观地反映皮瓣是否有良好的血供,移植皮瓣能否成活。术后患者通常取平卧位,头正中制动,切忌头部左右扭转,以免吻合血管位置改变,造成牵拉、痉挛、血栓,甚至断裂。若皮瓣局部出血,不可加压止血。避免经口进食,以减少吞咽活动和利于术区的制动。保持口腔清洁,常规口腔护理每天 2 次。

(三)引流的观察与护理

观察并记录引流液的颜色、性状和量,正常情况下,术后引流液颜色依次呈鲜红色、暗红色和淡红色变化,引流量每天不应超过 250 mL 且逐日递减,短时间内引流量异常增多,则表明有活动性出血。术后引流物中出现油珠样液体说明有乳糜漏发生,出现异常情况应及时报告医生处理。其次要密切注意引流管的通畅,持续保持负压状态,防止引流管扭曲、受压或脱出,更换负压引流瓶时,应严格无菌操作。

四、口腔护理

常规术后第 1 d 开始口腔护理。应用漱口溶液通过冲洗、擦拭和自漱的方法进行口腔护理,每日 1～2 次。

五、饮食护理

根据手术部位,合理安排饮食结构,遵医嘱采用不同形式的进食种类和方法。对皮瓣移植和口内伤口患者宜选择温凉无刺激性食物,由流食至半流食逐步到软食,少量多餐,餐后指导患者漱口,保持口腔清洁。对不能经口进食者,多采用鼻饲饮食,应保持胃管通畅,妥善固定,同时观察胃液颜色,了解患者的主诉,及时发现有无应激性溃疡的发生。在充分补充营养能量的同时,要注意水、电解质、酸碱平衡。及时评估患者营养状况,确保营养供给。

六、卧位

术后患者一般采取平卧位,术后次日可采取半坐卧位,以利于面部静脉回流,减轻面部肿胀。

七、护理

注意术后出现的心理问题。由于术后出现的不适、疼痛、吞咽、语言沟通障碍或颌面部畸形使患者产生不良心理状态,因此针对患者的心理做耐心解释和安慰,并采取有效的减轻患者痛苦的措施及相应的心理指导。

八、基础护理

(1)做好晨、晚间护理,包括整理床单位、清洁面部和梳头、清洁足部等。

(2)保持口腔清洁,给予口腔护理每日 1 次。

(3)遵医嘱给予雾化吸入每日 3 次。

参 考 文 献

[1] 张志愿. 口腔颌面外科学[M]. 7 版. 北京：人民卫生出版社，2012.

[2] 赵铱民. 口腔修复学[M]. 7 版. 北京：人民卫生出版社，2012.

[3] 孟焕新. 牙周病学[M]. 4 版. 北京：人民卫生出版社，2012.

[4] 葛立宏. 儿童口腔医学[M]. 4 版. 北京：人民卫生出版社，2012.

[5] 刘宝林. 口腔种植学[M]. 北京：人民卫生出版社，2012.

[6] 陈美玲，杜光. 口腔科疾病用药分册——慢性病用药指导丛书[M]. 武汉：湖北科学技术出版社，2013.

[7] 傅民魁. 口腔正畸学[M]. 北京：人民卫生出版社，2013.

[8] 冯海兰，徐军. 口腔修复学[M]. 2 版. 北京：北京大学医学出版社，2013.

[9] 于海洋. 口腔固定修复工艺学[M]. 2 版. 北京：人民卫生出版社，2014.

[10] 樊明文. 牙体牙髓病学[M]. 4 版. 北京：人民卫生出版社，2014.

[11] 白丁，赵志河. 口腔正畸策略、控制与技巧[M]. 北京：人民卫生出版社，2015.

[12] 秦满. 儿童口腔科诊疗指南与护理常规[M]. 北京：人民卫生出版社，2015.

[13] 王晓娟. 口腔科药物治疗学[M]. 西安：西安交通大学出版社，2016.

[14] 倪鑫. 口腔科诊疗常规[M]. 北京：人民卫生出版社，2016.

[15] 李秀娥，王春丽. 实用口腔护理技术[M]. 北京：人民卫生出版社，2016.